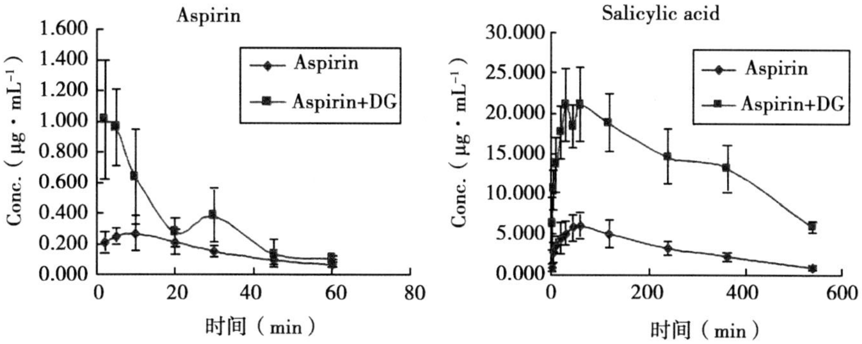

图4-4 SD大鼠体内阿司匹林及阿司匹林与丹参-葛根联合用药的药时曲线

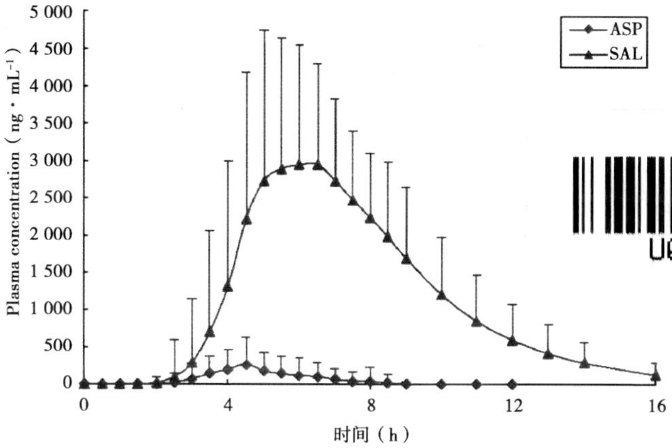

图4-5 口服100mg阿司匹林肠溶片后，阿司匹林和水杨酸的平均血浆浓度（mean ± SD，n=33）

注：ASP：阿司匹林；SAL：水杨酸

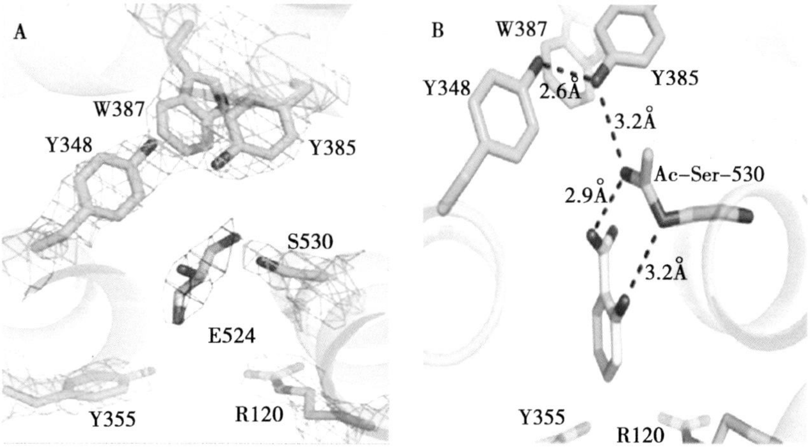

图5-8 COX-1活性位点的晶体结构

注：A. COX-1的B亚单位活性位点周围2.8σ（蓝色网格线）的F_O-F_C忽略电子密度轮廓（the F_O-F_C omit electron density contoured at 2.8σ）的立体图，特定残基周围1.5σ（绿色网格线）的2F_O-F_C电子密度轮廓

B. 水杨酸与COX-1的B亚单位中385位酪氨酸和乙酰化的530位丝氨酸的相互作用

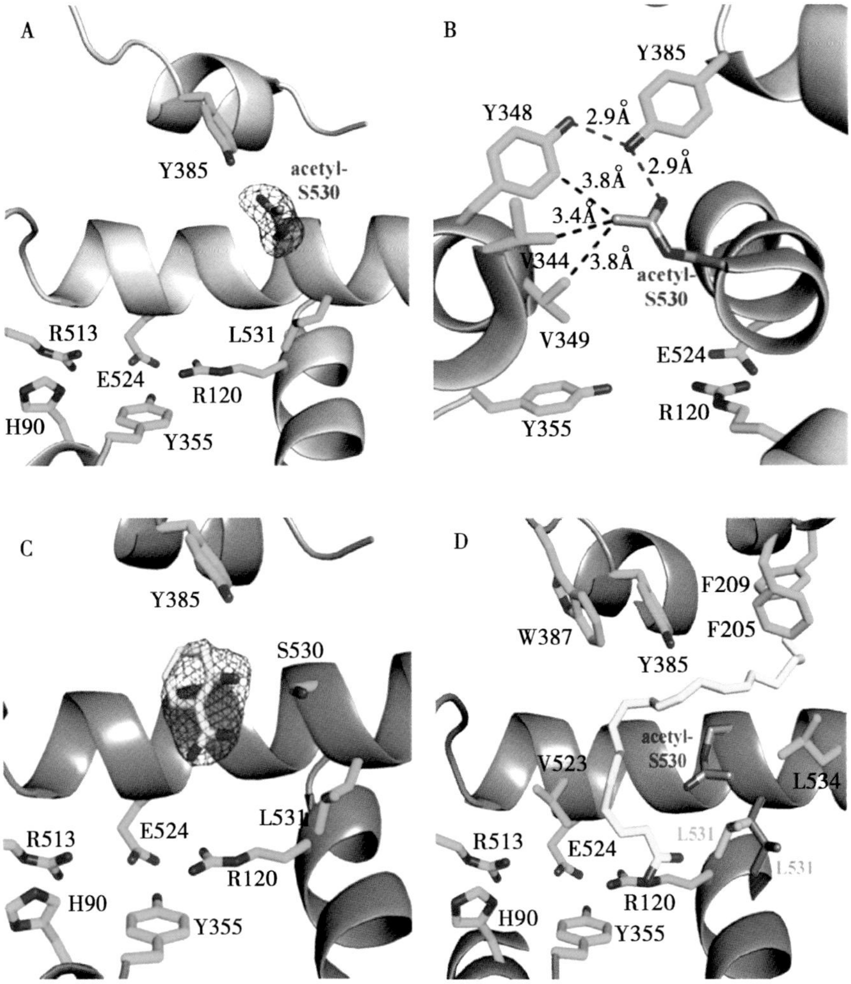

图5-9　阿司匹林对人COX-2活性位点的乙酰化作用和水杨酸盐与活性位点的相互作用

注：A. 阿司匹林对人COX-2的B亚单位530位丝氨酸侧链乙酰化的立体图，F_O-F_C模拟退火的电子密度忽略图（蓝色）（F_O-F_C simulated annealing omit map electron density），3.0 σ 的轮廓（粉色为碳原子，红色为氧原子）

B. 乙酰化530位丝氨酸与侧链344位缬氨酸，348位酪氨酸，349位缬氨酸，385位酪氨酸之间的氢键（红色虚线）和疏水相互作用（黑色虚线）距离的立体描绘图

C. 人COX-2和水杨酸的晶体结构中A亚单位活性位点中水杨酸结合的立体示意图。F_O-F_C模拟退火的电子密度忽略图（蓝色）（F_O-F_C simulated annealing omit map electron density），3.0 σ 的轮廓（黄色为碳原子，红色为氧原子）

D. 乙酰化的人COX-2催化生成15-R-HETE的模式图。花生四烯酸（黄色）与经阿司匹林乙酰化的COX-2活性位点的相互作用。乙酰化的530位丝氨酸（粉色为碳原子，红色为氧原子）形成了另一种构象，随后提供了ω末端（ω-end）使花生四烯酸能够接近疏水性凹槽，最终生成15-R-HETE。531位的亮氨酸侧链（蓝色）也可以发生构象改变（橙色），以适应移动的乙酰化侧链（accommodate the moving acetylated side chain），使花生四烯酸结合于COX的活性位点

COX活性位点中残基的碳、氮、氧原子分别为绿色、蓝色和红色

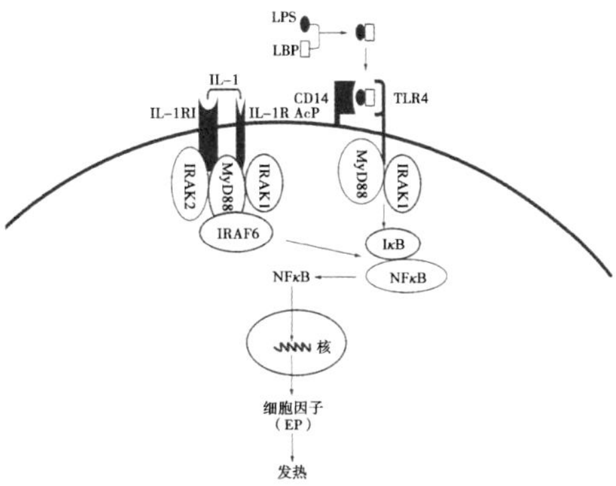

图5-12 LPS引起EP产生和IL-1细胞内信号转导机制

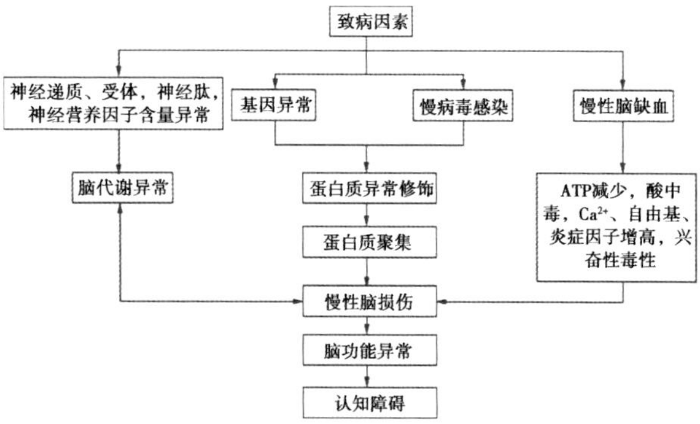

图5-21 认知障碍的病因及发病机制

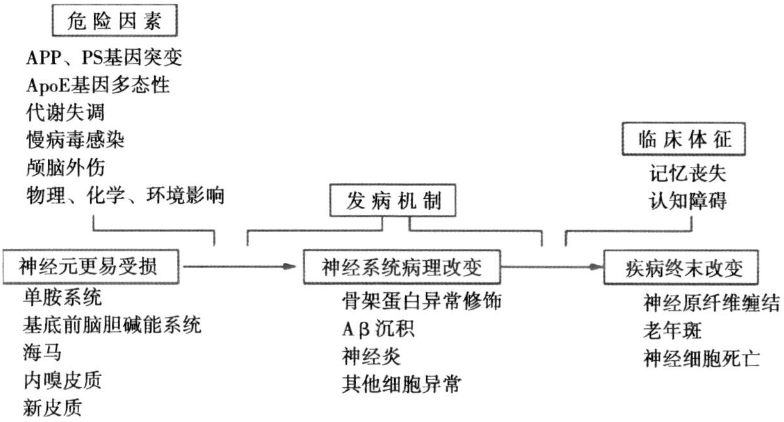

图5-22 AD发病过程中的关键性环节

注：APP：淀粉样前体蛋白；PS：早老素

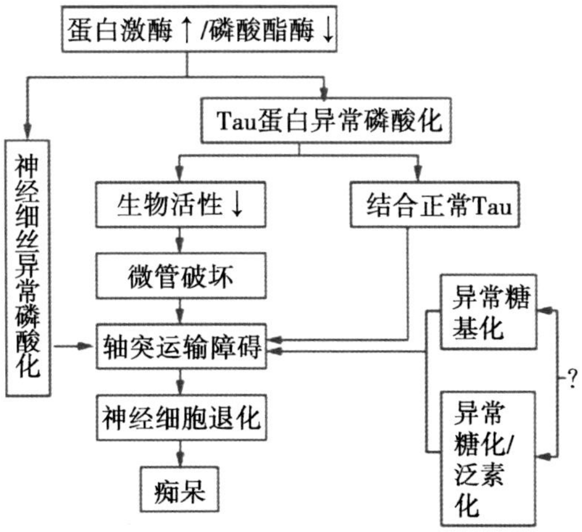

图5-23 AD发病机制的Tau蛋白异常修饰学说

注：PHF：双螺旋丝；NFT：神经元纤维缠结；
HMW-MAP：高分子量微管相关蛋白

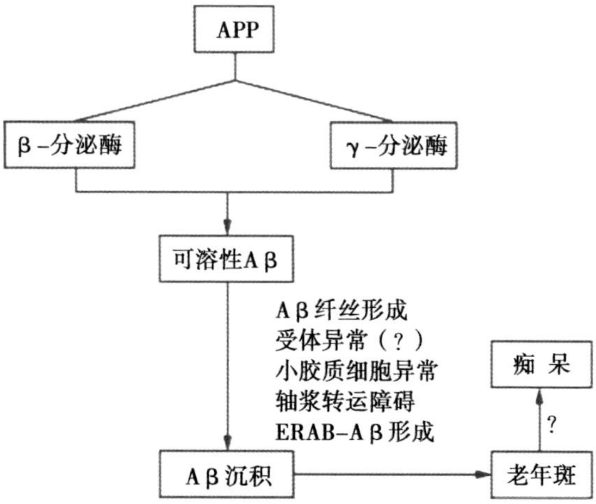

图5-24 Aβ过量生成和毒性作用

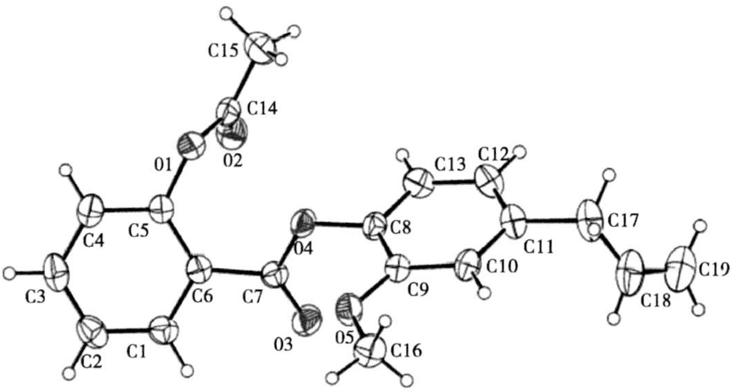

图8-17　AEE的晶体结构

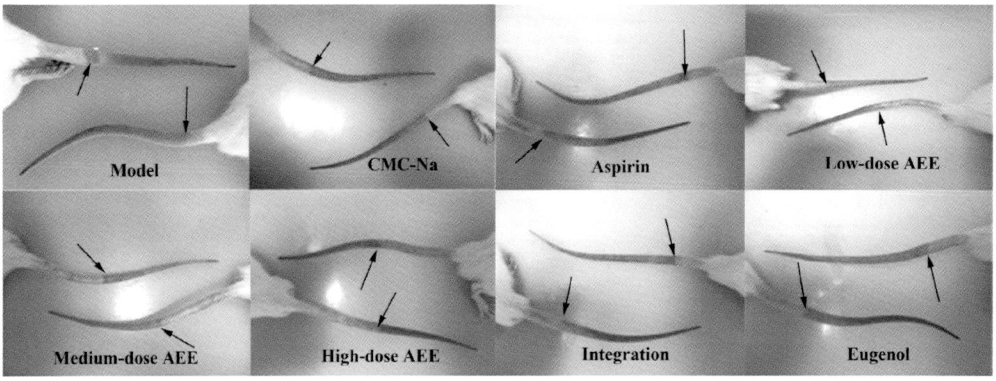

图8-18　AEE对角叉莱胶诱导的大鼠尾部血栓的预防作用

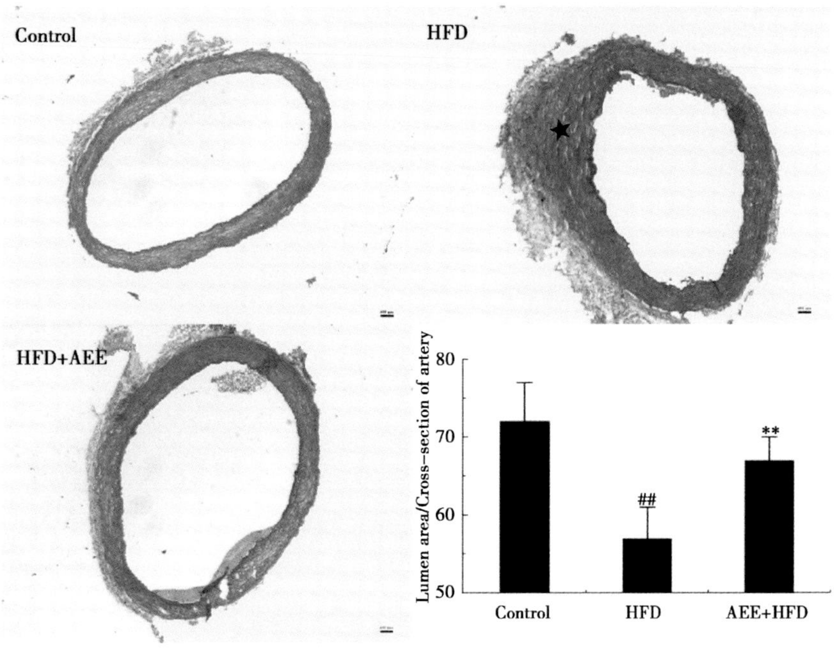

图8-19　AEE抗动脉粥样硬化活性

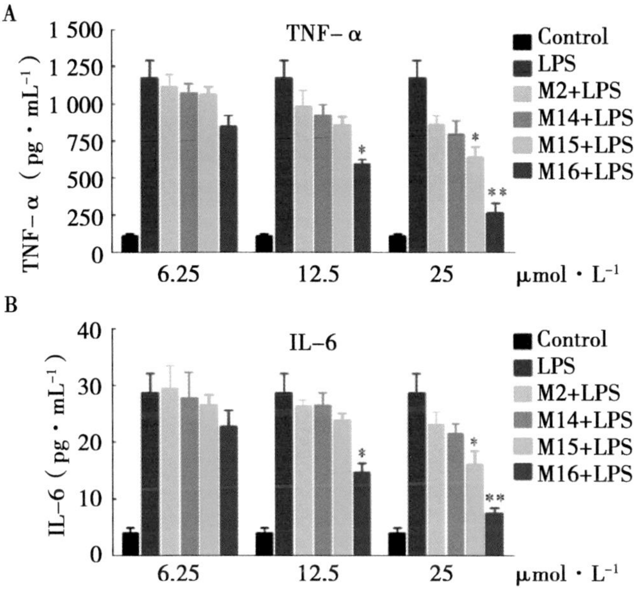

图8-29　水杨酸甲酯衍生物对TNF-α和IL-6的影响

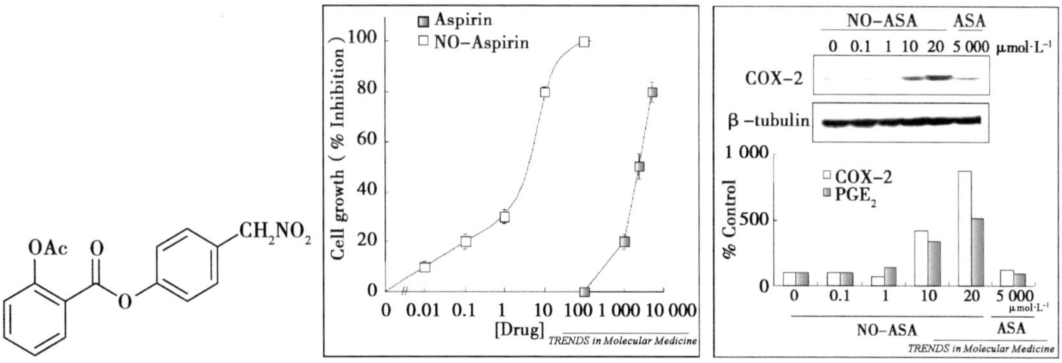

图8-38　阿司匹林-NO供体衍生物71的结构及对结肠细胞和COX-2的抑制活性

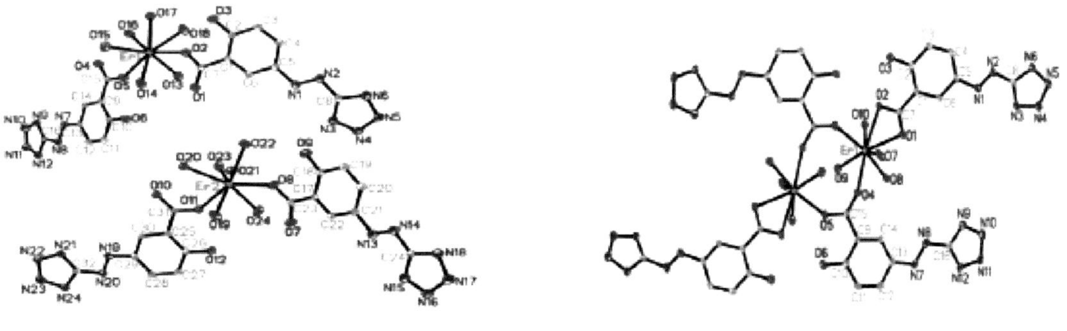

23　　　　　　　　24

图8-88　阿司匹林-金属复合物23和24的晶体结构

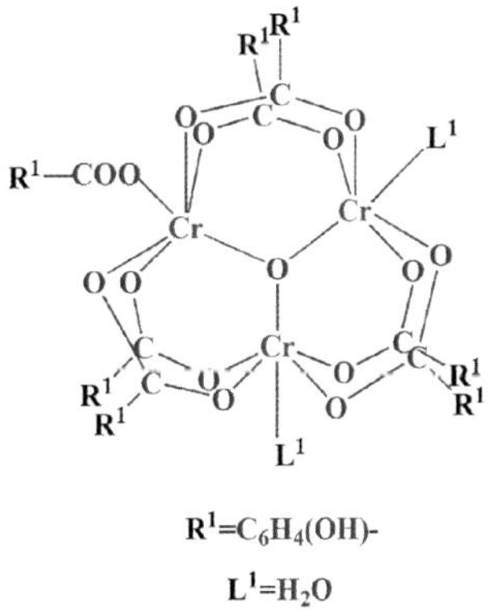

图8-89　水杨酸-金属复合物28的化学结构

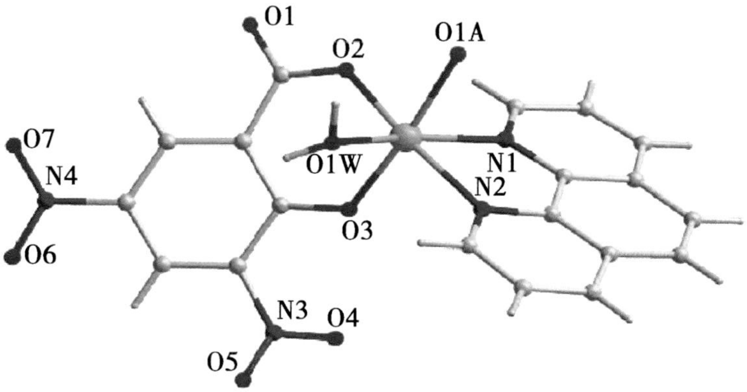

图8-90　水杨酸-金属复合物29的晶体结构

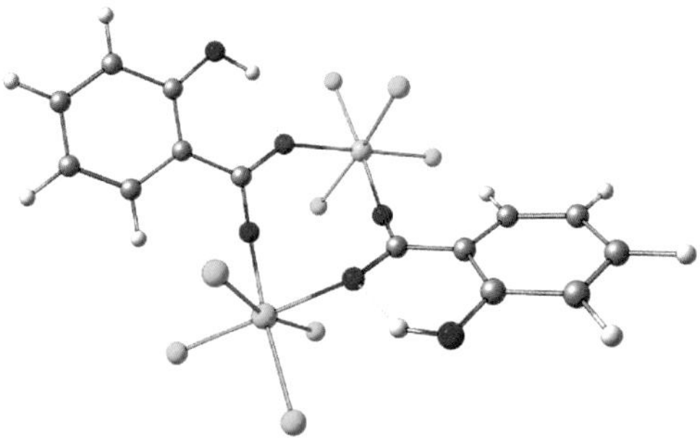

图8-92　水杨酸-金属复合物30的晶体结构

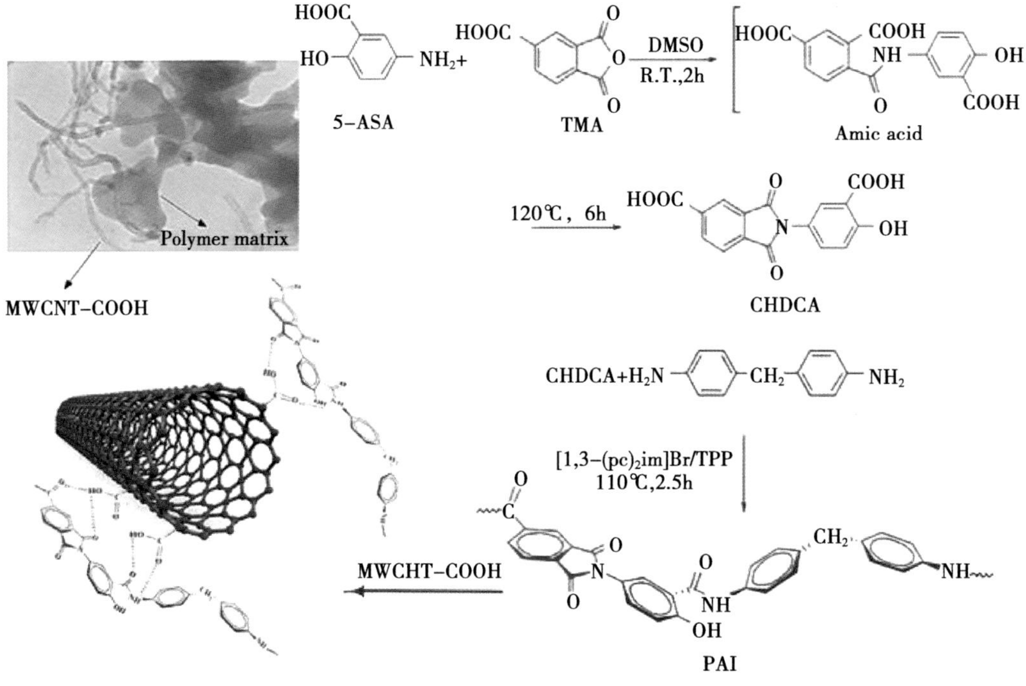

图8-104　含水杨酸片段的碳纳米管的制备

经典老药

阿司匹林

的研究与应用

● 李剑勇
● 刘希望 主编
● 秦 哲

中国农业科学技术出版社

图书在版编目(CIP)数据

经典老药阿司匹林的研究与应用 / 李剑勇，刘希望，秦哲主编. —北京：中国农业科学技术出版社，2019. 3

ISBN 978-7-5116-3885-4

Ⅰ. ①经… Ⅱ. ①李…②刘…③秦… Ⅲ. ①乙酰水杨酸-研究 Ⅳ. ①R971

中国版本图书馆 CIP 数据核字(2018)第 210710 号

责任编辑 张志花
责任校对 李向荣

出 版 者 中国农业科学技术出版社
北京市中关村南大街 12 号 邮编：100081
电　　话 (010) 82106636 (编辑室) (010) 82109702 (发行部)
(010) 82109709 (读者服务部)
传　　真 (010) 82106631
网　　址 http://www.castp.cn
经 销 者 各地新华书店
印 刷 者 北京建宏印刷有限公司
开　　本 787 mm×1 092 mm 1/16
印　　张 26 彩插 6 面
字　　数 620 千字
版　　次 2019 年 3 月第 1 版 2019 年 3 月第 1 次印刷
定　　价 168.00 元

《经典老药阿司匹林的研究与应用》

编　委　会

主　编：李剑勇　刘希望　秦　哲

副主编：杨亚军　李世宏　孔晓军　焦增华　梁先明

编　者：（按姓氏笔画排序）

马　宁　王小乔　孔晓军　申栋帅　刘希望

李世宏　李剑勇　杨亚军　张振东　周　豪

秦　哲　黄美州　梁先明　焦钰婷　焦增华

前　　言

阿司匹林作为一种非甾体类解热、镇痛、抗炎药，具有疗效广、毒性小、价格低等特点，在医学、动物医学临床疾病的预防和治疗中得到了广泛的应用。近些年研究发现阿司匹林还具有一些新的药理作用，如抗风湿、抗血栓、预防心肌梗塞等，给这个经典老药注入了新的生命力，促进了药物的新发展。

中国农业科学院兰州畜牧与兽药研究所长期从事兽用化学药物和天然药物的研究与开发工作，李剑勇团队开展了系列新型药用化合物的设计、合成、筛选与评价工作，特别是根据前药原理设计合成的药用新化合物阿司匹林丁香酚酯，作用效果独特，毒副作用极低，研究成果报道引起药物研究领域有关学者的极大关注。

为了系统地了解和掌握阿司匹林的研究和应用状况，本编写组从阿司匹林的发现及研发历史、化学、毒理学、代谢转化和药代动力学、药理学、临床研究与应用、制剂及其应用、衍生物的研究与应用、发展趋势等方面着手，力求能充分反映阿司匹林研究和应用状况。

本书在编写过程中，得到了中国农业科学院兰州畜牧与兽药研究所有关领导和同事、学生的大力支持及密切配合，同时中国兽医药品监察所梁先明同志和兰州市食品药品检验所王小乔同志在百忙之中参与了本书的编写。本书参考和引用了许多同行研究成果并在后面参考文献中列出，在此表示衷心的感谢。如有遗漏，在此深表遗憾！

由于时间和经验不足，资料收集不全，书中缺点和不足之处在所难免，诚恳希望各位专家、同行和读者批评指正！

李剑勇

2018 年 9 月于兰州

目　录

第一章　阿司匹林的发现及研发历史

阿司匹林（Aspirin），也叫乙酰水杨酸（acetylsalicylic acid），是一种历史悠久的解热镇痛药，诞生于1899年3月6日，作为一种非甾体类解热、镇痛、抗炎药，它具有疗效广、毒性小、价格低等特点，在临床疾病治疗中得到了广泛的应用[1]。随着阿司匹林引起胃肠道副反应的问题日益突出，阿司匹林的应用在一定时期内受到了限制。但是，近些年研究发现阿司匹林还具有一些新的药理作用，如抗风湿、抗血栓、抗癌、抗阿尔茨海默病及预防心肌梗塞等，给百年老药阿司匹林注入了新的生命力，同时也促进了其新的发展。

任何药物的发现、发展直至最终的成功都离不开人民生活需求的驱动和无数科学家的不懈努力，百年老药阿司匹林，其发现、发展有着同样的历程。

一、水杨酸的发现和应用

1. 水杨酸的发现

水杨酸，分子式为 $C_7H_6O_3$，是植物柳树皮提取物，是一种天然的消炎药[2]。水杨酸自身具有祛角质、杀菌、消炎的药理活性，常用于治疗各种慢性皮肤病，在一些祛痘的化妆品中也含有少量的水杨酸。水杨酸自身的药理活性并未引起人们的关注，但水杨酸衍生物的药理活性极大地促进了水杨酸的开发和利用。常用的抗结核药物对氨基水杨酸钠（PAS）就是水杨酸的衍生物之一，百年老药阿司匹林也是水杨酸的重要衍生物之一，因此了解水杨酸的整个发现过程，有助于理解百年老药阿司匹林的前世今生。

文明开始之初，人们就已经开始使用柳树和桃金娘科植物治疗疾病。古老的苏美尔人泥板文献中就有用柳树叶治疗类风湿性关节炎的记录[3]。公元前5世纪希腊内科医生希波克拉底提到柳树皮粉末能够治疗头痛，这一观点后来也被盖伦和其他罗马及希腊的研究人员多次提到。在现存世界上最古老的医学书籍——亚伯斯古医籍中记载着埃及人在公元前2世纪中叶就知道干燥的桃金娘叶子有止痛的功效[3-5]。我国汉初（公元前2世纪）的《尔雅》记载了“水杨”的功效；我国现存最早的中药学专著《神农本草经》记载了柳叶、柳花、柳实等的医疗功效；明代时期的医学巨著《本草纲目》中提到柳枝能够祛风消肿止痛。虽然在生活中人们很早就发现了柳树的药用功效，也在生活中得到了一定的应用，但其中的有效成分——水杨酸的发现却经历了一个曲折的过程。从人类文明之初，柳树可作为药材的理念就持续在世界历史中传播，到中世纪时期，柳树已作为一种药材在欧洲被广泛应用。然而，随着编织业的萌发，大量的柳条被用于编织，由此许多地方颁布禁止将柳条用作药物的条例，这在一定程度上阻碍了水杨酸的发现和发展。18世纪中叶，Edward Stone 教士在写给英国皇家协会院长的书信中定性地描述了柳树皮粉末能够治疗发热，但此时从南美引进的奎宁可用于治疗发热和疼痛疾病，从而忽视了柳树皮治疗发热的功效。随着欧洲地区战事和革命频发，各国间的海上贸易受到沉重的打击，各国开始寻找本土的止痛药，这促进了柳树皮的应用和其有效成分水杨酸的发现[6-7]。

直至19世纪20年代到30年代，科学家们从柳树皮和绣线菊中分离得到药物活性成分，也就是现在被人们熟知的水杨酸。1828年法国药剂师 Henri Leroux 与意大利化学家 Raffaele Piria 提取出了柳树皮中的有效成分并以白柳的拉丁文学名 *salix. alba* 将其命名为水杨苷，Piria 通过分解水杨苷得到了水杨酸[8]。1839年德国研究人员从绣线菊中也提取到了水杨酸[9,10]。1853年法国化学家 Charles Frédéric Gerhardt 首次合成了水杨酸，后来他将乙酰氯与水杨酸钠进行反应，并将产物描述为“水杨酸乙酸酐”，但他并未对此产物引起重视，也没有进行后续研究[1]。1874年德国 Koblenz 和 Lotman 在前人研究的基础上成功地设计出了一种用于商业化生产的水杨酸合成方法[1]。

2. 水杨酸的临床应用

自水杨酸被提取分离后，其临床药理作用的研究不断发展和完善。1874年苏格兰内科医生 Thomas. McClellend 首次正式对水杨酸进行临床药理实验，首先他自己服用大约5g的水杨酸盐，没有产生明显的不适，然后他将此化合物给急性关节风湿病的病人服用，病人的炎症和发热得到了缓解。随后，研究人员通过一系列试验证实了水杨酸盐有解热、镇痛、抗炎的功效。早期水杨酸在医院的皮肤科中也是软化硬皮或溶解角质的常用药物[11]。但是直到1997年 Kligman 医师在美国皮肤外科医学杂志上发表，以30%高浓度的水杨酸作为化学换肤的药剂，可达到和70%果酸（AHA）换肤相同，如淡化色素斑、缩小毛孔、去除细小皱纹及改善日晒引起的老化等多项效果，水杨酸的药理活性一直被埋没在众多的药物中，此报道以后，水杨酸声名大噪，有别于 AHA 的化学结构，水杨酸 Beta Hydroxy Acid（简称 BHA）以全新的名称-β柔肤酸，在美容抗衰老医学界掀起一阵不小的涟漪。之后水杨酸被广泛地添加运用到我们的日常保养护肤品中，其可以溶解皮肤角质间的构成性物质，使角质层脱落，所以能去除积聚过厚的角质层，促进新陈代谢，控油祛痘，缩小毛孔，淡化色斑痘印，去除细小皱纹，是一种很好的微焕肤成分。

水杨酸除了在美容业和皮肤科中被广泛应用，在最初商业化生产的短时期内，也被广泛用于治疗一些炎症性疾病，包括急性关节风湿病、类风湿性关节炎、痛风等，但水杨酸的气味和刺激病人胃肠道黏膜等副作用让许多病人不能接受。

为了克服水杨酸的上述缺陷，科学家们对水杨酸的结构进行了修饰，希望得到一种适口性更好，副作用更少的化合物，这促进了百年传奇老药阿司匹林的出现。

二、阿司匹林的发展历程

阿司匹林为白色结晶，微带醋酸臭，在潮湿的空气中不稳定，这是因为阿司匹林主要是通过水杨酸乙酰化而得，在潮湿的环境中分子内的酯键易被水解。

1. 阿司匹林的合成

1897年拜耳公司的化学家把从旋果蚊子草（*Filipendula ulmaria*）中提取的水杨苷经过修饰后合成了一种药物，它比纯净的水杨酸对消化道刺激更小[12]。拜耳公司在1897年8月通过乙酰化水杨酸结构中的酚羟基成功合成了乙酰水杨酸。在乙酰水杨酸合成以后，拜耳药物实验室的高级药剂师兼科学家 Heinrich Dreser 根据自己以前的研究，认识到某些药物乙酰化可能使药物的药理作用增强，毒性降低。他很快意识到对水杨酸乙酰化的巨大潜力，并在 1899 年以阿司匹林的名字将乙酰水杨酸注册成为药物[13]。

2. 阿司匹林的应用历程

达特茅斯医学院的研究者 John A. Baron 教授曾经说过，“假如我将身处荒岛，如果选择随身携带某种药物的话，那么可能首先想到的就是阿司匹林”，可见这个百年老药在现今的社会中仍然发挥着非常重要的作用。阿司匹林这个百年老药是如何一步步地发展成为现在的明星药物呢？在其发展过程中又对人类的健康带来什么样的福音呢？

在 20 世纪初，阿司匹林已经被广泛用于治疗发热、炎症和疼痛疾病。20 世纪上半叶，阿司匹林越来越受欢迎，这是因为人们认为它在 1918 年流感大流行中发挥了作用。然而最近的研究却显示，它也是流感致死率高的部分原因，不过这种说法颇受争议，未被广泛认可[12]。虽然阿司匹林被广泛应用，但是直到 1971 年以前，人们对它的作用机理了解很少，早期的理论认为此类药是通过稳定细胞膜或抑制炎症反应过程中的某些酶而发挥作用。后来通过研究阿司匹林的类似物发现，此类药物是通过抑制环氧化酶（COX）活性而影响前列腺素的合成以发挥作用[14]。1972 年，Vane JR 和 Flower RJ 提出了在身体的不同组织内可能存在不同形式的 COX。Vane JR 的研究为阿司匹林的深入研究奠定了基础，2004 年，Derek W. Gilroy 阐明了阿司匹林的另一种抗炎机制：通过增加血液中的 NO 水平，诱导白细胞转移到炎症和受伤位点[15]。

对乙酰氨基酚和布洛芬于 1956 年和 1959 年相继问世以后，阿司匹林的使用率开始下降。1975 年 Majerus 和 Roth 发现小剂量阿司匹林通过不可逆地乙酰化血小板环氧化酶而抑制血栓素 A2（TXA2）的合成，从而发挥抗血小板活化和聚集作用。从此阿司匹林就被广泛用在心脑血管病的二级预防和高危患者的一级预防上了，随着阿司匹林的抗血栓活性被发现，阿司匹林的使用率再次被提升。阿司匹林新的药理作用的发现，也促进了科学家们不断地对阿司匹林的深入研究[14]。阿司匹林对心血管疾病不仅有较好的治疗作用而且副作用较少，与此同时研究表明：每天低剂量服用阿司匹林能够有效降低心脏病和缺血性中风的发生率，且不影响机体正常前列腺素的合成。到 2015 年，超过 50 个国家批准了阿司匹林在特定的病人身上作为心脏病和缺血性中风的预防用药。

阿司匹林从用于治疗疾病开始，已经经历了 100 多年的历史，在此过程中阿司匹林的临床适应症也在不断地扩大，而且随着制剂学的不断发展，人们不断地对阿司匹林的剂型进行改变，以期不断减少阿司匹林的副作用，增强其药理活性。截至目前，阿司匹林除被用于解热、镇痛、抗炎、抗风湿、抗血栓和预防心血管疾病外，其新的药理作用还在不断地被发现。

阿司匹林的分解产物水杨酸能够有效干预多种神经性疾病的发展过程，可以同甘油醛-3-磷酸脱氢酶（GAPDH）结合从而阻断其进入细胞核中，而其在细胞核中会诱发细胞死亡。GAPDH 被认为在神经变性疾病中扮演重要角色，如阿尔兹海默病、帕金森病和亨廷顿氏症等，相关研究也表明，水杨酸的衍生物对于治疗多种神经变性疾病有显著的效果[16]。近年来，阿司匹林对肿瘤，尤其是对结直肠癌和乳腺癌等的预防活性成为了研究热点，在一些国际顶级学术期刊上时常能看到有关阿司匹林抗肿瘤的研究报道。有研究报道显示，每日服用一定剂量的阿司匹林或可有效阻断乳腺癌的生长，此前研究显示阿司匹林可能对结肠癌、胃肠道癌、前列腺癌等其他癌症均有一定的抑制作用，然而阿司匹林如何抗癌尚未有研究阐明[17]。日前，*Cancer Epidemiology*，*Biomarkers & Prevention* 杂志上的一项研究从生化途径角度回答了这个问题。著名国际学术期刊 *Cell* 上的最新研究报道，在进行肿瘤免疫治疗的同时服用阿司匹林可以大幅提高治疗效果，研究人员发现阿司匹林能够抑制前列腺素 E2（PGE2）的合成，从而能够重新唤醒由于皮肤癌、乳腺癌和大肠癌细胞产生大量 PGE2，导致的被抑制免疫系统，使机体能够及时地清除癌细胞。英国科学家在一项长达十年的研究中发现服用常规剂量的阿司匹林能够降低超重的 Lynch 综合征患者的患癌风险，Lynch 综合征是一种遗传性基因紊乱疾病，患有该疾病的病人其负责 DNA 损伤检测和修复的基因功能会受到影响，而超重或肥胖的 Lynch 综合征患者患肠癌的风险较普通人更高[18]。美籍华人科学家在国际学术期刊 *EBioMedicine* 在线发表了他们关于服用阿司匹林预防结肠癌分子机制的相关研究，研究人员对正常人结肠黏膜、服用阿司匹林的多发性腺瘤（FAP）病人和未服用阿司匹林的 FAP 病人的腺瘤性息肉进行了免疫组化染色，发现表皮生长因子受体（EGFR）在结肠癌发生早期即出现过表达，而常规服用阿司匹林可以显著降低 EGFR 表达，由于 EGFR 在大约 80% 的结肠癌病人中具有过表达现象，因此降低 EGFR 在结肠癌中的表达，对结肠癌的预防可能发挥着重要作用[19]。

在抗癌或抗肿瘤的研究中发现，阿司匹林自身不仅具有抗癌和抗肿瘤活性，它与其他抗癌药物联合使用，还能缓解肿瘤或癌症耐药性的产生。顺铂（cisplatin），跟其他化疗药物一样，是一种用于治疗各类型癌症的抗癌药物，包括睾丸癌、卵巢癌、肺癌和膀胱癌。然而，临床上顺铂的使用受不断发展的耐药性限制，顺铂也因此被称为“癌症中的青霉素”。虽然顺铂的耐药性机制已经非常明确，但目前仍然无有效的方法来攻克或扭转它。中国科技大学刘扬中及其团队已经研发出一种抗癌分子，将阿司匹林固定到顺铂上能在顺铂耐药细胞里发挥一种战胜药物耐药性的疗法，有望解决顺铂耐药性问题[20,21]。

由于阿司匹林具有广泛的活性，至今，每年仍有 700~1 500项有关阿司匹林的科学研究报道。

三、阿司匹林商标与拜耳公司

拜耳集团腾达于德国。1863 年 8 月 1 日，商人 Friedrich Bayer 与颜料大师 John Fleetrich Westcott 在今天德国乌帕塔的巴门创建了一家颜料公司——“富黎德里希·拜耳公司”，作为一家传统的生产染料公司，拜耳长时间销售停滞，招收了大量高学历的研究人员却没有开发出新产品。然而研发染料的一种副产品“对硝基苯”却被拜耳的研究人员转化成为乙酰氧乙苯胺，取名非那西汀（现为复方阿司匹林制剂的有效成分之一）。这种解热镇痛新药上市之后，恰逢第二年流行性感冒在北半球蔓延，英、意、法、俄、美等国的大量患者开始服用非那西汀，使拜耳公司销售额激增。因此，拜耳决定将解热镇痛药作为自己医药部门的研发重点。后来由 Felix Hoffman 和其他几个杰出化学家组建了拜耳公司的制药工程实验室，1899 年，拜耳药物实验室的高级药剂师兼科学家 Heinrich Dreser 以阿司匹林的名字将乙酰水杨酸注册成为药物，同时拜耳公司也向美国和英国申请了专利保护。但是在英国，来自德国的海定西药厂已经将阿司匹林以“Acetylin”的商标注册，因此，英国拒绝了拜耳公司的专利申请。美国直到1900年才批准拜耳公司的专利申请，并在美国开始生产和销售，但在包括德国在内的许多国家，拜耳只取得了阿司匹林的商标权。阿司匹林最初是以粉末的形式出售，这导致了许多公司仿制，拜耳公司为了区别于这些仿制药物，就将阿司匹林制成片剂[23]。

根据文献记载，除了德国的Felix Hoffman在阿司匹林的发明中发挥着重要作用外，在这项发明中，起着非常重要作用的还有一位犹太化学家Artur Aiching Green。由于Artur Aiching Green的犹太人身份，使得他在阿司匹林发明中的重要贡献被人为抹灭。1934—1945年间，当时的德国正处在纳粹统治时期，对犹太人的迫害已经愈演愈烈。在这种情况下，狂妄的纳粹统治者更不愿意承认阿司匹林的发明者有犹太人这个事实，于是便将发明阿司匹林的所有功绩都归到Felix Hoffman一个人的头上，为他们的种族优越论贴金。1934年，Felix Hoffman宣称是他本人发明了阿司匹林。纳粹统治者为了堵住Artur Aiching Green的嘴，还把他关进了集中营。第二次世界大战结束后，大约在1949年前后，Artur Aiching Green又提出这个问题，但不久他就去世了，从此这一事实便湮没于历史当中。英国医学家、史学家Walter Snyder几经周折获得德国拜尔公司的特许，查阅了拜尔公司实验室的全部档案，终于以确凿的事实恢复了这项发明的历史真面目。他指出：在阿司匹林的发明中，Artur Aiching Green功不可没。事实上是在1897年，Felix Hoffman的确第一次合成了构成阿司匹林的主要物质，但他是在他的上司——知名的化学家Artur Aiching Green的指导下，并且完全采用Artur Aiching Green提出的技术路线才获得成功的[22]。

至1899年，拜耳已在全球市场销售阿司匹林。阿司匹林所带来的丰厚利润使得各药厂间竞争激烈，该药的各种品牌和产品像雨后春笋般冒了出来。1914年，第一次世界大战爆发，战火很快席卷欧洲。拜耳公司很快成为战争的受害者，由于战争的原因拜耳公司对阿司匹林的生产几乎处于停顿状态，1915年墨尔本药剂师George Nicholas仿制阿司匹林成功，并将其命名为“Aspiro”，迅速抢占了拜耳的大量市场。1919年，拜耳公司的海外资产（包括专利和商标）又作为赔偿被战胜国英、法、美等国获得。战后斯特林药业公司以500万美元的价格获得了拜耳公司的资产，包括拜耳的名称和著名商标的使用权。虽然后来拜耳公司逐步获得了不含其他70多个国家的阿司匹林商品名，但在美国这个世界最大的药物市场上，战后的几十年里它不得不以另一个名字来销售阿司匹林。直到1994年，拜耳公司才从斯特林药业公司的新主人Smith Kline手中买回了阿司匹林的所有权，价格为10亿美元。拜耳公司为在美国赎回自己的名称和商标付出了天价[10]。

现在aspirin（a小写）在澳大利亚、法国、印度、爱尔兰、新西兰、巴基斯坦、牙买加、哥伦比亚、菲律宾、南非、英国和美国是阿司匹林通用名称，而Aspirin（a大写）在德国、加拿大、墨西哥等80多个国家还是拜耳公司的注册商标。公司在所有市场上出售的药物成分都是乙酰水杨酸，但包装和物理性质则在各个市场都不尽相同[21]。

四、不衰的百年老药阿司匹林

拜耳的阿司匹林之所以长盛不衰，秘诀之一就是不断投资于品牌建设。拜耳公司在阿司匹林用于治疗疾病之初就注重商标和专利的保护，拜耳做了其他制药公司不屑于做的两件事情：一是为化学品乙酰水杨酸取了个商标名“阿司匹林”；二是为其在很多国家注册了专利权。

当时医药公司对药物的命名多直接沿用化学名，而拜耳公司将乙酰水杨酸命名为阿司匹林（Aspirin）。其中A代表这种物质中含有醋酸基，Spir是植物绣线菊spiraea的前4个字母（绣线菊提取物有助于消除阿司匹林的副作用），in则是拜耳公司特有的在一种药名上加的后缀，代表该公司为这个药物的唯一生产商。

拜耳在为阿司匹林申请专利时，也获得了美国境内17年间对全部乙酰水杨酸生产的合法控制权。这意味着拜耳能够在特定时期内控制某种物品的生产。拜耳紧紧抓住这个机会，努力将阿司匹林同拜耳联系在一起，并且在市场上努力建立起“拜耳的阿司匹林”品牌，大力向全球推广。即便拜耳公司拥有阿司匹林的专利权，仍然受到走私和假药的困扰。20世纪早期，全球约有1 000个公司仿制阿司匹林。拜耳公司想尽办法将专利方面的损失从商标上找回来。它们把在美国生产的阿司匹林制成片剂，每个药片上印上拜耳的十字标记，再把药片装入包装盒。拜耳努力使消费者将“拜耳”与“阿司匹林”联系起来，让人们一有头痛脑热第一反应就是需要阿司匹林，拜耳的阿司匹林。

阿司匹林长盛不衰的另一个原因是其新的药理作用不断被发现。阿司匹林最初只用于治疗牙痛、风湿痛，随后其用途扩大到治疗腰痛和神经痛。随着时间的推移，阿司匹林的用途大大增加。20世纪80年代，药品监管机构批准了阿司匹林的另一项用途：预防心脏病和中风复发。

阿司匹林市场前景最大的应用领域——心脏病预防，其研发过程并不是由拜耳公司主导的。拜耳的能力体现在，当阿司匹林对心脏病的预防在学术上被证明，昂贵的临床试验也由政府机构完成之后，拜耳很快开始介入，并用自己最擅长的营销和专利权的筹码，将这种药品的影响力尽可能地扩大。在阿司匹林从一个药物变成一种商品的过程中，不能把所有功劳都归在拜耳身上。阿司匹林确切地适用于哪些病症，还是需要大规模地被FDA（食品药品监督管理局）认可的临床研究来证明。这种研究需要耗费巨大的财力和资源，然而出资的不是拜耳，而是美国国家卫生研究所（NIH）。该研究由NIH于1983年开始组织，有22 071名美国健康男性医师参与，成为阿司匹林拿下心肌梗死一级预防资格的关键点。这项大规模的临床研究的目的是评价小剂量阿司匹林是否可以预防健康人首次心肌梗死的发生，参加研究的医生在世界的每一个角落，都随身携带并服用研究药物，平均随访时间达5年之久[23]。

拜耳的阿司匹林长盛不衰的第三个原因，是配方和制作工艺定期更新，以保持吸引力，而这些更新都是受到品牌保护的。20世纪早期，拜耳将阿司匹林由粉剂改成了片剂。50年代，拜耳又推出了适合儿童服用的阿司匹林咀嚼片。70年代，加入了维生素C的阿司匹林VC泡腾片诞生了。90年代，拜耳为阿司匹林增加了一层膜衣，制成了在肠道内而非胃部溶解的阿司匹林肠溶片，以减少药物对胃部的刺激[24]。拜耳还在不断推出各种新型阿司匹林产品。最新推出的产品中，有能够防止中风和心脏病复发的低剂量阿司匹林的Cardio，以及配方中含有咖啡因的Cafiaspirina。

参考文献

[1] Riddle J. M. Historical Data as an Aid in Pharmaceutical Prospecting and Drug Safety Determination [J]. *Altern. Complement. Med*, 1999, 5 (2), 195-201.

[2] Smith M. J. H. , Smith P. K. . Toxicology [M]. New York, 1966, 233-306.

[3] Rainsford K. D. Aspirin: Actions and Uses [J]. *Aust. J. Pharm*, 1975, 56: 373-382.

[4] Wick J. Y. Aspirin: a history, a love story [J]. *Consult Pharm*, 2012, 27 (5): 322-329.

[5] Riddle J. M. Historical Data as an Aid in Pharmaceutical Prospecting and Drug Safety Determination [J]. *Altern Complement. Med*, 1999, 5: 195-201.

[6] Barrett B, Kiefer D, Rabago D. Assessing the risks and benefits of herbal medicine: an overview of scientific evidence [J]. *Altern Ther. Health Med*, 1999, 5: 40-48.

[7] Norn S, Permin H, Kruse PR, et al. From willow bark to acetylsalicylic acid [J]. *Dansk Medicinhistorisk Årbog* (in Danish), 2009, 37: 79-98.

[8] Edmund S. An Account of the Success of the Bark of the Willow in the Cure of Agues [J]. *Philos Tr Soca*, 1763, 53: 195-200.

[9] Piria. Sur de neuveaux produits extraits de la salicine (On new products extracted from salicine) [J]. *Comptes rendus*, 1838, 6: 620-624.

[10] Sneader W. The discovery of aspirin: a reappraisal [J]. *BMJ*, 2000, 321, 1591-1594.

[11] Philip A. , Mackowiak. Brief History of Antipyretic Therapy [J]. *Clinical Infectious Diseases*, 2000, 31 (Suppl 5): S154-156.

[12] Starko, Karen M. Salicylates and Pandemic Influenza Mortality, 1918-1919 Pharmacology, Pathology, and Historic Evidence [J]. *Clinical Infectious Diseases*, 2009, 49 (9): 1405-1410.

[13] Singer H. Ueber Aspirin [J]. *Archiv Für Die Gesamte Physiologie Des Menschen Und Der Tiere*, 1901, 84 (11-12): 527-546.

[14] Schrör, Karsten. Acetylsalicylic acid [M]. Wiley, 2009.

[15] Derek W. G, Toby L, Mauro P, et. al. Inflammatory Resolution: new opportunities for drug discovery [J]. Nature Reviews Drug Discovery, 2004 (3): 401-416.

[16] Choi HW, Tian M, Manohar M, et al. Human GAPDH Is a Target of Aspirin's Primary Metabolite Salicylic Acid and Its Derivatives [J]. *PLoS ONE*, 2015, 10 (11): e0143447.

[17] MaityG. Aspirin blocks growth of breast tumor cells and tumor-initiating cells and induces reprogramming factors of mesenchymal to epithelial transition [J]. *Lab Invest*, 2015, 95 (7): 702-17.

[18] Movahedi M, Bishop DT, Macrae F, et al. Obesity, aspirin, and risk of colorectal

cancer in carrier of hereditary colorectal cancer: a prospective investigation in the CAPP2 study [J]. *J Clin Oncol*, 2016, 33 (31): 3591-3597.

[19] Deepak V, Rao AK, Jalagadugula GS, et al. Systems Pharmacogenomics Finds RUNX1 is an Aspirin-Responsive Transcription Factor Linked to Cardiovascular Disease and Colon Cancer [J]. *EBio Medicine*, 2016, 11: 157-164.

[20] Mahdi JG, Mahdi AJ, Mahdi AJ, et al. The historical analysis of aspirin discovery, its relation to the willow tree and antiproliferative and anticancer potential [J]. *Cell proliferation*, 2006, 39 (2): 147-155.

[21] Brusselaers N, Engstrand, Lagergen J. Maintenance proton pump inhibition therapy and risk of oesophageal cancer [J]. *Cancer Epidemiol*, 2018, 21 (53): 172-177.

[22] Bayer patents aspirin-This Day in History-3/6/1899. History. com.

[23] Demots, H. Protective Effects of Aspirin against Acute Myocardial Infarction and Death in Men with Unstable Angina [J]. *New England Journal of Medicine*, 1983, 309 (7): 396-403.

[24] 宋祖益. 近年来阿司匹林被发现的新作用及副作用 [J]. 中国实用医药, 2013 (30): 161-162.

第二章　阿司匹林的物理化学研究

第一节　阿司匹林的理化性质

阿司匹林，中文化学名称为2-（乙酰氧基）-苯甲酸，简称邻乙酰水杨酸、乙酰水杨酸。

英文名称：2-acid

分子式：$C_9H_8O_4$

相对分子质量：180.16

CAS 登记号：50-78-2

EINECS 号：200-064-1

阿司匹林化学结构式见图 2-1。

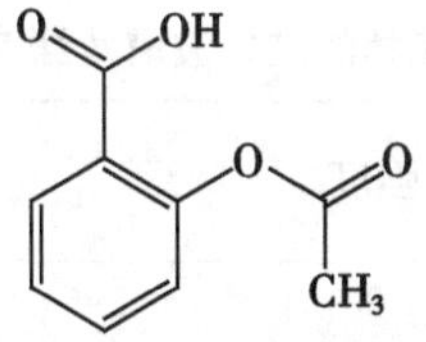

图 2-1　阿司匹林化学结构式

一、阿司匹林物理性质

性状：白色结晶性粉末。无臭，微带醋酸味。

密度：1.35。

熔点：136~140℃。

沸点：321.4℃，760mmHg。

溶解性：微溶于水（3.3g · L^{-1}，20℃），溶于乙醇、乙醚、氯仿，该品 1g 能溶于 5mL 乙醇，10~15mL 乙醚或 17mL 氯仿。可溶于氢氧化碱溶液或碳酸碱溶液，同时分解[1]。

稳定性：在干燥空气中稳定，遇潮即缓缓水解成水杨酸与乙酸。

贮藏条件：应置于密闭，干燥处。

二、阿司匹林的化学性质

阿司匹林水解生成物水杨酸的分子中酚羟基易被氧化成醌型有色物质在空气中逐渐变

为淡黄、红棕甚至深棕色。其水溶液变化更快。碱、光线、高温及微量铜、铁等离子可促进氧化反应进行[2]。

三、阿司匹林的基本波谱数据

1. 阿司匹林红外光谱

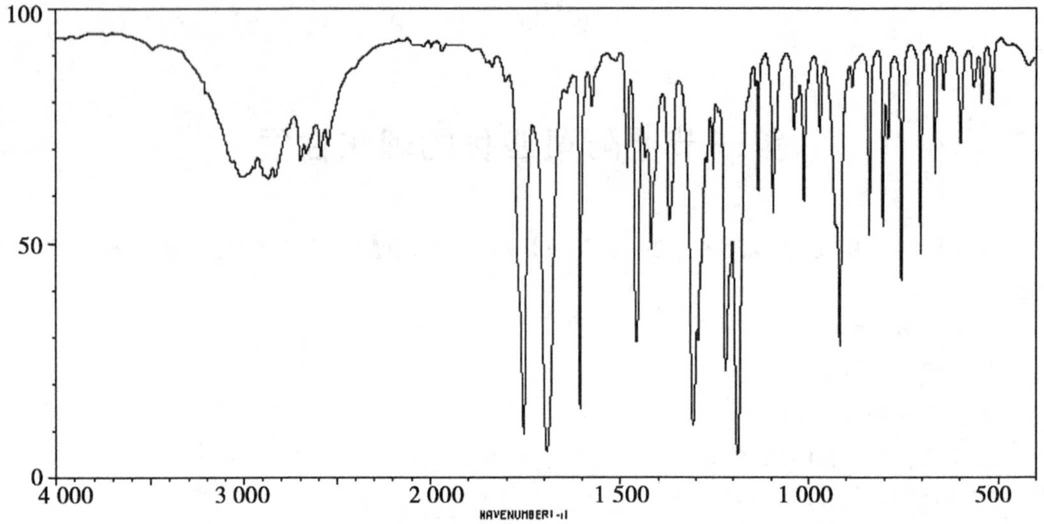

图 2-2　阿司匹林红外光谱[3]

表 2-1　阿司匹林的红外波谱数据 R（KBr）cm^{-1}

频率（cm^{-1}）	强度	频率（cm^{-1}）	强度	频率（cm^{-1}）	强度	频率（cm^{-1}）	强度
3 006	62	1 754	9	1 295	28	928	52
2 983	62	1 693	6	1 272	84	918	50
2 891	62	1 606	14	1 267	64	841	50
2 872	62	1 483	64	1 222	21	805	52
2 834	62	1 469	27	1 190	4	766	41
2 701	66	1 436	66	1 136	58	706	46
2 670	66	1 420	47	1 096	66	667	52
2 589	66	1 372	53	1 014	57	600	68
2 548	68	1 308	10	971	70		

阿司匹林的红外光谱在 3 006cm^{-1}的吸收峰为苯环 C-H 伸缩振动；在 1 754cm^{-1}处羧酸中 C=O 伸缩振动峰；1 693cm^{-1}处酯基中 C=O 伸缩振动峰；还有 1 606cm^{-1}处芳环骨架振动的 4 个特征峰；在 1 136cm^{-1}处 $O_{13}-H_{14}$弯曲振动以及 $C_{11}-O_{13}$伸缩振动峰；在 1 000~1 100cm^{-1}区段，为苯环的伸缩振动峰；在 706~979cm^{-1}处为 H 原子不对称摆动的吸收峰；在 600~700cm^{-1}处为苯环振动的吸收峰。

2. 阿司匹林拉曼谱图

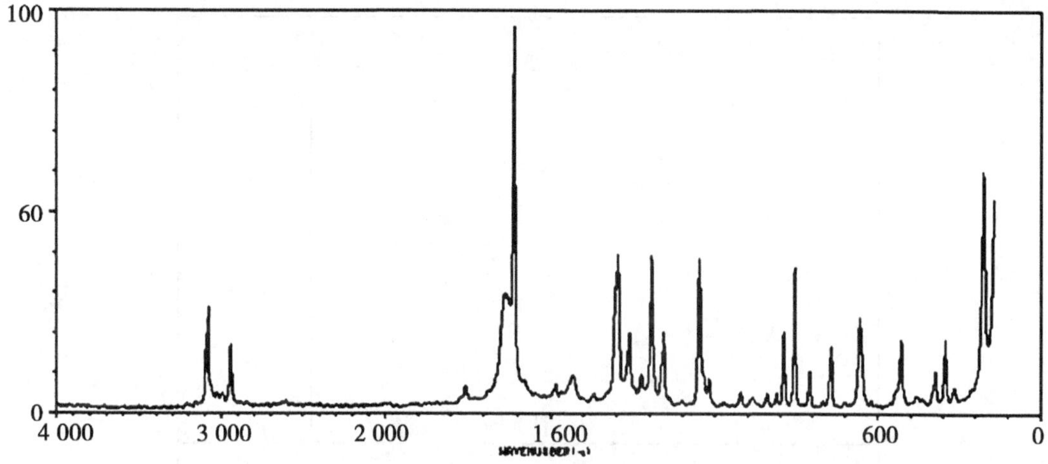

图 2-3 阿司匹林拉曼谱图[3]

表 2-2 阿司匹林拉曼光谱数据（4880A. 200M. powder）

频率（cm^{-1}）	强度	频率（cm^{-1}）	强度	频率（cm^{-1}）	强度	频率（cm^{-1}）	强度
3 096	18	1 297	38	788	20	327	10
3 081	26	1 262	19	766	35	295	13
2 947	15	1 195	38	709	10	175	60
1 753	29	1 168	20	544	15		
1 610	96	1 049	38	429	18		

阿司匹林拉曼光谱在 3 081~3 096cm^{-1}区段内的谱峰为苯环 C-H 伸缩振动；在 1 753 cm^{-1}处羧酸中 C=O 伸缩振动峰；还有 1 610cm^{-1}处芳环骨架振动峰 3 个特征峰；在 1 297 cm^{-1}处有苯环 C-H 弯曲振动峰；1 262cm^{-1}处苯环 C=C 伸缩振动峰；还有 1 168cm^{-1}处有 O_{13}-H_{14}弯曲振动以及 C_{11}-O_{13}伸缩振动峰；在 1 000~1 100cm^{-1}区段内的谱峰为苯环的伸缩振动峰。

王利军等[4]对阿司匹林的红外图谱与拉曼图谱做了比较发现，对同一物质而言红外光谱和拉曼光谱相当近似，对于同一基团，在红外光谱和拉曼光谱都有显示，只是红外光谱和拉曼光谱的强弱不同，有些锐利的峰在红外光谱图上特别明显，而在拉曼光谱图上却较弱；同时，还有一些峰在拉曼光谱图上很明显，但在红外光谱图上却较弱。如在 805cm^{-1}、971cm^{-1}、1 014cm^{-1}、1 136cm^{-1}、1 267cm^{-1}、1 272cm^{-1}、1 436cm^{-1}处红外光谱出现了许多强峰，而拉曼光谱却较弱；但在 1 610cm^{-1}、1 753cm^{-1}处拉曼光谱出现了许多强峰，而红外光谱却较弱，在 2 947cm^{-1}、3 006cm^{-1}处红外光谱和拉曼光谱都比较强，这样我们就可以把红外光谱和拉曼光谱结合起来分析物质的物理化学性质。

3. 阿司匹林核磁共振氢谱

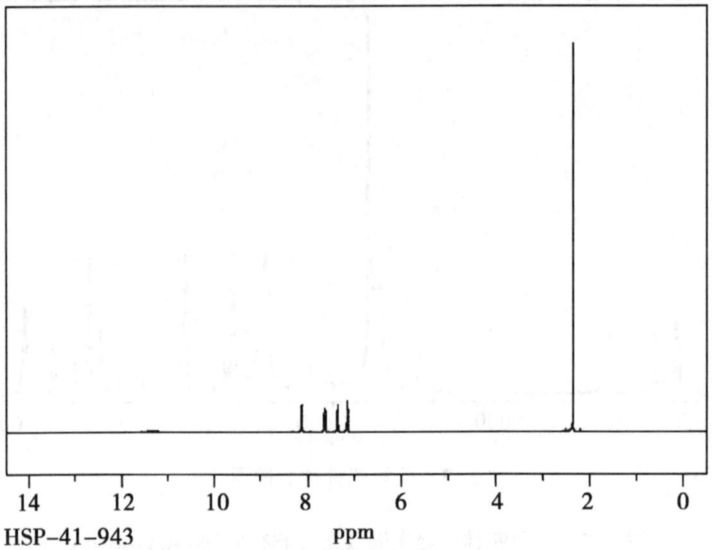

图 2-4　阿司匹林核磁共振氢谱[3]

^{1}HNMR（400MHz，$CDCl_3$）：δ=11（m，1H），8.2（m，1H），7.6（m，1H），7.4（m，1H），7.1（m，1H），2.4（m，3H）。

由以上阿司匹林氢谱的化学位移可以看出，在δ=11（m，1H）时，是-COOH中的氢原子吸收；δ=8.2（m，1H），7.6（m，1H），7.4（m，1H），7.1（m，1H）时，是苯环上的4个氢原子吸收；δ=2.4（m，3H）时，是$-CH_3$上3个氢原子的吸收。

4. 阿司匹林核磁共振碳谱

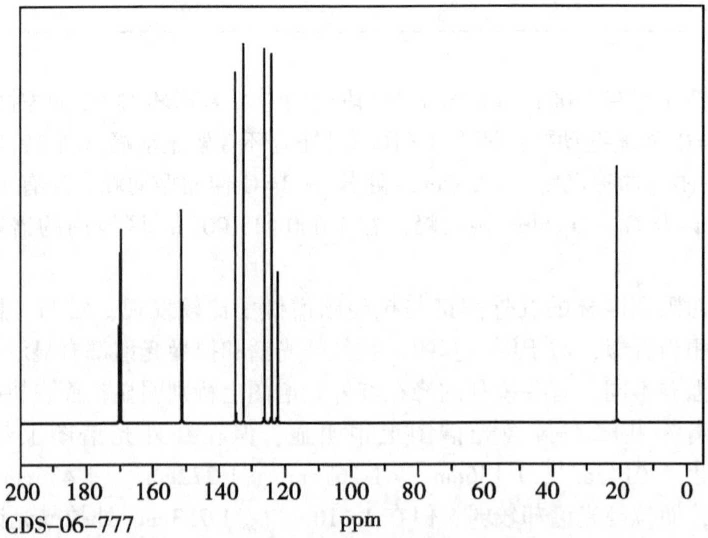

图 2-5　阿司匹林核磁共振碳谱[3]

^{13}C NMR（100MHz，$CDCl_3$）：δ = 170.20，169.76，151.28，134.90，132.51，126.17，124.01，122.26，20.99。

由以上阿司匹林碳谱的化学位移可以看出，δ=170.20，169.76 分别是两个 C=O 上碳原子的吸收；δ=151.28，134.90，132.51，126.17，124.01，122.26 是苯环上 6 个碳原子的吸收；δ=20.99 是 $-CH_3$ 上碳原子的吸收。

第二节　阿司匹林的合成

阿司匹林是人类历史上第一种重要的人工合成药物，也是世界上使用最广泛的药物。2000 多年前，希腊生理学家和医学家希波克拉底（Hippocrates）发现，杨树、柳树的皮叶中含有能镇痛和退热的物质，这也是水杨酸最早的天然来源。1800 年，人们开始从该类植物中提取出药物的活性成分——水杨酸盐。但是植物体内水杨酸含量并不是很高，从自然界中提取水杨酸费时费力，还要使用大量的有机溶剂和强酸、强碱，更重要的是，提取水杨酸需要消耗大量的树木，表面看起来很“天然”，实际上却不利于环境保护和生态发展。因此，人们开始探索阿司匹林的合成路线。

一、阿司匹林合成历史[5]

德国科学家科尔贝（Kolbe）于 1857 年发明了苯酚合成水杨酸的方法，现在工业上仍常用此法合成水杨酸。将弱酸性的酚先处理成碱性的酚钠，增加对 CO_2 的溶解性，同时采用加压的手段促进反应进行，首先制得水杨酸盐，然后通过酸化得到水杨酸，现在工业上仍常用此法合成水杨酸。

1897 年，年轻的德国化学家菲利克斯-霍夫曼的父亲得了严重的风湿病，治疗的过程中用的就是水杨酸，但是药物的刺激给胃部带来了严重的不适，霍夫曼决心改造这种药，经过化学转化——乙酰化，得到的乙酰水杨酸具有类似水杨酸的药用功效，但其酸性降低，从而减小了对胃肠道刺激。

1899 年德国拜尔公司开始生产这种药物并应用于临床，取名阿司匹林（Aspirin）。

二、现今常用的阿司匹林合成方法

（一）由水杨酸与乙酸酐为原料，即水杨酸乙酰化合成阿司匹林

1. 原理

采用强酸硫酸为催化剂，以乙酸酐为乙酰化试剂，与水杨酸的酚羟基发生酰化作用形成酯。反应如下：

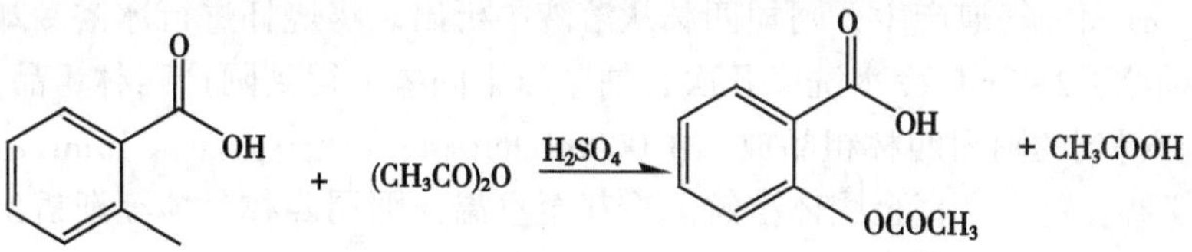

2. 合成步骤[6]

（1）在100mL锥形瓶中放置干燥的水杨酸4.0g及乙酸酐10mL，充分摇动后，滴加10滴浓硫酸。

（2）水浴加热，水杨酸立即溶解。如不全溶解，则需补加浓硫酸和乙酸酐。保持锥形瓶温度在70℃左右，维持反应20min。稍微冷却后，在不断搅拌下将其倒入100mL冷水中。冷却析出结晶，抽滤产品，即得乙酰水杨酸初产品。每次用10mL水洗涤两次，其作用是洗去反应生成的乙酸及反应中的硫酸。将洗涤后的初产品再加入饱和的$NaHCO_3$溶液中，加热，其作用是除去反应中生成的水杨酸聚合物。

（3）粗产品重结晶纯化，用95%乙醇和水1∶1的混合液约25mL，冷凝管加热回流，以免乙醇挥发和着火，固体溶解即可。

（4）趁热过滤，冷却，抽滤，干燥，称重。

（二）由水杨酸和乙酰氯为原料，浓硫酸催化合成阿司匹林

1. 原理

采用强酸硫酸为催化剂，以乙酰氯为乙酰化试剂，与水杨酸的酚羟基发生酰化作用形成酯。反应如下：

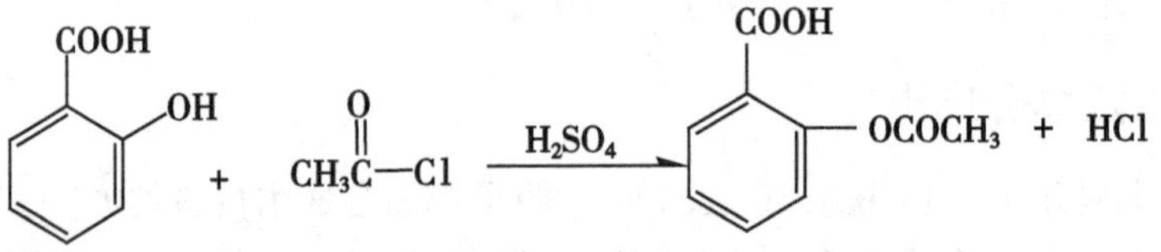

2. 合成步骤[7]

（1）称取水杨酸2.0g于三颈烧瓶（200mL），在通风条件下用吸管取乙酰氯5mL，加入烧瓶，然后用滴管滴入5滴浓流酸，缓缓地摇荡三颈烧瓶，使固体完全溶解，盖上带玻璃管的胶塞，连接好装置，慢慢加热至85℃，保持温度15min。

（2）将三颈烧瓶从热源上取下，使其慢慢冷却至室温，在冷却过程中，阿司匹林渐渐从溶液中析出，待结晶形成后再加入100mL水，并将该溶液放入冰浴中冷却20min，晶体完全析出。

（3）抽滤得到固体，用冰水洗涤几次，并压紧抽干，固体转移至表面皿，风干，得到的固体为阿司匹林粗品。

（4）将阿司匹林粗品置于100mL烧杯中缓慢加入饱和$NaHCO_3$溶液80mL，产生大量气体，搅拌到没有气泡（二氧化碳）放出为止（嘶嘶声停止），固体大部分溶解。若有不溶的固体存在，用真空抽滤除去不溶物，并用少量水洗涤。

（5）将滤液和洗涤液合并并转移至200mL烧杯中，缓缓加入15mL 4mol·L^{-1}的盐酸，边加边搅拌，有大量气泡产生，阿司匹林从溶液中析出。将烧杯进行冰浴冷却，用冰水冷却10min后抽滤，2~3mL冷水洗涤几次，抽紧压干固体，得到阿司匹林粗品。

（6）将所得到的阿司匹林粗品放入1 000mL的圆底烧瓶中，加入15mL乙酸乙酯，放入旋转蒸发仪器装置中，直至固体溶解。冷却至室温，阿司匹林晶体渐渐析出，抽滤得到阿司匹林精品，干燥后称重。

三、阿司匹林合成中催化剂的研究

阿司匹林传统合成方法是由乙酸酐和水杨酸在浓硫酸催化下经酰化反应制得。但是该反应所选用催化剂浓硫酸易使设备腐蚀严重，产品色泽深，不利于提纯，含大量废酸的废液也会污染环境。因此，催化剂的研究也是阿司匹林合成过程的重点。

（一）酸催化合成阿司匹林

在酸性环境中，乙酸酐中羰基碳原子的正电性增强，氢质子流动性强，易于酯基的形成，所以有大量酸性化合物可代替浓硫酸催化阿司匹林，其中包括 Lewis 酸、有机酸、固体酸、酸性无机盐等。

1. 无机酸（三氯稀土）催化合成阿司匹林

三氯稀土是一种简单、便宜和易得的 Lewis 酸，具有可溶性强、可回收再使用、对设备腐蚀轻、无污染等优点，是一种可望用来解决传统 Lewis 酸造成环境污染问题的环境友好催化剂。张武等[8]考察了三氯稀土对阿司匹林合成的催化效果，发现在氯化镧（$LaCl_3$）、氯化钕（$NdCl_3$）、氯化钇（YCl_3）等三氯稀土中，YCl_3的催化效果最好：控制水杨酸与乙酸酐的摩尔比为 1∶2.0，并在 80℃ 水浴的条件下，反应 30min 左右，此时三氯稀土与水杨酸的质量比为 2%，便可以使产率达到 90%。另外，三氯稀土回收方便且使用 3 次之后催化效果几乎不变，因此反应完成后可重复使用，符合目前绿色化学的标准，有较好的应用前景，但其昂贵的价格很大程度上阻碍了它的发展。

2. 柠檬酸催化合成阿司匹林

柠檬酸（$C_6H_8O_7$）是一种较强的有机三元酸，具有酸性和还原性，能溶于水和有机物中。周秀龙等人[9]设计了一系列实验探究了柠檬酸对阿司匹林合成的催化作用。研究结果表明，当酸酐物质的量比为 1∶3，柠檬酸用量为 1.0g 时，控制反应温度为 70℃，反应时间为 40min，可在纯化后将阿司匹林产率提高至 91.0%。由此可见，柠檬酸的催化效能比浓硫酸要好很多，且用量少，不腐蚀设备，不氧化产物，更适宜工业化生产的需要。

3. 固体超强酸催化合成阿司匹林

一般来说，我们把酸强度大于 100% 硫酸的固体酸称为固体超强酸，固体超强酸分为六大类。①负载型超强酸，主要是把液体超强酸负载于金属氧化物等载体上；②无机盐复配而成的，如 $AlCl_3-CuCl_2$ 等；③硫酸根离子改性金属氧化物，如 SO_4^{2-}/TiO_2，$TiO_2/La_2O_3/SO_4^{2-}$等；④氟代磺酸化离子交换树脂（Nafion-H）；⑤杂多酸催化剂，主要是指具有 Keggin 结构（$H_{8-n}XnM_{12}O_{40}$）的固体杂多酸和负载型杂多酸催化剂，Keggin 结构中 X 为中心原子（P^{V}，Si^{IV}等），M 为 M_0^{IV}或 W^{VI}等金属离子；⑥ $AlCl_3$与磺酸性离子交换树脂形成的配合物固体超强酸。固体酸克服了液体酸的缺点，具有容易与液相反应体系分离、不腐蚀设备、后处理简单、很少污染环境、选择性高等特点，可在较高温度范围内使用。张晓丽等[10]用 SO_4^{2-}/TiO_2固体超强酸做催化剂，并得出最佳催化合成条件。当添加反应原料水杨酸 0.05mol，乙酸酐 0.10mol，催化剂 1.0g，并控制催化剂焙烧温度为 500℃，反应温度为 90℃，反应时间为 40min 时，可以使此时产率达到 77.8%。张霞等[11]用 $TiO_2/La_2O_3/SO_4^{2-}$固体超强酸做催化剂，添加反应原料水杨酸 2.5g，乙酸酐 5.2mL，催化剂 0.2g，并在 50% 的功率下反应 3.5min，收率可达 83.2%。

（二）碱催化合成阿司匹林

由于碱性化合物可以与水杨酸发生中和反应，破坏水杨酸分子内氢键，活化水杨酸的羟基，所以许多碱性物质也可以作为合成阿司匹林的催化剂。常见的催化剂有强碱、弱碱、弱碱性盐等。

1. 无水醋酸钠催化合成阿司匹林

弱碱性物质醋酸钠可以用于合成阿司匹林。林沛和等[12]用无水醋酸钠为催化剂，探究催化剂用量、反应温度和反应时间对阿司匹林收率的影响。实验结果表明，该催化实验的最佳反应条件为：水杨酸用量 3.0g，乙酸酐用量 6mL，即控制水杨酸与乙酸酐物质的量之比为 1∶3.0，催化剂无水醋酸钠用量为反应物总量的 3% 时，55℃下反应 50min，产率可达 81.9%。此法催化效率高，反应温度低，结晶易析出，产品纯度高，实验效果良好。

2. 苯甲酸钠催化合成阿司匹林

苯甲酸钠（$C_6H_5CO_2Na$），是苯甲酸的钠盐，是很常用的食品防腐剂。田旭等[13]实验证明，用苯甲酸钠催化剂，当水杨酸用量为 2.0g，乙酸酐用量为 2.8mL，苯甲酸钠用量为水杨酸质量的 8%～10%时，在 60～65℃条件下反应 25～30min，纯化乙酰水杨酸的收率可达 82.8%。苯甲酸钠具有催化活性高、安全、后处理容易、不污染环境等优点，是一种环境友好催化剂，具有工业开发的价值。

3. 碳酸钠催化合成阿司匹林

碳酸钠（Na_2CO_3），常温下为白色无气味的粉末或颗粒，易溶于水和甘油。宋小平等[14]对碳酸钠催化合成阿司匹林的最佳条件进行研究，得出结论：在 60～65℃下，反应 30min，固体碳酸钠用量 1%的情况下，产率可高达 91%。与其他强碱（氢氧化钾、氢氧化钠）相比，碳酸钠的催化效果更好，但弱于氢氧化钡。虽然碳酸钠催化效果没有氢氧化钡好，但因氢氧化钡有剧毒，所以并不适用于生产。

第三节　阿司匹林的检测方法

一、国内外药典中阿司匹林原料药的质量检测方法[15]

（一）鉴别

（1）《中国药典》（2015 年版）二部采用阿司匹林加水煮沸、水解生成的水杨酸与三氯化铁试液生成紫堇色络合物进行鉴别。美、英、日药典也用类似方法鉴别。

（2）《中国药典》（2015 年版）二部采用阿司匹林加碳酸钠试液煮沸、水解生成水杨酸钠。放冷后，加过量的稀硫酸析出水杨酸的白色沉淀并释放醋酸。英国药典（BP）自 1993 年起用氢氧化钠代替碳酸钠，按上述操作生成的水杨酸经水洗、干燥后测定熔点。日本药典（JP）规定在滤除水杨酸沉淀后，再加乙醇和硫酸，加热产生乙酸乙酯的香味。

（3）红外光谱法鉴别，见本章第一节。

（二）检查

《中国药典》（2015 年版）二部规定阿司匹林应检查溶液的澄清度、游离水杨酸、易炭化物、炽灼残渣和重金属。水杨酸是从原料带来的杂质或水解产生的杂质，加稀硫酸铁铵指示液显色后，用比色法检查，《中国药典》规定其限量为 0.1%。BP（2013 年）规定水杨酸的限量为 0.05%。除上述检查项目外，BP（2013 年）还检查有关物质，以控制酚类杂质的限量。酚类是可能存在于水杨酸中的杂质。BP 在水杨酸的检查中未检查酚类，故在阿司匹林检查项中检查。美国药典（USP）还根据国情检查氯化物（限量为 0.014%）、硫酸盐（限量为 0.04%）和有机挥发性杂质。

（三）含量测定

1. 直接滴定

取阿司匹林精密称定，加中性乙醇溶解，加酚酞指示液，用氢氧化钠滴定液滴定，每 1mL 滴定液相当于 18.02mg $C_9H_8O_4$。《中国药典》（2015 年版）二部采用此法。

2. 水解后剩余滴定

取阿司匹林精密称定，加氢氧化钠滴定液混合。缓缓煮沸 10min，放冷，加酚酞指示液，用硫酸滴定液滴定剩余的氢氧化钠。

二、制剂中阿司匹林的含量测定

（一）HPLC 法测定阿司匹林片中阿司匹林的含量

1. 色谱条件与系统适应性试验

用十八烷基硅烷键合硅胶为填充剂；以乙腈-四氢呋喃-冰醋酸-水（20∶5∶5∶70）为流动相；检测波长为 276nm。理论板数按阿司匹林峰计算不低于 3 000，阿司匹林峰与水杨酸峰的分离度应符合要求。

2. 测定法

取本品 20 片，精密称定，充分研细，精密称取细粉适量（约相当于阿司匹林 10mg），置 100mL 量瓶中，用 1%冰醋酸的甲醇溶液强烈振摇使阿司匹林溶解，并用 1%冰醋酸的甲醇溶液稀释至刻度，摇匀，滤膜滤过，取续滤液作为供试品溶液，精密称量 10μL 注入液相色谱仪，记录色谱图；另取阿司匹林对照品，精密称定，加 1%冰醋酸的甲醇溶液振摇使溶解并定量稀释成每 1mL 中约含阿司匹林 0.1mg 的溶液，同法测定。按外标法以峰面积计算，即得。

（二）电极法

刘冬等[16]研究了以有机锡化合物为载体的电极阴离子响应性能，研制出一种以三苄基锡辛酸酯为活性物质的水杨酸根离子敏感电极。结果表明，该电极对 $1\times10^{-2}\sim5\times10^{-6}$ $mol\cdot L^{-1}$浓度范围内的水杨酸根离子具有响应，表现出良好的稳定性与重现性，其稳态响应时间均小于 30s，可以实现水杨酸根离子的快速测定。比较其相对于 NO_3^-、Cl^-、SO_4^{2-}、AcO^-的选择性系数值，该电极表现出对水杨酸根离子的高选择性。阿司匹林易水解得到水杨酸根离子，且反应定量。因此，通过对水杨酸根离子的测定，即可得出样品中的阿司匹林含量。与酸碱滴定法比，电极法测量除了具有更加简单、快速的特点外，对待测样品的要求较低，待测样品的颜色、浊度等对测试结果均不会产生明显的影响。该电极不仅适用于药物含量测定，还可以用于血、尿中水杨酸根离子的含量测定，对研究阿司匹林在生物体内的吸收、作用、代谢过程有较大的价值。

（三）表面增强拉曼散射光谱法（Surface-enhanced Raman scattering，SERS）

Loriz Francisco Sallum 等[17]利用 150mmol · L^{-1} 氢氧化铵、50mmol · L^{-1} 硝酸银和 500mmol · L^{-1} 葡萄糖 45℃时的混合反应溶液，在定量滤纸（预先用体积分数 10%的氢氧化铵溶液室温处理 3h）上沉积颗粒大小约 180nm 的纳米银；固定处理后，定量滤纸浸入待测阿司匹林溶液充分吸附，取出室温干燥 10min 后，测定其表面拉曼散射。利用表面拉曼散射标准曲线法，随机测定市售阿司匹林片剂的含量；与传统高效液相色谱法对比，结果误差为 2.06%，快捷方便，成本低廉，显示了良好的应用前景。

第四节　阿司匹林衍生物

一、硫化氢-阿司匹林衍生物

作为近年来新发现一种内源性的气体介质——硫化氢（H_2S）具有抑制平滑肌细胞增殖、舒张血管等生理活性，因此在心血管系统中具有重要的作用。H_2S 能够有效抑制血小板发生聚集，这种药理活性为抗血小板凝集药物的研发提供了新的思路。硫化氢-阿司匹林衍生物正是基于这种考虑设计的。ACS-14 是一种能够释放硫化氢的阿司匹林衍生物。该衍生物以阿司匹林为母核，在其上链接能够释放 H_2S 气体的基团-二硫醇硫酮。高霖等[18]将 ACS-14 与阿司匹林进行体外试验对照，发现 ACS-14 能够有效抑制血小板凝集而且其效果明显优于阿司匹林，并且 ACS-14 对血小板凝集的抑制作用呈浓度依赖性。图 2-6 是 ACS-14 的结构图。

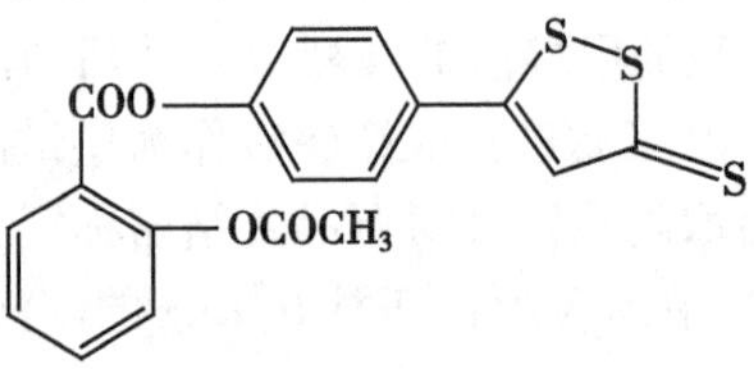

图 2-6　ACS-14 的化学结构

二、一氧化氮-阿司匹林衍生物

一氧化氮（NO）是一种调节细胞多功能的信息分子，而一氧化氮合酶（NOS）是内源性合成 NO 的限速酶。当肿瘤组织中 NOS 的表达较高时，使用 NOS 抑制剂可导致 NO 的生成减少而引起组织缺血、缺氧，促使肿瘤组织坏死。经过对连接有 NO 的非甾体类药物（NO-NSAIDs），研究发现[19,20]，在胃黏膜中 NO 与前列腺素有一些相同的特性，因此将 NO 引入 NSAIDs 上有可能减少 NSAIDs 诱导产生的副作用，从而减轻对肠胃的刺激。动物实验及人体试验也证明 NO-NSAIDs 类药物与现有的 NSAIDs 类药物相比，确实对胃黏膜没有刺激。Folkman J 等[21]研究表明 NO-阿司匹林还可以抑制肿瘤血管生成。在几乎所有的实体瘤中，肿瘤血管生成在肿瘤的产生、发展以及转移过程中起重要作用。一氧化氮释放型阿司匹林（NO-ASA）的结构式如图 2-7 所示。

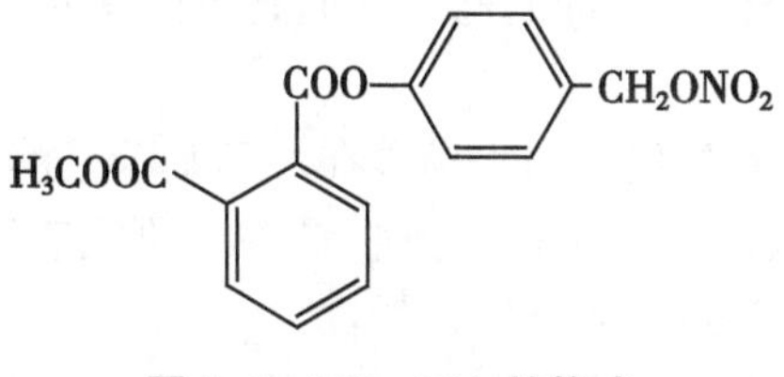

图 2-7　NO-ASA 结构式

N Nath 等[22]发现 p-NO-ASA 与 m-NO-ASA 相比能更好抑制白血病细胞的生长。N Ouyang 等[23]还发现 NO-ASA 可以通过抑制血管内皮生长因子阻碍血管生成，进而抑制癌细胞的增长。结肠癌的体外实验证实，NO-ASA 可以通过介导人体抑癌基因及非甾体类抗炎药活性基因信号通路的表达而诱导结肠癌细胞凋亡。

程继文等[24]研究发现 NO-阿司匹林可显著性抑制前列腺癌小鼠的前列腺癌肿瘤生长和血管形成。Kodela R 等[25]研究证明，连接有 NO 基团的阿司匹林衍生物在保留阿司匹林药物作用的同时，对于胃肠道的副作用较小，以阿司匹林为母体经多步反应合成出可同时释放 NO 和 HS 基团的阿司匹林衍生化合物，该类化合物的结构如图 2-8 所示，这些化合物在抑制细胞生长方面有非常确切的疗效，如 NOSH-1 在结肠癌细胞的 IC_{50}值为（48±3）$nmol \cdot L^{-1}$，它是第一个以非甾体抗炎药为基础的化合物，且该化合物没有任何细胞毒性。

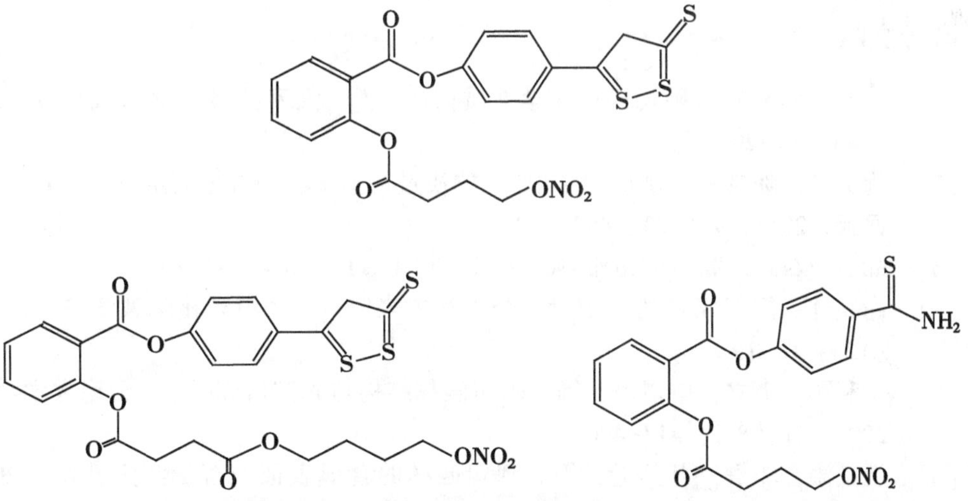

图 2-8　NOSH-ASA 结构式

孙易等[26]以对羟基桂皮酸为连接基团将阿司匹林与硝酸酯偶联得到 NO 供体药物，进一步采用多种血栓模型和放免方法深入研究了该化合物的抗血栓作用及其可能作用机制。研究发现，该阿司匹林结构衍生物可以有效减轻大鼠脑血栓和下腔静脉血栓的形成，表明其能降低活体动物动、静脉血中血小板黏附聚集力。

三、糖类-阿司匹林衍生物

大量研究表明[27, 28]，经糖类修饰的药物不但具备优良的药代动力学，而且还有杀菌、消炎、抗肿瘤等生理活性。

孙关中等用乙酰基保护的溴代糖与水杨酸在三乙基苄基溴化铵催化下合成糖基水杨酸酯[29]，经红外光谱、核磁共振等分析确认产物结构。研究表明水杨酸糖基酯的合成反应属于 S_N2 亲核取代反应，具有高度的立体选择性。

朱前进等对乙酰水杨酸及其衍生物的糖基化修饰进行了系统研究[30]，总结了糖基及糖基化修饰化合物构效关系，并采用了相转移催化法以 α-D-吡喃葡萄糖和阿司匹林及其衍生物为原料合成了 8 种氧苷化合物，但收率相对较低。

四、其他阿司匹林衍生物

除了糖类衍生物外，阿司匹林与其他药物的偶联产物也有很好的药效。周洲等[31]以具有心血管活性的天然抗氧剂对羟基桂皮酸为连接基团，将阿司匹林与不同类型的 NO 供体连接，合成了 8 种阿司匹林结构衍生物，其中 3- {4 [2- (乙酰氧基) 苯甲酰氧基] 苯基} -2-丙烯酸-2-硝酰氧基丁酯能显著抑制大鼠体内血小板的聚集，抑制率为 43. 90%，而阿司匹林的抑制率仅为 28. 05%。

周洲等[32]将 3-芳基-1，2，3，4-噁三唑-5-亚胺与乙酰水杨酰氯反应得到的目标产物，经体外血小板聚集试验和小鼠肺血栓生成试验研究发现，部分目标物在体内、外均显示出较好的抗血栓活性。

参考文献

[1] 王芳，甄睿新．阿司匹林化学性质初探［J］. 大家健康（学术版），2015，9（14）：19-20.

[2] 梅文君，陈晓文，顾方．阿司匹林的质量检测手段和含量测定方法［J］. 上海医药，2011，9（32）：453-454.

[3] http：//sdbs. db. aist. go. jp/sdbs/cgi-bin/direct_ frame_ top. cgi.

[4] 谢铁林．阿司匹林的“前世、今生和未来”［J］. 中学化学教学参考，2015（12）：18-19.

[5] 王利军，塔立，单嵛琼，等．阿司匹林结构与光谱研究［J］. 云南大学学报，2009，31（S_2）：417-420.

[6] 祝细涛，邓攀，万其近，等．阿司匹林的合成表征及含量测定［L］. 2014：9-10.

[7] 谭伟，杜志云，卢宇靖，等．阿司匹林的合成试验改进［J］. 广东化工，2012，1（39）：8.

[8] 张武，李红喜，顾巍，等．三氯稀土催化合成乙酰水杨酸［J］. 化学世界，2002，8：422.

[9]　周秀龙．阿司匹林催化合成研究［J］．贵州化工，2008，33（4）：18-19.
[10]　张晓丽，任立国．SO42-/TiO2 固体超强酸催化合成乙酰水杨酸［J］．精细石油化工，2008，25（4）：51-53.
[11]　张霞，胡益民．微波下 TiO2-La_2O_3-SO_4^{2-}催化剂合成乙酰水杨酸［J］．安庆师范学院学报，2006，12（3）：5-7.
[12]　林沛和，李承范．乙酸钠催化合成阿司匹林［J］．河北化工，2006，29（4）：19-20.
[13]　田旭，林沛和．苯甲酸钠催化合成乙酰水杨酸的研究［J］．延边大学学报，2006，32（3）：184-186.
[14]　宋小平．固体碳酸钠催化合成阿司匹林［J］．精细石油化工，1992，3：46-48.
[15]　国家药典委员会．中华人民共和国药典二部［M］．北京：中国医药科技出版社，2015：545.
[16]　刘冬，陈文灿，俞汝勤．阿司匹林制剂的电极法测定［J］．中国医药工业杂志，1997，8（11）：512.
[17]　Loriz Francisco Sallum，Frederico Luis Felipe Soares，et al. Determination of acetylsalicylic acid in commercial tablets by SERS using silver nanoparticle-coated filter paper［J］. *Spectrochimica Acta Part A：Molecular and Biomolecular Spectroscopy*，2014，133：107-111.
[18]　高霖，张绘莉，王长谦，等．新型硫化氢释放型阿司匹林（ACS-14）对血小板聚集功能的影响［J］．中国新药与临床杂志，2013，32（4）：284-288.
[19]　Wallace JL，Reutera B，Cicalab C，et al. A diclofenac derivative without ulcerogenic Properties［J］. *Eur J Pharmacol*，1994，257（3）：249-255.
[20]　Fiorucci S，Santucci L，Gresele P. Gastrointestinal safety of No-aspirin（NCX-4016）in healthy human volunteers：a proof of con-cept endoscopic study［J］. *Gastroenterology*，2003，124（3）：600-607.
[21]　Folkman J. Angiogenesis［J］. *Annu Rev Med*，2006，57：1-8.
[22]　Nath N，Labaze G，Rigas B. No-donating aspirin inhibits the growth of leukemic Jurkat cells and modulates beta-catenin expression［J］. *Biochem Bioph Res Commun*，2005，326（1）：93-99.
[23]　Ouyang N，Williams JL，Rigas B. No-donating aspirin inhibits angiogenesis by suppressing vegf expression in HT-29 human colon cancermouse xenografts［J］. *Carcinogenesis*，2008，29（9）：1794-1798.
[24]　程继文，蒙清贵，陆浩源，等．一氧化氮释放型阿司匹林对荷瘤小鼠前列腺癌血管形成的抑制作用［J］．第二军医大学学报，2010，31（5）：504-507.
[25]　Kodela R，Chattopadhyay M，Kashfi K. Nosh-Aspirin：A novel nitric oxide-hydrogen sulfide-releasing hybrid：A new class of anti-inflammatory pharmaceuticals［J］. *ACS Me Chem Lett*，2016. 3（3）：257-262.

[26] 孙易，季晖，张奕华，等．一氧化氮供体偶联的阿司匹林衍生物Ⅱ6 抗血栓作用及其机制研究［J］．中国药理学通报，2006，22（7）：840-844.

[27] Nishikawa Y，Yoshimoto K，Okabe M. Chemical and biochemical studies on carbohydrate esters. Ⅲ. Antitumor activity of unsatuart-ed fatty acids and their ester derivatives against ehrlich ascites carci-noma［J］. *Chem Pharm Bull*，1976，24（4）：756-762.

[28] Loganathan D，Trivedi GK. Phase-transfer-catalyzed D-glu-cosylation：Synthesis of benzoylated aryl β-D-glucopyranosides and-D-glucopyranosyl-substituted cinnamates［J］. *Carbohydr Res*，1987，162（1）：117-125.

[29] 孙关中，刘景英．糖类修饰阿司匹林化学结构的研究［J］．天津医科大学大学学报，2003，9（1）：19-20.

[30] 朱前进．T614 衍生物的合成和阿司匹林及其衍生物的糖基化结构修饰研究［D］．南京：南京理工大学，2004.

[31] 周洲，蒋丽媛，张奕华，等．乙酰水杨酰对羟基桂皮酸与呋咱氮氧化物和硝酸酯偶联物的合成及其抗血栓作用［J］．药学学报，2006，41（11）：1050-1056.

[32] 周洲，赖宜生，张奕华，等．3-芳基-1，2，3，4-噁三唑-5-亚胺与阿司匹林偶联物的合成和抗血栓活性研究［J］．有机化学，2008，28（5）：819-824.

第三章　阿司匹林毒理学研究

第一节　阿司匹林毒理学研究概况

药物毒理学是研究药物在一定条件下对生物体的损害作用，并对药物毒性作用进行定性、定量评价以及对靶器官毒性作用机制进行研究的一门科学。内容包括对药物的一般毒性、特殊毒性以及对靶器官的毒性作用机制研究，为药物安全性评价提供科学依据，对临床安全用药具有重要意义。从生物学的观点看，一种药物的毒性是由许多可变因素决定的，并受到多种因素的影响，如药物的理化性质，吸收途径，进入生物体内的转运、转化过程及所产生的毒性反应是否可逆等。此外，毒性反应并不限于一般的反应，在剂量足够大时，几乎所有的药物都产生特殊类型的毒性。例如损害某一特殊器官，或某一特殊的酶活性受到影响而引起中毒症状[1]。

非甾体类解热镇痛药阿司匹林百年来治愈和挽救了无数生命，一向被认为是较安全、理想的对症治疗药物，尤其是发现其对心血管疾病有良好的治疗和预防效果以来，更是成为心血管专科医生力挺的药物。此外，近年来阿司匹林在临床治疗上的新用途引起了研究人员极大的兴趣和重视，然而，在毒理学研究中发现阿司匹林具有一些明显的毒性作用。

一、阿司匹林对人体的毒性作用

毒性是指药物对生物体的易感部位产生损害作用的能力。毒性高的药物以极小剂量即可造成机体的一定损害甚至死亡；毒性低的药物则需较大剂量才能呈现毒性。药物的毒性除与剂量有关外，还与接触的方式、途径（经口给药、注射给药、经皮给药）及时间分布（一次给药、多次给药）有关[1]。

学者 Cryer B 曾于 1999 年报道了经皮给予阿司匹林对胃和十二指肠的毒性[2]。研究发现以 750mg · kg^{-1}的剂量连续给药 10 天，会显著降低血清当中血栓素（85%）、胃和十二指肠的前列腺素（49%~71%）的水平，同时对胃黏膜的损伤也是显而易见的。

学者 Wecker H 在 2004 年报道了阿司匹林对听力的可逆影响[3]。研究发现服用阿司匹林导致一个年轻男性丧失 50 dB 的听力，并伴有 5 天的耳鸣。在中毒的第一天耳声发射缺失，直到第五天才恢复，这种耳毒性在两到三天后不用治疗便自行消失。推测其毒性作用的机理是水杨酸为耳蜗外毛细胞动力蛋白阴离子结合位点 Cl^-的竞争性抑制剂。

学者 Hardman J. G 在 2006 年报道了阿司匹林的致敏反应[4]。研究发现阿司匹林不耐受症是所有非甾体抗炎药使用时的禁忌，主要是由于交叉过敏反应不仅与全身性过敏相似，而且还可能会导致过敏性休克。由阿司匹林不耐受引起的过敏性休克在儿童身上不常见，但是在哮喘、鼻息肉、慢性荨麻疹患者身上的发病率为 10%~25%，而在健康群体中的发病率约为 1%。这种过敏性休克即使在阿司匹林剂量很低（<80mg）时也可发生，并且所有的 COX 抑制剂都有可能引起。Ogino S 也报道了 18 例阿司匹林不耐受三联体征，分别是男性 6 例，女性 12 例。18 例患者全部出现哮喘症状，13 例出现鼻息肉症状，7 名患者接受了鼻息肉切除手术，8 例出现荨麻疹，16 例患者中有 14 例出现嗜酸性粒细胞增多[5]。1993 年，学者 Buck ML 报道了一例新生儿患有代谢性酸中毒、呼吸窘迫以及低血糖症，原因也可能是母亲在孕期服用阿司匹林[6]。

1998 年，学者 Higgins RM 报道了过量服用阿司匹林中毒的事件。两人分别服用了两倍剂量的阿司匹林后血液当中阿司匹林的浓度达到 5mmol · L^{-1}，随后其中一人采取血液透析，另外一人采用碱化治疗。结果发现 4h 后碱化治疗比透析能更快更有效地降低血液当中水杨酸的浓度，因此，阿司匹林中毒后的治疗策略应当是碱化治疗和血液透析相配合，一方面可以预防酸血症，另一方面可以促进阿司匹林在体内的消除[7]。

1989 年有研究报道一位 64 岁的妇女长期服用肠溶片阿司匹林治疗风湿性关节炎时，连续 10 天服用两倍于处方剂量的阿司匹林，用药结束后第三天该女性死亡，尸检发现除支气管肺炎外，无其他感染症状[8]。说明长期使用高剂量阿司匹林具有潜在中毒风险。

2007 年，有研究报道阿司匹林可能会导致儿童和青少年患瑞氏综合征。瑞氏综合征与阿司匹林的使用剂量关系不大，而与用药年龄和用药时间有密切关系。年龄越小，用药时间越长，越容易发病。阿司匹林引起瑞氏综合征在西方国家报道较多，其国家的政府卫生部门也多次警示公众加以注意，并制定了一些规则。如美国 FDA 规定在水痘和流感流行期间患儿不宜使用阿司匹林类药物；澳大利亚则规定对发热儿童和青少年禁止使用。在亚洲，新加坡撤销了含有阿司匹林类的儿科制剂；日本厚生省也警告水痘和流感要慎用阿司匹林类药物。研究发现阿司匹林之所以可引起瑞氏综合征主要是由于其可以抑制体内干扰素的生成。人体的内源性干扰素是一类抵抗病毒感染的最重要的活性物质。体内干扰素生成不足，有利于病毒的复殖、扩散和持续性存在而加重对机体的危害。

二、阿司匹林对实验动物的毒性作用

在药物毒理学试验研究中，动物属性的选择一般应根据药物在该属性动物体内的代谢转化与人体内代谢过程的相似性来进行。药物毒理学试验对象包括正常动物、麻醉动物和模拟实验动物。实验动物的种属是影响毒性试验的重要因素。药物毒理学所使用的实验动物的种属不同，各种属动物间的解剖、生理、遗传、代谢过程等均有差别。不同动物对药物的敏感性不同，进而对药物的毒性反应表现为种属差异。不同性别的动物对药物的敏感性也有所不同，主要与内分泌有关。一般雌性动物较雄性动物敏感。动物对药物的毒性反应是随年龄的变化而变化的一个动态过程。一般来说，年幼的动物对药物的反应较成年动物敏感[1]。

Johansson SL 在 1986 年报道了大鼠长期服用阿司匹林对大鼠的肾脏毒性[9]。研究人员在研究阿司匹林对 N-［4-（5-硝基-2-呋喃基）-2-噻唑基］甲酰胺（FANFT）诱导糖精钠促进的膀胱癌时发现，阿司匹林对肾脏有显著损伤。基于以上事实，研究人员将阿司匹林连续 68 周给予 F344 雄性大鼠。结果发现，阿司匹林可以显著增加糖精钠所导致的肾乳头上皮细胞增生的频率和严重程度。联合用药组大鼠大多都出现了中度甚至重度上皮细胞增生，并且联合用药组大鼠具有较高的肾乳头坏死发生率，而单独使用阿司匹林或糖精钠则坏死发生率较低，表明阿司匹林和糖精钠对肾乳头的毒性作用是相对独立的，而联合用药则会极大地强化这种作用。

Yokoyama A 等人研究了阿司匹林的致畸作用[10]。研究人员将大鼠胚胎暴露于阿司匹林或其代谢物水杨酸中培养，与对照组相比，4h 的给药期间，阿司匹林组胚胎的心跳急剧减少，胚胎的蛋白质含量和臀冠长度也显著降低，但水杨酸组变化不明显。此外还发现胚胎暴露于阿司匹林中的主要致畸作用表现在面部畸形和尾卷曲等，水杨酸导致的畸形主要表现是唇裂和尾卷曲。

Elkarmi A 等人研究了阿司匹林宫内暴露对出生后大脑发育的影响[11]。60 只孕鼠随机分为 4 组，分别为空白对照组、阿司匹林组（$12.5g \cdot kg^{-1}$、$25.0g \cdot kg^{-1}$、$37.5g \cdot kg^{-1}$）。200 只仔鼠从出生后第一周开始测量其大脑和小脑的重量、长度和宽度，以确定其生长参数模型。结果显示阿司匹林给药组仔鼠的总脑重、大脑的长度和宽度都明显减少，当剂量达到 $37.5g \cdot kg^{-1}$时，小脑的上述指标也明显减少。推测阿司匹林可能是通过抑制前列腺素的生成，从而影响下丘脑-垂体轴系统发挥作用。

Itami T 等人在 1984 年研究了脂多糖对阿司匹林主要代谢物水杨酸在大鼠体内毒性的影响[12]。结果表明：①脂多糖显著增强水杨酸对大鼠的急性毒性，含有脂多糖的水杨酸对大鼠的 LD_{50} 约为水杨酸 LD_{50} 的 1/3。②将 20 $\mu g \cdot kg^{-1}$ 剂量的脂多糖和 $383mg \cdot kg^{-1}$的水杨酸配合给予母鼠后会显著降低其体重，但单独给予水杨酸后则未观察到此种现象。③在妊娠 15 天时给予单剂量的水杨酸，对胚胎的毒性主要表现在死亡、吸收、生长迟缓和骨骼变异。④将阿司匹林或水杨酸与脂多糖同时给予雄性大鼠后，血浆中水杨酸的半衰期显著延长。上述结果表明，阿司匹林的胚胎毒性主要是通过水杨酸发挥作用，而脂多糖增强阿司匹林对胚胎毒性则主要是与通过增加胚胎吸收的水杨酸浓度有关。

第二节　阿司匹林的毒理学研究

在药物毒理学实验中，常用于评价药物毒性的参数包括最大无作用剂量（ED_0）、最小有作用剂量（minimal effect level），最小有作用剂量是指能使机体在某项观察指标发生异常变化所需的最小剂量，即能使机体开始出现毒性反应的最低剂量。为了便于对各种药物的毒性进行比较，用绝对致死量（LD_{100}）、半数致死量（LD_{50}）、最小致死量（MLD）、最大耐受量（MTD）等表示[1]。

一、阿司匹林最小中毒剂量

表 3-1 阿司匹林对实验动物及人的最小中毒剂量

给药途径	研究对象	中毒剂量	毒性效应	引文
口服	大鼠	200mg · kg^{-1}/4D-I	胃肠道-溃疡，出血	TXAPA9 Toxicology and Applied Pharmacology. (Academic Press, Inc., 1 E. First St., Duluth, MN 55802) V. 1-1959-Volume (issue) /page/year: 52, 454, 1980.
口服	大鼠	8 127mg · kg^{-1}/43W-C	肾脏、输尿管、膀胱受损	APTOA6 Acta Pharmacologica et Toxicologica. (Copenhagen, Denmark) V. 1-59, 1945-86. For publisher information, see PHTOEH Volume (issue) / page/year: 26, 105, 1968.
口服	儿童	10mg · kg^{-1}/1D-I	肺和呼吸系统，容易引发急性肺水肿；肾、输尿管和膀胱，容易引发急性肾衰竭和肾小管坏死	CTOXAO Clinical Toxicology. (New York, NY) V. 1-18, 1968-81. For publisher information, see JTCTDW. Volume (issue) /page/year: 18, 247, 1981.
口服	成年男性	857mg · kg^{-1}	肺、喉咙，对呼吸系统有刺激性	HUTODJ Human Toxicology. (Macmillan Press Ltd., Houndmills, Basingstoke, Hants., RG 21 2XS, UK) V. 1-1981-Volume (issue) / page/year: 7, 161, 1988.
口服	成年女性	525mg · kg^{-1}/5D-I	肝脏，引发乙肝或肝癌	AIMEAS Annals of Internal Medicine. (American College of Physicians, 4200 Pine St., Philadelphia, PA 19104) V. 1-1927-Volume (issue) /page/year: 80, 74, 1974.
口服	成年女性	480mg · kg^{-1}/5D-I	肾脏、输尿管、膀胱，引发急性肾衰竭和肾小管坏死	NEJMAG New England Journal of Medicine. (Massachusetts Medical Soc., 10 Shattuck St., Boston, MA 02115) V. 198-1928-Volume (issue) /page/year: 296, 418, 1977.
口服	成年男性	1 625mg · kg^{-1}	昏迷，体温升高	CPEDAM Clinical Pediatrics (Philadelphia). (Lippincott/Harper, Journal Fulfillment Dept., 2350 Virginia Ave., Hagerstown, MD 21740) V. 1-1962-Volume (issue) / page/ ear: 24, 678, 1985.
口服	男婴	120mg · kg^{-1}	肺、喉咙、呼吸-刺激性；肾脏、输尿管、膀胱-尿血症；营养和代谢-脱水	BMJOAE British Medical Journal. (British Medical Assoc., BMA House, Tavistock Sq., London WC1H 9JR, UK) V. 1-1857-Volume (issue) / page/year: 1, 1081, 1979.

（续表）

给药途径	研究对象	中毒剂量	毒性效应	引文
口服	男童	$104mg \cdot kg^{-1}$	肺、喉咙、呼吸-刺激性；胃肠道-恶心或呕吐；血液-出血	LANCAO Lancet.（7 Adam St., London WC2N 6AD, UK）V. 1-1823-Volume（issue）/page/year：2, 809, 1952.
口服	男童	$39mg \cdot kg^{-1}$/13D-I	肝脏-肝脏炎症（肝癌）	AJDCAI American Journal of Diseases of Children.（AMA, 535 N. Dearborn St., Chicago, IL 60610）V. 1-80（3），1911-50；V. 100-1960-Volume（issue）/page/year：139, 453, 1985.
口服	成年男性	$669mg \cdot kg^{-1}$/13D-I	肝脏-肝功能损伤	AJHPA9 American Journal of Hospital Pharmacy.（American Soc. of Hospital Pharmacists, 4630 Montgomery Ave., Bethesda, MD 20814）V. 15-1958-Volume（issue）/page/year：35, 330, 1978.
口服	成年男性	$2\,880mg \cdot kg^{-1}$/8W	感觉器官和特殊感觉器官（耳朵）-耳鸣；胃肠道-恶心、呕吐；胃肠道-蠕动减少、便秘	ARZNAD Arzneimittel-Forschung. Drug Research.（Editio Cantor Verlag, Postfach 1255, W-7960 Aulendorf, Fed. Rep. Ger.）V. 1-1951-Volume（issue）/page/year：33, 631, 1983.
口服	成年女性	$800mg \cdot kg^{-1}$	肾脏、输尿管、膀胱-急性肾衰竭和急性肾小管坏死；骨骼肌系统受损	AJEMEN American Journal of Emergency Medicine.（WB Saunders, Philadelphia, PA）V. 1-1983-Volume（issue）/page/year：7, 409, 1989.
口服	成年男性	$480mg \cdot kg^{-1}$/7D-I	感觉器官和特殊感觉器官（耳朵）-耳鸣；行为改变-嗜睡；胃肠道损伤	ARZNAD Arzneimittel-Forschung. Drug Research.（Editio Cantor Verlag, Postfach 1255, W-7960 Aulendorf, Fed. Rep. Ger.）V. 1-1951-Volume（issue）/page/year：25, 281, 1975.
直肠给药	成年女性	$4\,550mg \cdot kg^{-1}$	大脑-脑炎；行为-昏迷；心脏-心律失常	APHRER Annals of Pharmacotherpy.（Harvey Whitney Books Co., POB 42696, Cincinnati, OH 45242）V. 26-1992-Volume（issue）/page/year：28, 467, 1994.

注：W-C：Week Crem；D-I：Day Intake；W：Week

二、阿司匹林的急性毒性

表 3-2 阿司匹林对实验动物的急性毒性

给药途径	研究对象	中毒剂量	毒性效应	引文
口服	大鼠	$200mg \cdot kg^{-1}$	无详细报告	34ZIAG "Toxicology of Drugs and Chemicals," Deichmann, W. B., New York, Academic Press, Inc., 1969 page/year：67, 1969.

（续表）

给药途径	研究对象	中毒剂量	毒性效应	引文
腹腔注射	大鼠	340mg · kg^{-1}	无详细报告	NYKZAU Nippon Yakurigaku Zasshi. Japanese Journal of Pharmacology. (Nippon Yakuri Gakkai, c/o Kyoto Daigaku Igakubu Yakurigaku Kyoshitsu, Konoe – cho, Yoshida, Sakyo – ku, Kyoto 606, Japan) V. 40 – 1944 – Volume (issue) /page/year: 62, 11, 1966.
直肠给药	大鼠	790mg · kg^{-1}	无详细报告	34ZIAG "Toxicology of Drugs and Chemicals," Deichmann, W. B., New York, Academic Press, Inc., 1969 page/year: 67, 1969.
口服	小鼠	250mg · kg^{-1}	无详细报告	ARZNAD Arzneimittel – Forschung. Drug Research. (Editio Cantor Verlag, Postfach 1255, W – 7960 Aulendorf, Fed. Rep. Ger.) V. 1 – 1951 – Volume (issue) /page/year: 5, 572, 1955.
腹腔注射	小鼠	167mg · kg^{-1}	无详细报告	USXXAM United States Patent Document. (U. S. Patent Office, Box 9, Washington, DC 20231) Volume (issue) /page/year: #4376771.
皮下注射	小鼠	1 020mg · kg^{-1}	无详细报告	CPBTAL Chemical and Pharmaceutical Bulletin. (Japan Pub. Trading Co., USA, 1255 Howard St., San Francisco, CA 94103) V. 6–1958–Volume (issue) /page/year: 28, 1237, 1980.
口服	狗	700mg · kg^{-1}	睡眠改变，包括翻正反射；肺、喉咙和呼吸作用–呼吸困难	ARZNAD Arzneimittel – Forschung. Drug Research. (Editio Cantor Verlag, Postfach 1255, W – 7960 Aulendorf, Fed. Rep. Ger.) V. 1 – 1951 – Volume (issue) /page/year: 21, 719, 1971.
静脉注射	狗	681mg · kg^{-1}	丧失痛觉	AIPTAK Archives Internationales de Pharmacodynamie et de Therapie. (Heymans Institute of Pharmacology, De Pintelaan 185, B–9000 Ghent, Belgium) V. 4 – 1898 – Volume (issue) / page/year: 149, 571, 1964.
口服	兔	1 010mg · kg^{-1}	肌肉运动改变	GTPZAB Gigiena Truda i Professional'nye Zabolevaniya. Labor Hygiene and Occupational Diseases. (V/O Mezhdunarodnaya Kniga, 113095 Moscow, USSR) V. 1 – 36, 1957 – 1992. For publisher information, see MTPEEI Volume (issue) /page/year: 24 (3), 43, 1980.

（续表）

给药途径	研究对象	中毒剂量	毒性效应	引文
口服	豚鼠	1 075mg · kg^{-1}	睡眠时间改变包括翻正反射；嗜睡；震颤	JAPMA8 Journal of the American Pharmaceutical Association, Scientific Edition. (Washington, DC) V. 29 - 49, 1940 - 60. For publisher information, see JPMSAE. Volume (issue) /page/year: 47, 479, 1958.
口服	仓鼠	3 500mg · kg^{-1}	无详细报告	ATSUDG Archives of Toxicology, Supplement. (Springer-Verlag New York, Inc., Service Center, 44 HartzWay, Secaucus, NJ 07094) No. 1 - 1978 - Volume (issue) /page/year: 7, 365, 1984.

三、阿司匹林的生殖毒性

药物生殖与发育毒理学是研究药物对雌、雄动物生殖系统及其功能活动的毒副作用和作用机制的科学，它包括整个生殖过程，即从生殖细胞分化到整个细胞发育，从胚胎细胞发育到个体器官形成；从亲体繁殖能力到后代生殖功能，其间涉及亲代和子代生殖系统器官结构、生理和生化功能、遗传和生殖特征等。生殖毒性是因药物作用而导致的成熟机体生殖器官结构和功能的异常，其研究目的是通过动物试验反映药物对哺乳动物生殖功能和发育过程的影响，预测其可能产生的对生殖细胞、受孕、妊娠、分娩和哺乳等亲代生殖功能以及对子代胚胎-胎儿发育、出生后发育的不良影响。生殖与发育毒性研究在限定临床研究受试者范围、降低临床研究受试者和药品上市后使用人群的用药风险等方面发挥重要作用[13]。

表 3-3 阿司匹林对实验动物及人的生殖毒性

给药途径	研究对象	中毒剂量	毒性效应	引文
口服	雄性大鼠	2 100mg · kg^{-1} 交配前 14d	附睾和输精管、精子异常	IJEBA6 Indian Journal of Experimental Biology. (Publications & Information Directorate, CSIR, Hillside Rd., New Delhi 110 012, India) V. 1 - 1963 Volume (issue) /page/year: 18, 1408, 1980.
口服	大鼠	200mg · kg^{-1}	胚胎毒性-发育迟缓	ANREAK Anatomical Record. (Alan R. Liss, Inc., 41 E. 11th St., New York, NY 10003) V. 1 - 1906/08 - Volume (issue) /page/year: 163, 175, 1969.

（续表）

给药途径	研究对象	中毒剂量	毒性效应	引文
口服	成年女性	700mg · kg^{-1} 妊娠 35~36W	中枢神经系统和心血管系统受损	CPEDAM Clinical Pediatrics (Philadelphia). (Lippincott/Harper, Journal Fulfillment Dept., 2350 Virginia Ave., Hagerstown, MD 21740) V. 1-1962-Volume (issue) /page/year: 34, 174, 1995.
口服	成年女性	546mg · kg^{-1} 妊娠 37~39W	发育畸形-中枢神经系统；发育畸形-头部畸形（包括鼻子和舌头）	CPEDAM Clinical Pediatrics (Philadelphia). (Lippincott/Harper, Journal Fulfillment Dept., 2350 Virginia Ave., Hagerstown, MD 21740) V. 1-1962-Volume (issue) /page/year: 32, 740, 1993.
口服	成年女性	17 550mg · kg^{-1} 妊娠 12~39W	主要是对母体的影响	LANCAO Lancet. (7 Adam St., London WC2N 6AD, UK) V. 1-1823-Volume (issue) /page/year: 2, 1159, 1973.
口服	成年女性	100mg · kg^{-1} 妊娠 37W	对新生儿的影响	NEJMAG New England Journal of Medicine. (Massachusetts Medical Soc., 10 Shattuck St., Boston, MA 02115) V. 198-1928-Volume (issue) /page/year: 307, 909, 1982.
口服	成年女性	17 280mg · kg^{-1} 妊娠 1~39W	发育畸形-心血管系统；阿普伽新生儿评分异常	JOPDAB Journal of Pediatrics. (C. V. Mosby Co., 11830 Westline Industrial, Dr., St. Louis, MO 63141) V. 1-1932-Volume (issue) / page/year: 92, 478, 1978.
口服	成年女性	1 200mg · kg^{-1} 受精前 20d	月经周期紊乱	CCPTAY Contraception. (Geron-X, Inc., POB 1108, Los Altos, CA 94022) V. 1-1970-Volume (issue) / page/year: 29, 181, 1984.

四、阿司匹林的发育毒性

发育毒性是因机体在受精之前、出生之前或出生之后，直至性成熟过程中暴露于药物，而产生发育过程中的不良作用。主要表现为死亡、形态变化（畸形或变异）、生长发育改变和功能性损伤[13]。

覃少华等人研究了大鼠灌服阿司匹林后胚胎和胎仔的发育毒性。研究选用 SD 妊娠雌鼠 135 只，随机分为 5 个剂量组，每组 27 个动物。这 5 个剂量组分别为：溶媒对照组（0.5%羧甲基纤维素钠组），阿司匹林低剂量组（62.5mg · kg^{-1}）、中剂量组（125mg · kg^{-1}）、高剂量组（250mg · kg^{-1}），环磷酰胺组（10mg · kg^{-1}）。溶媒对照组和阿司匹林组在妊娠第 6~15d 给药，每天灌胃给药一次，共给药 10d；环磷酰胺组在妊娠第 10d 腹腔注射环磷酰胺，共给药 1d。观察怀孕雌鼠的体重、摄食等一般状况，在妊娠第

20d 解剖妊娠雌鼠，记录黄体数、着床数、死胎数、活胎数、吸收胎数、胎盘重量、胎仔重量、胎仔性别和胎仔外观畸形等指标。选 1/2 胎仔处理后，检查胎仔的内脏畸形情况；另外的 1/2 处理后检查骨骼畸形。结果发现阿司匹林高剂量组（250mg · kg^{-1}），妊娠雌鼠的体重及耗食量和溶媒对照组相比差异显著（$P<0.05$）；着床数、活胎数、活雌胎数都显著低于溶媒对照组，并且吸收胎率 24.4%和外观异常率 2.2%都显著高于溶媒对照组，胎仔体重、胎盘重、冠臀长、尾长都显著低于溶媒对照组，内脏畸形率 22.9%和骨骼畸形率 73.7%都显著高于溶媒对照组（$P<0.05$）。阿司匹林中剂量组（125mg · kg^{-1}），胎仔体重、胎仔冠臀长显著低于溶媒对照组（$P<0.05$）；内脏畸形发生的窝率为 16.7%，虽然和溶媒对照组相比，没有统计学差异，但发生率已经偏高。上述实验结果说明在该试验条件下，250mg · kg^{-1}的阿司匹林对大鼠有强烈的致畸作用（骨骼和内脏畸形率显著升高），能影响胎仔的发育（体重、胎盘重、冠臀长、尾长），同时也表现出强烈的母体生殖毒性（活胎数减少，吸收胎数和死胎数显著增加）。125mg · kg^{-1}的阿司匹林对胎仔有内脏致畸作用，同时对胎仔发育有一定的影响，但对母体无影响。62.5mg · kg^{-1}的阿司匹林，对大鼠无明显的胚胎–胎仔发育毒性[14]。

五、阿司匹林的遗传毒性

许雪萍等人研究了阿司匹林的遗传毒性，研究通过对某品牌阿司匹林进行小鼠骨髓嗜多染红细胞微核试验、Ames 试验及体外 CHL 细胞染色体畸变试验，综合评价其遗传毒性。小鼠骨髓嗜多染红细胞微核试验：ICR 小鼠 50 只，SPF 级，体重范围 21.2~29.7g，随机分为高、中、低剂量组（500mg · kg^{-1}、250mg · kg^{-1}和 125mg · kg^{-1}）、阴性对照组（0.5%CMC–Na）和阳性对照组（ip. 环磷酰胺 40mg · kg^{-1}），每组 10 只，雌雄各半。按 0.2mL/10g 经口灌胃。染毒后 24h 处死动物，取股骨后涂片，甲醇固定 5min，至 Gimesa 工作液中染色 30min。镜检阅片，计算微核发生率及嗜多染红细胞在总红细胞中的比例。Ames 试验：采用经鉴定符合要求的 TA97a、TA98、TA100、TA102、TA1535 菌株进行试验。设置 500μg/皿、50μg/皿、5μg/皿、0.5μg/皿和 0.05μg/皿剂量组及空白对照组、溶媒对照组和阳性对照组。每个剂量组设 3 个平行皿。采用平板掺入法，加 S9 与不加 S9 进行试验。37℃培养 72h，观察供试品溶解性及背景菌斑生长情况，计数回变菌落数。体外 CHL 细胞染色体畸变试验：采用经鉴定符合要求的 CHL 细胞，设置阿司匹林终浓度分别为 0.23mg · mL^{-1}、0.46mg · mL^{-1}和 0.92mg · mL^{-1}，同时设溶剂对照组和阳性对照组，每组设 2 瓶细胞作为平行对照。给药后分别在 24h（+S9 组和–S9 组）和 48h（–S9 组）收集细胞并制片。镜检阅片，计算染色体畸变率。结果，小鼠骨髓嗜多染红细胞微核试验：镜检显示，低、中、高剂量组，微核发生率分别为 2.05‰、1.72‰、1.95‰，与阴性对照组（2.33‰）相比无统计学差异，且均低于 10‰。阳性对照组（47.93‰）和阴性对照组相比差异显著。各组嗜多染红细胞比例均正常。Ames 试验：各剂量组未见明显的背景菌斑生长差异及供试品析出。5 种菌株在+/–S9 时，各剂量组回变菌落数均未超过自发回变菌落数的 2 倍，亦无剂量–反应关系。溶媒对照组菌落回变数亦未超过空白对照组菌落回变数的 2 倍，阳性组菌落回变数出现大于空白对照组菌株回变数的 2 倍。体外 CHL 细胞染色体畸变试验：无 S9 时，丝裂霉素 C 培养 24h 的畸变率为 13.0%。在 S9 存在时，环磷酰胺处理组细胞培养24h畸变率为12.5%，丝裂霉素C的畸变率为12.0%，畸变率均大于10%。无S9时，阿司匹林低、中和高剂量组给药24h时染色体畸变率分别为0.5%、1.0%、2.5%，给药48h时分别为2.0%、1.0%、3.0%；S9存在时，阿司匹林24h培养组低、中、高剂量组染色体畸变率为2.0%、1.0%、3.0%，畸变率均低于5%。因此，在本试验组合体系下未见阿司匹林具有诱发小鼠骨髓嗜多染红细胞微核增加、也未有引起CHL细胞染色体畸变及基因突变的作用，认为此品牌阿司匹林不具有遗传毒性[15]。

第三节　阿司匹林的不良反应及药物间的相互作用

一、阿司匹林的不良反应概述

阿司匹林用于解热镇痛时所用剂量较小，短期应用时不良反应较轻，抗风湿剂量大，长期应用不良反应多且较重。阿司匹林的不良反应包括恶心、呕吐、上腹部不适、胃肠道出血、呼吸加快加强、耳鸣、耳聪、出汗、血管扩张、高烧、脱水、过敏、震颤、视力模糊、结膜下出血等。

1. 胃肠道反应[16]

最为常见。表现为胃肠功能紊乱，出现恶心、呕吐、腹痛等症状，长期大剂量服用可引起胃炎、隐性出血、加重溃疡形成和消化道出血、甚至危及生命。

口服阿司匹林后可直接刺激胃黏膜，引起上腹不适、恶心、呕吐。血药浓度高，则刺激延髓催吐化学感应区（CTZ），也可致恶心及呕吐。较大剂量口服（抗风湿治疗）可引起胃溃疡及无痛性胃出血，原有溃疡病者，症状加重。多数患者服中等剂量阿司匹林数天，即见大便隐血试验阳性；长期服用本药者溃疡发病率高。除药物的酸性直接致胃黏膜损伤外，注射用药亦可发生。阿司匹林能透过胃黏膜上皮脂蛋白膜层，破坏脂蛋白膜的保护作用，导致胃酸可逆地弥散到组织中损伤细胞，致毛细血管破损而出血。近来发现前列腺素对于保护胃黏膜具有一定的作用，而阿司匹林已证明能阻止前列腺素的合成，使胃黏膜上皮脱落增加并超过更新速度，加重溃疡的程度，使胃黏液减少。餐后服药或同服止酸药可减轻胃肠道反应，溃疡病患者应慎用或不用。

阿司匹林抑制COX-1的活性，干扰胃、十二指肠黏膜产生前列腺素如PGE_2，使胃肠黏膜失去前列腺素的保护；合用PGE_1的衍生物米索前列醇（misoprostol）可减少溃疡的发生率。另外，阿司匹林可直接刺激胃肠道黏膜，穿透胃黏膜上皮细胞膜，影响黏膜细胞分泌黏蛋白和表面磷脂，削弱胃黏膜屏障；同时抑制胃、十二指肠上皮碳酸盐的分泌，减弱上皮修复和更新；更重要的是抑制血小板环氧化酶活性，减少血栓素A的合成，降低血小板凝集能力，诱发消化道出血[17]。

一项为期3个月的研究比较了不同剂型（普通、缓释和肠溶剂型）阿司匹林与安慰剂对胃黏膜的影响[18]。84例受试者每天服用325mg单一剂型阿司匹林或安慰剂，在胃镜下观察胃黏膜的损伤程度。结果显示，普通剂型阿司匹林更易引起胃肠道不良反应，缓释剂型略佳，但与普通剂型间无显著性差异，肠溶剂型对胃黏膜的影响基本与安慰剂相似，显著优于普通和缓释剂型。故临床上应尽量选用肠溶剂型，避免阿司匹林对胃黏膜的直接损伤。

2. 加重出血倾向[16]

阿司匹林能不可逆性抑制环氧酶，对血小板合成血栓素 A_2有强大而持久的抑制作用，合成 TXA_2能力恢复需等到新生血小板补充，需 7~8 d。但血管内皮有合成环氧酶的能力，对前列环素（PGI_2）的合成抑制弱而短暂。结果血液中 TXA_2/PGI_2比率下降，血小板凝集受到抑制，使血液不易凝固，出血时间延长。大剂量阿司匹林可以抑制凝血酶原的形成，引起凝血障碍，加重出血倾向，如消化道出血、鼻腔出血、牙龈出血、皮肤黏膜出血、血尿、结膜出血，甚至脑出血等[19]；维生素 K 可以预防。严重肝病，有出血倾向的疾病如血友病患者、产妇和孕妇禁用。如需手术患者，术前 1 周应停用阿司匹林。

3. 溶血、造血功能障碍

阿司匹林有扩张冠状动脉和脑血管作用，未能抑制凝血酶原在肝脏合成，能抑制环氧酶的活性和减少 TXA2 的形成，阻止血小板聚集，使其不易放出凝血因子，具有一定的抗凝血作用。因此，其可导致低凝血酶原血症，有消化道出血或溃疡病者，在临床上有出血倾向或者近期有脑出血病史者不宜服用本药。孕妇服用阿司匹林，在早产儿中常出现脑损伤如脑出血等，因此，孕妇在分娩前 2~3 个月应停用本品。阿司匹林可引起造血功能障碍。此外，阿司匹林偶可引起溶血。

4. 水杨酸反应[16]

阿司匹林的给药剂量过大（$5g \cdot d^{-1}$）时，可出现头痛、眩晕、恶心、呕吐、耳鸣、视、听力减退等，总称为水杨酸反应，是水杨酸类中毒的表现，严重者可出现过度呼吸、高热、脱水、酸碱平衡失调，甚至精神错乱。严重中毒者应立即停药，静脉滴入碳酸氢钠溶液以碱化尿液，加速水杨酸盐自尿排泄。

5. 过敏反应及阿司匹林哮喘

少数患者可出现荨麻疹、血管神经性水肿和过敏性休克[16]，多见于中年人或鼻炎、鼻息肉患者。

另有一些患者服用以阿司匹林为代表的 NSAIDs 数分钟至数小时（一般为 0.5~2h）后，会出现一些过敏反应，表现为急性血管性水肿、荨麻疹、鼻炎、鼻窦炎和支气管哮喘等，统称为阿司匹林性哮喘（Aspirin induced asthma，AIA）。它不是以抗原-抗体反应为基础的过敏反应，而是与它们抑制 PG 生物合成有关，因 PG 合成受阻，而由花生四烯酸生成的白三烯以及其他脂氧酶代谢产物增多，内源性支气管收缩物质居于优势，导致支气管痉挛，诱发哮喘[19,20]。

AIA 的发病机制还不是十分清楚。既往认为是阿司匹林等解热镇痛药物抑制了 COX，阻断了花生四烯酸生成前列腺素这一代谢途径，于是花生四烯酸经 5-脂氧合酶催化生成白三烯。这一“转轨理论”虽然能对 AIA 的部分病理现象做出解释，但还是不能从根本上说明为什么只有部分患者会出现对解热镇痛药的不耐受。近来对 AIA 发病机制的研究又有所进展，相继提出了 COX-2 假说和 LTC_4合成酶假说。蒋萍[19]和徐红冰[20]等分别对此进行了综述，现简述如下。

COX-2 假说认为，AIA 患者体内 COX-2 酶的表达量高于正常人和其他哮喘患者，占优势地位。服用阿司匹林后COX被乙酰化，乙酰化的COX-1失去作用，而乙酰化的COX-2则催化花生四烯酸形成15-HETE，15-HETE又在5-脂氧合酶（5-LO）的作用下生成一组新的代谢产物，即15-epilipoxins，它也是一种脂类介质，与白三烯有交叉反应，进而引起了AIA的各种症状；也就是说AA的COX代谢途径并没有完全阻断，只是代谢产物发生了变化。

白三烯是花生四烯酸的氧化产物，主要产生于白细胞，其中LTC_4、LTD_4、LTE_4为半胱氨酰白三烯（Cys-LT），过去称过敏性慢反应物质（slow reacting substance of anaphylaxis，SRS-A）；Cys-LT有很强的支气管收缩作用及其他作用。白三烯在AIA中的作用尤为突出。LTC_4合成酶是膜蛋白的组成成分，可特异性地催化LTA_4形成LTC_4。

有学者推测PGE_2是白三烯合成的闸门，正常情况下抑制白三烯的合成，当服用NSAIDs等COX抑制剂时，PGE_2合成相应减少，闸门打开，白三烯的合成便急剧增加。LTC_4合成酶假说认为，AIA患者的LTC_4合成酶表达高于阿司匹林耐受型哮喘患者和正常人，在未接触NSAIDs时白三烯的合成就异常增多，当服用NSAIDs后，PGE_2闸门打开，高表达的LTC_4合成酶导致Cys-LT大量的合成，诱发剧烈的哮喘发作。

对于以上两种假说，其中仍然存在诸多疑问，有待于进一步研究。

AIA的急性发作，尤其是轻症患者首选β_2受体激动剂，重症或全身过敏反应者须早期应用糖皮质激素控制上、下呼吸道症状，口服茶碱类药物可作为吸入型糖皮质激素的辅助药物。肾上腺素治疗“阿司匹林哮喘”无效。哮喘、鼻息肉及慢性荨麻疹患者禁用阿司匹林[21]。

6. 瑞夷综合征（Reye's syndrome）[16]

在儿童感染病毒性疾病如流感、水痘、麻疹、流行性腮腺炎等使用阿司匹林退热时，服用3天左右，患儿体温恢复正常，而继续服用到第4天时，患儿病情加重，相应的临床症状表现为高烧、眩晕、呕吐、剧烈头痛等，引起急性肝脂肪变性-脑病综合征（瑞夷综合征），以肝衰竭合并脑病为突出表现，虽少见，但预后恶劣。病毒感染患儿不宜用阿司匹林，可用对乙酰氨基酚代替。

7. 对肝脏的影响[17,22]

几乎所有的非甾体抗炎药均可致肝损害，阿司匹林亦不例外。

若患者大量或长期服用阿司匹林等药物，则必定会对肝脏造成严重的损耗。一般情况下，由服用阿司匹林而造成肝损害，不会在短期内就有明显的临床症状；持续服用几个月之后，就会出现较为明显的异常，主要表现为黄疸、转氨酶升高，偶见碱性磷酸酯酶显著升高，并出现腹部触痛、右上腹不适等问题。肝脏损害程度与用药剂量及时间成正比，停止服用阿司匹林一个月左右，肝功能可恢复至正常水平。

8. 对肾脏的影响[16]

阿司匹林对正常肾功能并无明显影响。但在少数人，特别是老年人，伴有心、肝、肾功能损害的患者，即使用药前肾功能是正常，也可引起水肿、多尿等肾小管功能受损的症状。其发病原因可能是由于存在隐性肾损害或肾小球灌注不足，由于阿司匹林抑制PGs，取消了前列腺素的代偿机制，而出现水肿等症状。偶见间质性肾炎、肾病综合征，甚至肾功能衰竭，其机制未明。临床观察和动物试验证明，长期大量服用本品可致氧化磷酸化解耦联，钾从肾小管细胞外逸，导致缺钾、尿中尿酸排出过高，较大损害是下段尿中可出现蛋白、细胞、管型等。

9. 刺激呼吸中枢

发生呼吸性碱中毒、非心源性肺水肿、呼吸骤停。

10. 其他较为少见的不良反应[17,23]

如大疱性表皮松解型药疹、听力损害、心绞痛发作、涎腺肿大、习惯性和成瘾性、贫血、中毒性低血糖、心脏毒性、诱发癫痫、眩晕、鼻炎等。此外，妊娠后期服用小剂量阿司匹林（25mg，bid）会引起羊水过少。

总之，随着阿司匹林老药新用的日益深化，对它的不良反应应有足够的认识，在临床使用中要提高警惕，不可滥用。

二、阿司匹林不良反应的临床研究

陈慧对2008年6月至2009年6月连续收住福建医科大学省立临床医学院心内科的1 074例口服肠溶阿司匹林的冠心病患者进行回顾性分析（查阅病历、门诊和电话随访），调查内容包括：性别、年龄、服药时间和剂量、双联抗栓（阿司匹林加氯吡格雷）、既往消化道病史、吸烟史及联用质子泵抑制剂（PPI）、胃黏膜保护剂等情况。结果：肠溶阿司匹林致上消化道出血（黑便、呕血或大便潜血阳性）发生率为5.96%（64/1074），其中年龄≥70岁、300mg阿司匹林、消化道病史或吸烟史是肠溶阿司匹林致冠心病患者上消化道出血的危险因素（$P<0.05$）；联用PPI和胃黏膜保护剂可减少出血（$P<0.05$），Logistic回归分析显示高龄、300mg阿司匹林、消化道病史、吸烟史这4项指标为独立危险因素，联用PPI为独立保护因素。结论：高龄、吸烟、消化道病史是冠心病患者上消化道出血的高危人群，如需服300mg以上肠溶阿司匹林时，建议加服PPI[24]。

季文翔对某医院收治的小剂量阿司匹林致上消化道出血31例入选病例组，未出现消化道出血587例入选对照组，原发组入选原发上消化道出血217例。进行回顾性分析、问卷调查，对两组患者上消化道出血的相关因素进行分析。结果：血小板计数［OR = 0.998，95%CI（0.956~0.998）］、年龄［OR = 1.014，95% CI（1.145~1.287）］、定期复查［OR = 0.673，95% CI（0.583~0.874）］、规律用药［OR = 0.785，95% CI（0.572~0.984）］成为独立影响因素（$P<0.05$）。结论：小剂量阿司匹林致上消化道出血相较于原发出血，病情更轻，预后更好；小剂量阿司匹林致上消化道出血影响因素较复杂，需重视复查、血小板计数与功能检查，加强生活管理、用药指导。

韩恩丽对河南省兰考县中心医院的51例阿司匹林不良反应患者的临床资料进行了分析，结果：51例患者中，19例（37.25%）出现胃肠道反应，14例（27.45%）出现过敏反应，9例（17.65%）发生水杨酸反应，6例（11.76%）发生瑞士综合征，3例（5.88%）出现肝损害，经及时停药与对症治疗后，患者症状自行消失。结论：阿司匹林的不良反应与用药方法、使用剂量、患者体质有关，临床中应当保证用法正确、用量合理、用药规范，从而预防不良反应出现[25]。

龚桂香对阿司匹林与氯吡格雷在缺血性脑卒中二级预防中的不良反应进行了研究。该研究以鹤峰县中心医院收治的缺血性卒中患者82例随机分为阿司匹林组40例与氯吡格雷组 42 例。阿司匹林组口服阿司匹林 100mg · d^{-1}，氯吡格雷组口服氯吡格雷 1mg · d^{-1}，长期密切随访，对出现的消化道不良反应、脑卒中复发、TIA 事件、颅内出血、泌尿道及皮肤黏膜出血进行统计，评价阿司匹林与氯吡格雷的用药安全性。结果：阿司匹林组总消化道不良反应发生率为 40.0%，均显著高于氯吡格雷组（$P<0.05$）。阿司匹林组发生消化道出血和消化道溃疡例数均为 4 例，与氯吡格雷组比较差异无统计学意义（$P>0.05$）；阿司匹林组各种临床事件与氯吡格雷组比较差异无统计学意义（$P>0.05$）。结论：阿司匹林消化道不良反应率显著高于氯吡格雷，但消化道出血、消化道溃疡、脑卒中复发、TIA 事件以及颅脑、泌尿道与皮肤黏膜出血等严重不良事件差异无统计学意义（$P>0.05$）[26]。

褚晓杰研究了肠溶性阿司匹林与普通阿司匹林胃肠道不良反应的区别。研究将 132 例心脑血管疾病患者，根据治疗方法不同分为观察组（72 例）与对照组（60 例）。对照组患者采用普通阿司匹林治疗，观察组患者采用阿司匹林肠溶片治疗，对比分析两组胃肠道不良反应发生情况。结果：观察组 72 例患者中出现了 2 例胃肠道不良反应，胃肠道不良反应发生率为 2.78%；对照组 60 例患者中出现了 10 例胃肠道不良反应，胃肠道不良反应发生率为 16.67%；观察组患者胃肠道不良反应发生率明显低于对照组，差异具有统计学意义（$P<0.05$）。结论：肠溶型阿司匹林的治疗安全性更高，胃肠道不良反应情况与普通阿司匹林相比要更少，适合长期使用[27]。

三、药物间相互作用

阿司匹林可通过竞争与白蛋白结合提高游离血药浓度，而引起药物相互作用。当与口服抗凝血药双香豆素合用时易引起出血；与肾上腺皮质激素合用，不但能竞争性与白蛋白结合，又有药效学协同作用，更易诱发溃疡及出血；与磺酰脲类类口服降糖药合用引起低血糖反应；当与丙戊酸、呋塞米、青霉素、甲氨蝶呤等弱碱性药物合用时，由于竞争肾小管主动分泌的载体，从而增加各自的游离血药浓度[16]。

第四节　阿司匹林抵抗

一、阿司匹林抵抗概述

阿司匹林是一种高效的抗血小板药物，能够有效地预防血栓栓塞事件的发生，从而被广泛用于冠心病的二级预防。而对于特定人群，尽管坚持应用阿司匹林治疗，但并不能遏止心血管不良事件的发生。有研究显示[28]，服用阿司匹林的心脑血管患者或伴有心血管病变的高危患者中，有 25%～40%的病例出现治疗失败。因而，将那些阿司匹林治疗无效或者疗效降低者称为阿司匹林抵抗（aspirin resistance，AR）。目前比较公认的 AR 定义为：部分患者在规律服用常规剂量阿司匹林治疗过程中，仍未达到预期的抑制血小板聚集的效果，即实验室检测的血小板活性或聚集率未达到有效抑制，使临床上复发性心血管事件的危险增加。从生物化学角度是指服用阿司匹林不能足够抑制血小板。实验室指标为不能完全抑制血小板聚集，或出血时间不延长，或用血小板功能仪测量服用阿司匹林后胶原诱发的95%位数的闭合时间减少，或不能抑制异前列腺素类物质所致血栓素水平升高。阿司匹林抵抗可能在开始服用阿司匹林时即出现，也可能在服用一段时间（有效）后才出现。相关研究表明一定剂量的阿司匹林随着时间的推移在有些个体可以出现阿司匹林抵抗现象。虽然不同个体所需抑制血小板的阿司匹林的剂量不同，但即使达到 1 300mg · mL^{-1}，仍有阿司匹林抵抗存在[29,30]。

早期研究估计阿司匹林抵抗在人群中的发生率为 8%~45%。临床观察发现阿司匹林抵抗者多见于年龄偏大患者，或女性患者。种族、糖尿病、肝脏疾病、终末期肾病于阿司匹林抵抗或敏感的相关性不大。阿司匹林抵抗产生的原因主要存在以下几个方面：AR 可能与血小板激活的替代途径、细胞因素、基因多态性、临床因素、阿司匹林对血栓素的生物合成不敏感、药物间的相互作用以及阿司匹林剂量过低等因素相关。到目前为止，很难用某一种机制解释清楚所有的 AR 现象。尽管阿司匹林抵抗患者心血管病死亡危险比敏感者高 35 倍，但这一结果并不提示要限制阿司匹林的应用，因为对大部分患者来说，阿司匹林治疗能减少 25%的心血管事件，效价比高，而是我们应该去重视和发现阿司匹林抵抗现象，然后采取相应的措施。

二、阿司匹林抵抗的机理研究

目前，有关 AR 发生的机制得到了广泛的关注和研究，其机制可归纳为 COX-1 依赖性和 COX-1 非依赖性，然而其确切机制尚有待深入探索。张浩文和陈晓虎等[31]以生理及病理状态下，阿司匹林的药代动力学及药效学改变为主线，并结合近年来的有关研究进展，对 AR 的机制进行了系统总结（图 3-1），从而为后续机制的研究及制定 AR 干预策略提供理论基础。现简要引述如下。

（一）药代动力学抵抗机制

1. 剂量因素及患者依从性

（1）剂量因素。Hovens 等[32]研究发现，每天服用阿司匹林 300mg 或更多的患者中 AR 的发生率为 18.6%，而服用阿司匹林 100mg 或更少的患者中 AR 的发生率为 35.6%；Krasopoulos 等[33]研究发现阿司匹林服用量为 100~325mg 的患者，其心血管不良事件的发生率显著低于服用量为 75~100mg 的患者。

另外，阿司匹林的有效剂量存在个体差异，敏感群体仅需最小剂量即可达到预防目的；而不敏感人群如糖尿病患者，有研究表明在一定剂量区间内增加阿司匹林剂量才可有效减少 AR 的发生率[34,35]。因而，临床上 AR 的预防，尚需要根据患者的具体状态制定相应的给药方案。

（2）服药依从性。长期服用阿司匹林的过程中，患者的依从性差可导致阿司匹林的血药浓度，达不到将血小板 COX-1 乙酰化的有效浓度，从而减弱其抗血小板效应。与此一致的是，多项研究表明，在对初次被诊断为 AR 的患者服药进行监控后，大部分患者的 AR 现象均消失[36]。

2. 肠溶胶囊制剂因素

临床上为了减轻或避免服用阿司匹林的患者出现胃肠道刺激和出血，大多使用阿司匹林肠溶片。研究发现，与普通片相比，阿司匹林肠溶片的生物利用度较低[37]。一个可能

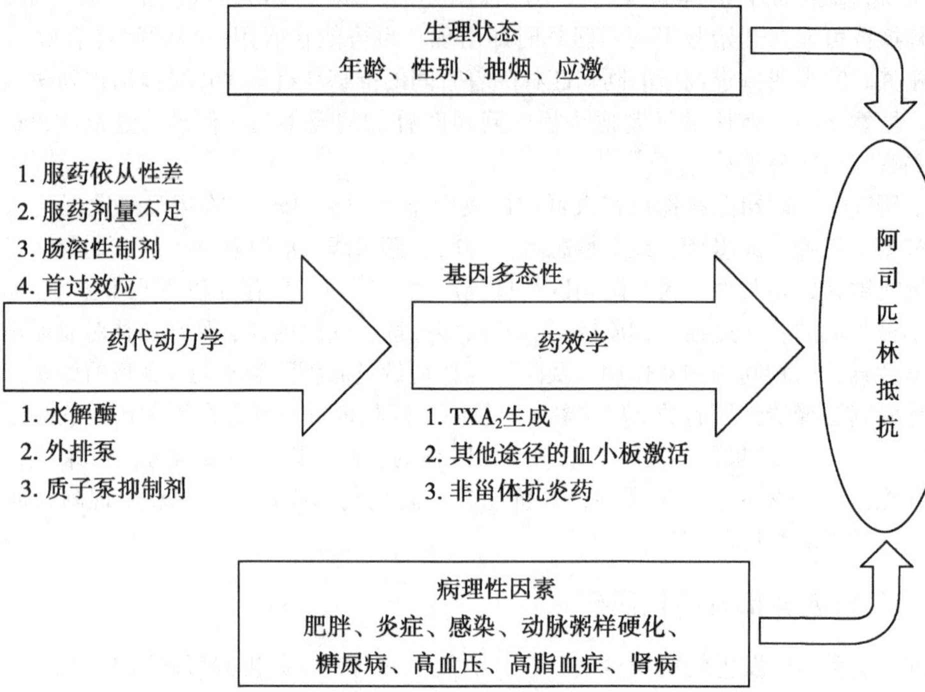

图 3-1 生理及病理状态下阿司匹林抵抗的药代动力学及药效学机制

的原因是阿司匹林在高 pH 环境的小肠内吸收较差。

3. 首过效应

阿司匹林口服后迅速吸收，经门静脉到达全身。大部分阿司匹林被肝脏中的酶快速水解成无抗血小板聚集作用的水杨酸[38]，以致阿司匹林的半衰期不足 15min。因此，大多数阿司匹林经由门脉系统到达全身循环后，难以达到抗血小板聚集的有效剂量[39]。

4. 酯酶介导的阿司匹林水解

进入机体后，阿司匹林可被胃肠道和肝脏中广泛表达的酯酶快速水解。研究表明，酯酶活性的升高可引起阿司匹林生物利用度降低，从而导致 AR 发生率增加[37]。

5. 转运体

转运体是一类细胞膜蛋白，可将药物或内源性物质摄取或外排出细胞，其影响着药物在体内的吸收、分布及排泄过程。阴离子转运体多药耐药蛋白 4（MRP4）在多种组织中有表达，其对大多数内源性和外源性化合物有外排作用。在血小板中高表达的 MRP4，可能会导致对阿司匹林的外排作用，进而造成其在血小板中的分布降低。因此有研究认为，血小板 MRP4 的表达与活性可能是影响 AR 的重要因素之一。

6. 质子泵抑制剂

为了减少阿司匹林在治疗过程中所产生的胃肠道反应，质子泵抑制剂（PPIs）类药物，如奥美拉唑（omeprazole）等，被用于具有高危出血的患者中。有研究显示，PPIs 可增加潜在的黏膜酯酶介导的阿司匹林水解，从而明显减少阿司匹林在肠道的吸收。

（二）药效学抵抗机制

1. 基因多态性

目前，对于血小板活化路径及基因多态性与阿司匹林抵抗的关系研究，主要集中在以下几个方面[40,41]：①血栓素激活途径中编码环氧合酶 1（cycloxygenase-1，COX-1）的基因多态性，②GPⅡb/Ⅲa 激活途径中编码血小板膜 GPⅢa 的血小板抗原 1/血小板抗原 2（platelet antigen1/platelet antigen 2，PLA1/PLA2）多态性，③胶原激活途径中编码血小板膜 GPⅠa/GPⅡa 的 807C/T 和 873G/A 多态性，④5-二磷酸腺苷受体 P2Y1 的基因多态性。这些多态性位点有可能影响阿司匹林的抗血小板作用。

2. 血小板 COX-1 活性上调

（1）血小板更新速率增加。正常情况下血小板的寿命为 10 d 左右，然而在一些疾病状态下，如原发性血小板增多症、动脉粥样硬化、糖尿病、炎症、感染等，血小板的更新加快。

（2）COX-1 的再合成。另有研究发现，血小板内的 mRNA 可以编码 COX-1，血小板在外界刺激的情况下有能力重新合成 COX-1，这会导致阿司匹林作用下的血小板功能的恢复[42]。Evangelista 等[43]通过体外发现，在凝血酶和纤维蛋白原刺激下，血小板可以通过蛋白转导的调控途径重新合成 COX-1。

3. 非血小板 COX-1 来源的 TXA_2生成增多

阿司匹林对 COX-1 的抑制作用是 COX-2 的 170 倍，低剂量（75~300mg）的阿司匹林不能有效抑制 COX-2 途径引起的血小板聚集。研究表明，有核细胞（如红细胞、白细胞、巨噬细胞、血管内皮细胞等）能通过 COX-2 途径合成 TXA_2，这种反应特别容易发生在炎症状态下，例如动脉粥样硬化、感染、糖尿病等[44]。因此 COX-2 的上调造成 TXA_2增多，也是导致 AR 的原因。

另有研究表明，血栓素的生物合成与 F2-异前列烷（F2-isoprostanes）生成有关[45]。F2-isoprostanes 是由脂质过氧化产生的花生四烯酸在氧自由基催化下产生，其作为一种血管收缩剂，可放大血小板与其他血小板激动剂之间的反应。研究表明，吸烟、糖尿病、高脂血症和不稳定心绞痛可使其生成增加，进而导致 AR[38]。

4. 血小板活化途径的多样性

血小板活化受到多个复杂通路的影响，除了来自 TXA_2的刺激外，还包括剪切力变化引起的黏附血小板活化；局部凝血酶、血清素、肾上腺素、血友病因子、儿茶酚胺类等的刺激，也可引起血小板聚集性升高；血小板对胶原蛋白和 ADP 的敏感性增加等[46]。因此，当血小板通过其他途径发生活化时，阿司匹林的抗血小板聚集作用就会受到抑制和减弱，导致 AR 的发生。

5. 药效学相互作用

（1）非甾体抗炎药的竞争性抑制。许多非甾体抗炎药，如布洛芬、吲哚美辛、萘普生等，在血小板 COX-1 水平上与阿司匹林存在相互作用，可竞争性阻滞 COX-1 的活性位点，而妨碍阿司匹林对丝氨酸的乙酰化作用，此可能与 AR 有关。虽然这些非甾体抗炎药自身也具有一定的抗血小板聚集活性，但是其对 COX-1 的抑制作用较弱，不能有效地抑制血栓烷依赖性的血小板聚集[47]。

（2）其他药物联用作用。一般在心血管事件二级预防治疗中，患者不仅会使用阿司匹林，同时还会使用降压药、降脂药等。据 Feher 等[48]研究发现，使用他汀类降脂药会减弱阿司匹林的抗血小板聚集作用，从而增加了 AR 发生的概率。然而，这些药物与阿司匹林是否在药效学上存在关联，仍有待进一步研究。

（三）生理因素

1. 性别与年龄

研究表明，女性在服用阿司匹林预防心血管事件的疗效比男性要低，其发生 AR 的概率更高。AR 与年龄之间也存在着一定关系，但目前仍存在争议。

2. 生活方式

相关研究发现，吸烟可以影响阿司匹林对血小板产生的 TXA_2 的代谢，使尿中 11-脱氢血栓素 B_2（11-dhTxB_2）减少，11-dhTxB_2 可以反映出体内 TXA_2 生成情况[49]。另有报道，吸烟者体内较高水平的巨噬细胞集落刺激因子（M-CSF），可促进血小板与单核细胞黏附，从而促使血小板释放 TXA_2[50]。

除此之外，近年来发现精神心理因素也可能是引起 AR 的重要原因。

（四）病理因素

1. 炎症、动脉粥样硬化

动脉粥样硬化是一种多因素性疾病，慢性炎症介导其发生、发展的全过程。最新研究发现一些炎症标志物，如 C 反应蛋白（CRP），白细胞介素-6（IL-6）以及炎症介质（CD40-CD40L）与 AR 相关[51]。炎症状态下，血小板可通过其他活化途径，如 AA 脂氧化酶代谢途径的作用将 AA 代谢成过氧化羟基二十碳四烯酸（HPETE）和羟基二十碳四烯酸（HETE），后两者是强效的白细胞趋化因子，白细胞又可以释放前列腺素、血栓素和其他趋化因子。因此，在炎症和动脉粥样硬化等复杂病理因素下，阿司匹林仅阻断血小板活化的 COX-1 途径，却不能有效阻断其他活化途径，这可能是患者发生 AR 的一个原因[52]。

2. 糖尿病

糖尿病患者是心血管事件的高危人群。阿司匹林在降低糖尿病患者心血管事件的发生率上发挥着重要的作用。多项临床研究表明，糖尿病和 AR 高度相关，糖尿病患者的 AR 发生率远高于非糖尿病患者[53]。糖尿病状态下 AR 的机制研究也有了重大突破。Watala 等[54]认为高血糖可以影响阿司匹林对血小板 GPIIb-IIIa 和 P-selectin 的抑制作用，从而逆转阿司匹林的心血管保护作用，原因可能是过高的血糖会使血小板糖基化水平显著增加，从而竞争性抑制阿司匹林对血小板 26 位丝氨酸的乙酰化作用[55]。并且在高糖刺激下，糖尿病患者巨噬细胞、血管内皮细胞等有核细胞中 COX-2 表达显著增加，COX-2 产生的 PGH_2 可以恢复血小板生成 TXA_2，从而显著促进血小板的聚集[56]。最新的研究报道表明，高血糖并不能改变阿司匹林对血小板 TXA_2 合成的抑制作用，但是高糖可以阻断阿司匹林对 NO/cGMP/cGMP 依赖性蛋白激酶通路的激活，增加血小板聚集率，使阿司匹林的血管保护作用降低[57]。

3. 高血压、高脂血症、肥胖

临床上服用阿司匹林的心血管疾病患者大多伴有高血压、高脂血症，多项研究显示高血压和高脂血症是发生 AR 的危险因素[58-60]。高血压、高脂血症患者一般伴有严重的血管内皮损伤和脂代谢紊乱，损伤的血管内皮细胞和血管平滑肌细胞内的 NF-κB 水平升高[58]。NF-κB 通路的激活又可促使内皮细胞进入前炎症状态，多种炎症因子和黏附因子的表达水平显著升高，血小板活性升高，增加患者心血管事件发生的风险。血小板表面膜脂质代谢紊乱造成其结构的改变，使得阿司匹林与靶点结合困难。若患者体内脂质过氧化能力增强，非 COX-1 依赖的血小板聚集增加[59]。脂质过氧化导致的高水平氧化低密度脂蛋白（Ox-LDL）有活化血小板的能力，并抑制血小板腺苷酸环化酶与前列环素（PGI_2）受体之间的偶联作用，从而促进血小板释放 TXA_2 和血小板聚集。Ox-LDL 也可通过降低内皮细胞的一氧化氮合酶（NOS）表达和增加糖基化跨膜蛋白 CD36 的表达，增强血小板聚集率[60]。

研究表明，肥胖本身也会导致 AR 产生。在服用低剂量阿司匹林之后，肥胖患者 TXB_2 检测水平更高，其对花生四烯酸诱导的聚集反应敏感性也更高[61]。另外，关于瘦素蛋白的体外研究表明，瘦素蛋白在其浓度接近肥胖患者体内水平时可明显提高人血小板聚集率及引起小鼠血栓形成的增强。

4. 肾病

Tanrikulu 等[62]发现，AR 发生率在慢性肾衰竭的患者中比正常肾功能的患者高，并且肾透析患者的 AR 发生率比慢性肾衰竭末期患者的 AR 发生率要高。Blann 等[63]研究发现，在肾功能不全患者中 AR 发生率是正常肾功能者的 2 倍，并且发现肾功能不全末期患者 AR 率，比肾功能不全初期患者高近 2 倍。Akoglu 等[64]研究发现，肾病综合征患者的阿司匹林抵抗发生率达到 61.4%，并且发现血清低密度脂蛋白（LDL-C）水平可以单独作为肾病综合征患者 AR 的独立危险因素。

三、小结

AR 严重限制了阿司匹林抗血小板聚集的临床应用，使得许多患者不得不寻求其他抗血小板聚集药物的帮助。近年来有关 AR 发生的机制研究，取得了一定的进展。有关 AR 的机制，从药代动力学角度来看，阿司匹林首过效应、酯酶水解、剂型与剂量均可能是 AR 现象发生的直接原因，质子泵抑制剂的拮抗作用，药物的相互作用以及 MRP4 的异常调控，也可通过影响阿司匹林的体内过程而间接导致 AR 的发生。从药效学机制来看，血小板更新率增加、COX-1 再合成导致的血小板 COX-1 活性上调，其他途径的血栓烷合成，关键酶和受体的基因多态性等均有可能是 AR 发生发展的潜在机制。另外，某些病理状态，如炎症、糖尿病、肥胖、高脂血症、肾病等 AR 高危因素也成为广大学者的研究热点。基于以上对 AR 机制的新认识，在防治 AR 上，应注意实施个体化治疗，加强服药依从性，联合抗血小板聚集用药，去除吸烟、糖尿病、高脂血症、炎症等危险因素。

第五节　阿司匹林三联征

阿司匹林不耐受三联征也称阿司匹林耐受不良三联征，或称 Widal 综合征，是一种原因不明的呼吸道高反应性疾病，此类患者常伴有阿司匹林特异性反应、鼻息肉和支气管哮喘。

一、病因

阿司匹林三联征的病因至今不明确，可能病因如下：

1. 环氧化酶（COX）假说

1977 年 Szczeklik 等提出这一假说，认为阿司匹林导致哮喘的机制与此药对呼吸道 COX 的抑制作用有关，使花生四烯酸不能转化为前列腺素，但其在脂氧合酶的作用下生成白细胞三烯而致哮喘。

2. 白介素（interleukin，IL）炎症介质的释放

炎症释放的 IL-5 等细胞因子经血流刺激骨髓产生嗜酸性粒细胞并使其活化，导致下呼吸道嗜酸性粒细胞浸润增加，IL-5 参与哮喘急性发作过程，并可能与哮喘气道慢性炎症的持续存在有关。鼻息肉组织中产生大量 IL-5，且延长嗜酸性粒细胞的寿命。炎症释放的化学递质经血流引起支气管平滑肌收缩。

3. 嗜酸性粒细胞浸润

Ogata 等为了探明阿司匹林诱发的哮喘合并鼻息肉中的嗜酸性粒细胞聚集情况、经激素治疗后的组织化学结果和复发性息肉的组织化学特点，以及嗜酸性碱性蛋白在分泌物与息肉中的不同分布，采用了抗嗜酸性粒细胞球蛋白（eosinophil globulin，EG）1 和抗 EG2 抗体标记的组织化学方法进行了研究，结果发现，治疗前和复发的息肉中有大量的嗜酸性粒细胞，并且是激活的，而在激素治疗后就变得比较稀少，这些发现表明，嗜酸性粒细胞与合并阿司匹林哮喘的鼻息肉的形成密切相关，嗜酸性粒细胞的激活在鼻息肉形成的早期阶段起着重要的作用。

4. 花生四烯酸的代谢改变

有充分的证据表明，乙酰水杨酸类药物不耐受与花生四烯酸代谢紊乱导致的白细胞三烯产生过多有关。白细胞三烯收缩平滑肌的作用相当于组胺作用强度的 6000 倍，又是最强的炎症介质，故可引起严重的哮喘发作。

5. 特异性 IgE 介导的 I 型变态反应

有研究表明，鼻息肉的 IgE 含量比血清高。由于其临床表现与速发型变态反应相似，且在鼻息肉和支气管黏膜中可查见嗜酸性细胞浸润等，故长期以来认为是免疫学介导的抗原抗体反应（药物超敏反应）。

6. N-乙酰-5-甲氧基色胺的表达

阿司匹林三联征患者息肉组织的特征是嗜酸性粒细胞增高与 N-乙酰-5-甲氧基色胺的高表达有关。

7. 呼吸道炎症微环境学说

认为鼻息肉为局部微环境下控制的炎症性肉芽肿，鼻息肉中的上皮细胞和成纤维细胞产生的各种细胞因子使炎症细胞增多，并延长嗜酸性粒细胞等炎症细胞的生存周期，嗜酸性粒细胞又产生许多细胞因子，这些细胞因子又可使炎症细胞增多，如此循环不止。

8. 睡眠体位

从解剖、生理学来看，鼻腔与支气管及肺的关系密切，上、下呼吸道表面都覆盖有纤毛上皮组织，在功能上是相互关联的，仰卧位睡眠时鼻内炎性分泌物流入气道很可能是鼻部炎症发展为哮喘病（特别是夜间哮喘）的重要原因。

9. 遗传因素

遗传因素在阿司匹林不耐受和阿司匹林哮喘中扮演着重要角色。最近 HLA-A74 与鼻息肉的关系证明了这一点。

二、发病机制和病理学改变

本病的发病机制、病理改变和临床症状上的复杂内在联系至今尚未充分揭示。阿司匹林耐受不良患者的支气管黏膜和鼻、鼻窦黏膜的病理改变表现为慢性炎症反应，即黏膜增厚、基底膜增厚、疏松的无血管水肿基质形成、假复层纤毛柱状上皮化生、纤毛减少或消失及黏膜下炎细胞浸润，以嗜酸性粒细胞为主；此外，尚有中性粒细胞、浆细胞、淋巴细胞等浸润。息肉由疏松的结缔组织、水肿、炎细胞、一些毛细血管和腺体组成，Harlen 等注意到支气管哮喘患者鼻窦黏膜的上皮与支气管上皮有相似的组织病理学改变，包括嗜酸性粒细胞浸润程度。与正常鼻黏膜的区别主要是腺体的密度低，形态不规则，为长管状或囊性扩张，没有像中下鼻甲一样的浆液黏液腺。

三、临床表现

1. 分型

根据患者阿司匹林耐受不良、鼻息肉和支气管哮喘出现的先后顺序，以及原先有无支气管哮喘，将阿司匹林三联征分为 4 型。

（1）阿司匹林耐受不良基础型：服用阿司匹林后首先可能出现鼻炎，表现为多量、浆液性鼻分泌物，当再次口服同一药物出现症状后，则呈常年性发病。常表现为双侧、持续性鼻塞，并有嗅觉减退或失嗅。5~10 年出现鼻息肉和支气管哮喘。

（2）鼻炎基础型：在变态反应性鼻炎基础上因服用阿司匹林药后诱发哮喘急性发作。

（3）支气管哮喘基础型：原来就患有支气管哮喘，以后又发生了阿司匹林耐受不良，哮喘的发作由于阿司匹林或非类固醇抗炎药物引起。阿司匹林哮喘患者的症状较为严重，曾有即刻引起呼吸困难而致死亡的报道；荨麻疹、血管性水肿、低血压和晕厥等可同时发生。

（4）哮喘启动型：既往无支气管哮喘病史，哮喘第一次发作由阿司匹林或非类固醇抗炎药物诱发，以后每次应用此类药物时均可引起哮喘严重发作。

2. 特点

（1）鼻息肉为双侧、多发性，鼻息肉虽经手术治疗也常有复发趋势，并伴嗅觉异常。

（2）多见于中年人，发病年龄多在 20~50 岁，女性稍多于男性（约为 3：2），如无正规治疗，病情可进行性加重。

（3）随病程延长，鼻息肉和支气管哮喘发生率增加。

（4）属于非特异性变应性，为类固醇依赖性。

(5) 乙酰甲胆碱和组胺激发试验常显示较一般支气管哮喘患者更高的气道敏感性。

(6) 鼻分泌物涂片和痰涂片可见嗜酸粒细胞增多，末梢血中嗜酸性粒细胞也增多。

(7) 对某些吸入物或食入物致敏原表现为阳性皮肤试验反应，鼻分泌物和血清中也可能查到特异性 IgE 抗体。

(8) 极少数患者可能有家族阿司匹林耐受不良史。

(9) 应用减充血剂和抗组胺药常无效，而停用阿司匹林和应用类固醇药物可能有效，当鼻息肉形成和（或）支气管哮喘发作后，停用阿司匹林对症状的改善也常无明显的效果。

四、诊断标准

(1) 病史中能提供阿司匹林或非类固醇抗炎剂诱发鼻部症状和支气管哮喘的病史。

(2) 阿司匹林或非类固醇抗炎剂在严格控制药物剂量的情况下经激发试验呈阳性反应，因为有可能引起严重的哮喘发作，有学者不主张进行激发试验。

(3) 专科查体：双侧鼻腔内充满半透明肿物，表面光滑，质软，鼻道内有黏液样分泌物；双肺可闻及湿罗音及哮鸣音。CT 示：双侧鼻息肉、双侧慢性上颌窦炎、筛窦及碟窦炎。X 线平片对鼻息肉无诊断价值，但可以显示感染的窦腔。

五、治疗

1. 保守治疗

(1) 避免使用阿司匹林和其他非甾体抗炎药（NSAIDs）。

(2) 口服或局部用糖皮质激素。

(3) 使用白三烯拮抗剂或合成抑制剂，白三烯受体拮抗剂作为一种新型的治疗药物，由于其特殊的作用机制，可减轻阿司匹林哮喘的临床症状。

(4) 乙酰水杨酸脱敏治疗。

(5) 白介素（IL）拮抗剂，IL-5 是一种嗜酸性粒细胞分化因子（EDF），其能增强嗜酸性粒细胞对其他刺激的敏感性并延迟这些细胞的凋亡时间，高亲和力 IL-5 受体只有嗜酸性粒细胞和嗜碱性粒细胞表达，因此中和 IL-5 是治疗嗜酸性粒细胞疾病的一种有效的方法。

(6) IgE 拮抗剂，人源化 IgE mAb（omalizumab）治疗过敏性哮喘和鼻炎能使循环游离 IgE 水平显著降低，使患有过敏性疾病的症状得到改善。

2. 手术治疗

随着功能性内镜鼻窦手术（functional endoscopic sinus surgery，FESS）的广泛开展，Harlen 等注意到设法减轻组织水肿、去除炎症病灶、开放阻塞的鼻窦开口是一种积极有效的治疗方法。广大鼻科医师已认识到，解除阻塞、促进引流、加强鼻窦通气、恢复嗅觉是慢性鼻窦炎鼻息肉手术的基本原则。

阿司匹林三联征是鼻科治疗中最困难的问题之一。抗过敏药物和脱敏疗法不能解决鼻息肉引起的鼻阻塞和鼻涕倒流；支配鼻腔和鼻窦的主要副交感神经来源于翼管神经，它支配黏膜腺体分泌和血管扩张，行翼管神经电灼术可去除过敏性反应的神经支配因素，对部分支气管哮喘亦有较好的疗效。一次性完成翼管神经电灼切断、鼻息肉及全组筛窦切除、蝶窦开放、中鼻道开窗等 5 个部位的手术，按照翼管神经电灼鼻息肉及筛窦切除、蝶窦开放、中鼻道开窗的先后顺序进行，在实行这种联合手术后，鼻黏膜腺体分泌减少，鼻和鼻窦的炎症治愈或明显好转，避免了鼻分泌物倒流对下呼吸道黏膜产生的刺激，在某种程度上缓解了哮喘的发作，从而解决了本病治疗的难点。

3. 术后修复

鼻内镜手术已经成为治疗鼻息肉的重要方法，但术后术腔长时间的换药是影响其疗效的重要因素之一，术后黏膜的修复近年来成为临床研究的热点。韩德民提到鼻内镜手术后期（术后恢复期）为 2~8 周。许庚等（1999 年）将 FESS 术后术腔黏膜的转归分为术腔清洁阶段，多在术后 2 周内，黏膜转归竞争阶段和上皮化完成阶段，其中黏膜转归竞争阶段是影响术腔上皮化最关键的时期，在此阶段组织学表现比较复杂，以组织增生和炎症为主，且一直存在于黏膜恢复过程的始终，局部的处理及全身抗炎的治疗在此阶段是很重要的，Schapowal 等报告术后进一步抗炎是必须的，否则几周或数月后 90% 的患者可复发鼻息肉。

术后术腔的处理目前多用生理盐水冲洗、局部糖皮质激素喷雾治疗，可以预防复发，但是临床中一些患者的疗效欠佳，并不能明显缩短术腔黏膜的上皮化时间。白永等提出术后糖皮质激素联合应用阿奇霉素对促进术腔黏膜的上皮化具有协同作用。

六、展望

鼻息肉和哮喘常同时存在，世界卫生组织提出了“一个呼吸道，一种疾病”的概念。随着对呼吸道疾病发病机制认识的深入，治疗策略已有所改进，新的治疗方法、给药途径以及方案证实有效。最近慢性炎症鼻窦病理如鼻息肉与哮喘的关系研究证实，控制鼻息肉对稳定和改善哮喘疾病具有重要的价值。韩德民提出，在成功开展鼻内镜外科技术的过程中还应注意克服“一种方法治疗所有患者或多种方法治疗一个患者”的不良倾向，注重综合治疗，更多地体现多层面、多样化、个体化的发展趋势。王忠植等提出，最理想的治疗措施是内科保守治疗代替外科手术，这种想法也不无根据，因为国外专家已开始研究鼻窦炎鼻息肉的基因治疗方法，应用于临床的可能性已指日可待。

第六节　瑞氏综合征

瑞氏综合征（RS，Reye 综合征）是一种严重的药物不良反应，死亡率高。本病是儿童在病毒感染（如流感、感冒或水痘）康复过程中得的一种罕见的病，以服用水杨酸类药物（如阿司匹林）为重要病因。广泛的线粒体受损为其病理基础。瑞氏综合征会影响身体的所有器官，但对肝脏和大脑带来的危害最大。如果不及时治疗，会很快导致肝肾衰竭、脑损伤，甚至死亡。

一、病因

病因不明，但研究发现在患病毒感染性疾病时服用水杨酸类药物（如阿司匹林）会患此病。本病的发病原因目前尚不完全清楚，认为与下列因素有关。

1. 感染

多数患儿病前1~7d常有病毒感染的表现，如呼吸道感染、消化道感染，也曾从Reye综合征病人身上分离出流感病毒、副流感病毒、柯萨奇病毒、疱疹病毒、EB病毒、水痘病毒等。除此之外部分细菌感染后也可出现Reye综合征，如化脓性脑膜炎、细菌性痢疾等。但是目前尚无证据证明本病是由于直接感染所致。

2. 药物

大量临床报道发现患儿病毒感染时期服用水杨酸盐（阿司匹林），发生本病的可能性大。鉴于此，英、美等国家减少或停止了儿童水杨酸制剂的应用。2000年Casteels-Van-Daele M等报道美国密歇根州Reye综合征的发病率随阿司匹林的应用减少而下降。研究发现系统性红斑狼疮、类风湿性关节炎等长期应用阿司匹林的患儿易患Reye综合征，减少使用后发生率明显下降。以上研究均提示阿司匹林与此病相关，但是目前尚不明确阿司匹林与Reye综合征的关系。此外，其他药物的应用也可引起与Reye综合征相同的症状如抗癫痫药物丙戊酸钠。

3. 毒素

黄曲霉毒素、有机农药等中毒者可出现与Reye综合征相同的临床表型。

4. 遗传代谢

部分患儿有家族史，提示此病可能与遗传因素有关。

二、临床表现

本病症状可能在患病毒性疾病期间表现出来，但大多时候还是在一两周后出现。最初患儿通常不停地呕吐。其他早期症状包括腹泻、疲倦、精神欠佳等。随着疾病集中，并影响到大脑，患儿可能会变得不安、过度亢奋、神志不清、惊厥或癫痫，甚至昏迷。

三、检查

1. 血常规

白细胞计数大多明显增高，分类以中性粒细胞增高为主。

2. 肝功能检查

血清丙氨酸转氨酶增高，凝血酶原时间延长。

3. 血生化检查

血氨、血浆游离脂肪蛋白质酸和短链脂肪蛋白质酸升高。血糖大多降低，也有少部分患儿血糖正常。

4. 脑脊液检查

除压力升高头痛外，细胞数和蛋白多在正常范围之内。

5. 脑电图检查

显示重度弥漫性异常。

6. 影像学检查

头颅 CT 和 MRI 检查有助于排除脑部占位性病变。

7. 肝脏活检

本病的确诊依赖于肝脏的活体组织检查，可见肝细胞内有大量脂肪滴，电镜下观察线粒体膨大以及致密体的减少或消失等特征性改变。

四、诊断

依据病史、临床表现和辅助检查可确诊。

五、鉴别诊断

瑞氏综合征常常会被误诊，部分原因在于这种疾病很不常见，可能会被误诊为脑炎、脑膜炎、糖尿病、服药过量或中毒等。

六、治疗

1. 治疗原则

重点是纠正代谢紊乱，控制脑水肿、降低颅内压和控制惊厥等对症处理。主要是针对本病的两个基本病理生理变化，即脑水肿和肝衰竭来进行治疗和监护、评价。

2. 重症监护

对具有重度以上脑病者必须予以心肺和颅内压监护，及时发现异常。由于本病变化迅速，常可由轻症突然变为重症，故对病情较轻者也应密切观察。

3. 脑部病变的治疗

控制脑水肿是治疗本病的重点。在降低颅内压的同时，还要维持脑的灌注压。

（1）降低颅内压：用渗透性利尿剂，20%甘露醇静注，开始时每 4~6h 一次。速尿和地塞米松可同时应用。

（2）监测颅内压：可用蛛网膜下或硬膜外的测压计，使颅内压维持在 20mmHg 以下。

（3）监测血气：保持呼吸道通畅，防止低氧血症和高碳酸血症，以避免加重脑水肿。

（4）维持正常血压：以保证脑内灌注压在 50mmHg 以上。脑灌注压=平均动脉压-颅内压，如果脑灌注压过低，则引起脑缺氧，加重脑水肿。脑水肿时常须限制液体入量。

4. 降低血氨

可给以食醋灌肠，每次 10~20mL，再加 2 倍无菌生理盐水稀释后保留灌肠。口服 50%乳果糖混悬液。供给足够热量（30~40cal · kg^{-1}）（1cal=4.1868J）。有条件者也可用腹腔透析，新鲜血液或血浆置换疗法以降低血氨。精氨酸滴注、新霉素口服或灌肠以减少产氨，瓜氨酸可使氨转变为尿素。谷氨酸钠液加于葡萄糖液中静脉注射，可纠正高血氨。保护肝功能和加强支持疗法，有人采用换血疗法取得了一定效果。

5. 防治出血

可给予胆固醇维生素 K 助于凝血酶原合成来止血，也可输注凝血因子或新鲜血浆等。

6. 纠正低血糖

低血糖必须及时纠正，静脉输入 10%～20%葡萄糖，使血糖维持在 150～200 mg・dL^{-1}。当血糖达到稍高于正常水平时，可加用胰岛素以减少游离脂肪酸的分解。

7. 纠正代谢紊乱

维持水电解质及酸碱平衡。

8. 其他

由于瑞氏综合征的病情凶险，不同的患儿可能会出现不同的多脏器受损的症状和并发症，应及时给予必要的对症和支持治疗。

参考文献

[1] 周立国．药物毒理学［M］（第二版）．中国医药科技出版社，2009：3，13-14，18，21.

[2] Cryer B，Kliewer D，Sie H，et al. Effects of cutaneous aspirin on the human stomach and duodenum. *Proc Assoc Am Physicians*. 1999 Sep－Oct；111（5）：448-56.

[3] Wecker H，Laubert A. Reversible hearing lossin acute salicylate intoxication. *HNO*. 2004，4; 52（4）：347-351.

[4] *Goodman and Gilman. The Pharmacological Basis of Therapeutics*. 11th ed. New York，NY：McGraw-Hill，2006，685.

[5] Ogino S et al. *Acta Otolaryngol Suppl*，1986，430：21-27.

[6] Buck ML et al. *J Pediatr*，1993，122（6）：955-958.

[7] Higgins RM，Connolly JO，Hendry BM. Alkalinization and hemodialysis in severe salicylate poisoning：comparison of elimination techniques in the same patient. *Clin Nephrol*. 1998 Sep；50（3）：178-83.

[8] Shkum MJ，Gay RM，Hudson P. Fatal iatrogenic salicylate intoxication in a long-term user of enteric－coated aspirin. *Arch Pathol Lab Med*. 1989 Jan；113（1）：89-90.

[9] Johansson SL，Sakata T，Hasegawa R，et al. The effect of long-term administration of aspirin and sodium saccharin on the rat kidney，*Toxicol Appl Pharmacol*. 1986 Oct；86（1）：80-92.

[10] Yokoyama A，Takakubo F，Eto K，et al. Teratogenicity of aspirin and its metabolite，salicylic acid，in cultured rat embryos. *Res Commun Chem Pathol Pharmacol*. 1984 Oct；46（1）：77-91.

[11] Elkarmi A，Abu-Samak M，Al-Qaisi K. Modeling the effects of prenatal exposure to aspirin on the postnatal development of rat brain. *Growth Dev Aging*. 2007 Summer；70（1）：13-24.

[12] Nihon Yakurigaku Zasshi. Studies on the pharmacological bases of fetal toxicity of drugs（VII）. Enhancement effect of bacterial pyrogen on the fetal toxicity of

salicylic acid. 1984 Nov；84（5）：411-6.

[13] 孙祖越，周莉．药物生殖与发育毒理学［M］. 上海科学技术出版社，2015：118，152.

[14] 覃少华，韦裕强，赵云霞，等．阿司匹林大鼠灌胃给药胚胎-胎仔发育毒性［J］. 中国药理学与毒理学杂志，2013（3）：573.

[15] 许雪萍，覃少华，韦裕强，等．阿司匹林遗传毒性［J］. 中国药理学与毒理学杂志，2013（3）：599.

[16] 杨宝峰．药理学（第六版）［M］. 北京：人民卫生出版社，2004：187-189.

[17] 徐芳雄，顾明，赵杰东，等．阿司匹林不良反应的文献综述［J］. 西南军医，2009，11（5）：944-946.

[18] 刘文丽，弓勇，韩建生．不同剂型阿司匹林制剂的胃肠道不良反应比较［J］. 上海医药，2012，33（17）：22-24.

[19] 任仲玉，任德旺，任仲杰，等．小剂量阿司匹林所致出血等不良反应状况调查［J］. 中国药物评价，2013，30（5）：288-290，294.

[20] 蒋萍，张宏誉．阿司匹林性哮喘发病机制研究的新进展［J］. 国外医学内科学分册，2000，27（4）：146-149.

[21] 徐红冰，刘皋林．阿司匹林性哮喘的发病机制与药物治疗进展［J］. 世界临床药物，2007，28（1）：14-18.

[22] 王芝，蔡一聪．阿司匹林临床应用的不良反应分析［J］. 临床医药文献杂志，2017，4（36）：7085，7087.

[23] 罗景慧，杨迎暴．阿司匹林的特殊不良反应［J］. 医药导报，1999，18（3）：202-203.

[24] 陈慧，张艳，吴小盈，等．阿司匹林致冠心病患者上消化道出血不良反应调查［J］. 中华临床医师杂志，2010（8）：1277-1281.

[25] 韩恩丽．阿司匹林临床应用不良反应分析［J］. 中国现代药物应用，2015（10）：140-141.

[26] 龚贵香，汤健．缺血性脑卒中二级预防中阿司匹林与氯吡格雷的不良反应［J］. 中国实用神经疾病杂志，2016（4）：118-119.

[27] 褚晓杰．肠溶性阿司匹林与普通阿司匹林胃肠道不良反应分析［J］. 中国现代药物应用，2018（13）：162-163.

[28] Antithrombotic Trialists'（ATT）Collaboration，Baigent C，Blackwell L，Collins R，Emberson J，Godwin J，Peto R，Buring J，Hennekens C，Kearney P，Meade T，Patrono C，Roncaglioni MC，Zanchetti A. Aspirin in the primary and secondary prevention of vascular disease：collaborative metaanalysis of individual participant data from randomised trials［J］. *Lancet*，2009，373（9678）：1849-1860.

[29] 高霖，程纯．阿司匹林抵抗的临床研究进展［J］. 临床荟萃，2012（07）：635-638.

[30] 黄伟剑. 阿司匹林抵抗现象 [C]. 2004年浙江省心血管病学学术年会，中国浙江杭州，2004.
[31] 张浩文，柴营营，陈寒昱，等. 阿司匹林抵抗机制研究进展 [J]. 中国药科大学学报，2014，45 (4)：496-503.
[32] Hovens MMC，Snoep JD，Groeneveld Y，et al. High levels of lowdensity lipoprotein cholesterol and triglycerides and suboptimal glycemic control predict diminished ex vivo aspirin responsiveness in patients with type 2 diabetes [J]. *Journal of thrombosis and haemostasis*，2007，5 (7)：1562-1564.
[33] Krasopoulos G，Brister SJ，Beattie WS，et al. Aspirin "resistance" and risk of cardiovascular morbidity：systematic review and metaanalysis [J]. *British Medical Journal*，2008，336 (7637)：195-198.
[34] Bliden KP，Tantry US，DiChiara J，et al. Further ex vivo evidence supporting higher aspirin dosing in patients with coronary artery disease and diabetes [J]. *Circulation Cardiovascular interventions*，2011，4 (2)：118-120.
[35] Lemkes BA，Bähler L，Kamphuisen PW，et al. The influence of aspirin dose and glycemic control on platelet inhibition in patients with type 2 diabetes mellitus [J]. *Journal of thrombosis and haemostasis*，2012，10 (4)：639-646.
[36] Tantry US，Bliden KP，Gurbel PA. Overestimation of platelet aspirin resistance detection by thrombelastograph platelet mapping and validation by conventional aggregometry using arachidonic acid stimulation [J]. *Journal of the American College of Cardiology*，2005，46 (9)：1705-1709.
[37] Floyd CN，Ferro A. Mechanisms of aspirin resistance [J]. *Pharmacology & therapeutics*，2014，141 (1)：69-78.
[38] Hankey GJ，Eikelboom JW. Aspirin resistance [J]. *Lancet*，2006，367 (9510)：606-617.
[39] Rocca B，Petrucci G. Variability in the responsiveness to low-dose aspirin：pharmacological and disease-related mechanisms [J]. *Thrombosis*，2012，376721.
[40] 颜雪琴，茅新蕾，陈卫东. 阿司匹林抵抗与基因多态性的研究进展 [J]. 中国实用神经疾病杂志，2010，13 (3)：90-93.
[41] 苏永琴，陈化. 阿司匹林抵抗与环氧化酶基因多态性研究进展 [J]. 医学综述，2013，19 (5)：783-786.
[42] Weyrich AS，Schwertz H，Kraiss LW，et al. Protein synthesis by platelets：historical and new perspectives [J]. *Journal of thrombosis and haemostasis*，2009，7 (2)：241-246.
[43] Evangelista V，Manarini S，Di Santo A，et al. De novo synthesis of cyclooxygenase-1 counteracts the suppression of platelet thromboxane biosynthesis by aspirin [J]. *Circulation research*，2006，98 (5)：593-595.
[44] Acikel S，Sari M，Akdemir R. The relationship between acute coronary syndrome

and inflammation: a case of acute myocardial infarction associated with coronary involvement of Sweet's syndrome [J]. *Blood coagulation and fibrinolysis*, 2010, 21 (7): 703-706.

[45] Patrono C, Falco A, Davì G. Isoprostane formation and inhibition in atherothrombosis [J]. *Current opinion in pharmacology*, 2005, 5 (2): 198-203.

[46] Gasparyan AY, Watson T, Lip GYH. The role of aspirin in cardiovascular prevention implications of aspirin resistance [J]. *Journal of the American College of Cardiology*, 2008, 51 (19): 1829-1843.

[47] Sweeny JM, Gorog DA, Fuster V. Antiplatelet drug 'resistance'. Part 1: mechanisms and clinical measurements [J]. *Nature reviews Cardiology*, 2009, 6 (4): 273-282.

[48] Feher G, Koltai K, Papp E, et al. Aspirin resistance: possible roles of cardiovascular risk factors, previous disease history, concomitant medications and haemorrheological variables [J]. *Drugs Aging*, 2006, 23 (7): 559-567.

[49] Ikonomidis I, Lekakis J, Vamvakou G, et al. Cigarette smoking isassociated with increased circulating proinflammatory andprocoagulant markers in patients with chronic coronary arterydisease: effects of aspirin treatment [J]. *American heart journal*, 2005, 149 (5): 832-839.

[50] McAdam BF, Byrne D, Morrow JD, et al. Contribution of cyclooxygenase-2 to elevated biosynthesis of thromboxane A2 and prostacyclinin cigarette smokers [J]. *Circulation*, 2005, 112 (7): 1024-1029.

[51] Larsen SB, Grove EL, Kristensen SD, et al. Reduced antiplatelet effect of aspirin is associated with low-grade inflammation in patients with coronary artery disease [J]. *Thrombosis and haemostasis*, 2013, 109 (5): 920-929.

[52] Hurlen M, Seljeflot I, Arnesen H. Increased platelet aggregability during exercise in patients with previous myocardial infarction. Lack of inhibition by aspirin [J]. *Thrombosis research*, 2000, 99 (5): 487-494.

[53] Ertugrul DT, Tutal E, Yildiz M, et al. Aspirin resistance is associated with glycemic control, the dose of aspirin, and obesity in type 2 diabetes mellitus [J]. *Journal of clinical endocrinology and metabolism*, 2010, 95 (6): 2897-2901.

[54] Watala C, Pluta J, Golanski J, et al. Increased protein glycation indiabetes mellitus is associated with decreased aspirin-mediatedprotein acetylation and reduced sensitivity of blood platelets to aspirin [J]. *Journal of molecular medicine (Berlin, Germany)*, 2005, 83 (2): 148-158.

[55] Watala C, Ulicna O, Golanski J, et al. High glucose contributes to aspirin insensitivity in streptozotocin-diabetic rats: a multiparametric aggregation study [J]. *Blood coagulation and fibrinolysis*, 2006, 17 (2): 113-124.

[56] Riondino S, Trifirò E, Principessa L, et al. Lack of biological relevance of platelet

cyclooxygenase-2 dependent thromboxane A2 production [J]. *Thrombosis research*, 2008, 122 (3): 359-365.

[57] Russo I, Viretto M, Barale C, et al. High glucose inhibits the aspirin-induced activation of the nitric oxide/cGMP/cGMP-dependent protein kinase pathway and does not affect the aspirin-induced inhibition of thromboxane synthesis in human platelets [J]. *Diabetes*, 2012, 61 (11): 2913-2921.

[58] Ozben B, Tanrikulu AM, Ozben T, et al. Aspirin resistance in hypertensive patients [J]. *Journal of clinical hypertension* (*Greenwich*, *Conn.*), 2010, 12 (9): 714-720.

[59] Ames PR, Batuca JR, Muncy IJ, et al. Aspirin insensitive thromboxane generation is associated with oxidative stress in type 2 diabetes mellitus [J]. *Thrombosis research*, 2012, 130 (3): 350-354.

[60] Liani R, Halvorsen B, Sestili S, et al. Plasma levels of soluble CD36, platelet activation, inflammation, and oxidative stress are increased in type 2 diabetic patients [J]. *Free radical biology & medicine*, 2012, 52 (8): 1318-1324.

[61] Bordeaux BC, Qayyum R, Yanek LR, et al. Effect of obesity on platelet reactivity and response to low-dose aspirin [J]. *Preventive cardiology*, 2010, 13 (2): 56-62.

[62] Tanrikulu AM, Ozben B, Koc M, et al. Aspirin resistance in patients with chronic renal failure [J]. *Journal of nephrology*, 2011, 24 (5): 636-46.

[63] Blann AD, Kuzniatsova N, Velu S, et al. Renal function andaspirin resistance in patients with coronary artery disease [J]. *Thrombosis research*, 2012, 130 (3): e103-e106.

[64] Akoglu H, Agbaht K, Piskinpasa S, et al. High frequency of aspirin resistance in patients with nephrotic syndrome [J]. *Nephrology*, *dialysis*, *transplantation*, 2012, 27 (4): 1460-1466.

第四章　阿司匹林的体内过程研究

第一节　阿司匹林的代谢转化与质量平衡

一、阿司匹林在体内的代谢转化

在吸收过程中与吸收后，阿司匹林迅速被胃黏膜、血浆、红细胞及肝中的酯酶水解为水杨酸。因此，吸收后0.5h仅有25%口服量的药物呈原形，浓度较低。大多数药物在人体内的代谢动力学都是一级动力学，药物的生物半衰期及尿液排泄率与剂量无关。但是水杨酸在成人体内的生物半衰期随剂量增加而延长，口服小剂量的阿司匹林时，水解产物水杨酸量较少，其按一级动力学消除，血浆半衰期2~3h；当阿司匹林剂量达1g以上时，水杨酸生成量较多，其消除由一级动力学转变为零级动力学血浆半衰期延长至为15~30h；如剂量再增大，血中游离水杨酸浓度将急剧上升，可出现中毒症状[1]。

大部分水杨酸在肝内氧化代谢，其代谢产物与甘氨酸结合（酰基辅酶A-N酰基转移酶催化，acyl-CoA N-acyltransferase催化）或葡萄糖醛酸结合（UGTS催化）后由肾脏排出。排泄速度和量与尿液pH有关，在碱性尿时可排出85%，但在酸性尿时仅排出5%，服用碳酸氢钠可以加快其排泄速度。水杨酸的氧化产物主要归功于P450催化活性以及非酶Fenton反应。龙胆酸也可通过酰基辅酶A-N酰基转移酶催化形成[2]。

水杨酸在血浆中的半衰期为3~5h，体内的水杨酸还可继续代谢，大部分在肝脏发生Ⅱ相代谢与葡萄糖醛酸、甘氨酸结合；一部分水杨酸被进一步氧化成2，5-二羟基苯甲酸(gentisic acid龙胆酸)，龙胆酸也可再发生Ⅱ相结合反应。阿司匹林代谢途径如图4-1。

二、阿司匹林的代谢质量平衡研究

Jian-Ping Li[3]等人的研究中，按10.41mg·kg^{-1}和50.41mg·kg^{-1}两个剂量组的阿司匹林大鼠灌胃给药。研究发现，在给药剂量增加时，各代谢物的比例发生显著变化；代谢物中SUA的比例随给药剂量的增加而降低，而代谢物SA和GA所占比例随着给药剂量的增加显著增加。即给药剂量增加时，Ⅰ相代谢物的排泄比例显著增加，Ⅱ相代谢物的排泄比例随之下降。与文献[4-8]中关于水杨酸代谢物的研究结果相符。该研究结果证实，水杨酸的主要代谢产物SUA和SAG的形成过程是可饱和的，可用米氏动力学描述。而水杨酸的其他3个消除途径（即SAAG和GA的形成以及SA本身的肾排泄）则为一级动力学。即水杨酸的总消除是由两个米氏动力学和3个一级动力学途径组成的混合过程。当服用剂

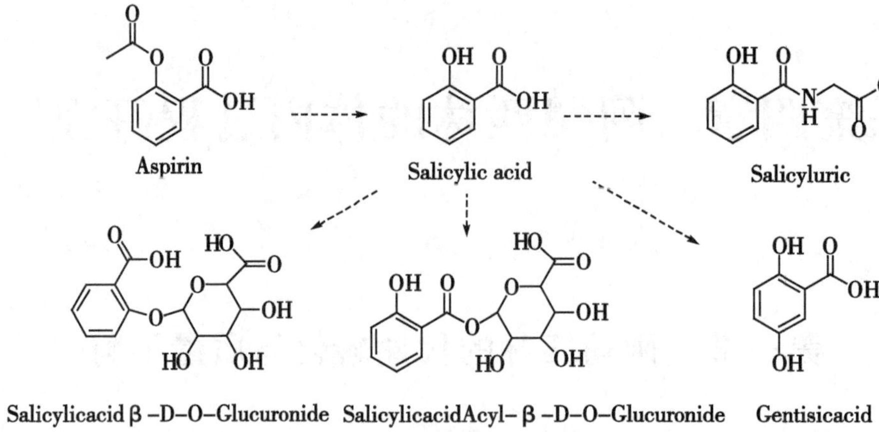

图 4-1 阿司匹林代谢途径

量较大时，消除过程先是米氏动力学，当体内水杨酸浓度降到足够低时，再转变为一级动力学。因此，从代谢物的排泄来看，给药剂量较低时，SA 的消除过程主要按一级动力学进行，主要代谢物为 SUA。给药剂量足够大时，达饱和状态的 SUA 形成对 SA 的总消除影响相对较小，可忽略不计，此时的消除速率主要由 SA 排泄及其他代谢途径一级过程所决定，此时主要代谢物为 SA 和 GA。在水杨酸代谢研究的文献[8]中，服用水杨酸的剂量可以从尿液中全部检出。在该研究中，4 名服用 3g 水杨酸钠的病人中，水杨酸和各种代谢产物在尿中检出的平均百分率是：水杨酸 14%，水杨酰甘氨酸 50.2%，水杨酸酚基葡醛酸苷 20.3%，水杨酸酰基葡醛酸酯 10.2%，龙胆酸 3.1%，总检出率为 97.7%。

Patel[9]等人对阿司匹林在人和大鼠体内的代谢进行了比较。该研究选取了 10 名健康志愿者口服治疗剂量 600mg 的阿司匹林，9 名志愿者服用毒性剂量的阿司匹林。结果显示，正常剂量组志愿者尿液中水杨酰甘氨酸是主要的代谢物，0~8h 内的排泄量占给药剂量的 63.1%±8.4%。毒性剂量组志愿者尿液中水杨酰甘氨酸的排泄量减少（30.0%±8.2%，0~24h，$P<0.001$）；水杨酸的排泄量增加（34.1%，$P<0.005$）；水杨酸和葡萄糖醛酸结合物排泄量为（14.4，$P<0.005$）；龙胆酸排泄量为 5.3%。大鼠口服给药^{14}C 标记的阿司匹林（10~100mg · kg^{-1}），在 24h 内尿液中收集到的代谢物占给药剂量的 81%~91%；水杨酸是主要的代谢物，占给药剂量的 43%~51%。随着给药剂量的增加水杨酰甘氨酸的排泄量逐渐减少，龙胆酸和水杨酸酚基葡醛酸苷以及水杨酸酰基葡醛酸酯的排泄量逐渐增加。由此得出，阿司匹林在人和大鼠体内代谢物的种类相同，但每种代谢物的排泄量完全不同。且在两个物种中都观察到水杨酸的排泄能力是可饱和的；大鼠体内阿司匹林的代谢对水杨酸排泄途径的依赖性较低，并且通过增加其他代谢途径的利用得到补偿。人体内阿司匹林的代谢对水杨酸排泄途径的依赖性较高，服用剂量较高时未发现有其他的代谢途径进行补偿，并由此推导了阿司匹林可能的代谢通路，如图 4-2。

Davison[10]等人对水杨酰甘氨酸和龙胆酸的进一步代谢进行了研究。结果显示龙胆酸主要以游离的形式存在，少数会与甘氨酸结合；水杨酰甘氨酸大部分会通过与硫酸盐和葡萄糖醛酸苷结合的形式排出体外。Croubels[11]等人通过 LC-MS /MS 方法对动物组织中的

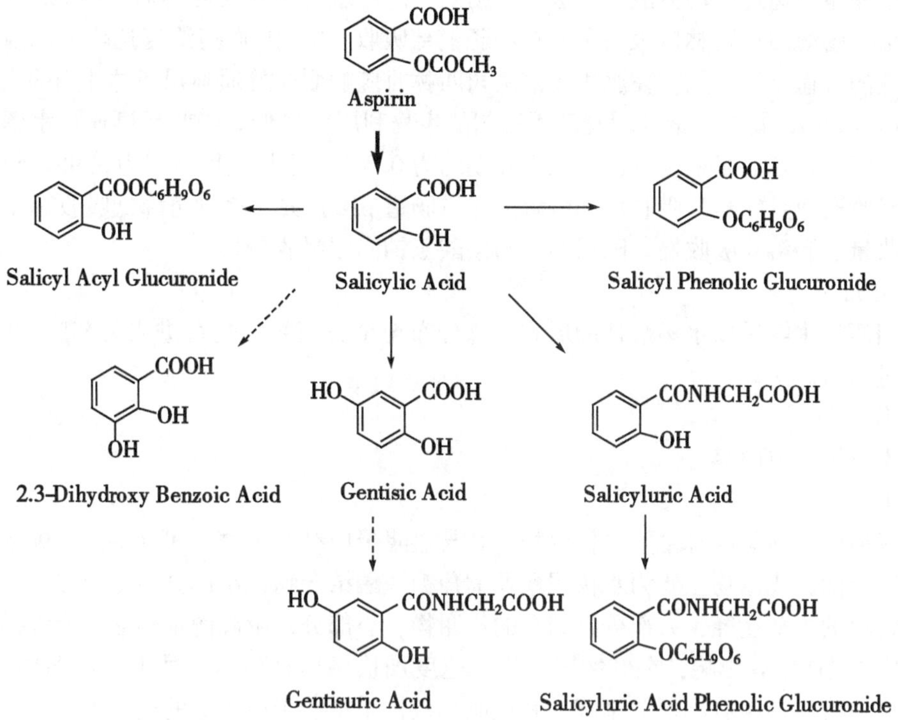

图 4-2　阿司匹林在人体内可能的代谢通路

水杨酸及其代谢产物进行了定量分析。该实验研究了水杨酸在禽类鸡和鸽子以及哺乳动物猪体内（肌肉、肝脏、肾脏、皮肤和脂肪）的代谢。其中，在鸽子体内水杨酸会与甘氨酸结合，而在鸡体内，没有发现水杨酸与甘氨酸结合物的产生。但是在鸡血浆、粪便、肾脏和肝脏中分别检测到了双偶联的水杨酸与鸟氨酸缀合代谢物。Pirkera[12]等人建立了用固相萃取-LC-MS/MS 法同时测定人血浆中的龙胆酸、水杨酸和水杨酰甘氨酸含量的方法。方法学验证结果显示，该方法适用于阿司匹林代谢物在人体内的定性分析与定量检测。

第二节　阿司匹林的药代动力学

阿司匹林是一个常用的非甾体类抗炎药物，具有解热、镇痛、抗炎和抗血栓的药效。药物能够通过不同给药途径进入体内，从给药到产生药效经过药剂相、药物动力相、药效相，药物在体内转运和变化的基本过程包括吸收、分布、代谢和排泄。截至目前，阿司匹林的代谢与动力学已被广泛研究。

一、阿司匹林的吸收、分布、排泄

1. 吸收

药物吸收是指从用药部位转运至血液的过程。阿司匹林口服后在胃和小肠迅速吸收，乙酰水杨酸主要通过被动弥散作用进入胃肠黏膜。口服普通阿司匹林后30~40min血浆水平达峰值。肠溶阿司匹林口服后主要在小肠上部吸收，3~4h血药浓度达峰值。因此如果需要快速的抗血小板作用，在服用肠溶阿司匹林时应嚼服。普通阿司匹林片剂的生物利用度为40%~50%，肠溶片剂和缓释胶囊制剂的生物利用度略低。吸收后迅速被水解为水杨酸，因此阿司匹林血浆浓度低，血浆半衰期约为0.38h，平均驻留时间为3.9h。阿司匹林口服后吸收迅速且完全。吸收率和溶解度与胃肠道pH有关。食物可降低吸收速率，但不影响吸收量。肠溶片吸收慢。阿司匹林与碳酸氢钠同服吸收较快。

2. 分布

阿司匹林水解后以水杨酸盐的形式迅速分布至全身组织，也可进入关节腔及脑脊液，并可通过胎盘。

3. 代谢

见本章第一节内容。

4. 排泄

水杨酸作为阿司匹林主要的代谢物，其与血浆蛋白结合率高，可达80%~90%。水杨酸经肝脏代谢，代谢物主要为水杨尿酸及葡萄糖醛酸结合物，小部分为龙胆酸。肾脏是阿司匹林排泄的主要途径，大部分以结合的代谢物，小部分以游离的水杨酸从肾脏排出。尿液pH对排泄速率有影响，在碱性尿中排泄速度加快。尽管阿司匹林很快从循环中清除，但由于其不可逆抑制血小板关键酶，其抗血小板作用持续于血小板的整个生命周期，直至新的血小板产生。因此，阿司匹林的药代动力学和药效学是完全分离的。

AKIKO HATORI等[13]利用^{14}C标记乙酰水杨酸中的羧基和乙酰基，来研究口服乙酰水杨酸后在大多数组织和器官中其浓度及分解速率的变化。试验结果表明，口服10~30min后，胃壁中阿司匹林的降解速率为38%，肝脏为64%，肺为86%，而在血液循环系统中低于10%。

二、阿司匹林药动学特点

阿司匹林的蛋白结合率低，但水解后的水杨酸盐蛋白结合率为65%~90%。成人的分布容积达到170mL·kg^{-1}。血药浓度高时，蛋白质上的结合部位就会达到饱和，分布容积随之增加。$t_{1/2}$为15~20min。水杨酸盐的$t_{1/2}$长短则取决于剂量的大小和尿的pH，每次服小剂量时为3.1~3.5h；大剂量（1g）时可达9h，反复用药时还可能延长。1次口服阿司匹林0.65g后，乳汁中水杨酸盐的$t_{1/2}$为3.8~12.5h。

阿司匹林在胃肠道、肝及血液内大部分很快水解为水杨酸盐；然后在肝内代谢。代谢物主要为水杨尿酸及葡萄糖醛酸结合物，小部分氧化为龙胆酸。

阿司匹林服用量较大时，未经代谢的水杨酸的排泄量增多。个体间可有很大的差别。尿的pH值对排泄速度有影响，在碱性尿中排泄速度加快，而且游离的水杨酸量增多，在酸性尿中则相反。

血管内皮细胞的环氧化酶对阿司匹林的敏感性比血小板低，服药6h后大约60%酶的活性已经恢复。缓释型阿司匹林可能在门静脉系统作用于血小板，然后在肝脏中水解为乙酸和水杨酸，这样身体其他部分的血液中几乎不含阿司匹林，保证了血管内皮细胞的环氧化酶不被药物抑制；另外缓释型阿司匹林对胃肠道的局部刺激较小。女性因其环氧化酶不易被乙酰化及本身环氧化酶活性较低等因素，用阿司匹林效果可能较差。

三、阿司匹林在不同动物体内的药物动力学过程

1. 阿司匹林在大鼠体内的药物动力学过程

杨维维等[14]研究了不同时间间隔，服用不同剂量阿司匹林后SD大鼠血浆中水杨酸浓度的药动学特征，实验中大鼠随机分为对照组及实验组1（10mg・kg^{-1}・d^{-1}，隔天一次）、实验组2（10mg・kg^{-1}・d^{-1}，每天一次）、实验组3（30mg・kg^{-1}・d^{-1}，隔天一次）、实验组4（30mg・kg^{-1}・d^{-1}，每天一次），连续灌服阿司匹林7天后采用高效液相的方法检测血浆中水杨酸。血药浓度-时间曲线见图4-3，结果显示，血药浓度达稳态后，水杨酸的药代动力学过程符合一室模型，且小剂量阿司匹林每天一次用药与大剂量阿司匹林隔天一次用药后血浆中水杨酸浓度比较无统计学差异。

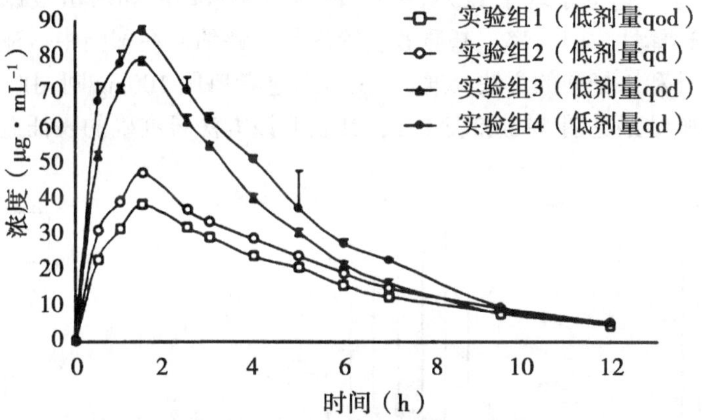

图4-3 实验组大鼠连续灌服低剂量和高剂量阿司匹林平均血药浓度-时间曲线

Limin Zhou等[15]研究了丹参-葛根提取物与阿司匹林在SD大鼠体内的药动学特征，实验中，阿司匹林按照10.3mg・kg^{-1}连续给药5d，丹参-葛根（DG）提取物（0.15g・kg^{-1}）每天给药两次，同样连续给药5d，采集血浆样本用液质方法检测相关指标。其药动学参数结果见表4-1，药时曲线见图4-4。

表4-1 SD大鼠阿司匹林（10.3mg・kg^{-1}）连续给药5d药动学参数

PK paramaters	Drug	
	Aspirin	Salicylic acid
T_{max}（min）	8.00±2.74	54.00±8.22
C_{max}（μg・mL^{-1}）	0.29±0.10	6.23±1.66
$AUC_{0-\infty}$（μg・mL^{-1}・min^{-1}）	9.49±2.09	1 735.81±285.51
$T_{1/2\lambda z}$（min）	26.34±7.02	153.24±18.53

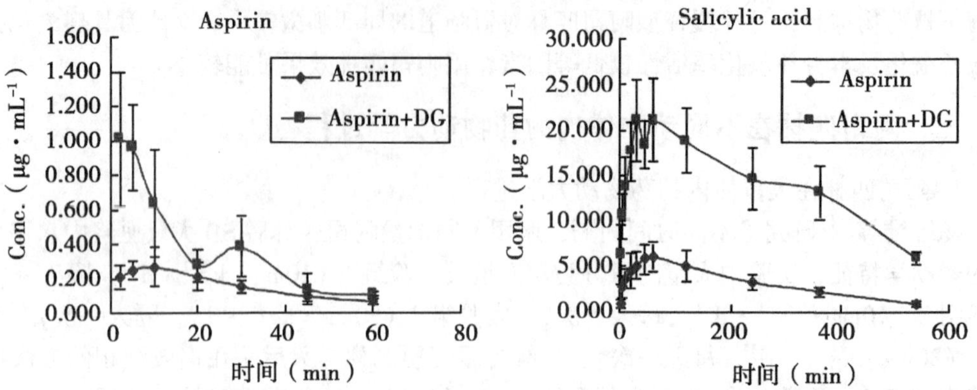

图 4-4　SD 大鼠体内阿司匹林及阿司匹林与丹参-葛根联合用药的药时曲线

2. 阿司匹林在人体内的药物动力学过程

Dávid Sirok 等[16]建立了基于 LC/MS-MS 同时检测水杨酸和阿司匹林的方法，并对该方法的精确度、选择性、回收率、基质效应等进行了评估。在试验中，建立了一步液液萃取血浆中阿司匹林和水杨酸的方法，通过 33 名志愿者口服 100mg 阿司匹林肠溶片对该方法进行验证，实验结果见图 4-5 和表 4-2，其表明该方法可准确的表征血浆中阿司匹林和水杨酸的浓度。

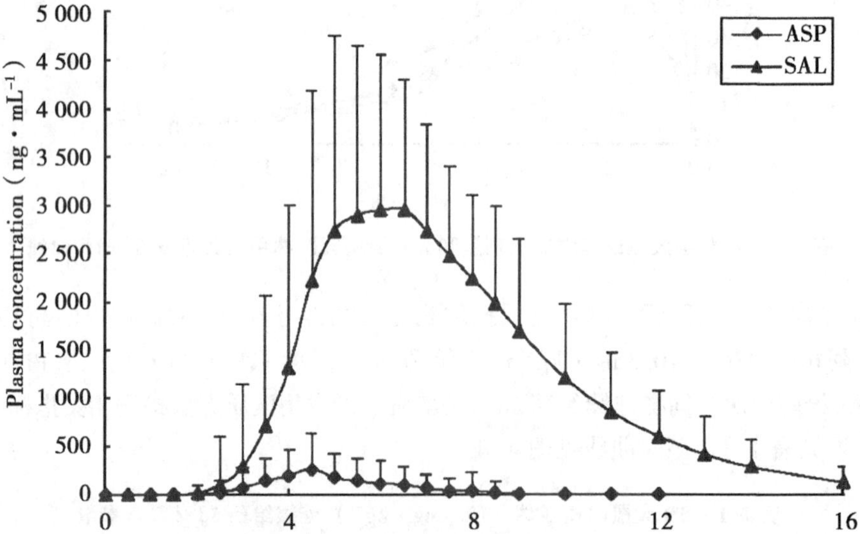

图 4-5　口服 100mg 阿司匹林肠溶片后，阿司匹林和水杨酸的平均血浆浓度（mean±SD，*n*=33）

注：ASP：阿司匹林；SAL：水杨酸

表 4-2　3 号和 29 号志愿者口服 100mg 肠溶阿司匹林后药动学参数

志愿者	3 号	29 号
ASP（阿司匹林）		
C_{max}［ng · mL⁻¹］	1 750	189

（续表）

志愿者	3 号	29 号
AUC（0-t）[ng · h · mL^{-1}]	1 290	139
SAL（水杨酸）		
C_{max} [ng · mL^{-1}]	5 350	4 590
$AUC_{(0-t)}$ [ng · h · mL^{-1}]	16 300	20 500

3. 阿司匹林在犬体内的药物动力学过程

王艳玲等研究了阿司匹林在比格犬体内的代谢过程，并且比较了自制阿司匹林肠溶片和德国拜耳公司阿司匹林肠溶片的药代动力学差异[17]。研究结果表明，比格犬在单次给药后，其在体内的药物动力学符合一级吸收二室模型，自制阿司匹林肠溶片相对于德国拜耳的阿司匹林肠溶片生物利用度为（86±3.7）%，自制阿司匹林肠溶片在比格犬体内的平均驻留时间为 3.376h，达峰时间为 3.0h，达峰浓度为 46mg · L^{-1}，结果表明研制的阿司匹林肠溶片和拜耳公司的阿司匹林肠溶片生物等效性基本一致。

表 4-3　比格犬单剂量阿司匹林肠溶片给药后平均血药浓度

时间（h）	血药浓度（mg · L^{-1}）	
	拜耳阿司匹林肠溶片	自制阿司匹林肠溶片
0.5	0.0±0.0	0.0±0.0
1	3.3±0.4	3.2±0.5
1.5	10±1.7	11±1.4
2	25±1.9	27±1.9
2.5	37±2.4	39±2.2
3	48±3.6	46±3.8
4	22±1.6	20±1.7
5	10±1.5	13±1.1
6	4.5±0.4	4.4±0.2
7	2.4±0.04	2.6±0.08
9	0.2±0.05	0.3±0.03
12	0.0±0.0	0.0±0.0

4. 阿司匹林在兔体内的药物动力学过程

L E Dong 等研究了阿司匹林在兔子体内的药物动力学过程[18]。健康兔子禁食 12h 后，50mg 阿司匹林混悬液一次性灌胃给药，耳缘静脉采血，高效液相色谱法测定血浆中水杨酸含量，其主要药动学参数结果见表 4-4。

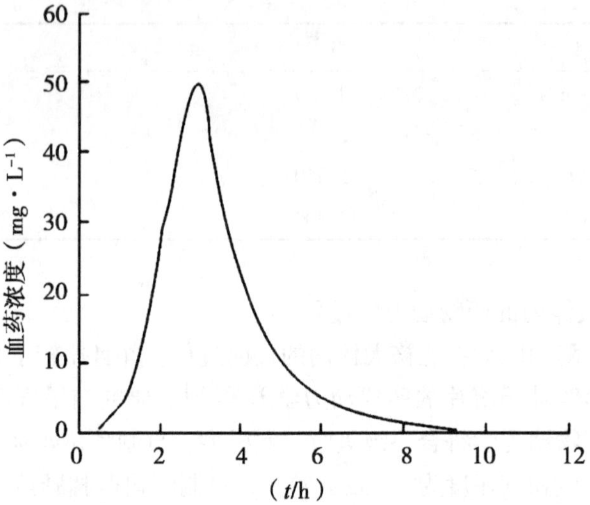

图 4-6　拜耳阿司匹林肠溶片在比格犬体内平均血药浓度—时间曲线

表 4-4　兔子体内的主要药动学参数

参数	阿司匹林
$t_{1/2a}$（h）	0. 442±0. 202
AUC_{0-t}（mg·h·L^{-1}）	21. 15±3. 48
CL（L·h^{-1}）	2. 269±0. 554
C_{max}（mg·L^{-1}）	19. 63±2. 60
T_{max}（h）	1. 401±0. 520

5. 阿司匹林在鸡体内的药物动力学过程

郑文等采用 HPLC-MS/MS 研究了卡巴匹林钙单剂量静脉注射和口服给药后在艾维茵肉鸡体内的药物动力学过程[19]。卡巴匹林钙是乙酰水杨酸钙和尿素络合的盐，又称乙酰水杨酸钙脲，其药理学作用与阿司匹林相当，但水溶性更好，口服吸收快，副作用小。试验鸡静脉注射和口服卡巴匹林钙 40mg·kg^{-1} BW 后，其血药浓度见表 4-5，血浆动力学参数见表 4-6 和表 4-7。

表 4-5　鸡静注和口服卡巴匹林钙后血药浓度

采血时间（h）	静脉注射后血药浓度（μg·mL^{-1}）		口服给药后血药浓度（μg·mL^{-1}）	
	阿司匹林	水杨酸	阿司匹林	水杨酸
0. 08	22. 47±29. 12	108. 94±14. 60	1. 67±0. 15	0. 64±0. 09
0. 17	190. 70±20. 40	121. 84±16. 93	8. 88±1. 31	5. 50±0. 86
0. 25	171. 85±20. 82	183. 58±24. 98	6. 33±0. 74	6. 89±1. 63
0. 5	75. 86±21. 00	89. 51±12. 71	4. 38±0. 41	17. 67±2. 12

（续表）

采血时间（h）	静脉注射后血药浓度（μg·mL^{-1}）		口服给药后血药浓度（μg·mL^{-1}）	
	阿司匹林	水杨酸	阿司匹林	水杨酸
1.00	50.97±13.41	71.41±14.76	3.29±0.39	25.62±3.79
2.00	34.77±9.93	59.72±10.81	1.65±0.19	42.58±4.61
4.00	12.08±8.18	45.47±9.22	0.19±0.03	33.28±4.56
8.00	0.01±0.001	24.98±5.21	0.09±0.01	20.09±2.85
12.00	0.00	10.8±9.28	0.04±0.01	9.35±0.77
24.00	0.00	0.88±0.10	0.03±0.004	3.25±0.51
36.00	0.00	0.33±0.09	0.021±0.005	0.88±0.13
48.00	0.00	0.24±0.07	0.00	0.41±0.09
60.00	0.00	0.17±0.03	0.00	0.38±0.08
72.00	0.00	0.09±0.02	0.00	0.34±0.06
84.00	0.00	0.08±0.02	0.00	0.27±0.07

表 4-6 鸡静注卡巴匹林钙后血浆动力学参数

非房室模型	阿司匹林	水杨酸
$AUC_{0\to t}$（μg·h·mL^{-1}）	267.9±46.7	585.6±43.8
$AUC_{0\to\infty}$（μg·h·mL^{-1}）	267.9±46.7	588.3±44.6
AUMC last	468.33±132.54	3 031.67±293.47
AUMCINF_ obs	468.42±132.53	3 346.56±417.25
MRT last（h）	1.72±0.23	5.17±0.24
MRTINF_ obs（h）	1.72±0.23	5.67±0.39
Vz_ obs（L·kg^{-1}）	0.14±0.03	
Vz_ F_ obs（L·kg^{-1}）		1.91±0.42
Cl_ obs（L·h^{-1}·kg^{-1}）	0.15±0.03	
Cl_ F_ obs（L·h^{-1}·kg^{-1}）		0.07±0.01
T1/2λz（h）	0.61±0.01	19.51±4.76
λz（1/h）	1.13±0.03	0.037±0.008
Vss（L·kg^{-1}）	0.26±0.02	—
T_{max}（h）	0.083	0.25
C_{max}（μg·mL^{-1}）	224.5±29.1	183.6±25.0

表 4-7 鸡口服卡巴匹林钙后血浆动力学参数

非房室模型	阿司匹林	水杨酸
$AUC_{0\to t}$（μg·h·mL^{-1}）	10.6±1.0	363.2±27.8
$AUC_{0\to\infty}$（μg·h·mL^{-1}）	10.9±1.1	363.2±27.8
AUMC last	33.94±3.66	3774.51±227.26
AUMCINF_ obs	55.96±26.12	5060.54±1596.97
MRT last（h）	3.22±0.28	10.41±0.39
MRTINF_ obs（h）	5.06±2.08	13.49±3.56
Vz_ F_ obs（L·kg^{-1}）	58.10±13.86	3.58±2.36
Cl_ F_ obs（L·h^{-1}·kg^{-1}）	3.69±0.35	0.11±0.01
T1/2λz（h）	11.22±8.04	23.65±17.06
λz（1/h）	0.097±0.061	0.04±0.02
T_{max}（h）	0.17	2
C_{max}（μg·mL^{-1}）	8.9±1.3	42.6±4.6
F（%）	4.07	61.74

6. 阿司匹林在猪体内的药物动力学过程

韩可可等采用 HPLC-UV 的方法研究了卡巴匹林钙及其代谢产物阿司匹林和水杨酸在猪体内的药代动力学过程[20]。健康三元大白猪分为两组，每组 3 只，一组耳缘静脉注射给药（40mg·kg^{-1}·BW），一组灌服给药（80mg·kg^{-1}·BW），不同时间点前腔静脉采血，测定相关指标。结果表明，给药后阿司匹林和水杨酸达峰快，峰浓度高，猪体内药动学参数见表 4-8，药时曲线见图 4-7。

表 4-8 猪静注和口服卡巴匹林钙后血浆动力学参数

参数	静注给药		口服给药	
	阿司匹林	水杨酸	阿司匹林	水杨酸
$AUC_{0\to\infty}$（μg·h·mL^{-1}）	17.57±4.05	434.69±34.97	7.07±1.63	363.11±54.85
$AUC_{0\to t}$（μg·h·mL^{-1}）	17.31±3.85	429.40±35.79	6.93±1.63	357.70±51.54
T1/2（h）	0.41±0.23	1.47±0.45	0.76±0.24	1.49±0.47
C_{max}（μg·mL^{-1}）	48.96±13.74	84.22±6.33	8.42±2.48	60.47±10.60
T_{max}（h）		0.54±0.10	0.39±0.18	1.75±0.69
Vd（L·kg^{-1}）	1.43±1.03	0.20±0.07	6.48±2.76	0.24±0.08
Cl（L·h^{-1}·kg^{-1}）	2.39±0.59	0.09±0.01	5.89±1.20	0.11±0.02
MRT（h）	0.29±0.06	3.53±0.35	0.85±0.14	4.03±0.52

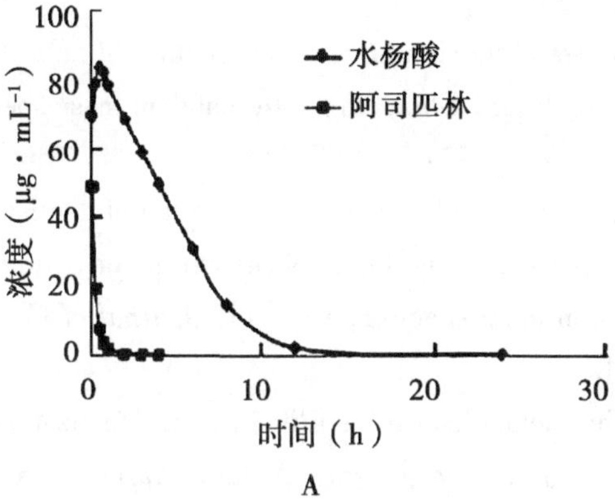

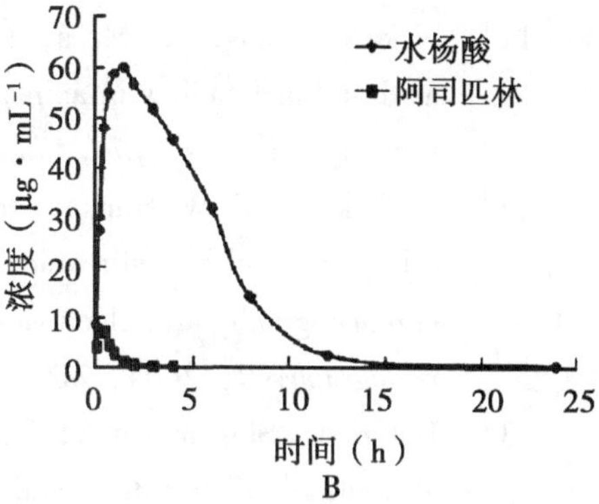

A 猪静注卡巴匹林钙40mg·kg^{-1}（BW）；B 猪口服卡巴匹林钙可溶性粉80mg·kg^{-1}（BW）

图 4-7　猪静注和口服卡巴匹林钙后阿司匹林和水杨酸在体内的药时曲线

参考文献

［1］ 刘克辛．临床药物代谢动力学［M］. 人民卫生出版社，2014.

［2］ Wilson，J. T.，Howell，R. L.，Holladay，M. W.，et al. Gentisuric acid：metabolic formation in animals and identification as a metabolite of aspirin in man. *Clin. Pharmacol. Ther.* 1978，23，635-643.

［3］ Jian-ping Li，Jian-Ming Guo，et al. Quanlitative determination of five metabolites of aspirin by UHPLC-MS/MS coupled with enzymatic reaction and its application to evaluate the effects of aspirin dosage on the metabolic profile［J］. *Journal of Pharmaceutical and Biomedical Analysis*，2017，138：109-117.

［4］ Levy G. Pharmacokinetics of salicylate elimination in man［J］. *Journal of Pharmaceutical Sciences*，1965，54（7）：959-967.

［5］ C Bedford，AJ Cummings，BK Martin. A kinetic study of the elimination of salicylate in man［J］. *British Journal of Pharmacology*，1965，24（2）：418-431.

［6］ AJ Cummings，BK Martin，R Renton. The elimination of salicylic acid in man：serum concentrations and urinary excretion rates［J］. *British Journal of Pharmacology*，2012，26（2）：461-467

［7］ B Myers，DN Evans，J Rhodes，et al. Metabolism and urinary excretion of 5-amino salicylic acid in healthy volunteers when given intravenously or released for absorption at different sites in the gastrointestinal tract［J］. *Gut*，1987，28（2）：196-200.

［8］ 李万核．水杨酸在人体内的药代动力学［J］. 中国新药与临床杂志，1982（01）：31-34.

［9］ D. K. Patel，L. J. Notarianni，P. N. Bennett. Comparative metabolism of high doses of aspirin in man and rat［J］. *Xenobiotica*，1990，20，8，847-854.

［10］ Clarke Davison，Ph. D. Salicylate metabolism in man［J］. *Annals of the New York*

Academy of Sciences, 1971, 179 (1): 249.

[11] Siska Croubels, An Maes, Kris Baert, et al. Quantitative determination of salicylic acid and metabolites in animal ntissues by liquid chromatography-tandem mass spectrometry [J]. *Analytica Chimica Acta*, 2005, 529: 179-187.

[12] R. Pirkera, C. W. Hucka, M. Poppb, et al. Simultaneous determination of gentisic, salicyluric and salicylic acid in human plasma using solid-phase extraction, liquid chromatography and electrospray ionization mass spectrometry [J]. *Journal of Chromatography B*, 2004, 809: 257-264.

[13] Hatori A, Shigematsu A, Tsuya A. The metabolism of aspirin in rats; localization, absorption, distribution and excretion [J]. *Eur J Drug Metab Pharmacokinet*, 1984, 9 (3): 205-214.

[14] 杨维维，唐海沁，徐维平，等. 阿司匹林不同剂量和给药方法的药动学和药效学研究 [J]. 中国临床保健杂志，2007 (06): 607-610.

[15] ZHOU L, WANG S, ZHANG Z, et al. Pharmacokinetic and pharmacodynamic interaction of Danshen-Gegen extract with warfarin and aspirin [J]. *J Ethnopharmacol*, 2012, 143 (2): 648-655.

[16] Sirok D, Pátfalusi M, Szeleczky G, et al. Robust and sensitive LC/MS-MS method for simultaneous detection of acetylsalicylic acid and salicylic acid in human plasma [J]. *Microchemical Journal*, 2016.

[17] 王艳玲，王国海，李学明. 阿司匹林肠溶片在犬体内的药代动力学研究 [J]. 西北药学杂志，2010 (01): 42-44.

[18] DONG L E, GOU G, JIAO L. Characterization of a dextran-coated layered double hydroxide acetylsalicylic acid delivery system and its pharmacokinetics in rabbit [J]. Acta *Pharmaceutica Sinica B*. 2013, 3 (6): 400-407.

[19] 郑文，陈洪亮，黄玲利，等. 卡巴匹林钙可溶性粉在鸡体内药物动力学研究 [J]. 家禽科学，2011 (11): 13-16.

[20] 韩可可，陈红，田玉柱，等. 卡巴匹林钙在猪体内的药代动力学和安全性研究 [J]. 广东农业科学，2016 (1): 125-129.

第五章　阿司匹林药理学研究

第一节　膜磷脂的代谢及其产物

一、膜磷脂的代谢[1,2]

生物膜的重要特征是其脂双层。磷脂是构成脂双层的主要成分，其具有两亲性质。构成膜脂的磷脂或糖脂中，磷酸甘油酯的疏水区由两个与甘油相接的脂肪酸构成，其一般结构式如图 5-1。

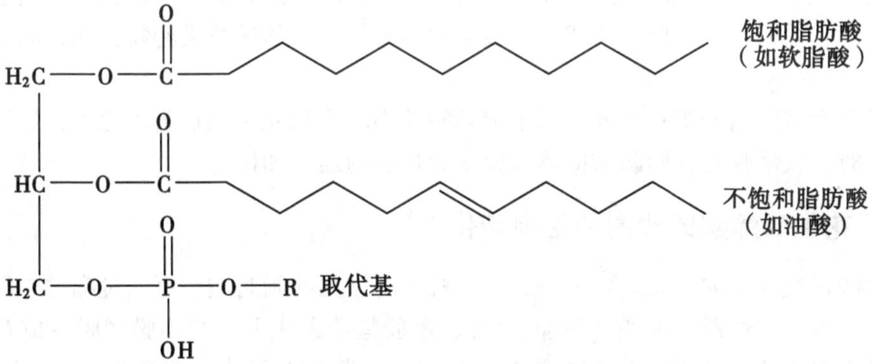

图 5-1　磷酸甘油酯的结构模式

磷脂酶（phospholipase）可降解磷脂，根据其裂解酯键的位置不同而命名。磷脂酶 A_1 和 A_2 可切下磷脂的脂肪酸部分，磷脂酶 B 被认为是磷脂酶 A_1 和 A_2 的混合物，另有磷脂酶 C 和 D。不同磷脂酶的攻击部位见图 5-2。

前列腺素类（prostaglandins，PG）、血栓素类（thromboxanes，TX）和白三烯类（leukotrienes，LT）化合物，是多种内源性脂肪酸衍生物家族的成员。这些物质及其衍生物被统称为二十碳烯酸类（eicosanoids）物质。二十碳烯酸类及相关的脂肪酸衍生物，如前列腺素、血小板活化因子（platelet-activating factor，PAF）等，在维持机体内环境的稳态平衡中发挥着显著的生物活性作用，参与调控生殖、血压、肾功能、血栓形成、炎症等多种生理活动。Smyth 等（2006）详细总结过这类广泛存在的脂源性内分泌物的生物合成、生理和病理效应、作用分子机理和药理学应用等[3]。

二十碳烯酸类物质对健康或患病机体都发挥着非常广泛的生物学效应。作为二十碳烯

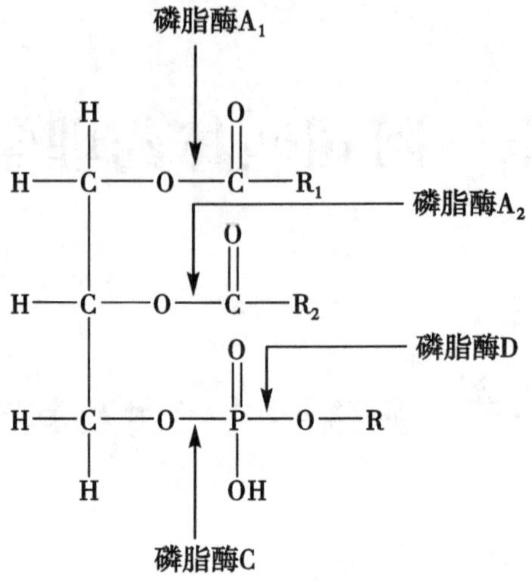

图 5-2 磷脂酶对磷脂的作用位点

注：R_1和 R_2为长链脂酰基

酸类大家族中某一组分的物质（或药物），在发挥有利于机体药理作用的同时，往往伴随着影响大家族其他组分并产生对机体不利的影响。因此，只有很少的特异性作用于前列腺素、血栓素、前列环素、白三烯或血小板活化因子的二十碳烯酸类药物，在临床上得到了应用。

与其他大多数内分泌物不同，二十碳烯酸类物质不预先储藏在组织池中，当细胞释放这类物质时，仅反映为从脂肪酸前体合成该类物质的速率加快。

二、花生四烯酸的代谢和生物转化[2,4]

花生四烯酸（arachidonic acid，AA）是机体内常见的脂肪酸，可通过酯键与细胞膜磷脂结合，或可与甘油形成多酯（三酯）。在乙酰脱氢酶催化下，细胞膜磷脂生成花生四烯酸。机体大多数乙酰脱氢酶系磷脂酶 A_2，为 Ca^{2+}依赖酶，可由一系列生理的、药理的或病理的刺激而激活。激素、神经激素及其他内分泌物都可能参与到初始的激活过程，如血管活性素和血管紧张素可激活组织磷脂酶 A_2，加速 PG 合成。反过来，PG 又影响缓激肽和血管紧张素的作用强度和范围，并依次影响血管活性素和血管紧张素活性。这种复杂的反馈调节体系，与动物的生理状态及其他生物活性内分泌物的活化状态有关，即使简单的机械刺激或组织损伤都足以导致磷脂酶活化释放花生四烯酸，调节 PG 的合成。

花生四烯酸一旦从细胞膜磷脂中脱离，即通过不同的酶促途径快速地氧化分解。虽然细胞色素 P450 能将花生四烯酸代谢为二十烷类物质，但在 PG 的级联反应中，最重要的酶是环氧合酶和脂氧合酶。

花生四烯酸含有 20 个碳原子，4 个双键，其中第一个双键起始于甲基端起第 6 个碳原子（图 5-3），故属于 n6 系列的多不饱和脂肪酸，简记为 20：4（n6）。

细胞受到刺激时，膜磷脂在磷脂酶 A_2（PLA_2）作用下释放出 AA 和 PAF，游离 AA 经两条途径被转化：①环氧酶（cyclooxygenase，COX）途径，AA 被催化生成前列腺素类

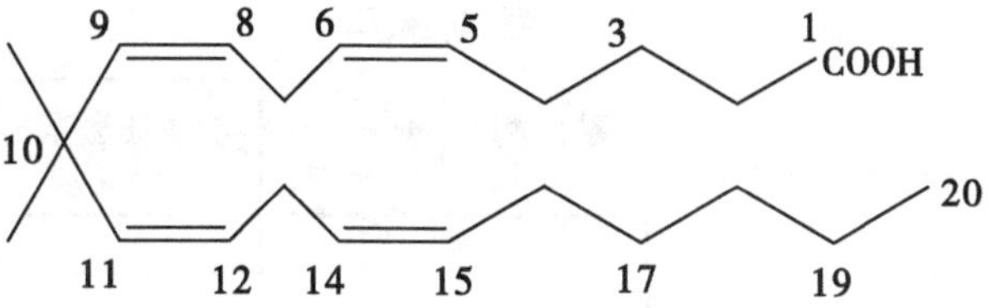

图 5-3 花生四烯酸（AA）的结构

（prostaglandins，PGs）和血栓素类（thromboxans，TXs）；②脂氧合酶（lipoxygenase，LOX）途径，生成过氧化氢廿碳四烯酸、白三烯类（leukotrienes，LTs）、羟化廿碳四烯酸和脂氧素（lipoxins，LXs）。其中 PGs 和 LTs 具有广泛的生物活性，参与了炎症反应、血栓形成和速发型过敏反应等多种病理过程，与心脑血管疾病、哮喘和休克等的发病有密切关系。AA 的生物合成和降解途径见图 5-4。

（一）环氧酶（COX）途径

COX 存在于细胞内质网，主要有两种亚型同工酶，分别是 COX-1 和 COX-2。

COX-1 为固有型，在绝大多数组织细胞生理状态下，被连续表达催化合成少量 PG，参与正常生理功能，特别是 COX-1 能催化生成对胃肠黏膜有保护作用的二十碳烯酸类物质。当该酶活性受到抑制，胃肠黏膜上皮细胞的 PG 生成减少，因而对胃肠的保护减弱而产生相关疾病。

COX-2 为诱生型，在正常无刺激的生理状况下检测不到，一旦细胞受到细菌脂多糖、某些致炎因子或生长因子刺激，COX-2 即被诱导生成，导致 PG 的生成量增加，增加的 PG 可参与炎症反应等。

尽管 COX-1 和 COX-2 产生的生理或病理功能不同，而将两亚型同工酶绝对地划分为“好的”和“坏的”显得过于简单，在有些条件下，两酶的功能也可能相似。

另外，Chandrasekharan 等（2002）发现 COX-1 的同工酶 COX-3 亚型[5]，但它与二十碳烯酸类的关系尚不清楚。

AA 经 COX 途径主要生成 PGs，还可生成血栓烷素和前列环素。

AA 依其所在组织不同而形成的最终代谢产物各异，例如血小板中由于 TXA_2 合成酶丰富，是体内合成 TXA_2 的主要部位；血管内皮细胞中含有丰富的 PGI_2 合成酶，主要合成 PGI_2；肾脏的环氧酶代谢途径主要生成 PGE_2 及 $PGF_{2\alpha}$ 等。

1. 前列腺素

PGs 是一类具有 20 个碳原子的不饱和脂肪酸。基本骨架是二十碳酸的前列烷酸，由五碳环（环戊烷核心）和两条侧链组成。

在前列腺素环内过氧化物 G/H 合成酶催化下，花生四烯酸生成 PG 类物质，该酶又常称为环氧合酶或 COX，既有环氧合酶（COX）活性，又有过氧化酶（HOX）活性。COX 分布广泛，在哺乳动物的各种组织中都能催化花生四烯酸生成 PG 类物质（图 5-5）。

花生四烯酸在 COX 催化下生成环内过氧化物中间产物 PGG_2，再通过环氧合酶的过氧化酶特性，将 PGG_2 转化为与其形态相近的环内过氧化物 PGH_2。

AA 在 COX 作用下先形成环内过氧化物 PGG_2 和 PGH_2，PGG_2 和 PGH_2 都非常不稳定，

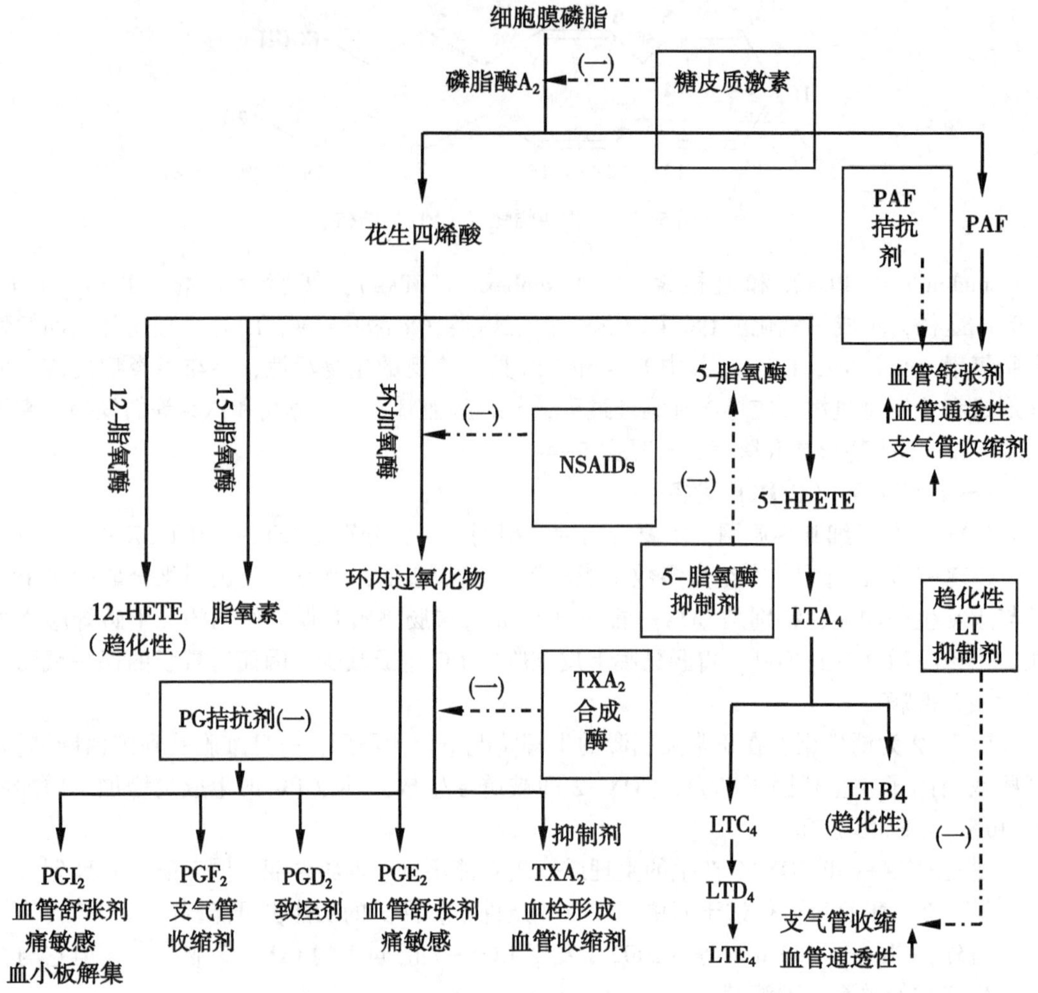

图 5-4　自膜磷脂生成的各种物质及其作用以及抗炎药的作用部位示意图

注：NSAIDs—非甾体抗炎药；PAF—血小板活化因子；5-HPETE—5-氢过氧化二十碳四烯酸；12-HETE—12-羟二十碳四烯酸；LX—脂氧素（Lipoxin）；HX—羟基环氧素（hepoxilin）；PGI_2—前列环素；PG—前列腺素；TXA_2—血栓素 A_2；LT—白三烯

生理 pH 和体温条件下生物半衰期短于 5min；在异构酶和合成酶作用下，或非酶途径，很快转化成不同的 PG 产物（如 PGD_2、PGE_2 和 $PGF_{2\alpha}$）。PGA、PGB 和 PGC 是在分离提取 PGE 过程中由 PGE 生成，而该过程生物体并不发生。$PGF_{2\alpha}$ 是由一些组织中的 PGE_2 通过 9-酮-还原酶催化而成，但该酶在生理条件下是否存在尚存疑问。此外，在牛子宫中发现 PG 内过氧化物 $F_{2\alpha}$ 还原酶，能使内过氧化物转化为 $PGF_{2\alpha}$。

除形成 PG 类 D、E、F 系列外，环内过氧化物 PGG_2 和 PGH_2 在血栓素合成酶或前列环素合成酶作用下，分别生成 TXA_2 及前列环素（prostacyclin，PGI_2）。这两种活性物质与常规 PG 结构不同，但活性很高。

2. 血栓素 A_2

在马和人血小板中首先发现，有一种酶能催化 PGH_2 转化为结构中含噁烷环替代苯环

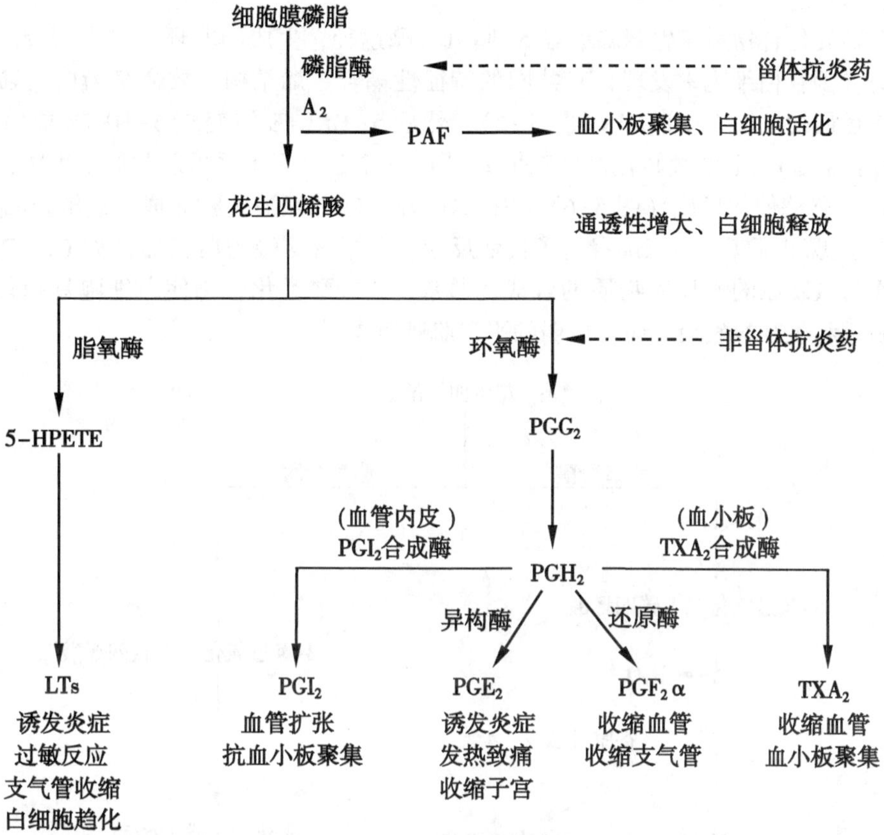

图 5-5 膜磷脂、花生四烯酸代谢途径及转化

的 PG 类物质，其被称为血栓素 A_2（thromboxane，TXA_2），催化该反应的酶被称为血栓素合成酶。

生理状态下，TXA_2半衰期很短，仅有 30 s，随即降解为稳定的血栓素 B_2。TXA_2作为血管收缩剂和凝集原，在血栓形成中发挥重要的生理作用。

3. 前列环素

研究发现，位于血管组织中有一种酶，能将 PGH_2转化为另一高活性的代谢物前列环素，或称 PGI_2，该酶被称为前列环素合成酶。

PGI_2含双环而不是单环苯结构。生物半衰期很短，只有 2～3min，通过非酶途径转化为活性较弱但稳定的物质——6-酮-$PGF_{1\alpha}$。PGI_2是有效的血管舒张剂，对血小板发挥抗凝集作用。

（二）脂氧合酶（LOX）途径

与脂肪酸环氧合酶（COX）广泛分布不同，迄今只在肺、血小板和白细胞中发现脂氧合酶。AA 经由脂氧合酶途径首先生成不稳定的氢过氧化物，然后降解成稳定的羟酸或进一步转化为其他类产物如白三烯类。脂氧合酶代谢途径的部分产物包括 5-氢过氧化二十碳四烯酸、白三烯 A、白三烯 B、白三烯 C，以及 12-氢过氧化二十碳四烯酸（HPETE）和它的稳定代谢物 12-氢二十碳四烯酸（HETE）。这些化合物能使白细胞具趋化性并参与炎症应答等。

白三烯类化合物系花生四烯酸经5-脂氧合酶途径，生成的非环化二十碳羧酸类物质（图5-6）。因在白细胞中发现，有共同的特征性耦合三烯结构，故命名为白三烯。5-脂氧合酶途径最初生成5-HPETE（图5-6）；然后5-HPETE转变成5-HETE或白三烯A_4（5，6内氧化物），后继续转化为白三烯B_4或白三烯C_4，后者系谷胱甘肽衍生物，由谷胱甘肽-硫-转移酶催化形成（图5-6）。白三烯D_4系C_4甘氨酸裂解而成，裂解掉C_4甘氨酸就形成E_4。现已证实，白三烯参与了炎症反应，含半胱氨酸的白三烯（如C_4、D_4和E_4）参与了作为致敏原的慢反应物质的合成。通常，二羟酸类化合物使白细胞具趋化性，其C_6上有硫键和氨基酸残余，还有微弱的平滑肌刺激作用。

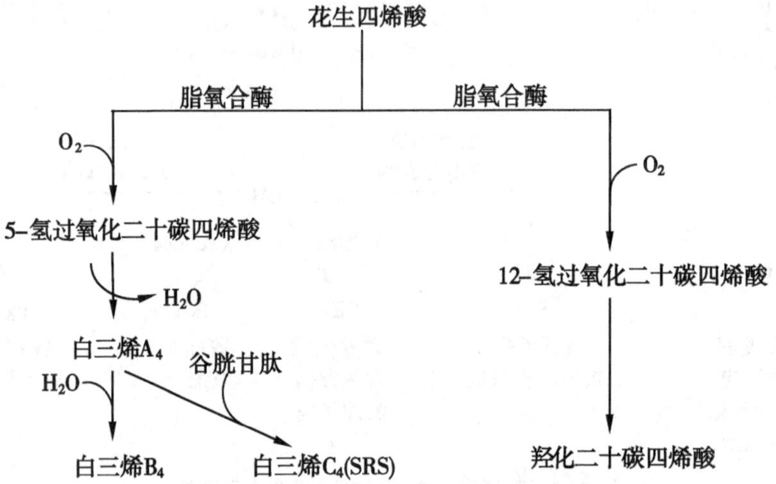

图5-6 花生四烯酸在脂氧合酶催化下的转化示意图

注：SRS代表过敏反应的慢反应物质

5-LOX、12-LOX和15-LOX 3种脂氧酶催化生成不同的代谢产物，其中最重要的是5-LOX途径，可产生各种LTs。5-LOX在体内分布较局限，主要存在于白细胞、肺和气管等组织。LTs是一类具有3个共轭双键的非环化碳羟酸，因其化学结构不同而分为LTA、LTB、LTC、LTD及LTE等类。

三、二十碳烯酸类物质生物合成的抑制[2]

机体内参与合成PG的各种酶，其组织分布在医学上很重要。因为它代表着PG系统最易受到攻击的药物靶位。

1. 非甾体抗炎药

COX普遍存在，因为机体的大多数组织都能将花生四烯酸转变为环内过氧化物PGG_2和PGH_2，PGG_2和PGH_2可以在不同组织中进一步转化成不同的产物。

一些动物的生殖器官能够合成PGE_2和$PGH_{2\alpha}$，脾和肺可生成所有PG类物质，血管内皮细胞形成的主要是PGI_2，故这些组织中前列环素合成酶显得非常重要。另外，血栓素合成酶在血小板中占主导，TXA_2是其生成的主要PG类物质。科学家一直在寻究不同类型的药物，通过调节酶活性而影响 PG 类物质合成与作用，继而调节机体单一功能的效应。

1971 年，Vane's 初次阐明了阿司匹林类药物对 PG 的抑制作用[6]。阿司匹林及其他非甾体抗炎药可通过干预 PG 的生物合成而阻止 PG 释放，这类药物的作用位点是 COX。其抑制 COX，阻止 AA 生成环内过氧化物 PGG_2和 PGH_2，以及由 PGG_2和 PGH_2转化的 PG 类物质同样被阿司匹林阻断。

抑制环氧合酶活性的其他非甾体类抗炎药物，包括水杨酸盐类、吲哚美辛、保泰松、萘洛芬（萘普生）、氟尼辛和甲氯灭酸等。这些药物同样在环氧合酶水平上抑制 PG 合成而产生抗炎、解热、镇痛作用。这些药物的副作用也是缘于抑制 PG 合成产生的。阿司匹林类药物，对同样催化花生四烯酸代谢的脂氧合酶没有抑制活性。

传统的非甾体抗炎药是 COX 非选择性抑制剂，对固有的 COX-1 亚型和诱生的 COX-2 亚型无选择性。COX-2 被抑制能有效减少致炎二十碳烯酸类物质的生成，产生临床治疗作用；但若 COX-1 同时被抑制，则会减弱 PG 对正常细胞的保护作用及其他生理功能。药物如果对 COX-2 比对 COX-1 的抑制作用强，则治疗时的副作用可能较小，其原因是药物能够选择性减少致炎的 PG 合成，又可保留 COX-1 催化产生的 PG 类物质对细胞的保护作用。因此，具有选择性 COX-2 抑制作用的新非甾体抗炎药是目前的研究热点之一。

2. 糖皮质激素

糖皮质激素通过诱导膜蛋白（先前称脂皮质素）的合成而干扰 PG 形成。膜蛋白通过抑制磷脂酶 A_2活性，抑制二十碳烯酸类物质的合成，继而阻止细胞磷脂释放花生四烯酸。糖皮质激素也能减少诱生型 COX-2 酶的表达，但对 COX-1 酶的活性影响不明显。

人们一直在寻找 PG 合成酶的选择性抑制剂，如咪唑及其同系物会优先选择抑制血栓素合成酶，某些 PGG_2和 PGH_2类似物也选择性抑制血栓素合成酶，而前列环素合成酶能被脂过氧化物如 15-HPETE 所抑制。上述酶抑制剂的应用价值尚未被证明，但因为它们选择性地减少了单一 PG 衍生物的生成，而不影响其他 PG，故比阿司匹林类环氧合酶抑制剂具有潜在的优势。

第二节 环氧化酶及其研究进展

环氧化酶（cyclooxygenase，COX）也称为前列腺素内过氧化物合成酶（PGHSs），是前列腺素（PGs）合成初始步骤中的关键限速酶，可将花生四烯酸代谢成各种 PGs 产物，从而维持机体的各种生理及病理过程。近 20 年来，人们对 COX 的认识不断加深，尤其是 COX-2 的发现以及特异性 COX-2 抑制剂的开发，极大地促进了非甾体抗炎药（NSIADs）在临床上的研究和发展。

陆志城（2004 年）对 COX 的研究进展做了较为详细的综述[7]，现引述如下。

一、COX 的研究历程

人们对 COX 的认识历程与 NSAIDs 的研究密切相关。

100 多年前，第一种 NSAIDs，即阿司匹林问世；然而，人们对 NSAIDs 的作用机理并不了解。1964 年，Vane JR 等研究发现，阿司匹林具有阻断内源性 PGs 合成酶的作用，在此基础上 Vane 等人于 1971 年阐明包括阿司匹林在内的 NSAIDs 是通过抑制 COX 的活性，进而阻断花生四烯酸转化为 PGs，从而发挥其抗炎、止痛和解热作用[6]。该研究结果，促进了科学家们对 COX 的深入研究。

1976 年，Hemler 等[8]首先分离得到具有酶活性的 COX。COX 是一种存在于细胞内质网内的膜结合糖蛋白，分子量为 71 kDa，可将花生四烯酸转化为 PGG_2，而 PGG_2 又可被还原成 PGH_2，最终形成一系列 PGs。

随后的研究发现[9,10]，细菌内毒素可使离体人单核细胞和在体小鼠巨噬细胞中 COX 的活性增强，而这种变化可受到糖皮质激素地塞米松的抑制。由此，人们开始认识到体内可能存在着 COX 同工酶。

1991 年，Xie 等[11]分离得到了这种可被诱导产生的 COX，命名为 COX-2。COX-2 在结构、功能等多方面均不同于以前发现的 COX，所以人们将以前发现的 COX 命名为 COX-1，即构成型（constitutive）COX，而 COX-2 为诱导型（inducible）COX。

二、COX-1 与 COX-2

1. 基因结构

人类的 COX-l 基因位于 9 号染色体（9q32～q33.3），源于一个长约 22.5kb 的 DNA 片段，由 11 个外显子和 10 个内含子组成，其 mRNA 约为 2.8kb。人类的 COX-2 基因则定位于 1 号染色体（lq25.2～25.3），长约 8.3kb，由 10 个外显子和 9 个内含子组成，其 mRNA 约 4.5kb[12]。两种 COX 基因长度的差异主要是由于内含子大小不同所致。此外，两者启动子的长度也不同，COX-1 启动子长度为 2.4kb[13]，而 COX-2 启动子的长度则为 1kb[14]。启动子的不同，则提示各种激活物对两种酶表达的调节作用也不一致。

人类 COX-2 基因，由 5’端 0.8kb 的转录起始位点上游区，6kb 的蛋白质编码区（其中包括 10 个外显子和 9 个内含子）以及 2.5kb 的 3’端非编码区（UTR）组成[15]。其中，在 5’旁侧区含有几个可能的转录调节序列，包括转录起始位点上游 25bP 位处共同的 TATA 盒序列，1 个 CCAAT 增强子结合蛋白（C/EBP）基序，2 个 AP-2 位点，3 个 SP1 位点，2 个 NF-κB 位点，1 个 cAMP 反应元件（CRE）基序和一个 Est-1 位点。COX-2 基因蛋白质编码区的 ORF 起始于 CTGCGATGC 序列[16]，由 10 个外显子编码，比人类 COX-1 基因少一个编码信号肽的外显子。除外显子 10 外，其他外显子的长度均与人类 COX-1 基因的相同。

另外，人类 COX-1 与 COX-2 的氨基酸序列在外显子 2 和外显子 4～10 的同源性为 52%～75%，而外显子 3 则仅有 38%的同源性。COX-2 基因 3’UTR 包含在外显子 10 中。与人类 COX-1 相比，COX-2 mRNA 的 3’UTR 大约多出 1.5kb，其中包括 22 个拷贝的 AUUUA 基序[15]。

2. 蛋白质结构

1994 年，Picot 等[17]用 X 射线晶体衍射学方法测出 COX 的三维结构，证实 COX 在细胞膜内分布的单向性。COX 的基本三维结构是二聚体，由 3 个彼此独立的折叠单元构成，包括 N 端的表皮生长因子类似区，膜结合区和 C 端的酶活性区[18]。COX-1 和 COX-2 是膜整合蛋白，分别为含有 599 个和 604 个氨基酸残基的多肽，两者氨基酸序列的同源性为 63%，估算的分子量为 65.7kDa 和 74kDa。

与 COX-1 相比，COX-2 编码的氨基酸序列 N 端缺少了 COX-1 中由 23 个或 24 个氨基酸残基构成的疏水性信号肽，而代之以较短的 17 个氨基酸残基构成的黏性信号肽；其次，COX-2 氨基酸序列 C 端有 1 个特异的 18 个氨基酸片段（NASSSRSGLDDINPTVLLK），而 COX-1 中则无此片段。利用人工合成的这个特异性 18 肽片段，可制备抗体来检测 COX-2蛋白。COX-1 和 COX-2 其余的核心序列有 75%相同，且催化酶活性的氨基酸位点，以及 C 端的阿司匹林乙酰化位点均表现出高度保守性[15,16,19]。

COX-1 和 COX-2 氨基酸序列的差异引起其蛋白质二级、三级结构的不同，进而影响了这两种酶对底物的选择性和活性。COX-2 的底物范围较广，可催化花生四烯酸及以外的脂肪酸，如 α 及 γ 亚麻酸。此外，两者结构上的差异也是开发特异性 COX-2 抑制剂的理论依据[20,21]。

3. 分布与调节

COX-1 主要位于内质网附近，结构性表达于胃、肾及血管等多种组织细胞内，一般在血小板、血管内皮细胞、胃和肾小管中表达水平较高。COX-1 具有“管家”（house-keeping）作用，可促进生理性 PGs 的合成，对维持正常的肾功能、保持胃黏膜完整性和稳定内环境等具有重要作用。通常情况下，COX-1 浓度较稳定，在激素或生长因子刺激后，表达仅升高 2~4 倍。

COX-2 位于内质网和核膜，尤以后者为多[22]。最初只在胃上皮壁细胞[23]、肠黏膜细胞、单核巨噬细胞、平滑肌细胞、血管内皮细胞及成纤维细胞等少数细胞中发现 COX-2 的表达[19]。后来人们在体外培养的肺上皮细胞、表皮细胞、角质细胞，正常大鼠的脑、肾、脊髓以及人的前列腺、肺中发现了 COX-2 的结构性表达，提示由 COX-2 催化生成的 PGs 不仅参与炎症、肿瘤等疾病过程，也与正常的角质细胞分化、神经传导、体温调节等生理功能有关[24-26]。曾有人用 RT-PCR 方法对组织 COX-1 和 COX-2 的 mRNA 进行分析，发现两者在前列腺中含量最高，且水平基本相当；肺 COX-2 呈高表达，COX-2 mRNA 较 COX-1 mRNA 高两倍；两者在乳腺、胃肠和子宫呈中等水平表达，而肝脏、甲状腺、胰腺、睾丸、肾、胸腺和脑组织则偏低[27]。

生理状态下，COX-2 在多数组织中因浓度过低而无法检测出来。但是，炎症因子如细菌脂多糖（LPS），促肿瘤剂如佛波酯、TPA、PMA，癌基因如 ras、v-src，多种生长和/或细胞因子如白介素-1（IL-1）、肿瘤坏死因子（TNF）、转化生长因子（TGF）、血小板衍生生长因子（PDGF）、血小板活化因子（PAF）、表皮生长因子（EGF）、造血生长因子（HGF）、碱性纤维母细胞生长因子（bFGF）、上皮调节蛋白（epiregulin），以及人体绒毛膜促性腺激素、维甲酸、内皮素（ET）、一氧化氮、血清、cAMP 等，均可诱导 COX-2 的表达，使表达水平可升高 10~80 倍。脂氧化酶代谢产物 HETES 以及外源性 $dmPGE_2$也可增加 COX-2 的表达[28,29]。

NSAIDs 如阿司匹林、布洛芬、水杨酸钠、NS-398 等，也可在转录水平调节 COX-2 的表达，其调节通路包括：酪氨酸磷酸化、p38 MAPK 活化，活性氧代谢中间产物产生，从而使 COX 转录增加[30]。能够抑制 COX-2 表达的有糖皮质激素和 IL-10，但两者对 COX-1 均无影响[31,32]。有人认为，上述刺激的信号是通过酪氨酸激酶受体和蛇根碱受体两条途径启动，然后激活蛋白激酶 A、蛋白激酶 C、JAK-STAT 等信号传递通路，最终影响 COX-2 基因表达的。

三、COX 催化 PG 合成及 COX 抑制剂的作用机制

自从 Picot 揭示了 COX 的三维结构后，人们对 COX 催化 PG 合成及药物抑制 COX 的作用机制逐渐有了具体的认识。Hawkey[33] 认为，COX-1 和 COX-2 存在一个发夹样（hairpin shaped）结构，弯曲的顶端将两股连在一起，中间是一条狭长的疏水性通道。在催化 PG 合成时，底物花生四烯酸自通道口旁的磷脂膜上释放出来，随即被吸入通道内，在发夹样结构的顶端发生扭转，插入两个氧原子，抽去一个自由基，构成 PG 结构中的五碳环，并转化为 PGG_2 与 PGH_2。

COX 抑制剂的特异性是由 COX-1 和 COX-2 蛋白结构形态上的差异以及抑制剂本身的分子结构特点所决定的[34-36]。

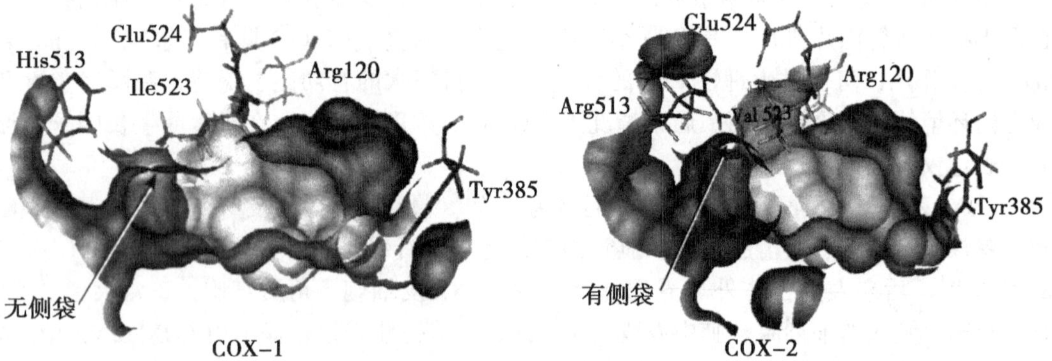

图 5-7　COX-1 和 COX-2 的活性位点区域

首先，从蛋白结构上来看（图 5-7[37]），① COX-1 和 COX-2 在通道一侧的 120 位均有一个极性较大、可与药物分子建立氢键结合的精氨酸残基。在通道另一侧的 523 位，COX-1 是一个异亮氨酸残基，而 COX-2 则为缬氨酸残基。缬氨酸 523 与亮氨酸 352、丝氨酸 353、酪氨酸 355、苯丙氨酸 518 共同构成一个疏水性空穴，称为侧袋（side pocket）。具有特殊结构的特异性 COX-2 抑制剂药物分子可在此建立共价键结合。在 COX-1 中，虽然也有与 COX-2 相似的空穴，但由于异亮氨酸分子大于缬氨酸，因而其较大的空间位阻会阻碍特异性 COX-2 抑制剂药物分子的进入。②COX-2 的通道开口要比 COX-1 大 17%左右，而通道末端也更具有柔性，因此更适于空间结构较大的特异性 COX-2 抑制剂药物分子的进入[38,39]。

其次，从特异性 COX-2 抑制剂分子结构方面的特点来看。通常，非特异性 COX 抑制剂分子较小，易通过 COX-1 或 COX-2 的开口进入通道，与 120 位的精氨酸残基建立氢键结合，从而阻碍正常底物花生四烯酸的进入，使酶无法发挥催化作用。而特异性 COX-2 抑制剂大多带有一个含有苯环等的刚性结构，并以磺酰基或磺酰氨基为终端的侧链。由于

分子较大，难以进入开口较小的 COX-1 通道，所以不能对其产生抑制作用。但此类药物仍能进入口径稍大、末端略有柔性的 COX-2 通道，不仅能与 120 位的精氨酸残基建立氢键，而且其带有特殊基因的侧链还能伸入侧袋内，建立共价键结合，从而对 COX-2 产生抑制作用。非特异性 COX 抑制剂对 COX-1 或 COX-2 的抑制作用都是瞬时发生且具有可逆性（阿司匹林是个例外，因为其对 COX-1 的作用主要是使 530 位的丝氨酸残基乙酰化，且其抑制作用是不可逆的）。而特异性 COX-2 抑制剂对酶的抑制作用是逐渐发展（需 15~30min 才能充分作用）且不可逆的。

四、小结

近 20 年来，由于特异性 COX-2 抑制剂（如塞来昔布及罗非昔布）的陆续上市，对医药市场和临床治疗已经产生了极大的影响。在药品生产商和舆论的推动下，人们似乎已完全接受特异性 COX-2 抑制剂，并认为它将替代传统的 NSAIDs。事实上，目前对 COX-2 的认识尚存在诸多疑问，例如目前已有部分研究证实 COX-2 对人体的正常生理机能同样发挥着作用，而并非如以前所认为的只有在炎症、败血症及细胞损伤等病理情况下才表达。那么 COX-2 对机体正常生理活动究竟起着什么样的作用呢？另外，特异性 COX-2 抑制剂在减少传统 NSAIDs 胃肠道不良反应的同时，是否也会带来其他的严重副作用？目前，已有一些临床试验发现特异性 COX-2 抑制剂，可能增加患者心血管事件的危险性。

再有，目前有研究显示，人体内存在 COX-3[5]，那么这种 COX-3 的作用是什么，它与 COX-1 和 COX-2 的关系又如何？2002 年，在 COX-3 被发现的同时，还发现了 COX-1 的两种短片段，分别称为部分 PCOX-1a（partial COX-1，PCOX-1）及 PCOX-1b，但 PCOX-1 不能催化合成前列腺素。COX-3 来源于 COX-1 基因，其 mRNA 中保留了内含子 1，主要在中枢神经系统中表达，且在 PG 的生物合成过程具有重要作用[40,41]。研究表明对乙酰氨基酚、氨基比林及安替比林等解热镇痛药可作用于 COX-3。对乙酰氨基酚、氨基比林等药物同其他的 NSAIDs 一样具有解热镇痛作用，但它们却对 COX-1 和 COX-2 没有抑制作用，同时也不具有抗炎作用。COX-3 的出现将有助于解释这些药物的作用机制，并且可能成为一个新的靶点用于解热镇痛药的发现，因此这将是以后研究的一个热点[5,42]。因此，从目前情况来看，人们对 COX 的认识与了解，还远未达到终点。

第三节 阿司匹林的作用机理研究概述

1971 年，Vane[6] 首次发现阿司匹林及其他非甾体抗炎药（NSAIDs），主要通过抑制环氧化酶（cyclooxygenase，COX）合成前列腺素（prostaglandin，PG），而发挥解热、镇痛、抗炎作用，人们才开始了解包括阿司匹林在内的 NSAIDs 的作用机制。1991 年，COX-2被发现后，NSAIDs 的作用机制被认为主要是抑制 COX-2 活性。但近年的研究表明，仅抑制 COX-2 活性，不足以解释包括阿司匹林在内的 NSAIDs 的抗炎作用，NSAIDs 还可能通过 COX 非依赖性的途径产生抗炎作用，张斌和杜冠华[43] 对此进行了较为详细的综述，现将与阿司匹林有关的内容引述如下。

阿司匹林在体内的半衰期特别短，其在体内的代谢产物水杨酸，也具有解热、镇痛、抗炎等活性。因此，本节在引述阿司匹林的作用机理时，亦将同时引述水杨酸的相关作用机理。

一、对 COX 的活性及表达的抑制

1. 阿司匹林对 COX 活性的直接抑制作用

Vane[6]的发现，对包括阿司匹林在内的 NSAIDs 的作用机制的研究，具有里程碑式的意义，首次将 NSAIDs 与 COX 及 PG 联系起来。这一发现使人们认识到 COX 与炎症有着密切的关系，并利用 NSAIDs 对 COX 及其代谢产生的类花生四烯酸类物质在正常生理状态及疾病状态下的作用进行了研究。

COX-1 与 COX-2 的氨基酸序列具有 60%的同源性，并且两者的三维结构、底物结合区及催化区也基本相同。因此，相同的 NSAIDs 抑制 COX-1 与 COX-2 的机制也基本相同[44]。

除阿司匹林外，包括水杨酸在内 NSAIDs 均是 COX 的可逆性抑制剂。阿司匹林可不可逆地乙酰化 COX 蛋白 530 位的丝氨酸残基（α-氨基 β-羟基丙酸），使乙酰基伸入到 COX 的活性位点中，而抑制酶与底物花生四烯酸的结合，从而抑制前列腺素的产生[37,45-47]。

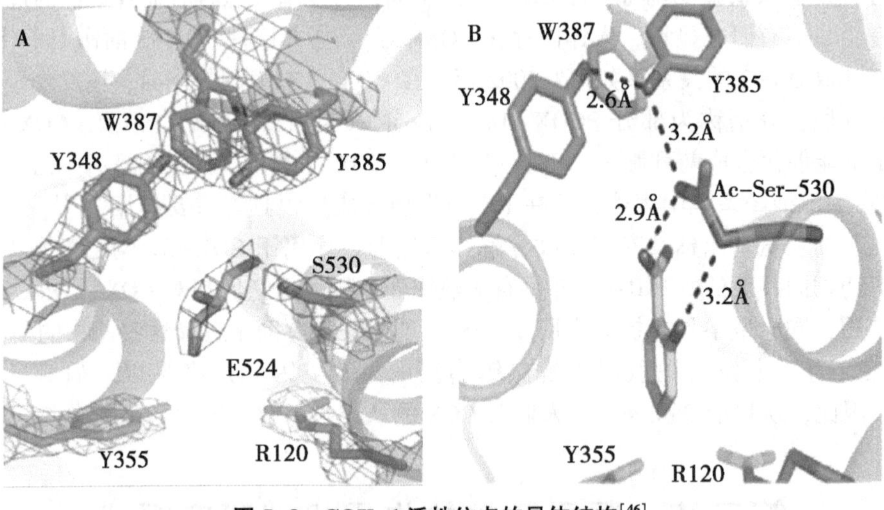

图 5-8　COX-1 活性位点的晶体结构[46]

注：A COX-1 的 B 亚单位活性位点周围 2. 8 σ（蓝色网格线）的 F_0-F_C 忽略电子密度轮廓（the F_0-F_C omit electron density contoured at 2. 8σ）的立体图，特定残基周围 1. 5σ（绿色网格线）的 $2F_0-F_C$ 电子密度轮廓

B 水杨酸与 COX-1 的 B 亚单位中 385 位酪氨酸和乙酰化的 530 位丝氨酸的相互作用

此外，乙酰化的 COX-1 完全失活，但乙酰化的 COX-2 却可将 AA 转变为 15-*R*-羟基二十碳四烯酸[47]，15-*R*-羟基二十碳四烯酸可在 5-脂氧酶作用下产生脂氧素，而脂氧素具有抗炎作用。因此，阿司匹林乙酰化 COX-2 所引起的脂氧素生成增加，也有利于其抗炎作用的发挥[48]。

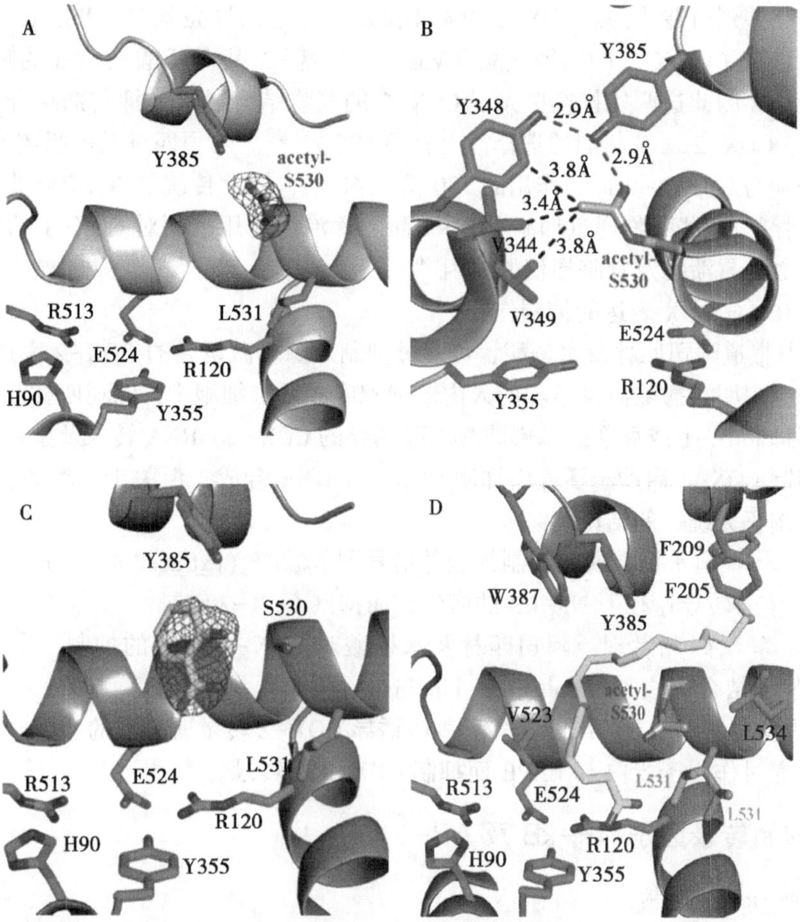

图 5-9 阿司匹林对人 COX-2 活性位点的乙酰化作用和水杨酸盐与活性位点的相互作用[47]

注：A. 阿司匹林对人 COX-2 的 B 亚单位 530 位丝氨酸侧链乙酰化的立体图，F_0-F_C模拟退火的电子密度忽略图（蓝色）（F_0- F_C simulated annealing omit map electron density），3.0σ 的轮廓（粉色为碳原子，红色为氧原子）

B. 乙酰化 530 位丝氨酸与侧链 344 位缬氨酸，348 位酪氨酸，349 位缬氨酸，385 位酪氨酸之间的氢键（红色虚线）和疏水相互作用（黑色虚线）距离的立体描绘图

C. 人 COX-2 和水杨酸的晶体结构中 A 亚单位活性位点中水杨酸结合的立体示意图。F_0-F_C模拟退火的电子密度忽略图（蓝色）（F_0- F_C simulated annealing omit map electron density），3.0σ 的轮廓（黄色为碳原子，红色为氧原子）

D. 乙酰化的人 COX-2 催化生成 15-*R*-HETE 的模式图。花生四烯酸（黄色）与经阿司匹林乙酰化的 COX-2 活性位点的相互作用。乙酰化的 530 位丝氨酸（粉色为碳原子，红色为氧原子）形成了另一种构象，随后提供了 ω 末端（ω-end）使花生四烯酸能够接近疏水性凹槽，最终生成 15-*R*-HETE。531 位的亮氨酸侧链（蓝色）也可以发生构象改变（橙色），以适应移动的乙酰化侧链（accommodate the moving acetylated side chain），使花生四烯酸结合于 COX 的活性位点

COX 活性位点中残基的碳、氮、氧原子分别为绿色、蓝色和红色

NSAIDs 对 COX-1 与 COX-2 的选择性有很大差异，这主要是由于 COX-1 与 COX-2

结构上的微小差别所造成的。COX-1 中 434 位及 523 位的异亮氨酸（Ile，α-氨基-β-甲基戊酸）替换成了 COX-2 中的缬氨酸（Val，α-氨基-β-甲基丁酸），Val 的侧链比 Ile 的侧链相对较小，因此这两处替换扩大了 COX-2 的底物结合通道及抑制剂结合区域，并造成 COX-1 与 COX-2 对抑制剂的选择性上有很大差异[49]。阿司匹林及吲哚美辛对 COX-1 抑制作用分别为对 COX-2 抑制作用的 170 倍及 60 倍，因此传统的 NSAIDs 被称为非选择性 COX 抑制剂，这些药物通过抑制 COX-2 而发挥治疗作用，而对 COX-1 的抑制作用则是其造成出血、胃溃疡及肾脏损伤的原因[50]。

2. NSAIDs 对 COX 表达的抑制作用

Xu 等[51]报道阿司匹林及水杨酸，可通过抑制外源刺激诱导的 COX-2 表达而阻断 PG 的合成。研究表明在撤除血浆培养的人内皮细胞或成纤维细胞中，阿司匹林及水杨酸在治疗剂量下可抑制 IL-1 或豆蔻酰基佛波醇乙酯诱导的 COX-2 mRNA 转录及蛋白表达，二者主要通过抑制 COX-2 启动子活性而抑制 COX-2 mRNA 合成。但关于二者抑制 COX-2 转录的分子机制仍无统一的结论。

Kwon 等[52]报道水杨酸通过抑制细胞外信号调节激酶（extracellular signal-regulated kinase，Erk）信号转导途径下 NF-κB 的激活，而抑制 COX-2 转录。

Kenneth 等[53]研究发现，阿司匹林及水杨酸对 COX-2 转录的抑制，主要与其抑制 CCAAT/增强子结合蛋白 β（enhancer-bindingprotein-β，C/EBPβ）有关，C/EBPβ 可与 COX-2 启动子结合，二者的结合是多种刺激诱导 COX-2 转录所必需的。因此，阿司匹林及水杨酸可通过作用于蛋白 C/EBPβ 而抑制 COX-2 的转录。

二、抑制转录因子 NF-κB 及 AP-1

1. 对 NF-κB 的抑制

自 1994 年，Kopp 与 Ghosh [54]首次报道了水杨酸与阿司匹林可抑制 NF-κB 的激活以来，关于 NSAIDs 对转录因子影响的研究不断增多。

脊椎动物的 Rel/NF-κB 转录因子家族中包括 5 种蛋白：c-Rel、RelA（p65）、RelB、p50 及 p52。NF-κB 是由 p50 及 RelA 所形成的异源二聚体，可与 DNA 的 κB 位点结合从而直接调节基因转录。NF-κB 可以调节细胞因子、酶、趋化因子、免疫受体及细胞黏附分子的表达，因此 NF-κB 被称为“免疫系统的中心调节物”，而阿司匹林、水杨酸[54]及其他一些 NSAIDs 可通过抑制 NF-κB 而产生抗炎作用。

由于 NF-κB 在炎症反应中还可调节免疫细胞的分化与存活，因此阿司匹林及水杨酸也可抑制免疫细胞分化过程。研究表明，将未成熟的人髓质树突细胞在体外条件下分化时，若加入阿司匹林或水杨酸，则它们不能刺激 T 细胞增殖并伴随着细胞表面蛋白标志的改变，如作为成熟树突细胞标志的 CD83 及 IL-12 明显减少，这些研究均表明阿司匹林及水杨酸影响了免疫细胞的分化过程[55]。

因此，抑制 NF-κB 是包括阿司匹林和水杨酸及其他一些 NSAIDs，产生抗炎作用的机制之一。

正常情况下 NF-κB 可与抑制性蛋白 IκB 结合，在细胞浆中处于静息状态。细胞激活后，IκB 可在 IκB 激酶的作用下被磷酸化，磷酸化的 IκB 从 NF-κB 上解离，并被泛素降解。之后 NF-κB 可进入细胞核并诱导多种促炎基因的表达。阿司匹林及水杨酸在高浓度下可抑制 NF-κB 激活的多个步骤，包括：①抑制 IκB 激酶 β 活性，②抑制 IκB 磷酸化，③抑制 NF-κB 介导的基因转录。由于细胞因子、细胞间黏附分子-1、血管细胞黏附分子-1及 E-选择素的基因均是 NF-κB 依赖性的，阿司匹林及水杨酸可通过抑制 NF-κB 而抑制这些炎症分子的表达。

同样，其他的非甾体抗炎药包括布洛芬及舒林酸等均可通过抑制 IκB 激酶 β 活性而抑制 NF-κB。而 *R*-氟比洛芬对 IκB 的磷酸化、降解及基因表达均没有影响，它可能直接作用于 NF-κB 或作用于有利于 NF-κB 向核内转运的蛋白如热休克蛋白 70[56]。

2. 对 AP-1 的抑制

激活因子 1（activator protein 1，AP-1）是 jun 及 fos 癌基因家族编码的蛋白所形成的复合物，可在紫外线照射、生长因子、TNF-α 及 IL-1 等条件下激活，AP-1 可诱导炎症反应中多种基因的表达，如在风湿性关节炎的滑膜细胞中 AP-1 明显激活。

试验证明，阿司匹林及水杨酸可以抑制表皮生长因子及紫外照射诱导的小鼠内皮细胞中 AP-1 的激活[57]。在风湿性关节炎及骨关节炎病人的滑膜中发现 NF-κB 及 AP-1 与 DNA 的结合能力明显升高，并造成基质金属蛋白酶（matrix metalloproteinase，MMP）的生成增加，而 MMP 在软骨及骨的降解中起重要作用。

三、对蛋白激酶的作用

1. MAPK

哺乳动物体内的丝裂原活化蛋白激酶（MAPK）主要包括 Erk（Erk-1 及 Erk-2，或分别称为 p44/p42MAPK）、Jun 激酶及 p38MAPK，这些蛋白激酶在应激反应的信号转导中起重要作用。阿司匹林及水杨酸可通过抑制 Erk-1 及 Erk-2 而抑制 UV-介导的小鼠内皮细胞中 AP-1 的激活[57]；此外，二者还可以抑制 Erk 激活所引起的中性粒细胞吸附。CD11b/CD18 整合素依赖性的中性粒细胞吸附作用是炎症反应中的关键步骤，而 Erk 的激活在这步反应中起重要作用，研究表明阿司匹林及水杨酸可通过抑制 Erk 而抑制 N-甲酰甲硫氨酰-亮氨酰-苯丙氨酸或花生四烯酸刺激所引起的中性粒细胞吸附。阿司匹林及水杨酸对 p38 的作用与对 Erk 的作用恰好相反，二者可激活人成纤维细胞中 p38 MAPK，而 p38 MAPK 的激活则可使这些细胞中 NF-κB 的活性下调[56]。

2. 核糖体 S6 激酶

阿司匹林、水杨酸及布洛芬作用的另一个蛋白激酶是核糖体 S6 激酶-2（ribosomal S6 kinase 2，RSK2）。RSK2 在 Ras-MAPK 信号转导途径中是一个关键性的激酶，并调节立刻早期基因的转录，NSAIDs 通过抑制 RSK2 的活性，从而抑制酶底物 cAMP 反应元件结合蛋白（cAMP response element binding protein，CREB）、IκBα 及热休克转录因子-1（heat shock transcription factor 1，HSF-1）的磷酸化。CREB 磷酸化后可与 cAMP 反应元件结合，并启动细胞因子等致炎物质基因的表达；IκB 的磷酸化是 NF-κB 激活所必需的；HSF-1 可抑制细胞因子的表达，磷酸化后则其活性被抑制。因此，NSAIDs 通过抑制 CREB、IκBα 及 HSF-1 的磷酸化而抑制细胞因子的表达及 NF-κB 激活所引起的反应[58]。

四、抑制前列腺素的转运

抑制 PG 合成，一直被认为是包括阿司匹林和水杨酸在内的 NSAIDs，产生治疗作用的主要原因，而最近的研究表明某些 NSAIDs 不仅可抑制 PG 的合成，还可以抑制其向细胞外转运[59]。ATP 结合盒（ATP-binding cassette，ABC）转运蛋白是生物体内以 ATP 水解为动力的转运蛋白，在人的基因组中包含 48 个 ABC 基因，其转运底物包括脂类、胆盐及各种毒性化合物，多药抗药性蛋白（mutidrug resistance protein，MRP）是 ABC 转运蛋白家族中的一个亚家族，Rein 等的研究表明 MRP4 可将 PGE_1 及 PGE_2 主动转运出细胞外，并与 $PGF_{1\alpha}$、$PGF_{2\alpha}$、PGA_1 及 TXB_2 具有很高的亲和力。由于 PG 的水溶性较大，通过被动扩散的方式进行的跨膜转运较少，因此 MRP4 可能对于 PG 的向细胞外转运具有重要作用。

Rein 等[60]的这一发现为抑制炎症反应中的 PG 提供了又一新的途径，即设计通过抑制 MRP4 而抑制 PG 向细胞外释放的药物。NSAIDs 抑制 PG 释放则可能引起部分细胞内 PG 浓度的升高，高浓度的 PG 是否可以增强核内受体，如过氧化物酶体增殖物激活受体 γ（peroxisome proliferator-activated receptor γ，PPARγ）的激活仍有待于研究。

五、激活核受体 PPAR

PPAR 主要有 3 种亚型：PPARα、PPARδ 及 PPARγ，其中 PPARγ 在脂肪组织中表达较高，对脂肪的利用与储存、脂肪细胞分化及胰岛素作用均具有重要的调节作用，PPARγ 在单核细胞、骨髓前体细胞、脾细胞及辅助性 T 细胞中均有表达，且在激活的巨噬细胞中表达增多，PPARγ 激活可抑制巨噬细胞中细胞因子的产生并减少 T 细胞分化，PPARα 激活也可抑制炎症细胞因子的产生，而 3 种亚型均在多种细胞包括单核细胞的凋亡中起重要作用。

研究表明吲哚美辛对 NF-κB、AP-1 及 MAPK 等均没有影响，但可以选择性激活 PPARγ，其他的 NSAIDs 如二氯芬酸也可选择性激活 PPARγ，而布洛芬对 PPARδ 及 PPARγ 均有激活作用[61]。因此，对 PPAR 各亚型作用的研究也为 NSAIDs 药理作用分子机制的研究提供了重要线索。

六、抑制一氧化氮合酶

诱导型一氧化氮合酶（inducible nitricoxide synthase，iNOS）表达增加是炎症反应中的一个明显特征，并且 iNOS 所合成的一氧化氮（NO）是风湿性疾病的重要介质。研究显示，阿司匹林及水杨酸可抑制 LPS 激活的鼠巨噬细胞或心肌成纤维细胞中 iNOS 的表达及亚硝酸根的产生，阿司匹林及水杨酸通过抑制 ERK1/2 的活性或阻断 C/EBPβ 与 iNOS 启动子的结合而抑制 iNOS 的转录。因此，对 iNOS 表达及功能的影响也是抗炎作用机制之一[53,62]。

石廷雨等[63]研究了阿司匹林对脂多糖（LPS）诱导人主动脉内皮细胞（human aortic endothelial cells，HAECs）损伤的保护作用，并进一步阐明了阿司匹林对一氧化氮合酶（NOS）及血管内皮生长因子（VEGF）及其相关受体信号的调控。其采用 LPS 建立

HAECs 损伤模型，苏木精-伊红（HE）染色观察细胞形态；MTT 法、划痕试验分析 HAECs 损伤修复能力；ELISA 测定 NO 含量；Western blot 检测内皮型一氧化氮合酶(eNOS)、iNOS、VEGF 和血管内皮生长因子受体-2（VEGFR-2）蛋白表达。结果显示，给药 12h 后阿司匹林明显改善 LPS（5mg · L^{-1}）导致的细胞损伤、提高修复能力（$P<0.05$），并上调 NO 分泌量及 VEGF、VEGFR-2 的蛋白表达（$P<0.01$）；升高 eNOS 蛋白的表达（$P<0.01$）。而给药 24h 后阿司匹林显著下调 LPS 导致的 NO 分泌量及 iNOS、VEGF、VEGFR-2 的蛋白表达升高，同时升高 eNOS 蛋白的表达（$P<0.01$）。以上结果说明，阿司匹林对 LPS 诱导的血管内皮细胞炎性损伤有保护作用，与调节 NOS/NO 和 VEGF 及其受体的动态平衡密切相关。

七、激活热休克反应

水杨酸可激活热休克转录因子-1（HSF-1），使之从细胞浆转移到细胞核中，并与 DNA 结合，HSF-1 可激活热休克蛋白基因并抑制细胞因子基因，而热休克反应则抑制炎症细胞的激活及应激基因的表达。在 LPS 刺激的单核细胞中加入水杨酸可抑制细胞因子基因的表达，与热休克反应或 HSF-1 过量表达时所引起的细胞因子抑制反应相似；同样，其他的 NSAIDs 如阿司匹林、舒林酸、布洛芬及普洛昔康等也可诱导热休克蛋白 70 mRNA 的表达，从而抑制细胞因子基因的表达[56]。而吲哚美辛及布洛芬则可以诱导热休克同源蛋白向细胞核内转运而引起热休克反应[64]。因此，NSAIDs 通过诱导热休克反应所产生的作用与其抗炎作用密切相关。

八、诱导生成炎症消退介质

炎症的启动（initiation）和发展之后的炎症消退（resolution）过程，也是受到体内促消退介质（pro-resolving mediator）调控的主动过程。继发现由花生四烯酸衍生的脂氧素(lipoxin）后，人们又从炎症消退阶段的炎性渗出物中分离出由 ω-3 多不饱和脂肪酸转化而来的消退素（resolvin）与保护素（protectin），它们也都具有强效的抗炎促消退效应，成为促炎症消退介质的新成员。

COX-2 经阿司匹林乙酰化之后，虽然失去了将花生四烯酸转化为前列腺素的功能，但却可以将花生四烯酸转化为具有促进炎症消退作用的脂氧素；以及将 ω-3 多不饱和脂肪酸转化为同样具有促进炎症消退作用的消退素。脂氧素和消退素的生成途径中，均可分为阿司匹林依赖性的和非阿司匹林依赖性的。阿司匹林能够促进阿司匹林依赖性的脂氧素和消退素的生成，进而促进炎症的消退，是阿司匹林的又一作用机理，将在后续内容中进行详细介绍。

九、小结

COX-2 的发现成为 NSAIDs 作用机制研究的一个重要突破，但大量的研究表明这并不是 NSAIDs 作用机制的全部，COX-3 的发现使这一理论更加复杂，且有些研究结果无法用这一理论解释。近年的研究证明，NSAIDs 可以通过与抑制 COX 活性无关的途径发挥抗炎作用，这些途径包括作用于转录因子、蛋白激酶、核受体、热休克反应及 iNOS 等，甚至还包括抑制 PG 的转运。这些途径之间并非是截然分开的，而是有着密切的联系，它们的综合作用可以抑制 COX 表达、减少部分细胞因子的产生、抑制炎症细胞分化与成熟及炎症介质的产生。因此 NSAIDs 的抗炎作用，甚至包括其抗癌及抗阿尔茨海默病的作用，是其作用于细胞内一系列生化反应及信号转导过程的结果，并非通过单一途径产生，NSAIDs 作用机制仍需进一步研究，这不仅有利于新型抗炎药物的开发，同时也有助于人们对炎症过程的认识。

第四节　阿司匹林对炎症消退介质的诱生作用

炎症是机体抵抗感染与损伤的重要防御机制，但过度的失控性炎症反应又可造成自身组织细胞的非特异性杀伤，成为众多炎症相关性疾病发生发展的基础性病理机制。为限制炎症的过度发展并促进炎症及时消退，机体会内源性地产生一系列促炎症消退介质（pro-resolving mediator），如 Serhan 等发现的由花生四烯酸衍生的脂氧素（lipoxin）[65]，便是最为典型的促炎症消退介质。随后，Schwab 等[66]借助高通量的脂质组学（lipidomics）技术，又从小鼠腹腔的炎性渗出物中分离出由 ω-3 多不饱和脂肪酸衍生的促炎症消退分子——消退素（resolvin）和保护素（protectin）。

目前的研究发现，脂氧素和消退素皆有依赖于经阿司匹林乙酰化的 COX-2 的生成途径；这可能也是阿司匹林发挥抗炎作用的机理之一。以下将对脂氧素和消退素的分类、生成、受体、作用机理、应用等分别进行简述。

一、脂氧素

脂氧素（lipoxins，LXs）是来源于花生四烯酸（arachidonic acid，AA），通过跨细胞途径经由不同脂氧合酶（lipoxygenase，LO）催化 AA 而生成，具有抗炎和促炎症消退的脂类介质（图 5-4）。在炎症过程中，脂氧素通过抑制趋化因子产生，抑制多形核粒细胞（poly-morphonuclear neutrophils，PMN）向炎症部位聚集，促进单核/巨噬细胞发挥非炎性吞噬作用，抑制炎性细胞因子的产生，被称为炎症过程的“刹车信号”。胡珊和马彦青等[67]、周游和蒋兴亮[68]分别对脂氧素的生成、代谢、受体，以及对炎症信号通路的调控等进行了综述，现简述如下。

（一）LXs 的结构、合成、代谢及受体

1. LXs 的结构

LXs 是 Serhan 等[65]于 1984 年首次发现的二十烷类家族中一类 AA 的代谢产物，具有典型的三羟基、四共轭双键结构。根据分子中羟基位置和构象的不同分为 4 种：LXA4、LXB4、15-epi-LXA4 和 15-epi-LXB4（图 5-10）。15-epi-LXA4 又称阿司匹林诱生的 LXs（aspirin-triggered lipoxins，ATL），较 LXA4 构象更稳定，半衰期更长。

2. LXs 的合成

LXs 主要在炎症过程中通过跨细胞途径，经不同 LO 顺序催化 AA 生成。LXs 的跨细胞合成途径主要有 3 条。

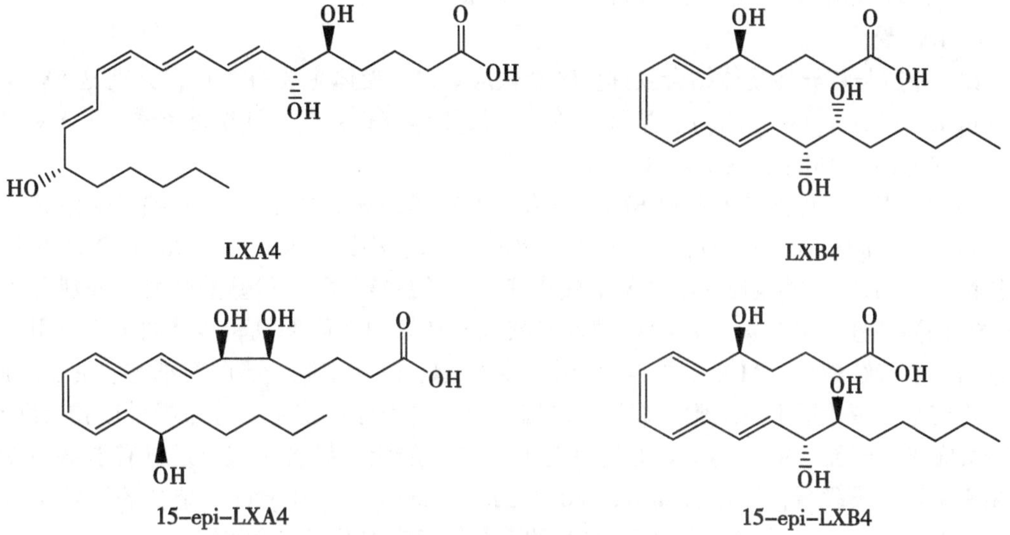

图 5-10 脂氧素的化学结构

(1) 第一条途径，经由 5-LO 和 12-LO 催化合成。

在血管中，AA 在多形核粒细胞 PMN 内 5-LO 的催化下生成白三烯（leukotriene A4，LTA4，图 5-4），血小板通过其表面的 P-选择素与 PMN 黏附，将 LTA4 转入血小板内，在 12-LO 的催化下合成 LXs。

(2) 第二条途径，经由 15-LO 和 5-LO 催化合成。

AA 在单核巨噬细胞、气道上皮细胞和血管内皮细胞内，被 15-LO 催化合成中间产物 15*S*-羟过氧化二十碳四烯酸（15*S*-hydroperoxyeicosatetraenoic，15*S*-HPETE）和 15*S*-羟二十碳四烯酸（15*S*-hydroxyeicosatetraenoic acid，15*S*-HETE），这些细胞通过胞间黏附分子与 PMN 相互作用，将 15*S*-HPETE 和 15*S*-HETE 传递给 PMN，作为 5-LO 的催化底物生成 LXs。

(3) 第三条途径，是经由阿司匹林诱发的乙酰化 COX-2 和 5-LO 催化合成。

在炎症、细胞因子、缺氧等因素作用下，血管内皮细胞、肠上皮细胞、单核巨噬细胞等表达 COX-2，ASA 可使这些细胞的 COX-2 乙酰化并形成 ASA-乙酰化 COX-2 复合体，乙酰化 COX-2 丧失原有合成前列腺素的功能，转换为 15*R*-LO 的催化作用，使花生四烯酸转变为 15*R*-HETE。血管内皮细胞、气道上皮细胞通过与 PMN 相互作用，将 15*R*-HETE 传递给 PMN，在 5-LO 催化下合成 15-立体异构体（epimer，epi）-LXs，也称为 ATL。

3. LXs 的代谢

LXs 生成后在局部组织发挥作用，在单核细胞脱氢酶作用下迅速失活。LXA4 被 15-羟/oxo-二十碳四烯酸氧化还原酶（15-PGDH）氧化，形成无活性的 15-oxo-LXA4，经由 LXA4/PGE13，14-还原酶/LTB4 12-羟脱氧酶（PGR/LTB4DH）作用形成 13，14-二氢-15-oxo-LXA4，再经过 15-PGDH（15-hydroxyprostaglandin dehydrogenase）作用形成 13，14-二氢-LXA4。LXB4 被 15-PGDH 代谢形成 5-oxo-LXB4 而失活。此外，PMN 可将

LXA4、LXB4 代谢为 20-羟-LXA4 和 20-羟-LXB4 而失活。

4. LXs 受体

LXs 通过与特异性受体结合发挥生物学效应。LXs 受体主要有 3 种，分别是 LXA4 受体（lipoxinA4 receptor，ALX）、半胱氨酸白三烯受体（CysLT）和芳烃受体（arylhy-dro-carbon receptor，AhR），其中以 ALX 最为重要。

（1）ALX，又称 FPR2 或 FPRL1，具有 7 次跨膜结构，属于 G 蛋白耦联受体超家族（G-protein coupled receptor super family，GPCR）。人、小鼠和大鼠的 ALX 的 cDNA 可读框全长都为 1 051bp，共编码 351 个氨基酸残基，三者在核苷酸和氨基酸序列上分别有 74% 和 65%的同源性，ALX 第 236~237 位丝氨酸残基和第 302 位酪氨酸残基的突变可引起脂氧素信号的持续激活。ALX 主要表达于中性粒细胞、巨噬细胞、嗜酸粒细胞、淋巴细胞、成纤维细胞、消化道上皮细胞、血管内皮细胞等，在神经系统主要分布于星形胶质细胞，部分分布于神经元。ALX 不但具有能够与 LXs 结合的脂类结合位点，还具有能够与糖皮质激素诱导的膜联蛋白 1（gulcocorticoid-inducedannexin 1，ANXA1）结合的肽类结合位点，ANXA1 与 LXs 一起通过作用于 ALX 的不同位点协同发挥抗炎作用。

（2）CysLT，包括 CysLT1 和 CysLT2，分别与 LTD4 和 LTC4 结合。ALX 与 CysLT 有一定同源性，LXA4 可与 LTD4 竞争性与血管内皮细胞、肾小球系膜细胞的 CysLT1 结合拮抗 LTD4 的作用，也可与 LTC4 竞争，与气道上皮细胞的 CysLT2 结合拮抗 LTC4 的作用。

（3）AhR，LXs 还可与小鼠肝细胞内的 AhR 结合，通过调节转录因子活性调节相应基因的表达。

（二）脂氧素对炎症信号的调控

1. 调控 PKC 信号通路

蛋白激酶 C（PKC）信号系统处于胞内信号传递的前期阶段，胞膜的 G 蛋白耦联受体将信号传递至 PKC，PKC 激活后再引起胞内的联级反应。PKC 参与了脂氧素诱导的区域受体信号传递，通过 PKC 反馈性促进脂氧素受体激活。在 PKC 参与的炎症应答中，脂氧素可以通过干预 PKC 的激活来降低下游炎症反应。

2. 调控 JAK-STAT 信号通路

酪氨酸激酶（JAK）与信号转导及转录蛋白（STAT）是能将细胞外化学信号转移至胞核，并调控 DNA 转录表达的完整而简单的信号通路。脂氧素在抑制细胞因子表达和细胞增殖、扩散等炎症应答的过程中对此通路有干预作用。脂氧素对该通路更为常见的干预方式是直接抑制 STAT 家族亚基 STAT3 与 DNA 绑定激活，使得靶基因的转录表达降低。

3. 调控 PI3K/Akt

磷脂酰肌醇 3 激酶/蛋白激酶 B（PI3K/Akt）信号通路是细胞的生存通路之一，PI3K 被生长因子、细胞因子、激素等细胞外信号刺激激活后，可以调控细胞的增殖、分化、黏附、迁移及凋亡。PI3K/Akt 的激活可以使下游的 NF-κB、糖原合成激酶-3（GSK-3）等靶蛋白磷酸化激活而进行广泛的生物学效应反应。脂氧素切断 PI3K/Akt 通路后还可以影响到其他信号通路。

4. 调控 MAPK 信号通路

丝裂原活化蛋白激酶（MAPK）信号通路是一组能被不同细胞外刺激因素激活的保守

的丝氨酸-苏氨酸蛋白激酶。对于不同类型的细胞、不同的刺激因素所激活的 MAPK 家族成员不同，所引起下游的生物学效应也不相同。在炎症反应中，脂氧素调控的 MAPK 家族成员主要包括：JNK、ERK、p38MAPK 等。

（1）调控 JNK 通路。c-Jun 氨基末端激酶（JNK）是 MAPK 的主要成员之一，参与细胞信号传递。JNK 信号通路涉及了 LXA4 的抗炎症机制。LXA4 可通过调控 JNK 通路发挥抗炎活性。

（2）调控 ERK 通路。细胞外调节蛋白激酶（ERK）通路，是可以将细胞表面信号转导至胞核的信号通路，对此通路的调控是脂氧素发挥抗炎活性重要的途径之一。

（3）调控 p38MAPK 通路。p38MAPK 信号通路是炎症反应较为重要、参与较为广泛的信号通路，脂氧素抑制该通路后可以直接抑制细胞的炎性反应激活。

5. 调控 NF-κB 信号通路

NF-κB 是细胞内最重要的核转录因子，在多种刺激因素介导的炎症反应中起核心转录调控作用。NF-κB 参与调节 TNF-α、IL-2、IL-6、IL-8、单核细胞趋化蛋白 1（MCP-1）、E 选择素、趋化因子、黏附分子的表达。脂氧素对诸多炎症模型的干预都涉及对 NF-κB信号通路的抑制。NF-κB 有多种亚基，但脂氧素主要是对其 p65 亚基（NF-κB/p65）进行调控。

（三）脂氧素的作用

脂氧素通过对 PKC、MAPK、NF-κB 等多种炎症信号通路的调控来抑制细胞激活、炎性细胞因子表达、细胞增殖扩散等炎症反应，涉及多种类型细胞应对不同刺激的炎症反应，抗炎作用广泛而强大，应用前景十分广泛。

在体内阿司匹林对 COX-2 乙酰化后，可诱导生成脂氧素[67]，为探讨阿司匹林的作用机理，提供了新的研究思路；也为扩大阿司匹林的临床应用范围，提供了理论基础。

脂氧素作为机体内源性产生的抗炎和促炎症消退的脂类介质，可参与抑制各种不同组织器官的炎症及损伤，如肿瘤[69]、肝脏疾病[70]、肺损伤[71-73]、肾损伤[74]、神经系统疾病[75,76]、类风湿性关节炎[77]，以及参与缓解多种急慢性疼痛[78,79]等，而受到广泛的关注。

阿司匹林诱生型脂氧素（ATL）的作用及机理，将在不同疾病及病理过程中进行阐述。

二、消退素

二十碳五烯酸（eicosapentaenoic acid，EPA）和二十二碳六烯酸（docosahexaenoic acid，DHA）是 ω-3 多不饱和脂肪酸的重要组成部分，研究发现其衍生物消退素和保护素在急性肾损伤、急性肺损伤、溃疡性结肠炎、神经退行性病变的动物模型中均展示出良好的抗炎效果，为治疗炎症性疾病提供了新的思路。袁红梅和张力[80]、朱玉娟和王瑞英[81]等对消退素的分类、生成、受体和在炎症过程中的作用等，进行了综述，现引述如下。

（一）消退素的分类、结构、生成及受体

1. 分类与结构

目前发现的消退素有 10 种（表 5-1），根据来源于 ω-3 多不饱和脂肪酸的不同，消退素可分为E类和D类；前者来源于EPA，称为E类消退素（resolving E，RvE），后者来源于DHA，称为D类消退素（resolvin D，RvD）。

RvE共有2种，其分子结构与脂氧素较为类似，包含3个羟基和5个共轭双键，而脂氧素中含有4个双键（图5-11）。

表5-1 消退素及保护素的化学结构式

名称	化学结构名称
RvE1	5S，12R，18R-三羟-6Z，8E，10E，14Z，16E-二十碳五烯酸
RvE2	5S，18R-二羟-6E，8E，11Z，14Z，16E-二十碳五烯酸
RvD1	7S，8R，17S，-三羟-4Z，9E，11E，13Z，15E，19Z-二十二碳六烯酸
RvD2	7S，16S，17S-三羟-4Z，8E，10Z，12E，14E，19Z-二十二碳六烯酸
RvD3	4S，11R，17S-三羟-5E，7E，9E，13Z，15E，19Z-二十二碳六烯酸
RvD4	4S，5S，17S-三羟-6E，8E，10Z，13Z，15E，19Z-二十二碳六烯酸
AT-RvD1	7S，8R，17R-三羟-4Z，9E，11E，13Z，15E，19Z-二十二碳六烯酸
AT-RvD2	7S，16S，17R-三羟-4Z，8E，10Z，12E，14E，19Z-二十二碳六烯酸
AT-RvD3	4S，11R，17R-三羟-5E，7E，9E，13Z，15E，19Z-二十二碳六烯酸
AT-RvD4	4S，5S，17R-三羟-6E，8E，10Z，13Z，15E，19Z-二十二碳六烯酸
PD1（保护素）	10R，17S-双羟-4Z，7Z，11E，13E，15Z，19Z-二十二碳六烯酸

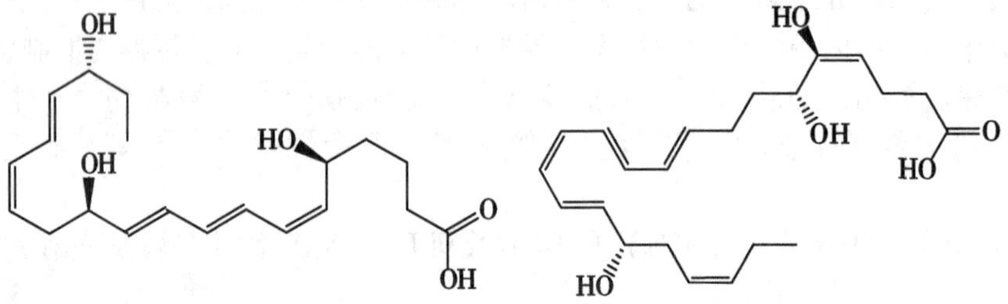

RvE1　　RvD1

图5-11 消退素E1和D1的化学结构式

RvD的碳链长度为22C，包含6个双键，共有8种，其中4种在炎症消退过程中自然产生，根据其羟基的位置及构象、双键位置及构象的不同，命名为RvD1~RvD4（表5-1）。另外4种是由阿司匹林所诱生，命名为阿司匹林诱生的消退素D（aspirin triggered resolving D，AT-RvD），依次为AT-RvD1~AT-RvD4，与RvD1~RvD4的差别在于17C上的羟基为R构象。

保护素则是来源于DHA环氧化后的代谢产物，因具有较强的中枢保护作用，故称为D类保护素（protectin D），如保护素D1。PD1（protectin d1/neuroprotectin d1）还存在6种异构体，但其生物活性具有绝对的立体选择性，PD1之外的异构体几无活性。

2. 生物合成

消退素的生物合成源于体内的 ω-3 必需脂肪酸 EPA 和 DHA。这两种必需脂肪酸基本不能由人体自身合成，必须从富含 EPA 和 DHA 的食物，如苏子油、深海鱼油中摄取，或由其他必需脂肪酸，如亚油酸部分地合成。消退素的合成由 15-脂加氧酶（15-lipoxygenase，15-LOX）、5-脂加氧酶（5-lipoxygenase，5-LOX）等催化。此外，炎症过程中被诱导表达的 COX-2 被阿司匹林乙酰化后，其环加氧酶活性被抑制，却具备了脂加氧酶活性，也可参与消退素的合成。

（1）RvE 的生成。RvE 的生物合成依赖于阿司匹林，被阿司匹林乙酰化的 COX-2 可催化 EPA 转变为 18R-H（p）EPE，接着作为白细胞内 5-LOX 的底物转变为 5S-羟过氧-18R-羟-EPE；随后在酶 5-LOX 存在的情况下，进一步形成 5（S）6-环氧化物中间体并最终转化为 RvE1；5（S）6-环氧化物也可通过水解生成 RvE2。在微生物中，RvE 的生物合成也可通过微生物的细胞色素 P450 单氧化酶以阿司匹林非依赖的方式开始。

（2）RvD 的生成。RvD 的合成可通过阿司匹林依赖和非依赖的方式进行。在阿司匹林非依赖的方式中，DHA 通过 15-LOX 的催化而生成 17S-羟过氧-DHA 后，在白细胞中被迅速转化为两种环氧化物中间体 7S（8）-环氧化物和 4S（5）-环氧化物中间体。这两种环氧化物中间体再经 5-LOX 脂氧化后，可水解形成 4 个含 17-S-OH 的消退素 RvD1～RvD4。

在阿司匹林存在的情况下，由乙酰化的 COX-2 催化 DHA 开始，经过类似的环氧化、脂氧化和水解过程，最终可形成有生物学活性的 17R-D 类消退素，即 AT-RvD1～AT-RvD4。

经阿司匹林乙酰化的 COX-2，可将外源性的多不饱和脂肪酸转化为消退素，而后者具有强大的抗炎作用。在很多疾病过程中，在服用阿司匹林的同时，给予多不饱和脂肪酸，会产生有益的临床效果[82-84]，其机制应在于此。

3. 消退素的受体

RvE1 的受体之一为趋化样因子受体 1（chemokine-like receptor 1，CMKLR1/ChemR23），ChemR23 主要表达于单核细胞、巨噬细胞、树突状细胞中。RvE1 减弱 TNF-α 介导的 NF-κB 信号活化、降低 ADP 刺激的 P 选择素动员等抗炎效应，均依赖于 ChemR23。

Arita 等[85]发现 RvE1 也可与白三烯 B4 受体 1（leukotriene B4 receptor 1，BLT1）结合，但 RvE1 激活 BLT1 下游信号的能力显著弱于白三烯 B4（leukotriene B4，LTB4），因而，在炎症反应中，RvE1 可通过抑制 LTB4 的致炎效应而限制炎症强度。

Krishnamoorth 等[86]发现 D 类消退素 RvD1 可作用于两个受体：脂氧素 A4 的受体（lipoxin A4 receptor，ALX）和 G 蛋白耦联受体 GPR32。

（二）消退素参与调控的信号通路

1. NF-κB 信号通路

消退素可以作用于 NF-κB 信号途径中不同的位点来抑制信号的转导，发挥抗炎作用。

2. PI3K 信号通路

消退素可通过 PI3K/AKt 通路增强巨噬细胞的吞噬功能。

3. MAPK 信号通路

在受到 TNF-α 刺激后，活化蛋白 1（AP-1）和 p38MAPK 的磷酸化增加，它们的活化形式参与气道炎症因子的基因的转录，引发支气管炎症，但是在经 RvD2 干预后，能够减少 AP-1 和 p38MAPK 的活化。RvE1 与受体 ChemR23 结合后抵制伤害性热刺激感受器调节背根神经节中 ERK 的活性，产生镇痛效果。RvE1 可以直接阻止血小板衍生生长因子刺激的 ERK 和 AKT 通路的持续活化，阻止细胞周期进展所需分子的上调和细胞周期进展分子抑制剂的下调。

4. 其他信号途径

细胞凋亡的标记物，包括天冬氨酸特异性的半胱氨酸蛋白酶 3/9（caspases-3/9）、B 细胞淋巴瘤/白血病 2（B-cell lymphoma-2，Bcl-2）、乳酸脱氢酶（lactic dehydrogenase，LDH）、AKT。消退素能够降低 caspases-3/9 的活性、减少 LDH 的释放；增加抗凋亡因子 Bcl2 的表达。

（三）消退素的生物学作用

目前的研究发现，消退素具有抑制白细胞浸润、下调促炎介质生成、限制炎症损伤、促进凋亡细胞清除、减轻炎性疼痛、抗纤维化和改善代谢性疾病等生物学作用。

三、小结

经阿司匹林乙酰化的 COX-2，可将 AA 转化为脂氧素；将外源性的 EPA 和 DHA 分别转化为不同类型的消退素。而这些物质均显示出强大而有益的生物学作用，这可能也是阿司匹林在一些疾病中发挥作用的新机制之一[87-91]。

第五节　阿司匹林的抗炎作用机理研究

一、炎症概述[92]

当各种外源性和内源性损伤因子作用于机体，造成器官、组织和细胞损伤时，机体局部和全身会发生一系列复杂反应，以局限和消除损伤因子，清除和吸收坏死组织及细胞，并修复损伤，机体这种复杂的以防御为主的反应过程称为炎症（inflammation）。

在炎症过程中，一方面，损伤因子可直接或间接损伤机体的组织和细胞；另一方面，机体通过一系列血管反应、白细胞渗出及活化、液体渗出等，稀释、中和、杀伤和包围损伤因子；同时，通过细胞再生使受损伤的组织得以修复和愈合。可以说炎症是损伤、抗损伤和修复的统一过程。机体许多成分参与炎症反应过程，包括白细胞、巨噬细胞、内皮细胞、成纤维细胞、血浆蛋白、细胞外基质和炎症介质等。

越来越多的研究表明，几乎所有慢性疾病的发生，都与慢性炎症有着或多或少的联系，在其发病过程中炎症介质则起到了至关重要的作用。当然，这也为这些慢性疾病的治疗提供了新的靶点，即抑制炎症介质的释放。

（一）原因

任何可以导致机体组织损伤的因素都可能引发炎症，导致炎症发生的因素称为致炎因子（inflammatory agent）。根据其性质可归纳为以下几类。

1. 生物性因子

细菌、病毒、立克次体、原虫、真菌、螺旋体和寄生虫等病原体，是炎症最常见的原因。由生物病原体引起的炎症又称感染（infection）。

2. 物理和化学性因子

物理性因子有高温、低温、放射性物质及紫外线等机械损伤和创伤。

化学性因子包括外源性化学物质如强酸、强碱、强氧化剂等；内源性毒性物质如坏死组织的分解产物及在某些病理条件下堆积于体内的代谢产物如尿素、尿酸等。

3. 免疫反应

当机体免疫反应状态异常时，可引起不适当或过度的免疫反应，造成组织和细胞损伤而导致炎症。免疫反应所造成的组织损伤最常见于各种类型的超敏反应。另外，还有许多自身免疫性疾病如淋巴细胞性甲状腺炎、溃疡性结肠炎等。

4. 其他

通过各种途径进入人体的异物，如各种金属、木材碎屑、尘埃颗粒及手术缝线等，由于其抗性不同，可引起不同程度的炎症反应。

缺血或缺氧等原因可引起组织坏死，组织坏死是潜在的致炎因子。在新鲜梗死灶边缘所出现的充血出血带和炎性细胞、代谢产物的浸润都是炎症的表现。

（二）分类

根据持续时间长短，可分为急性炎症和慢性炎症。

急性炎症（acute inflammation）起病急骤，持续时间短，常常仅几天到一个月。急性炎症以发红、肿胀、发热疼痛等为主要征候，即以血管系统的反应为主所构成的炎症。以渗出病变为其特征，炎症细胞浸润以粒细胞为主，如急性扁桃体炎、急性阑尾炎等。急性炎症是机体对致炎因子的快速反应，目的是把白细胞和血浆蛋白运送到感染或损伤的部位。大多数急性炎症能够痊愈，少数可迁延为慢性炎症，甚至可蔓延扩散到全身。

慢性炎症（chronic inflammation）的病程较长，可持续数周或数月甚至数年，可由急性炎症迁延而来，或由于致炎因子的刺激较轻并持续时间较长，一开始即呈慢性经过。如结核病或自身免疫性疾病等。慢性炎症时，局部病变多以增生改变为主，变质和渗出较轻；炎症细胞浸润多以淋巴细胞、巨噬细胞和浆细胞为主，根据形态学特点，慢性炎症可分为非特异性慢性炎症和肉芽肿性炎症两大类。

根据病因可分为感染性炎症和非感染性炎症。

根据发病进程特点分为“可控性炎症”（resolving inflammation）和“非可控性炎症”（nonresolving inflammation）。炎症长期不愈，最终可导致动脉粥样硬化、肿瘤、阿尔茨海默病、哮喘、风湿性关节炎、慢性阻塞性肺病、肺结核、肥胖、多发性硬化等多种慢性疾病的发生。

依据炎症过程中组织的主要病理变化，可分为变质性炎症（alterative inflammation）、渗出性炎症（exudative inflammation）和增生性炎症（productive inflammation）。

根据炎症累及的器官、解剖部位、致病因素等分类，如肺炎、肝炎，肾小球肾炎、病毒性心肌炎等。

（三）主要表现

1. 局部表现

炎症主要表现为患病部位的红、肿、热、痛及功能障碍。

2. 全身反应

在比较严重的炎症性疾病，特别是病原微生物在体内蔓延扩散时，常出现明显的全身性反应。

（1）发热（fever）。病原微生物及其产物均可作为发热激活物，引起发热。

（2）白细胞增多。急性炎症，尤其是细菌感染所致急性炎症时，外周血白细胞计数可明显升高。在某些炎症性疾病过程中，例如病毒性疾病及某些自身免疫性疾病等，血中白细胞往往不增加，有时反而减少。支气管哮喘和寄生虫感染时，血中嗜酸性粒细胞计数增高。

（3）单核吞噬细胞系统增生。尤其是病原微生物引起的炎症过程中，单核吞噬细胞系统的细胞常有不同程度的增生。常表现为局部淋巴结、肝、脾变大。骨髓、肝、脾、淋巴结中的巨噬细胞增生，吞噬消化能力增强。淋巴组织中的B淋巴细胞、T淋巴细胞也发生增生，同时释放淋巴因子和分泌抗体的功能增强。

（4）实质器官的病变。炎症较严重时，由于病原微生物及其毒素的作用，以及局部血液循环障碍、发热等因素的影响，心、肝、肾等器官的实质细胞可发生不同程度的变性、坏死和器官功能障碍等。

二、炎症过程[92]

炎症过程包括3个关键步骤：①吸引和激活以中性粒细胞、单核细胞为代表的白细胞等迁移到受损伤部位，并且释放多种炎症介质参与炎症反应；②建立一个生理性屏障防止炎症的扩散；③修复受损组织，恢复组织器官的功能。

在炎症过程中，受损伤组织首先释放大量趋化因子，循环中的中性粒细胞通过表面受体，感受到来自受损伤组织的信号，而迁移到内皮细胞，并且进一步上调其表面多种分子的表达和激活。与此同时，内皮细胞表面P型、E型以及L型选择素（selection）表达增加，从而识别中性粒细胞等白细胞表面的特异性抗原，并与之结合，由此介导了中性粒细胞与内皮细胞的黏附。此外，迁移而来的中性粒细胞还受到邻近细胞释放的细胞因子的作用，进而其表面整合素的表达上升，整合素则通过与内皮细胞表面恒定表达的钙黏素（cadherin）结合，而维持两者紧密稳定的结合。除此之外，还有多种黏附分子参与了白细胞与内皮细胞的黏附。由此，中性粒细胞与单核细胞成功到达受损伤部位发挥作用。

迁移而来的单核细胞进一步分化为巨噬细胞，与中性粒细胞共同介导炎症反应的进展。主要是通过以下两个方面发挥作用，首先，释放一系列趋化因子，从而引起炎症介质的释放和炎症细胞的募集。其次，可以通过吞噬作用协助消除外来微生物，以及组织碎片。除此之外，肥大细胞也可通过释放组胺、蛋白水解酶、趋化因子等参与炎症反应过程。

各种炎症细胞释放的炎症介质参与了炎症反应的整个过程，也直接决定着炎症的严重程度，并在促使炎症发生、发展过程中起基础性作用。炎症介质通过结合于细胞特定靶受体表面，从而提高血管壁的通透性、促进中性粒细胞的趋化性、刺激平滑肌收缩、提高特定酶的活性、导致痛觉或者引发氧化损伤。

在致炎因子、组织崩解产物或某些理化因子的刺激下，炎症局部细胞发生再生或者增殖。增生反应可以发生在实质细胞和间质细胞，间质细胞包括血管内皮细胞、成纤维细胞以及巨噬细胞等。这是一种重要的防御应答反应，具有限制炎症的扩散和弥漫，使受损组织得以再生修复的作用。但过度的组织增生又对机体不利，可导致多种疾病的发生。

在急性炎症的后期，负责消除和修复的炎症介质占主导地位，主要是以花生四烯酸、多不饱和脂肪酸代谢产物为主的脂类。通过对炎症组织的蛋白组学分析显示，在炎症过程中会发生花生四烯酸代谢相关酶亚型的改变。脂氧素、消退素以及保护素（protections）是对于炎症修复非常重要的 3 种介质，而 PGD_2和 PGE_2则对上述介质的活化起作用。其中，脂氧素可通过抑制中性粒细胞穿过血管壁到达受损伤部位，而限制炎症反应的进行，也可以激活巨噬细胞、吞噬凋亡的中性粒细胞，而达到清除作用。此外，PGD_2还可通过抑制 NF-κB 抑制因子 IκB 的降解，从而介导粒细胞的凋亡，由此为炎症反应过程提供了一个检查点，以防止过度炎症反应的发生。

总之，多种脂类介质通过与促炎介质的相互作用，阻止了不可控的炎症细胞募集以及促炎因子的分泌，从而严格限制了炎症反应过程的进行。抗炎介质通过限制炎症反应的过程和抑制过多炎症细胞的激活，而达到终止炎症反应并且修复受损组织的作用。此外，增生反应也参与了受损伤组织的修复以及组织器官功能的恢复。

三、炎症的发生机制[92]

炎症反应由启动因子、感受质、介质和靶组织四大部分所组成。启动因子，即引起炎症的原因，启动炎症反应并被感受质所感受。感受质，如 Toll 样受体（Toll - like receptors，TLRs)，表达在一定的感受细胞上，如中性粒细胞、巨噬细胞、树突状细胞、淋巴细胞、内皮细胞等，当它们感受到启动因子后，能引起感受细胞的激活和炎症介质的产生。

炎症介质包括血管活性肽、细胞因子、脂类介质、黏附分子类、活性氧和气体信号分子等，作用于不同的靶组织，引起靶组织的功能改变以适应不同炎症因子所诱发的有害环境。

（一）炎症细胞的激活

参与炎症反应过程的细胞称为炎症细胞。近年来的研究表明，除传统意义上的炎症细胞，如中性粒细胞、巨噬细胞、嗜酸性粒细胞、嗜碱性粒细胞、T 淋巴细胞等以外，肥大细胞、血小板、内皮细胞、树突状细胞、脂肪细胞等也参与炎症反应，合成和释放炎症介质，故也被称为炎症细胞。炎症细胞在致炎因子的刺激下，会发生细胞变形、黏附和渗出，并向损伤部位趋化，同时分泌炎症介质、溶酶体酶或凝血因子等。

炎症过程中，血管内皮细胞除屏障功能下降，导致毛细血管通透性增高外，还可表达血管黏附分子和趋化因子，促使白细胞黏附并穿过血管壁向炎症部位游出。内皮细胞膜上还能表达启动外源性凝血途径的组织因子，促进局部血栓形成。另外，内皮细胞分泌的一些物质还参与血管舒缩的调节。

血小板在受病原体刺激或组织损伤时被激活，能合成和释放多种物质，除了参与止血和凝血反应外，还参与炎症反应。其合成和释放的炎症介质包括脂类代谢产物，如白三烯、前列环素和血小板活化因子，细胞因子 IL-1β、IL-6 等，此外，血小板还能合成分泌趋化因子、生长因子等。

（二）炎症反应的启动

宿主细胞通过表达一套模式识别受体（pattern recognition receptors，PRRs）来识别病原体的保守结构，即病原体相关分子模式（pathogen-associated molecular patterns，PAMPs）。PAMPs 被 PRRs 识别后启动下游信号通路，引起炎症反应。此外，PRRs 可以同时识别组织损伤和细胞死亡而释放出来的内源性危险信号，通过损伤相关分子模式（danger associated molecular patterns，DAMPs），引起炎症反应。

模式识别受体是一类主要表达于天然免疫细胞表面、非克隆性分布、可识别一种或多种 PAMPs 的分子受体家族。PRRs 较少多样性，同一类型细胞表达的 PRRs 往往具有相同的特异性特征；无需细胞增殖，可介导快速的生物学反应。

模式识别受体主要包括：①定位于细胞膜和内体膜上的 Toll 样受体、清道夫受体（scavenger receptor）、C 型凝集素受体（C-type lectin receptors，CLRs）；②位于胞质内的 NOD（nucleotide binding oligomerzation domain，NOD）样受体（nucleotide binding oligomerization domain-like receptors，NLRs）、视黄酸诱导基因 Ⅰ（retinoic acid-inducible gene-Ⅰ，RIG-Ⅰ）样受体等。

（三）炎症介质的释放

在炎症过程中由细胞释放或由体液中产生的、引起或参与炎症反应的化学物质称为炎症介质（inflammatory mediators）。

炎症介质一般具有以下特点：①来自细胞和血浆，存在时间短暂，可被灭活、抑制或降解。来自细胞的炎症介质，有些以细胞内颗粒的形式储存于细胞内，在有需要的时候释放到细胞外，有些炎症介质在致炎因子的刺激下即刻合成；②大多数通过与靶细胞表面的特异性受体结合发挥生物学效应，但也有些本身具有酶活性或能介导氧化损伤；③作用于靶细胞可使其产生次级炎症介质，其作用可与原介质相同或相似，产生炎症瀑布反应，也可抵消初级炎症介质的作用；④一种介质可作用于一种或多种靶细胞，可产生不同的效应，取决于细胞和组织本身；⑤具有潜在致损伤能力。

1. 主要的炎症介质

炎症介质种类繁多，从来源上可分为细胞源性和血浆源性炎症介质。其中细胞源性炎症介质又可分为血管活性肽、细胞因子、趋化因子、脂类炎症介质、黏附分子和气体信号分子等类型。血浆源性炎症介质主要包括补体，激肽和纤维蛋白原降解产物等。从功能上可将炎症介质分为促炎介质（pro-inflammatory mediator）和抗炎介质（antiinflammatory mediator）。促炎介质在炎症中的作用主要有：①激活炎症细胞，再产生炎症介质，导致炎症瀑布反应；②收缩或损伤血管内皮细胞，使血管壁通透性升高；③参与炎症时血流动力学变化的调节；④诱导细胞黏附分子的表达等。

（1）血管活性肽。包括组胺（histamine）和5-羟色胺（serotonin，5-HT），储存在细胞的分泌颗粒中，在急性炎症反应中最先释放。

（2）细胞因子。细胞因子（cytokine）是多种细胞所分泌的能调节细胞生长分化、调节免疫功能、参与炎症发生和创伤愈合等小分子多肽的统称，主要由激活的淋巴细胞和巨噬细胞产生。按其功能分为白细胞介素、肿瘤坏死因子、干扰素、集落刺激因子、转化生长因子-β家族等类型，其中参与炎症反应的细胞因子又称为炎性细胞因子。IL-1和TNF是介导炎症反应的两个重要细胞因子。

趋化因子是一类具有趋化作用的细胞因子，也是由白细胞或组织细胞组成性或诱导性表达的分泌型蛋白，以自分泌或旁分泌形式发挥作用。但趋化因子的分子量比细胞因子小，通过G蛋白耦联受体相结合发挥作用。在LPS等外源性和IL-1、TNF-α等内源性炎症因子刺激下，诱导性表达的趋化因子，又称炎性趋化因子，构成了炎症和免疫介质的一个大家族。如IL-8，能促进中性粒细胞趋化移动，并刺激中性粒细胞脱颗粒和呼吸爆发；还能激活巨噬细胞，并将其招募至血管损伤部位。目前已发现50多种趋化因子。

（3）脂类炎症介质。脂类炎症介质主要包括花生四烯酸（arachidonic acid，AA）代谢产物和血小板活化因子两大类。在细胞受到刺激或损伤时，膜磷脂在磷脂酶A2和磷脂酶C的作用下释放出AA，随后被转换成具有活性的代谢产物。AA通过环加氧酶（cyclooxygenase，COX）途径生成前列腺素（prostaglandin，PG）类和血栓烷（thromboxane，TX）类，通过脂氧合酶途径生成LTs、脂氧素（lipoxin，LX）、消退素（resolvin）和保护素（protector）。血小板活化因子（platelet activating factor，PAF）也是一种很强的脂类炎症介质。在炎症及缺血等急性刺激下，PAF通过再修饰合成途径快速生成。PAF主要由嗜碱性粒细胞、血小板、中性粒细胞、单核细胞、内皮细胞等产生。其在炎症中的作用主要包括：吸引或活化炎症细胞（包括血小板）增加血管通透性以及收缩非血管平滑肌引起支气管收缩等。人工合成的PAF受体拮抗剂可抑制炎症反应。

（4）黏附分子。黏附分子是指一大类介导细胞与细胞或细胞与细胞外基质间相互结合的分子的总称，其化学本质是糖蛋白，以受体和配体相结合的形式发挥作用。炎症、休克、创伤等病理过程中，中性粒细胞是血液循环中最多、最先到达损伤部位的炎症细胞。而中性粒细胞的边聚、滚动及和血管内皮细胞之间的黏附可造成白细胞聚集、血栓形成、血管阻塞、内皮损伤等。此过程主要由整合素、选择素和免疫球蛋白等黏附分子超家族介导。

（5）活性氧和气体信号分子。黄嘌呤氧化酶的增多和白细胞呼吸爆发可产生氧自由基。氧自由基可以攻击细胞的所有成分从而损伤细胞质膜、使许多酶失活等，参与炎症的损伤作用。自由基除细胞毒性外，它还可作为信使分子参与多种细胞的信号转导过程。自由基可上调与炎症反应有关的多种基因的表达，从而引起和（或）放大炎症反应，如促进黏附分子、IL-8及TNFα的表达。

研究发现，机体可以内源性产生一些气体分子，包括一氧化氮（nitric oxide，NO）、一氧化碳、硫化氢等，这些气体信号分子在部分生物学功能方面相同或相似，既具有促炎也具有抗炎作用，其作用与局部浓度，生成速率及其来源等因素相关。

（6）溶酶体酶。存在于中性粒细胞和单核细胞溶酶体颗粒内的酶，可以杀伤和降解吞噬的微生物，并引起组织损伤。溶酶体颗粒含有多种酶，如酸性水解酶、中性蛋白酶、溶菌酶等。酸性水解酶可吞噬溶酶体内降解细菌及其碎片。中性蛋白酶包括弹力蛋白酶、胶原酶和组织蛋白酶，可降解各种细胞外成分，包括胶原纤维、基底膜、纤维素、弹力蛋白和软骨基质等。中性蛋白酶还能直接剪切 C3 和 C5 而产生血管活性介质 C3a 和 C5a，并促进激肽原产生缓激肽样多肽。

（7）神经肽。由神经末梢释放的小分子蛋白，可传导疼痛，引起血管扩张和血管通透性增加，例如 P 物质、速激肽等。肺和胃肠道的神经纤维分泌较多的神经肽。

（8）血浆源性炎症介质。血浆源性炎症介质主要在肝脏合成，以前体的形式在血浆中存在，经蛋白酶的水解被激活。主要包括凝血、纤溶、激肽和补体系统，如 C3a、C5a、缓激肽、凝血酶、纤维蛋白和纤维蛋白原降解产物等。组织损伤可以激活补体，C3a、C5a 释放，可作为趋化因子吸引中性粒细胞到达炎症部位，促进呼吸爆发，从而释放氧自由基和溶酶体酶等。还可刺激嗜碱性粒细胞和肥大细胞释放组胺，组胺是一种很强的舒血管物质，它与 C3a、C5a、激肽共同扩张血管，增加血管通透性，造成血管损害。组织损伤时，内、外源凝血途径均被激活，产生大量的凝血酶，使凝血级联反应不断扩大，形成血栓，造成器官微循环障碍。

主要炎症介质的功能见表 5-2。

表 5-2　主要炎症介质的功能

功能	炎症介质
发热	IL-1、TNF-α、前列腺素
疼痛	前列腺素、激肽、P 物质
血管扩张	组胺、前列腺素、NO、缓激肽、C3a、C5a
血管通透性增高	组胺、5-羟色胺、C3a、C5a、缓激肽、LTC4、LTD4、LTE4、PAF、P 物质
趋化作用和激活白细胞	IL-1、TNF-α、化学趋化因子、C3a、C5a、LTB4
组织损伤	白细胞溶酶体酶、活性氧、NO

2. 炎症介质释放的主要机制

（1）转录。炎症发生时，病原体释放的各种产物及炎症因子作用于炎症细胞膜上的 PRRs 或相应的炎症因子受体，激活炎症细胞内的 NF-κB 通路和 MAPKs 信号转导途径，致使 NF-κB、AP-1、creB 等转录因子活化，导致促炎因子，包括促炎细胞因子（包括 TNFα、IL-1、IL-6、干扰素等）、趋化因子、黏附分子（ICAM-1、VCAM-1）等的表达增加。

（2）酶促生成。许多炎症因子可通过酶促反应生成，如多种致炎因子可激活磷脂酶 A2 和环氧合酶，促进前列腺素类和血栓烷类炎症介质的产生。通过激活脂加氧酶，促进白三烯的产生。通过激活黄嘌呤氧化酶、NADPH 氧化酶而促进活性氧的产生，通过激活激肽、补体、纤溶等系统中的多种蛋白酶，而导致血浆源性炎症介质的活化等。

四、炎症的生物学意义及抗炎治疗的病理生理基础[92]

(一) 生物学意义

炎症的目的是清除异物、控制感染和修复组织。在炎症过程中，以血管系统为中心的一系列局部反应局限并消除损伤因子，同时也促进受损组织的愈合；液体的渗出可稀释毒素，吞噬搬运坏死组织以利于再生和修复，使致病因子局限在炎症部位而不蔓延全身。因此，一般情况下炎症对机体是有利的。

但是，很多时候炎症是有害或潜在有害的。炎症与动脉粥样硬化、肿瘤、哮喘、风湿性关节炎等发病密切相关。

(二) 炎症的结局

炎症过程中，既有损伤又有抗损伤。致炎因子引起的损伤与机体抗损伤反应决定着炎症的发生、发展和结局。如损伤过程占优势，则炎症加重，并向全身扩散；如抗损伤反应占优势，则炎症逐渐趋向痊愈。若损伤因子持续存在，或机体的抵抗力较弱，则炎症转变为慢性。炎症的结局，有以下 3 种情况，痊愈、迁延不愈或转为慢性、蔓延散播。

(三) 抗炎治疗的病理生理基础

1. 及时清除病因，避免持久反复的刺激

对已经发生的炎症，应尽快寻找并清除病因，及时终止损伤反应。对反复发生的炎症，应尽量避免感染和损伤因素，如哮喘患者，应尽量避免接触过敏原，防止反复发生的感染。

2. 改变生活方式，减少与损伤因子的长期接触

通过改变生活方式，尽量减少机体与损伤因子的长期接触。如吸烟、大量摄取高脂食物等生活习惯，就与多种心脑血管疾病、哮喘等都有很大关系。

3. 抑制炎症介质的生成和释放

甾体类抗炎药，即糖皮质激素（GCs）类药物，从氢化可的松、可的松及地塞米松等为代表，有快速、强大而非特异性的抗炎作用，对各种炎症均有效。但需注意，GCs 在抑制炎症、减轻症状的同时，也降低了机体的防御功能，正确合理使用 GCs 的同时，必须应用足量有效的抗菌药物，以防炎症扩散和原有病情恶化。

非甾体抗炎药，以 1898 年首次合成阿司匹林为代表，通过抑制前列腺素的合成，抑制 COX，抑制 NF-κB、AP-1，抑制白细胞的聚集，减少缓激肽的形成，抑制血小板的凝集等，发挥抗炎作用。

拮抗炎症介质的方法有抑制炎症介质的释放，阻断或削弱炎症介质的作用，减弱或减缓炎症介质的靶效应。

4. 干扰或阻断炎症介质生成的信号通路

近年来研究表明，阻断单一炎症因子的治疗效果比较有限，NF-κB 成为研究的热点，NF-κB 进入细胞核，激活编码白细胞介素、干扰素、黏附分子等多种基因的转录，是多种信号转导途径的汇聚点。因此阻断在许多因子转录过程中起关键作用的 NF-κB 成为治疗靶点。

五、炎症与疾病[92]

急性炎症是机体对于致炎因子立即和早期的反应，是机体为了消除细菌、病毒和寄生虫，及其他伤害性因素的自我保护机制，并且伴随着组织的修复。因此，急性炎症在大多数情况下是有益的，并且很快结束其炎症反应进程，是保护机体免受各种伤害的重要防御措施。但是也有例外情况的存在：如果机体对于某种刺激严重过敏或者对于损伤的炎症反应过于强烈，则可能会导致炎症反应失去控制，最后损伤很多周围的组织、器官，导致比炎症反应本身更为严重的伤害，甚至造成死亡。

但是如果损伤因子持续存在，或者机体内抗炎症反应系统功能缺失，则会导致慢性炎症的发生，而更多情况下则是两种原因共同存在。慢性炎症作为一个可以破坏稳态、改变细胞生理状况、破坏组织器官完整性的复杂过程，一旦发生则不会迅速结束，并且可以侵袭机体的多种器官、组织，长期的炎症反应最终会导致这些器官产生多种慢性疾病。例如：当慢性炎症反应发生在脑部，帕金森、阿尔茨海默病、亨廷顿舞蹈症、精神病以及多发性硬化等常见的慢性脑部疾病则随之而来。而当其发生在眼睛则会导致老年黄斑变性等疾病。此外，动脉粥样硬化、癌症、哮喘、类风湿性关节炎等慢性疾病都与慢性炎症关系密切。

六、阿司匹林的抗炎作用机理简述

阿司匹林的抗炎作用机理，主要与不可逆的抑制 COX 的活性有关。然而进一步的研究发现，仅抑制 COX-2 活性，不足以解释包括阿司匹林在内的抗炎作用，其还可能通过 COX 非依赖性的途径产生抗炎作用，详见本章第三节内容。阿司匹林在不同类型疾病中的作用及机理，将在对应的疾病中进行阐述，以下仅就阿司匹林对 COX 的活性及表达，对 NF-κB 的抑制及黏附分子的表达等进行简述。

1. 对环氧化酶的抑制

COX 有 COX-1 和 COX-2 两种同工酶。COX-1 为结构型，主要存在于血管、胃、肾等组织中，参与血管舒缩、血小板聚集、胃黏膜血流、胃黏液分泌及肾功能等的调节，其功能与保护胃肠黏膜、调节血小板聚集、调节外周血管阻力和调节肾血流量分布有关。COX-2 为诱导型，各种化学、物理性损伤和生物因子，可激活磷脂酶 A2（phospholipase A2，PLA2）以水解细胞膜磷脂，生成花生四烯酸（arachidonic acid，AA）；AA 经 COX-2 催化加氧生成前列腺素（prostaglandins，PGs）。损伤性因子也可以诱导多种细胞因子，如 IL-1、IL-6、IL-8、TNF 等的合成，这些因子又能诱导 COX-2 表达，增加 PGs 合成。在炎症反应过程中，PGs 可致血管扩张和组织水肿，与缓激肽等协同致炎。

1971 年，Vane[6] 首次发现阿司匹林及其他非甾体抗炎药（NSAIDs），主要通过抑制环氧化酶（cyclooxygenase，COX）合成前列腺素（prostaglandin，PG），从而发挥解热、镇痛、抗炎作用，人们这才开始了解包括阿司匹林在内的 NSAIDs 的作用机制。1991 年，COX-2 被发现后，包括阿司匹林在内的 NSAIDs 的作用机制被认为主要是抑制 COX-2 活性。进一步的研究发现，阿司匹林在 COX 的活性部位使丝氨酸残基乙酰化，进而不可逆地抑制 COX 的活性，使 PG 的生成减少。

另外，也有研究表明[51-53]，阿司匹林及水杨酸可通过抑制 NF-κB 而减少 COX-2 的转录和表达。石廷雨等[93]研究阿司匹林对脂多糖（LPS）诱导的人主动脉内皮细胞损伤的保护作用时发现，相比于模型组，阿司匹林可显著改善 LPS 导致的细胞活力下降及乳酸脱氢酶（LDH）外漏率增加，阿司匹林能够抑制 COX-2 mRNA 的转录，以及蛋白的表达。

2. 对 NF-κB 的抑制

核转录因子-κB（nuclear factor kappa B，NF-κB）对于各种在炎症过程起重要激活或者加强作用的可诱导酶类、细胞因子以及细胞黏附分子等的表达，都起到重要的调节作用。炎症发生时，细胞内的 NF-κB 通路和 MAPKs 信号转导途径可被激活，致使 NF-κB、AP-1、creB 等转录因子活化，导致促炎因子，包括促炎细胞因子（包括 TNF-α、IL-1、IL-6、IL-8、干扰素等)、趋化因子、黏附分子（ICAM-1、VCAM-1）等的表达增加。

1994 年，Kopp 与 Ghosh[54]首次报道了水杨酸与阿司匹林可抑制 NF-κB 的激活。随后，各国学者在不同的模型中进一步证实阿司匹林的抗炎作用，与其能够抑制 NK-κB 的激活以及稳定 NF-κB 抑制因子 IκB 有关。

LPS 诱导的炎症反应与 NF-κB 信号通路的激活密切相关。石廷雨等[93]用 LPS 诱导的人主动脉内皮细胞损伤模型，与 1 $\mu g \cdot mL^{-1}$的 LPS 共同孵育 12h 后，可造成人主动脉内皮细胞的明显损伤，主要表现为细胞活力降低，LDH 外漏率增加，NF-κB 抑制因子 IκB α 蛋白水平明显下调，而 NF-κB p65 磷酸化明显增加；相比于模型对照组，阿司匹林能够显著改善 LPS 导致的细胞活力下降及 LDH 外漏率增加，阿司匹林可抑制 NF-κB p65 磷酸化，并上调 NF-κB 抑制因子 IκB。段玉忠等[94]的研究也表明，阿司匹林可能通过影响猪肺泡巨噬细胞蛋白激酶-磷酸酶系统平衡，抑制 LPS 致猪肺泡巨噬细胞 IκBα 磷酸化降解及 NF-κB 活化，进一步影响猪肺泡巨噬细胞 COX-2 mRNA 的表达及 PGE_2生成水平，减轻 LPS 引发急性肺损伤炎性反应程度。

3. 对细胞间黏附分子表达的影响

来自循环血液中的血管内皮细胞的黏附分子（E-selectin，P-selectin 和 L-selectin)、细胞间黏附分子（intracellular adhesion molecule 1，ICAM-1)、血管细胞黏附分子-1（vascular cell adhesion molecule，VCAM-1）和白细胞整合素（leukocyte integrins)，是炎症反应初期的关键性因素。越来越多的研究表明，阿司匹林的抗炎作用与抑制黏附分子的表达及活性有关。

同样，来自石廷雨等[93]的研究结果表明，LPS 能够上调人主动脉内皮细胞中 ICAM-1 的表达，而阿司匹林则可显著抑制 ICAM-1 的表达。

大量基础和临床研究表明，动脉粥样硬化是一种慢性炎症性疾病，是血管壁对各种损伤的一种异常反应，具有经典炎症变性、渗出及增生的特点[92,95]。而黏附分子的异常表达，在动脉粥样硬化的发生发展过程中起着重要作用[96,97]，阿司匹林对于黏附分子的表达及活性的抑制作用及机理，将在动脉粥样硬化的相关内容中介绍。

4. 诱生促进炎症消退的脂类介质

经阿司匹林乙酰化的 COX-2 失去环氧酶活性，但是可将花生四希酸、多不饱和脂肪酸（EPA、DHA）等，转化成具有促进炎症消退作用的脂氧素、消退素等，详见本章第四节。

第六节　阿司匹林的解热作用机理研究

一、体温概述[92,98]

体温通常指动物机体深部的平均温度，其相对恒定对机体进行正常功能代谢、维持生命活动是极为重要的。生理情况下，体温可受性别、年龄的影响，可随昼夜变化而产生周期性波动。此外，某些生理情况，如月经周期、精神、情绪变化、运动、进食等因素也会产生相应的波动。

体温的调节是在体温调节中枢的调节控制之下，通过产热器官（肝脏和骨骼肌）和散热器官（主要是皮肤）的产热及散热过程的平衡所体现出的体温恒定。虽然从脊髓到大脑皮质整个中枢神经系统中都存在参与调节体温的神经元，但目前认为，体温调节中枢位于视前区下丘脑前部（preoptic anterior hypothalamus，POAH）。体温调节中枢调节体温的机制主要以“体温调定点学说”为主。该学说认为，体温的调节类似恒温器的调节过程，即通过 POAH 神经元的活动设定了一个调定点（正常时为 37℃），当中枢的局部温度低于或高于该调定点水平时，机体通过产热和散热过程的调节，使体温维持在 37℃ 的水平。此时，机体的产热和散热达到平衡。目前关于体温调定点的设置过程尚不清楚，提出一些假说，如 Na^+/Ca^{2+} 比值、cAMP、PGE、神经元电生理特性学说等。

正常体温的标准值为 37℃。但不同部位所测的值可不同，直肠温度为 36.9~37.9℃，口腔温度为 36.7~37.7℃，腋窝温度为 36.0~37.4℃。一般认为超过正常体温的 0.5℃ 为体温升高。因生理状况所引起的体温升高，称为生理性体温升高。与此相对应的是病理性体温升高，其中包括发热（fever）和过热（hyperthermia）。

过热是指各种病因导致机体产热过度（如甲状腺功能亢进、剧烈抽搐、氟烷等麻醉药应用不当）；或散热障碍（如先天性汗腺缺陷症、中暑、大面积皮肤瘢痕形成、皮肤鱼鳞病等）；或体温调节中枢损伤等情况下的体温过度增高。显然过热是机体的体温调节障碍，是一种被动的非调节性体温升高。

而发热与此不同，发热是指在致热原作用下，由于体温调节中枢的体温调定点上移所引起的调节性体温升高。发热时，由于体温调定点上移（如上移至 39℃），原体温 37℃ 低于调定点水平，机体通过增加产热过程，调节体温升高；但升高到超过调定点水平时，机体通过增加散热过程，调节体温回降，从而使体温维持在增高的调定点水平上。此时机体的产热和散热过程在高水平上达到平衡，呈调节性体温升高。本节在阐述阿司匹林的解热作用时，不包括过热和生理性体温升高的情况。

另外，还应注意的是：致热原因作用于机体后，如病原微生物侵入机体后可引起一系列反应，通常称为急性期反应。此时，机体的神经、内分泌、免疫及其他各系统也产生一系列相应的变化。因此，发热仅是其中最明显、最常见的反应之一。

二、发热的病因及其机制[92,98]

(一) 发热激活物

发热是临床上最常见的症状之一。能引起发热的原因很多，一般将各种能够刺激机体细胞产生致热性细胞因子（pyrogenic cytokines），也称为内生致热原（endogenous pyrogen，EP）的物质，称为发热激活物（pyrogenic activator）。发热激活物包括病原生物及其产物、外源的非微生物类发热激活物和某些体内产物。

Ⅰ. 病原体因素

这是引起发热的最常见原因，包括各种病原微生物和寄生虫。

1. 病原体及其产物

（1）病毒：多数病毒可引起发热。某些病毒，如严重急性呼吸综合征（severe acute respiratory syndrome，SARS）冠状病毒引起的发热是最明显的临床症状之一，甚至成为筛查 SARS 的首要条件。多数呼吸道病毒，如正黏病毒科中的流感病毒，副黏病毒科中的麻疹病毒、腮腺炎病毒以及冠状病毒、风疹病毒等；肠道病毒中的脊髓灰质炎病毒、柯萨奇病毒及埃可病毒；虫媒病毒中的流行性乙型脑炎病毒、出血热病毒；人类疱疹病毒等均可致发热。

病毒引起发热的主要物质有病毒包膜中的脂蛋白以及血凝素等。

包膜由基质蛋白和脂蛋白组成，脂蛋白在外层，来自于宿主细胞膜。如用溶脂剂除去包膜则失去致热性。

血凝素是由 3 条糖蛋白的肽链组成的三聚体。因其能与人和多种动物红细胞表面的糖蛋白受体结合，引起红细胞聚集而得名。研究证明，如用加热或乙醚破坏血凝素则丧失致热性。

（2）革兰阴性菌：引起发热常见的革兰阴性菌主要有肠道杆菌中的大肠埃希菌、导致细菌性痢疾的志贺菌属、沙门菌属中的伤寒沙门菌、弧菌属中的霍乱弧菌；球菌中的淋病奈瑟球菌、脑膜炎奈瑟球菌等。

革兰阴性菌引起发热物质除全菌体和肽聚糖之外，最主要的是内毒素，即细菌细胞壁中的脂多糖（lipopolysaccharide，LPS）。细菌的细胞壁是一膜状结构，组成复杂，且因细菌的不同而异。细胞壁的主要化学成分是肽聚糖，在革兰阴性菌的肽聚糖层之外，还有脂蛋白、外膜、LPS3 层结构。LPS 由 3 部分组成：类脂 A、核心多糖和寡糖重复单位。其中类脂 A 是内毒素的主要毒性成分，也是主要的致热成分。内毒素致热性极强，且其耐热性也较强，只有在 160℃ 干热 2h 以上才可使其破坏而灭活。因此一般的消毒处理，虽可杀灭细菌，但并不能破坏内毒素的致热性。如输液器材或液体等污染了内毒素，输液时则可引起发热反应。

（3）革兰阳性菌：革兰阳性菌是临床上常见的发热原因，其中主要有化脓性球菌中的葡萄球菌、链球菌、肺炎链球菌，棒状杆菌属中的白喉棒状杆菌等。此类细菌的致热物质有：①肽聚糖。肽聚糖是细菌细胞壁的主要化学成分之一，革兰阳性菌的肽聚糖由多糖骨架、四肽侧链和交连桥 3 部分组成。现证明化脓性链球菌的肽聚糖具有致热和致炎作用。②外毒素。进入机体内的致病菌可产生毒素损害机体，其中包括内毒素和外毒素。外毒素主要由革兰阳性菌产生。通常在细菌细胞质内合成并释放到细胞外，菌体溶解后也可释放出来。化学本质为蛋白质，外毒素毒性强，但稳定性差，易被加热等理化因素所破坏。与致热有关的有：金黄色葡萄球菌释放的毒性休克综合征毒素1（toxic shock syndrome toxin 1，TSST-1）和肠毒素。链球菌产生的致热外毒素（pyrogenic exotoxin），又称红疹毒素。

（4）分枝杆菌：以结核分枝杆菌为典型。结核分枝杆菌的脂质、蛋白质及多糖等菌体成分均可能有致热性。

（5）其他：①真菌。深部感染的真菌，如白色假丝酵母可引起皮肤、黏膜、内脏、中枢神经系统感染，发生鹅口疮、肺炎、脑膜炎等炎症病变，可伴有发热。新生隐球菌感染，可发生肺部感染和慢性脑膜炎等，也可伴有发热。②螺旋体。常见的有钩端螺旋体、梅毒螺旋体、回归热螺旋体等，感染后可引起发热。

2. 寄生虫

寄生虫的分泌物、排泄物，死亡虫体的分解物等对宿主均有毒性作用。寄生虫侵入机体后也可激活机体免疫系统，并引起发热。常见的有：旋毛虫、丝虫、华支睾吸虫、肺吸虫、血吸虫、肝片吸虫、疟原虫等。其中疟原虫引起的发热最明显，呈周期性寒战、高热、出汗退热。引起高热的原因主要是由于疟原虫进入红细胞约40h逐渐发育为裂殖体，当红细胞破裂后，释放出裂殖体、原虫代谢产物以及变性的血红蛋白和红细胞碎片等，被单核吞噬细胞吞噬后产生内生致热原引起发热。

Ⅱ. 非病原生物因素

1. 抗原抗体复合物

很多因抗原抗体复合物形成而引起的超敏反应性疾病均可有明显的发热，如常见的系统性红斑狼疮、类风湿关节炎、急性肾小球肾炎、皮肌炎等。抗原抗体复合物形成后，可被单核吞噬细胞吞噬处理，也可激活补体系统，这些均可导致致热性细胞因子释放而引起发热。

2. 类固醇

睾酮的代谢产物——本胆烷醇酮（etiocholanolone）给人注射可引起发热。体外试验亦证实，将其与人外周血白细胞共同孵育，可刺激白细胞释放致热性细胞因子。本胆烷醇酮可能与临床上某些不明原因的周期性发热有关。

3. 其他

尿酸盐结晶、硅酸盐结晶等可刺激单核吞噬细胞释放细胞因子，引起发热。

某些微颗粒也可被单核吞噬细胞吞噬并释放致热性细胞因子，引起发热，如胶体、二氧化钍、金等。

此外，临床上大手术后或脑出血、心肌梗死等情况下，虽然没有感染，但伴有不同程度的发热，可能与组织分解等原因所致的无菌性炎症有关。

（二）内生致热原

发热激活物不能直接作用于体温调节中枢引起发热，而是首先激活各种产内生致热原的细胞，如单核细胞、巨噬细胞、内皮细胞、淋巴细胞等，后者产生、释放可作用于体温调节中枢的内生致热原，引起发热。通常将在发热激活物作用下，机体细胞产生和释放的具有致热活性的细胞因子，称为内生致热原（endogenous pyrogen，EP）。内生致热原是一组内源性、不耐热的小分子蛋白质，静脉注射能够迅速引起发热反应。

内生致热原的种类

发热激活物作用于产内生致热原细胞可产生各种类型的细胞因子，其中很多细胞因子都可引起发热。例如：肿瘤坏死因子（TNF），包括 TNFα、TNFβ；白细胞介素（IL）类细胞因子，包括 IL-1、IL-2、IL-6、IL-8 等；干扰素（IFN）类细胞因子，包括 IFNα、IFNγ；粒细胞巨噬细胞集落刺激因子（GM CSF）及巨噬细胞炎症蛋白 1（MIP1）等。虽然很多细胞因子可引起发热，但目前认为主要的内生致热原是 IL-1β、TNFα、IFNγ 和 IL-6。

1. IL-1

较早发现的致热原是白细胞致热原，后来发现白细胞致热原主要是 IL-1。IL-1 由激活的单核吞噬细胞、树突细胞、内皮细胞、成纤维细胞、星形胶质细胞等产生。LPS、TNF 可诱导上述细胞产生 IL-1，IL-1 本身也可诱导其产生。

目前有 3 个 IL-1 家族被克隆：IL-1α、IL-1β 和 IL-1ra。IL-1α 和 IL-1β 主要的受体是Ⅰ型 IL-1 受体（IL-1RI）。IL-1 具有高效性，微量的配体与受体结合即可产生明显的效应。在 IL-1 信号转导中，IL-1RI 的同源物——白细胞介素受体结合蛋白（IL-1RAcP）是必需的。一旦 IL-1 与受体结合，AcP 即被募集到配基——受体耦联区形成有高度亲和力的受体复合物（图 5-12）。IL-1ra 的氨基酸序列与 IL-1α 有 18%的同源性，与 IL-1β 有 26%的同源性。IL-1ra 也可与 IL-1RⅠ结合，且亲和力相同。但 IL-1ra 与 IL-1RI 结合却不能启动信号转导通路，不能激活细胞，因此是体内 IL-1 的抑制物。

现认为 IL-1α 和 IL-1β 是重要的 EP。给实验动物注入 IL-1 可引起发热，但注入过量的 IL-1ra 则能阻止发热的产生。IL-1 的致热作用受 IL-1RI 和 IL-1RAcP 的调节（图 5-12）。IL-1 可能是人类最有效的致热细胞因子。试验证明 IL-1β 基因敲除鼠或给予 IL-1ra、抗 IL-1 血清可减轻或避免 LPS 所引起的发热，但也有试验证明 IL-1RAcP 基因敲除鼠却看不到相应的效果。甚至在 IL-1β 基因敲除鼠 LPS 致热作用反而增强。因而目前对其致热作用和机制尚有某些争议。

2. TNFα

TNF 家族有 TNFα、TNFβ 和 LTB3 个成员，与发热相关的主要是 TNFα。TNFα 分为跨膜型 TNFα（TM-TNFα）和分泌型 TNFα（S-TNFα），两者均以同源三聚体形式存在。TM-TNFα 是 S-TNFα 前体，是其储存库。TM-TNFα 可被水解脱落为 S-TNFα。通常提及的 TNFα 即指 S-TNFα。单核吞噬细胞在 LPS 刺激下，可产生 TNFα，被活化的 T 淋巴细胞及 NK 细胞、肥大细胞等也可产生 TNFα。此外，很多细胞，如内皮细胞、中性粒细胞、星形胶质细胞等也可产生 TNFα。TNFα 与 IL-1 均属多效性细胞因子。TNFα 有许多生物学活性与 IL-1 类似，给家兔注射 TNFα 可引起典型的发热。这种热型与 IL-1 所引起的发热很难辨别。重组 TNFα 在人体内有很强的致热性，可快速引起发热并伴有全身不适和关节疼痛等症状。除致热外，TNFα 还有很多其他效应，如发热时伴有的棕色脂肪组织分解增多、负氮平衡，厌食等也与 TNFα 有关。

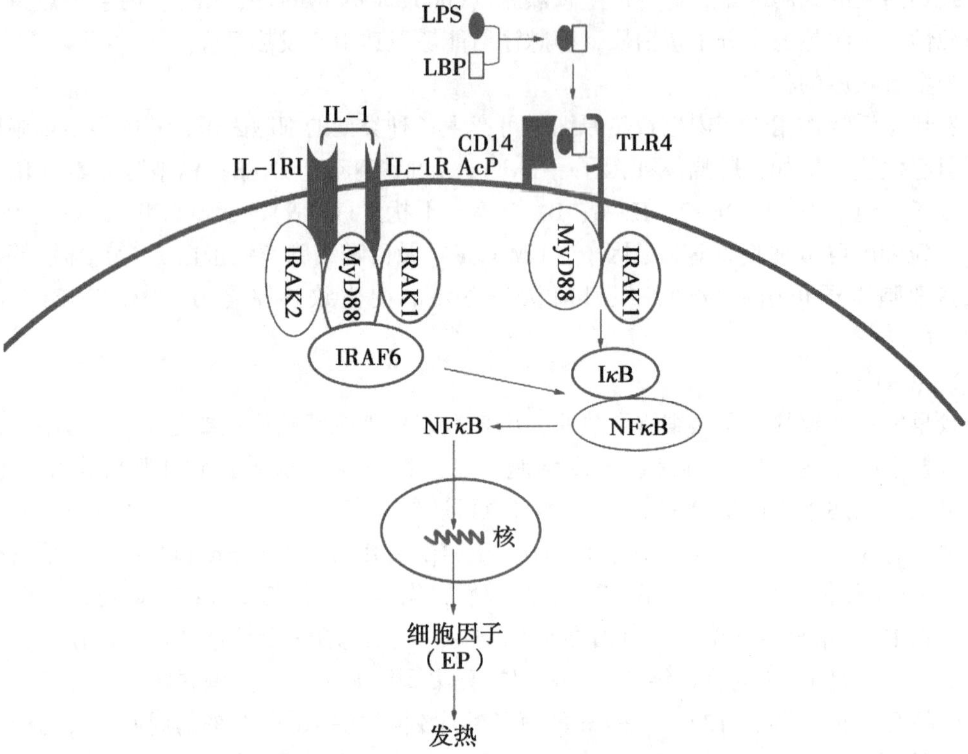

图 5-12　LPS 引起 EP 产生和 IL-1 细胞内信号转导机制[98]

3. IFN

IFN 可抑制病毒复制，增强杀伤细胞对病毒和肿瘤细胞的杀伤活性，是重要的抗病毒、抗肿瘤物质。IFN 分为Ⅰ型和Ⅱ型两类，Ⅰ型包括 IFNα 和 IFNβ，Ⅱ型主要包括 IFNγ（与发热关系密切的主要是 IFNα、IFNγ）。给家兔注射 IFNα 可引起单相热，80～90min 后达到高峰。IFN 是最早应用于人类的细胞因子，当应用 IFN 时，发热是其主要的不良反应。IFN 所具有的一些类似 EP 作用的机制是否由于间接刺激 IL-1 或 TNF 而引起，至今尚不明确。

4. IL-6

IL-6 是分子量约为 26000 的细胞因子，可由单核吞噬细胞、内皮细胞、成纤维细胞、骨髓基质细胞、Th2 细胞等分泌。TNF 与 IL-1 可诱导上述细胞产生 IL-6。此外，病毒、PAF、ET 等也可诱导其产生。最初认为 IL-6 的主要作用是诱导急性期反应蛋白合成。但研究显示，家兔注射了 IL-6 也可引起发热；烧伤患者的发热也证明与 IL-6 有关。缺乏 IL-6 基因鼠，LPS、IL-1 或 TNFα 均不引起发热反应。这些实验结果证明 IL-6 在引起发热过程中具有重要作用。由于 IL-6 的表达受到 IL-1 或 TNF 的控制，因而有人推测 IL-6 可能是发热时 IL-1 和 TNF 的下一级介质。即当 LPS 等作用于某些细胞产生 IL-1 和 TNFα 后，可继发引起 IL-6 的合成，进一步引起中枢神经系统内 PG 的合成而引起发热。

除上述 IL-1、IL-6、IFN、TNFα 有直接的内生致热原作用外，目前还看到 IL-2 注射人体后 3～4h 可引起发热。但事实上发热期间患者体内的 IL-2 浓度很低，同时又考虑到

IL-2 可促进 IL-1 和 TNF 的产生能力，因此有人认为 IL-2 的致热性可能受 IL-1 和 TNF 的控制。其他一些因素，如 GM-CSF、MIP-1、ET 等，可引起 IL-1 和 TNF 的产生，也可引起发热。此外，补体系统在发热过程中也有重要作用。如 C3a、C5a 可刺激细胞因子的合成。有人用眼镜蛇毒液预先处理几内亚猪，使其体内补体水平显著降低，这时注射 LPS 发热反应受到抑制。

发热激活物如何作用于产内生致热原细胞，使其产生 EP。这一研究日趋深入。以最常见的 LPS 引起致热性细胞因子的释放过程为例阐述如下。

过去一直认为，LPS 可与血浆中的 LPS 结合蛋白（LBP）结合转运至细胞膜，与膜上的 LPS 受体——CD14 结合，介导细胞相应的各种反应。但 CD14 没有跨膜区和胞内区，因而不可能直接与细胞内进行信息交流。近年发现 LPS 的 Toll 样受体（TLR）具有跨膜区和胞内区，可与细胞内进行信息传递。TLR 已发现有 10 种（TLR1-10）。现认为 LPS 进入血浆后与 LBP 结合，在 CD14 等的协助下，与 TLR4 结合，TLR4 胞内段与胞质内的一个适配体蛋白（adaptor protein）——髓样分化因子 88（MyD88）的同源结构域结合，MyD88 的 N 端死亡结构域与 IL-1 受体相关激酶（IL-1 receptor-associated kinase，IRAK）2 的死亡结构域结合，使 IRAK 自动磷酸化。IRAK 是丝氨酸/苏氨酸先天免疫激酶的一种，目前已发现 4 个成员（IRAK1-4）。IRAK 一旦磷酸化，可与 TNF 受体相关分子 6（TNF-receptor-associated factor-6，TRAF6）的 N 端结合，使 TRAF6 寡聚化而活化。活化的 TRAF6 激活 NFκB 诱导激酶，后者再激活 IκB 激酶，使 IκB 磷酸化，释放原来与 IκB 结合的 NFκB 并迁移至核内，启动相关基因转录，产生包括 TNF 及 IL-1 在内的各种细胞因子及其他生物活性物质。目前认为这一细胞内的信号转导过程，与 TNF 及 IL-1 作用于细胞后，细胞内的信号转导过程是共同的（图 5-12）。

（三）发热时体温调节机制

发热的体温调节机制至今十分不明确，其中主要有两方面问题尚未阐明：①EP 作用于体温调节中枢的途径。②体温调定点上移的机制。现就目前的一些看法阐述如下。

Ⅰ. EP 作用于体温调节中枢的途径

外周产生的 EP 通过何种途径将致热信号传至中枢神经系统尚不清楚。传统看法认为主要是通过体液途径。但目前认为细胞因子和（或）其他致热分子不仅通过体液途径，也可通过神经途径将致热信号传至脑内。

1. 通过体液途径

体液途径是最早发现的而且已被普遍接受的观点。虽然致热性细胞因子可以通过血脑屏障存在的蛋白质分子的饱和转运机制而转入脑内，但其量甚微，不足以引起发热。当各种病因使血脑屏障通透性增高时，EP 也可进入脑内。但目前仍普遍认为，细胞因子入脑的关键部位是下丘脑终板血管器（organum vasculosum laminae terminalis，OVLT），下丘脑第三脑室旁周边及延髓后缘区域的毛细血管有孔，此处可使循环中的多种激素或细胞因子进入脑内，将信号转至脑内。该处紧邻 POAH 体温调节中枢，且彼此有神经元联系，即该处神经元产生的神经冲动可直接传至 POAH 神经元。

外周致热信号通过体液途径传至 OVLT 可有如下途径。

（1）EP 进入循环：这是经典看法，认为 LPS 等发热激活物作用于产 EP 细胞，产生大量细胞因子（分泌型），进入血液循环发挥内分泌激素样作用，刺激 OVLT 区域的星形胶质细胞、小神经胶质细胞或神经元细胞，使其产生 PGE_2等，再将致热信号传至 POAH 神经元，引起发热。

感染 LPS 志愿者循环中细胞因子含量增加并伴有寒战和发热。在发热的败血症患者体内细胞因子浓度也增高。给实验动物注射细胞因子也可诱发发热反应。这些均支持即进入循环这一看法。但仍有大量试验不支持这一看法。如 LPS 感染后，出现发热先于循环中出现细胞因子。临床上，在伤寒患者和其他不明原因的发热中，未发现循环中内生致热原增多，特别是 IL-1β、TNFα 和 IL-6。严重的感染性休克时，在整个发热过程中，只有一小段时间可在循环中检测到 EP。在不太严重的感染时，发热仅为其普通症状时，循环中的细胞因子浓度很低。上述事实均不支持即进入循环这一观点。

（2）外周局部组织中的细胞因子发挥致热作用：有人认为，LPS 等作用于组织局部的产 EP 细胞，产生低水平的细胞因子，这些低水平的细胞因子不能发挥内分泌激素样作用，但在局部组织可诱导发热级联反应中的第 2 步介质的产生。例如，近来逐步证实局部组织能合成可溶性Ⅱ型磷脂酶 A2，该因子经血液循环至 OVLT 区激活该区细胞的花生四烯酸前列腺素系统，产生 PG，引起发热。但迄今尚缺乏足够证据支持该假说。

（3）激活的单核细胞的作用：基于某些发热时循环中无明显致热性细胞因子增高的情况，有人认为，发热激活物在外周局部组织可激活单核细胞，激活的单核细胞不产生或少产生细胞因子，因而循环中检测不到 EP。但激活的单核细胞可经血液循环至 OVLT 并与该处毛细血管内皮细胞黏附，继而由激活的单核细胞或内皮细胞合成、释放致热性细胞因子，引起发热。近来研究表明，感染患者血液循环中单核细胞的细胞因子 mRNA 水平较高，但血液循环中的细胞因子水平却很低。

已证实 OVLT 区血管周围细胞亦可产生细胞因子。实际上循环中的内生致热原也可直接作用于 OVLT 区的内皮细胞释放细胞因子，并以自分泌和（或）旁分泌形式作用于神经元或星形胶质细胞，诱导 PG 等合成，引起发热。

OVLT 区内皮细胞除可由上述途径激活外，也可被单核细胞的跨膜型细胞因子所激活。IL-1、TNFα 等均分为跨膜型和分泌型。LPS 等激活单核细胞后，单核细胞膜上可高表达跨膜型 IL-1 和 TNFα 等。此时，循环中无明显的分泌型细胞因子，而 OVLT 区内皮细胞可被活化的单核细胞跨膜型 TNFα 等激活而引起发热。已有实验证实严重感染患者体内跨膜型 TNFα 和 IL-1β 水平远高于分泌型，而且在晚期仍有 87%患者的跨膜型 TNFα 在增高；而只有 14%的患者循环中可检测到 TNFα 浓度。此结果提示激活的单核细胞高表达细胞因子 mRNA，但循环中细胞因子却检测不到，这一事实可能与此时跨膜型细胞因子高表达有关。

（4）发热激活物直接作用于 OVLT，引起发热：有人认为，发热激活物如 LPS 也可直接作用于 OVLT 区，刺激 OVLT 区内皮细胞的细胞因子释放，释放后，细胞因子通过自分泌和（或）旁分泌方式激活神经元或星形胶质细胞产生 PG，引起发热。

2. 通过神经途径

一般认为，细胞因子和（或）其他致热分子不仅通过体液途径，也可通过神经途径到达脑组织。这是近年来发热机制研究中关注的焦点。1987 年 Morimoto 等即推测外周神经参与了发热。1995 年有人报道切除隔膜下迷走神经，给大鼠注入 LPS 不引起发热。另有人报道用辣椒素消除小鼠腹腔内的化学敏感性传入神经纤维的敏感性，则静脉注射 LPS 的发热反应性显著降低。后来，多数实验室也获得了类似结果。多数学者认为：神经纤维传导的信息在传递速度上占很大优势，且不被血脑屏障所阻挡。因此，免疫系统与大脑之间的神经系统信息传递的快速性，对发热的启动阶段有着决定性的作用。对发热后期则可能并不重要。试验证明，有肝瘀血的小鼠，LPS 所致的早期发热反应明显减弱。试验也证明，将 IL-1 注入门静脉能增强肝迷走传入神经的放电活动；切除迷走神经的肝支不仅不产生发热，包括痛觉过敏等在内的其他对 LPS 的反应也均消失。综合大量相关试验结果，有人认为，LPS 等可引起肝脏局部产生细胞因子，刺激肝迷走神经，通过迷走神经将致热信号传至脑干的孤束核，再经去甲肾上腺素能神经细胞群的神经元传至下丘脑的 OVLT，该区神经元受刺激产生 PG，可引起发热（图 5-13）。

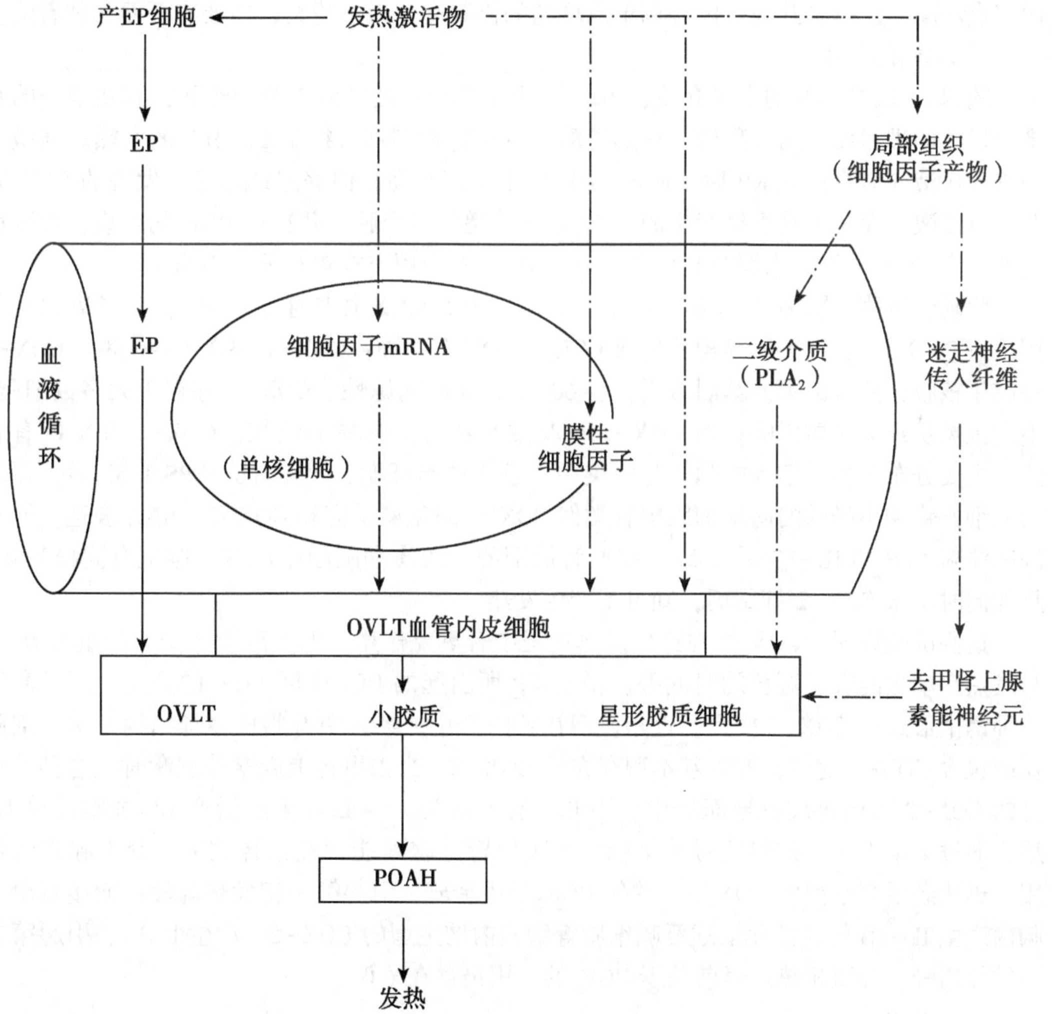

图 5-13 EP 作用于体温调节中枢的可能途径[71]

注：———▶经典途径；-·-·-·-▶其他可能途径

总之，20世纪后几十年，随着免疫学及分子生物学技术和理论的发展，对发热这一古老话题开始有了重新理解。发热的关键是EP，而EP属于免疫反应激活后细胞因子网络中的一部分。引起发热反应的同时也产生其他各种生物效应。随着对细胞因子的产生、调控等机制的研究进展，发热机制也逐渐在深入。发热过程及其机制实际上是非常复杂的。循环中的EP在将致热信号从外周组织传递到中枢神经系统时起到重要作用。然而其他机制，如局部组织细胞因子的产生、中枢神经系统细胞因子的释放、单核细胞跨膜型细胞因子等在发热的发生中可能也发挥重要作用。在某些情况下，可能是这些机制共同参与完成的；也可能不同疾病时的发热，某一机制显得更为重要。这些都是今后发热机制研究中需进一步探索的问题。

Ⅱ. 体温调定点增高的机制

EP通过某条途径将致热信息传至OVLT区后，最终将使POAH区体温调节中枢体温调定点增高，使体温升高。体温调定点增高的机制迄今尚不清楚，主要有下面几种看法。

1. PGE_2的作用

脑内PGE_2是重要的发热介质，PGE_2作用于POAH的体温调节神经元，其在脑内的水平随发热的进程而升高或降低。环加氧酶（COX）抑制剂可抑制EP引起的发热。当微生物进入血液或全身注入EP后，血中PGE_2水平迅速升高，但普遍认为脑中发现的PGE_2并非来自血液，而是由脑直接产生的。EP如何传递信号至脑，并提高PGE_2的合成；大脑反应性产生PGE_2的细胞来源及其机制，以及PGE_2的作用方式等目前均不明确。

膜磷脂被膜磷脂酶A_2裂解为花生四烯酸，再经COX作用生成PGG_2，又经氧化酶作用生成PGH_2，再经PGE_2异构酶生成PGE_2。COX有两种：COX-1存在于内质网，COX-2存在于核膜，两者由不同基因编码，有60%～70%的同源性。COX-1存在于大多数细胞，不受抗炎及致炎介质影响；而COX-2可受致炎和抗炎介质的调控。COX-2在脑内有表达，主要分布于神经细胞的胞体与树突中。近年试验证明，小鼠注入LPS 1.5h后，在脑内毛细血管和小静脉的内皮细胞中有类似COX-2的免疫反应和COX-2 mRNA表达。同样静脉注射LPS和IL-1β后2.5h，在血管周围的小胶质和脑膜中巨噬细胞也有同样变化。且如同时口服COX-2抑制剂，则可不产生发热。

这些试验证明，COX-2在产生发热过程中有重要作用。但实际上，诱导产生COX-2与发热启动之间有一短暂的时间差，说明EP所引起的POAH区PGE_2的升高，不是激活这种诱生形式的COX-2所致。近年发现在脑内静止神经元中有脂质体样结构，这一细胞器中包含COX-2前体，即以基本型存在的COX-2。当去甲肾上腺素等刺激时，这种基本型的COX-2可迅速被诱导而产生。因此，有人认为，当LPS等激活产EP细胞释放EP后，通过某条途径将致热信号传至脑，经去甲肾上腺素能神经元释放去甲肾上腺素的作用，迅速激活基本型的COX-2，并使PGE_2产生释放，引起第一相发热高峰；而接着由于脑内产生IL-1β等，活化上述巨噬细胞等细胞内诱生型的COX-2，产生PGE_2，引起第二相发热高峰，即双相热。目前关于PGE_2的作用仍存在争议。

2. 促皮质素释放激素（corticotrophin releasing hormone，CRH）

某些发热反应可能不通过PGE_2起作用，而可能是通过CRH介导发热。应用CRH抗体可以阻断IL-1β引起的发热；而用COX阻断剂却不能阻断IL-1β引起的发热。因而推测，IL-1β 可能是通过 CRH 的介导而引起的发热。

3. Na^+/Ca^{2+}比值

有人认为，POAH 区温度敏感神经元的细胞内外 Na^+/Ca^{2+}比值决定调定点水平。认为：该比值升高，调定点上移；比值下降，则调定点下移。很多动物实验为该观点提供依据，如给动物脑室内注入 Na^+，体温升高；而注入 Ca^{2+}，则体温下降。应用降钙剂也可获类似效果等。

4. cAMP

cAMP 是细胞内重要的第二信使之一，可介导细胞的多种生物学效应。很多试验证明：发热与脑内 cAMP 增高有关。如给动物脑室内注入二丁酰 cAMP 可引起发热，而该致热作用可被磷酸二酯酶抑制剂增强；被磷酸二酯酶激活剂所减弱。此外，还有很多研究也提示 cAMP 可能是一种重要的中枢性发热介质。

除上述引起体温升高的主要发热介质外，还有一些参与体温调节的负反馈调节介质，在使调定点控制在一定水平上而不致过高的过程中起到重要作用。这些物质主要包括精氨酸血管升压素（arginine vasopressin，AVP）、促黑（素细胞）激素（melanocyte-stimulating hormone，MSH）和脂皮质蛋白-1（lipocortin-1）等。

AVP 也称抗利尿激素（ADH），是由下丘脑视上核、室旁核的神经细胞内合成，经神经轴突轴浆运输方式运至神经垂体，入血后可有抗利尿作用，同时也发挥升高和维持血压等作用。除下丘脑神经垂体系统外，下丘脑腹中膈区神经元的轴突中也存在 AVP。给动物脑内注入 AVP 有明显的解热作用。AVP 可减弱大鼠 IL-1 所致的发热，如脑内注入 AVP 拮抗剂可阻断其解热效应，提示 AVP 是重要的中枢性发热负调节介质。

5. α-MSH

产生 MSH 的细胞分散在下丘脑、腺垂体中，下丘脑、腺垂体存在阿黑皮素原（proopiomelanocortin，POMC）；被水解后可产生 3 种促黑（素细胞）激素，其中与退热有关的是 13 肽的 α-MSH。

现已证明，静脉输入 α-MSH 或脑室注入 α-MSH 均能减弱 LPS、TNFα、IL-1β、PGE_2等所致的发热，其作用位点可能在脑室中膈区。α-MSH 被认为是解热作用很强的物质，其解热作用是对乙酰氨基酚（扑热息痛）的 2 万倍以上。此外，有资料表明，脂皮质蛋白-1 可明显抑制 IL-1β、IL-6、CRH 所致的大鼠发热反应，也有退热作用。

发热时，体温的升高极少超过 41℃，即发热时体温的升高存在热限。主要原因是在发热时体内存在一系列负反馈调节。上述各种介质已证明在这一调节过程中具有重要作用。

我国学者李楚杰等在多年来大量研究工作的基础上，提出了发热体温正负调节学说。认为发热体温调节中枢可能由两部分组成，一是正调节中枢，主要包括 POAH；二是负调节中枢，主要包括腹中膈（VSA）和中杏仁核（MAN）。外周致热信号通过某些途径启动正调节中枢，通过正调节介质使体温升高；同时通过负调节介质限制体温升高。两者相互作用决定调定点上移的水平。该学说在阐明发热时体温调定点上移的机制方面作出了重要贡献。

三、阿司匹林的解热作用机理

下丘脑体温调节中枢通过对产热及散热两个过程的精细调节，使体温维持于相对恒定的水平。当体温升高时，包括阿司匹林在内的 NSAIDs 能促使升高的体温恢复到正常水平，而 NSAIDs 对正常的体温没有明显的影响。

感染、组织损害、炎症或其他疾病状态都可以引起发热，这些情况的共同特征就是促进 IL-1β、IL-6、IFN-α、IFN-β 和 TNF-α 等细胞因子产生，而这些细胞因子又促使下丘脑视前区附近合成 PGE_2，通过 cAMP 触发下丘脑的体温调节中枢增加产热，使体温升高。包括阿司匹林在内的 NSAIDs 并不直接抑制注射 PG 产生的发热作用，但对这些细胞因子性内热原引起的发热有解热作用。因此认为阿司匹林是通过抑制中枢 PG 合成而发挥解热作用[4]。

目前，专门关于阿司匹林的解热机理研究不多，其主要作为阳性对照药物，用于其他解热药的作用机理研究，现引述如下。

董虹、穆祥等[99]在研究犀角地黄汤（犀角由水牛角代替、生地黄、芍药、牡丹皮）解热作用机理时，以脂多糖复制大鼠的发热模型，以阿司匹林为对照药物。结果显示，大鼠注射脂多糖后 2h 开始发热，2h 后体温明显升高，发热一直持续到第 10h。在腹腔注射脂多糖后 2h 开始给予阿司匹林等药物，阿司匹林（400mg · kg^{-1}）在给药后 1h 体温立刻下降；灌胃给药 2h 后阿司匹林组下丘脑中 IL-1β 含量明显低于脂多糖模型组，且都在第 2h 和第 3h 差异显著（$P<0.05$），与空白对照组接近；灌胃给药后第 2h，阿司匹林组大鼠下丘脑 PGE_2含量显著低于脂多糖组（$P<0.05$），在第 3h、第 5h、第 8h 时 PGE_2含量虽然也均低于脂多糖组，但差异不显著（$P>0.05$）。以上结果从侧面说明，阿司匹林在脂多糖诱导的发热模型初期，能够迅速降低体温，其通过降低下丘脑 IL-1β 和 PGE_2的含量而发挥解热作用。

刘平和佟继铭等[100]对家兔耳缘静脉注射 250ng · kg^{-1}的细菌内毒素复制热模型，以阿司匹林为对照，观察金莲花总黄酮（Flavonoids from *Trollius ledebouri* Reichb）的解热效果及机理。注射细菌内毒素 1h，家兔体温即显著升高（$P<0.05$），随即灌服阿司匹林（100mg · kg^{-1}）及不同剂量的金莲花总黄酮。结果显示，阿司匹林组家兔各时间点的平均体温明显均低于模型对照组（$P<0.01$）；模型对照组血清中 TNF-α 和 IL-1β 及脑脊液中 PGE_2的含量均较正常组显著升高；阿司匹林给药组血清中 TNF-α 和 IL-1β 及脑脊液中 PGE_2的含量均低于模型对照组（$P<0.05$ 或 $P<0.01$），与正常对照组较为接近。以上结果从侧面说明，阿司匹林解热作用机制与抑制细菌内毒素引起的 TNF-α，IL-1β 和 PGE_2等致热因子的合成或释放有关。

李剑勇等[101]以阿司匹林为阳性对照药物之一，研究了新型药用化合物阿司匹林丁香酚酯的解热作用及机理。大鼠按 10mL · kg^{-1}剂量分别在背部皮下注射 15%的酵母菌混悬液，5h 后测量体温，确认模型制备成功后，各组分别灌服给予不同药物，其中阿司匹林的给药剂量为 270mg · kg^{-1}。观察给药后 2h、4h 和 6h 的大鼠体温，6h 后采血取脑，应用酶联免疫法（ELISA）测定致热大鼠腹中隔区及血浆中 AVP 的含量，和下丘脑中及血浆中 cAMP 的含量。结果显示，阿司匹林能够显著降低皮下注射酵母所致的体温升高（$P<$

0.05)；相比于空白对照组，模型对照组中隔区中 AVP 和下丘脑中 cAMP 的含量显著升高，而血清中 AVP 和 cAMP 的变化不显著；相比于模型对照组，阿司匹林能够显著降低腹中隔区中 AVP 和下丘脑中 cAMP 的含量，然而对于血浆中 AVP 和 cAMP 的含量影响不明显。以上结果说明，阿司匹林解热的作用机制与调节下丘脑 cAMP 及 AVP 的合成分泌有关。

石亮和孙蓉等[102]采用背部皮下注射 2，4-二硝基苯酚，制备大鼠发热模型，以阿司匹林为阳性对照药物，观察柴胡水提物对发热模型大鼠的解热作用并探讨其解热机制。阿司匹林以 $180mg \cdot kg^{-1}$的剂量，灌服给药，每日 1 次，连续 3 日。末次给药 1h 后，于大鼠背部皮下注射 $15mg \cdot kg^{-1}$的 2，4-二硝基苯酚。结果显示，实验各组大鼠背部注射 2，4-二硝基苯酚后肛温明显上升，模型组大鼠肛温在致热后 90min 达到最高峰，而阿司匹林给药组肛温在致热后 60min 达到最高峰，并且体温下降明显，与模型对照组比较，阿司匹林给药组大鼠体温呈极显著性差异；阿司匹林给药组，血液中 IL-1β、TNF-α、PGE_2，下丘脑中 cAMP 及脑腹中隔区精氨酸加压素（AVP）含量，均显著低于模型对照组，与空白对照组较为接近；然而，对于血液中 IL-6、cAMP 和 AVP 等含量的影响不显著。以上结果从侧面说明，阿司匹林对 2，4-二硝基苯酚所致大鼠发热模型有一定的解热作用，其作用机制主要与降低血中炎症介质 IL-1β、TNF-α 和 PGE_2的含量，和调节下丘脑 cAMP 及 AVP 的合成分泌有关。其中阿司匹林对于下丘脑 cAMP 及 AVP 的分泌调节等，与李剑勇等[101]的研究结果一致。

庞淑婉和房志仲等[103]以阿司匹林为对照，研究了清热消炎颗粒（连翘、柴胡、板蓝根等）对家兔的解热作用及其机理。阿司匹林以 $100mg \cdot kg^{-1}$的剂量灌服 1 次后，耳缘静脉注射 $250ng \cdot kg^{-1}$的内毒素。结果显示，阿司匹林给药组，在内毒素注射后 1h、2h、3h、4h 直肠温度升高值均显著低于模型组（$P<0.05$ 或 $P<0.01$）。内毒素致热后 4h，模型组家兔血清 TNF-α、IL-1β、IL-6、PGE_2水平较对照组显著升高（$P<0.01$）；与模型组比较，阿司匹林组血清 NF-α、IL-1β、IL-6、PGE_2水平均显著降低（$P<0.05$）。以上结果也同样说明阿司匹林的解热作用机理，与显著降低内毒素致热大耳白兔血液的内生致热原 TNF-α、IL-1β、IL-6 及 PGE_2有关。

黄进明等[104,105]以阿司匹林为对照药物，研究传统名贵中成药片仔癀（三七、麝香、牛黄、蛇胆）对干酵母和大肠杆菌内毒素所致家兔发热的解热作用及机理。结果发现，阿司匹林除了能够显著降低血清 TNF-α 和 IL-1β 之外，还能显著降低血清 IL-8 和血液白细胞的水平。

以上将阿司匹林作为阳性对照药物，考察其他药物解热作用及机理的研究，从侧面说明阿司匹林对细菌内毒素、酵母、2，4-二硝基苯酚等引起的实验动物发热，有确切的解热作用；上述致热物可引起血清中 TNF-α、IL-1β、IL-6、IL-8 和 PGE_2，以及中枢中 PGE_2、cAMP、AVP 等的显著变化；阿司匹林的解热作用与其能够显著调节血清及中枢中上述细胞因子等有关。然而，在发热过程中阿司匹林通过何种途径调节上述细胞因子等的水平，目前的研究还不够深入。

第七节　阿司匹林的镇痛作用机理研究

一、疼痛概述[4]

疼痛是一种因组织损伤或潜在的组织损伤而产生的痛苦感觉，常伴有不愉快的情绪或心血管和呼吸方面的变化。它既是机体的一种保护性机制，提醒机体避开或处理伤害，也是临床许多疾病的常见症状，剧烈疼痛不仅给患者带来痛苦和紧张不安等情绪反应，还可引起机体生理功能的紊乱，甚至诱发休克。控制疼痛是临床药物治疗的主要目的之一。

按痛觉冲动的发生部位，疼痛可分为躯体痛（somatic pain）、内脏痛（visceral pain）和神经性痛（neuropathic pain）3 种类型。躯体痛是由于身体表面和身体深层组织的痛觉感受器受到各类伤害性刺激所致。可分为急性痛（acute pain，亦称锐痛）和慢性痛（chronic pain，亦称钝痛）两种。前者为尖锐而定位清楚的刺痛，伤害性刺激达到阈值后立即发生，刺激撤除后很快消失；后者为强烈而定位模糊的“烧灼痛”，发生较慢，持续时间较长。内脏痛是由于内脏器官、体腔壁浆膜及盆腔器官组织部位的痛觉感受装置受到炎症、压力、摩擦或牵拉等刺激所致。神经性痛是由于神经系统损伤或受到肿瘤压迫或浸润所致。

一般认为，谷氨酸和神经肽类是伤害性感觉传入末梢释放的主要神经递质，两者同时释放，对突触后神经元生理作用不同，但却协同调节突触后神经元放电特性，神经肽类可能与增加和延长谷氨酸的作用有关。谷氨酸被释放后仅局限于该突触间隙内，作用于突触后膜的 NMDA 受体和 AMPA 受体，而将痛觉信号传递给下一级神经元。因其作用的发生和消除均很快，故称快递质（fast transmitter）。P 物质（SP）[106]等神经肽被释放后则扩散到一定范围，且同时持续影响多个神经元的兴奋性而使疼痛信号扩散。因其作用缓慢而持久，故称慢递质（slow transmitter）。

疼痛的调控是一个非常复杂的过程，迄今为止，有关疼痛调控机制的主导学说是 Wall 和 Melzack 于 1965 年提出的“闸门学说”。近年亦提出痛觉过敏（hyperalgesia）和痛觉超敏（allodynia）的发生机制，与外周伤害性感受器增敏和中枢突触传递长时程增强（long-term potentiation）现象有关。

二、疼痛的炎性介质[107]

细小的 C 类和 A_{δ}类传入纤维正常时可被短暂的强刺激所兴奋，产生一过性疼痛，但在损伤或炎症期间弱刺激便可使之兴奋，且所致疼痛的性质与正常时不同，持续时间较长。慢性疼痛性疾病患者可有自发性疼痛、间歇性疼痛或持续性疼痛，其中包含着复杂的外周和中枢信息处理过程的改变。无论炎性疼痛或神经性疼痛，都可能与炎症有关，炎症期间大量的化学介质都能改变外周传入纤维的功能。

（一）外周传入与化学信息

多数伤害感受器（nociceptor）都能感受热和机械刺激，同时产生化学信息。少数皮肤和内脏器官中的“静息”伤害感受器，即使对高强度刺激也可能无反应，但当受炎性介质影响时便表现出自发的活动或对刺激起反应。在组织损伤或炎症期间，传入神经末梢暴露于大量的物质中，使传入神经末梢对其他刺激的反应性与兴奋性和感觉神经的表现型与结构发生复杂的变化。不同物质之间、感觉神经与交感神经之间，及感觉神经与免疫细胞之间存在着大量的潜在的相互作用。

少数炎性介质（如 H^+、5-HT）能直接作用于膜离子通道蛋白，改变通道通透性和细胞兴奋性。多数介质通过与中间调节物质（如 G 蛋白和第二信使）相结合，激活特异的激酶，使细胞蛋白（离子通道和酶）磷酸化，从而改变膜离子通道的通透性和膜兴奋性。

多数神经纤维都有电压依赖性的 Na^+通道，它们可被炎性介质所调节。研究表明神经生长因子（NGF）能促进 PN1 型钠通道（仅见于外周传入神经和交感神经）的基因表达，从而增强传入兴奋性和痛觉过敏。感觉神经还有钙激活的钾通道，它可被某些炎性介质所阻滞，从而使感觉神经兴奋性增强，引起痛觉过敏。电压依赖性 T 型、N 型和 L 型钙通道可增强感觉神经元的兴奋性，其中 N 型钙通道控制神经化学物质的释放，所以特别重要。最近研究认为钙通道活性异常与外周神经横断后感觉神经节异位放电有关。

（二）组织损伤期间产生的化学因子

1. 活性氧物质

其包括过氧化氢、超氧化物和羟化物，正常时产生很少，受超氧化物歧化酶和过氧化氢酶的调控；但在组织损伤后的缺血期间，这些酶的浓度降至生理水平以下，失去了抗氧化作用。有研究表明过氧化氢能增强其他炎性介质（缓激肽和前列腺素 E_2）的作用；一氧化氮（NO）能引起皮内注射后延迟性灼痛。有假说认为 NO 供体能直接兴奋脑感觉神经纤维，引起舒血管的降钙素基因相关肽释放。NO 可致偏头痛和其他类型头痛。在 NO 合成酶作用下，中小型感觉神经元可生成 NO；炎症或神经损伤时 NO 合成酶增加，因而大量生成 NO。NO 可改变感觉神经元对炎性化学物质如缓激肽的反应性，其机制包括调节 cGMP 依赖的缓肽感觉器-效应器的耦合。

2. H^+（质子）

炎性痛觉过敏和肌肉运动时的低氧或缺氧所致肌肉痛与不适时，H^+产生增多。皮内注射酸性溶液可致尖锐的刺痛；细胞外液 pH 值低可增强其他炎性介质的作用，其原因是 H^+直接刺激伤害感受器，外源性酸性溶液可使感觉神经元膜阳离子通透性快速而短暂地增加，从而产生持久的神经激活和机械敏感性增强，其作用机理不完全清楚，似乎与辣椒素（capsaicin）的作用相似。

3. 激肽类

激肽可使前列腺烷类、细胞因子和自由基从各种细胞中释放出来；可刺激节后交感神经元，影响血管管径；可使肥大细胞脱颗粒，释放组胺和其他炎性介质，使血管内皮细胞收缩致血浆外渗。激肽是强有力的致痛物质，可刺激伤害感受器，使之对热和机械刺激敏感。缓激肽和其他致痛物质（如前列腺素和 5-HT）有明显的协同作用。交感神经元可被 B_2激肽受体所兴奋。缓激肽介导的机械性痛觉过敏也影响交感神经元。激肽通过 B_1和 B_2受体而起作用。B_2受体拮抗药能明显缓解与炎症有关的疼痛和痛觉过敏，对镇痛治疗可能有价值。选择性 B_1受体拮抗药可产生镇痛，所以 B_1受体是痛觉过敏的重要原因之一，其机制可能是通过使巨噬细胞和白细胞释放其他介质（如前列腺素）的间接作用。B_2受体存在于感觉神经元，可与G蛋白结合，继而激活磷脂酶C，使膜磷脂分解生成第二信使1，4，5-肌醇-三磷酸盐（IP_3）和二乙酸甘油（DAG）。IP_3促使钙从细胞内贮库释放；DAG激活蛋白激酶C，使细胞蛋白质（包括膜受体和离子通道）磷酸化，增加膜离子的通透性，兴奋传入纤维。缓激肽引起的去极化也能导致钙内流而使神经肽（如P物质）释放，并通过激活磷脂酶C，刺激花生四烯酸生成。在内脏感觉神经元中，也可通过抑制超极化后持久峰值电位（即缓慢超极化slow-AHP）提高兴奋性。前列腺素和缓激肽可通过刺激cAMP形成而抑制slow-AHP，从而使细胞能反复放电。

4. 前列腺烷类

包括前列腺素、白三烯和羟酸类，是在环氧合酶（COX）和脂氧合酶作用下由花生四烯酸生成的。前列腺素通过第二信使与许多受体结合而发生作用。对于感觉神经元最重要的是PGE_2与EP受体和PGI_2与IP受体的结合。皮内注射前列腺素一般不引起疼痛，但PGE_1和PGI_2能直接增强伤害感受器的兴奋性；PGE_2能刺激培养基中的感觉神经元释放P物质。前列腺素通常能使神经元更敏感，降低其兴奋阈值，增强其对其他刺激的反应性。前列腺素通常由COX-1催化所生成，但炎症期间COX-2能促进前列腺素的生成。非甾体抗炎药（NSAIDs）因能阻断COX的作用而具有镇痛和抗炎特性。选择性抑制COX-2的化合物具有镇痛作用而胃肠道不良反应很少。

皮内注射8R，15S-二氢二十碳四烯酸（8R，15S-diHETE）或白三烯B_4（能促使多形核白细胞释放8R，15S-idHETE），能降低伤害感受器的阈值而致痛觉敏感，此作用可被8R，15S-idHETE的同分异构体所抑制。

5. 三磷酸腺苷（ATP）

ATP能激活感觉神经元，使其阳离子通透性增加，所以皮内注射ATP产生短暂的锐痛。将ATP分解产物腺苷皮内或静脉内注射或涂于皮肤水泡基底时，也产生疼痛和痛觉敏感，这可能因腺苷激活腺苷A_2受体所致。另外，腺苷也可激活腺苷A_1受体，阻滞Ca^{2+}流通或增加K^+的通透性而致传入兴奋性下降，产生抗伤害感觉的作用。

6. 5-羟色胺（5-HT）

5-HT激活5-HT_3受体，增加钠的通透性，直接兴奋感觉神经元。此作用可被ISO205.930所阻断，所以5-HT用于皮肤水泡基底时引起短暂轻度疼痛。损伤或炎症时从血小板和肥大细胞释放的5-HT的作用与此相似。5-HT还可通过G蛋白与5-HT_1和5-HT_2受体结合，使K^+通透性下降和膜去极化，从而使伤害感受器敏感化，降低其对热和压力刺激的感受阈值，并使神经元反复放电。有假说认为5-HT_{ID}样受体存在于支配硬脑膜的细传入纤维，这些受体激活可降低感觉神经肽所产生的传入兴奋性、血浆外渗和血管扩张作用。许多抗偏头痛药物（如舒马坦，sumatriptan）被认为是作用于这些受体。

7. 组胺

作用于感觉神经元时，低浓度引起瘙痒，高浓度引起疼痛；可激活感觉神经元H_1受体，增加膜Ca^{2+}通透性，引起感觉神经肽、前列腺素和一羟二十碳四烯酸（HETEs）从内皮细胞释放。导致痛觉过敏和其他炎症前期反应。

（三）神经源性物质与传入纤维

通常感觉神经末梢释放的神经肽对靶组织起着传出和营养作用；炎症时 P 物质和神经激肽 A（neurokinin A，NKA）能直接和间接引起外周神经源性炎症和痛觉过敏，改变与疼痛信息传递有关的脊髓背角的兴奋性。炎症期间在神经营养因子如 NGF 的作用下，感觉神经的神经肽含量增加，使 P 物质和 NKA 的扩血管、血浆外渗和致肥大细胞脱颗粒的作用更为显著，从而引起其他炎性介质的释放。降钙素基因相关肽（cGRP）本身不引起血浆外渗，但与 P 物质存在协同作用。其他感觉神经肽如 galanin 和生长抑素（somatostatin）可减轻神经源性炎症，因为它们能降低传入兴奋性，抑制感觉神经纤维释放神经肽。三型神经激肽受体（NK 受体）中，NK-1 受体引起的血浆外渗对血管性头痛很重要，NK-1 受体拮抗药可减轻刺激感觉神经引起的血浆外渗，预示其在临床上有抗偏头痛作用。NK-1 受体的非肽类拮抗药 RP67580 能减弱链唑霉素造成的糖尿病性神经病变的大鼠的痛觉过敏，但对正常动物无此作用。类似的拮抗药 CP96345 可消除角叉菜胶（carrageene）和福尔马林引起的炎性痛觉过敏。这些拮抗药对脊髓和外周部位均有作用。

神经激肽通过降低膜 K^+ 通透性可直接使感觉神经元发生去极化，对传入神经元兴奋性的直接调节很重要。

感觉神经元上发现有神经肽 Y（NPY）受体（即 Y_1 和 Y_2 受体），其功能尚不清楚。神经损伤后交感神经纤维或粗传入纤维均可释放 NPY。激活 Y_1 受体可增加 Ca^{2+} 通透性，从而使脊髓背根神经节的兴奋性和肽释放增加。激活 Y2 受体可抑制 Ca^{2+} 通透和递质释放，减轻神经源性炎症。

（四）免疫细胞释放的炎性介质

各种免疫细胞均可释放大量的细胞因子（cytokines），如 IL-1β、IL-6、IL-8 和 TNFα，引起强有力的痛觉过敏。前列腺烷释放、NGF 或缓激肽受体表达增加或刺激交感纤维等均可引起免疫细胞释放细胞因子。

Cunha 等[108]发现，IL-8 具有一种新的生物学活性，即能通过非前列腺素依赖的机理引起痛觉过敏。在改良的 Randall-Selitto 大鼠足爪加压试验中，掌跖内注药后发现，IL-8 可产生大鼠足爪剂量依赖的痛觉过敏，特异的抗-IL-8 血清可减轻这一作用。β-肾上腺素能受体阻滞剂氨酰心安（atenolol，阿替洛尔）和心得安（propranolol）、多巴胺 1 受体阻滞剂 SCh23390 和肾上腺素能神经元阻滞剂胍乙啶均可拮抗 IL-8 的上述作用，由此直接证实交感神经系统参与 IL-8 诱发的痛觉过敏。环氧合酶抑制剂吲哚美辛（indomethacin）和 IL-1β 类似物 Lys-D-Pro-Thr 不能减轻 IL-8 诱发的痛觉过敏，但能减轻 IL-1β 诱发的痛觉过敏，表明 IL-8 和 IL-1β 的作用机理不同，后者的效应依赖于前列腺素。致炎因子角叉菜胶引起的痛觉过敏（由交感神经和前列腺素介导）可被氨酰心安、消炎痛和抗-IL-8血清所拮抗。实验结果表明，IL-8 是首次发现的能诱发交感性痛觉过敏的内源性介质，可能是连接组织损伤和交感性痛觉过敏的体液因素之一。

神经营养因子（特别是 NGF）正常时生成于传入纤维周围靶组织和支持细胞（包括成纤维细胞、雪旺细胞和角化细胞），炎症时在其他炎性介质如 IL-1β 和 TNFα 刺激下生成 NGF。NGF 可增加某些神经肽如神经激肽和 cGRP 的合成，调节许多蛋白质如辣椒素受体、膜 Na^+ 通道和质子激活的离子通道等的合成，因此 NGF 能增加感觉神经感受外源性刺激的敏感性。抗 NGF 抗体能减轻痛觉过敏，减轻 NGF 和炎症所引起的神经化学变化。

三、阿司匹林的镇痛作用机理[4,109]

包括阿司匹林在内的解热镇痛抗炎药的镇痛作用主要在外周。组织损伤或发炎时，局部产生和释放某些致痛化学物质（或称致痛物质），如缓激肽、组胺、5-羟色胺、前列腺素等。缓激肽和胺类直接作用于痛觉感受器而引起疼痛；前列腺素能提高痛觉感受器对缓激肽等致痛物质的敏感性，在炎症过程中对疼痛起放大作用，产生痛觉增敏作用；有些前列腺素如前列腺素 E_1、E_2和 $F_{2\alpha}$，本身也有直接的致痛作用。包括阿司匹林在内的解热镇痛抗炎药，可通过抑制 COX 的活性，而减少前列腺素的合成，故能起镇痛作用。阿司匹林等 NSAIDs 有中等程度的镇痛作用，对临床常见的由炎症引起的持续性钝痛，如头痛、牙痛、神经痛、肌肉或关节痛、痛经等有良好镇痛效果；对所有的慢性钝痛不产生欣快感与成瘾性；而对直接刺激感觉神经末梢引起的尖锐刺痛和内脏平滑肌绞痛无效。

一般认为，包括阿司匹林在内的 NSAIDs 并不直接影响疼痛，而是通过抑制 PGs 的合成而产生镇痛作用。也有资料显示，NSAIDs 的镇痛机制除了抑制 PGs 合成外，可能还包括中枢和外周神经的抗知觉作用。

目前，专门关于阿司匹林的镇痛机理研究不多，其主要作为阳性对照药物，用于其他镇痛药的作用机理研究，现引述如下。

李剑勇等[110]以阿司匹林为对照药物，研究阿司匹林丁香酚酯的镇痛作用及机理。结果显示，阿司匹林以 $0.2g \cdot kg^{-1}$的剂量，每日 1 次，对小鼠连续 3 天灌服给药，能够显著降低热刺激对小鼠的疼痛反应；相比于模型对照组，能够显著降低脑组织中 PGE_2的含量。

郑王巧、宋丽华等[111]以阿司匹林为对照药物，研究芍药甘草汤的镇痛作用及机理。结果显示，阿司匹林能够显著降低冰醋酸致痛小鼠血清中 PGE_2和 cAMP 的含量。

车萍、韩涛等[112]以阿司匹林为对照药物，研究独活寄生汤对佐剂性关节炎大鼠的抗炎镇痛作用及血清中 5-羟色胺、5-羟吲哚乙酸含量的影响。结果显示，阿司匹林能够显著提高大鼠的热板痛阈值；相比于模型对照组，能够显著降低血清中的 5-羟色胺和 5-羟吲哚乙酸等致痛物质的含量。

以上将阿司匹林作为阳性对照药物，考察其他药物镇痛作用及机理的研究，从侧面说明阿司匹林对冰醋酸、热、福尔马林[113]等引起的试验动物疼痛，有确切的镇痛作用；阿司匹林的镇痛作用除与其能够显著降低中枢中及血清 PGE_2、cAMP、5-羟色胺、5-羟吲哚乙酸的含量外，还可能与其能够降低其他炎性细胞因子，如 IL-1β、IL-6、IL-8 和 TNFα 等的含量有关。

另外，阿司匹林还可能通过以下途径发挥镇痛作用[114]，激活腺苷 A_2受体[115]，从而在核内抑制 NK-κB（IκB）激酶 β 抑制剂（因此阻止 NF-κB 的转录）[116]；抑制 1-磷酸-神经鞘氨醇的产生[117]；抑制 α，β-亚甲基 ATP 诱导的伤害[118]；抑制 acid-sending 离子通道（高剂量）[119]；乙酰化 COX-2 导致阿司匹林触发的脂氧素生成（如 15-*E*-LX A_4）[120]；促进阿司匹林触发的 DHA 通路（如神经保护素 D1，即 10*R*，17*R*-dihydroxydocosa-4*Z*，7*Z*，11*E*，13*E*，15*Z*，19*Z*-hexaenoic acid）[121]。源自 DHA 的消退素（resolvins）及消退素样化合物似乎具有镇痛作用[122-125]。

第八节　阿司匹林的抗风湿作用机理研究

一、风湿病概述[126]

（一）病因及流行病学

风湿病（rheumatism）是一种与 A 组乙型溶血性链球菌感染有关的变态反应-自身免疫性疾病，主要累及全身结缔组织及血管，呈急性或慢性结缔组织炎症，常形成特征性风湿性肉芽肿。最常累及心脏和关节，其次为皮肤、皮下组织、脑和血管等，其中以心脏病变最为严重。常反复发作，急性期有发热，称为风湿热（rheumatic fever），为风湿活动期，临床上除有心脏病症状外，常伴有发热、关节痛、皮疹、皮下结节、小舞蹈病等症状和体征；辅助检查可有白细胞增多、血沉加快、血中抗链球菌溶血素“O”（antistreptolysino，ASLO）抗体滴度增高，及心电图 P-R 间期延长等表现。多次反复发作后，常造成轻重不等的心瓣膜器质性损害，可带来严重后果。

风湿病多发生在 5~15 岁，以 6~9 岁为发病高峰。男女患病率无差别。但患病率的地区差异大：西部四川最高，东部（浙）和中部（鄂）居中，北部（吉林）较低，南方广东最低。若以长江为界，南方（不含粤）高于北方。风湿病以秋冬春季为多发。根据我国近年统计，风湿病的年发生率为 20.05/10 万，现有风湿性心脏病患者 237 万~250 万人。

（二）发病机制

风湿病的发病机制仍然不是十分清楚，多数倾向于抗原抗体交叉反应学说，即链球菌细胞壁的 C 抗原（糖蛋白）引起的抗体可与结缔组织（如心脏瓣膜及关节等）的糖蛋白发生交叉反应；链球菌壁的 M 抗原（蛋白质）引起的抗体，可与心肌及血管平滑肌细胞的某些成分发生交叉反应。也有些学者认为链球菌感染可能激发患者对自身抗原的免疫反应，而引起相应的病变，或与免疫复合物形成有关。如多数风湿热患者可检出针对心肌内膜或心肌原纤维、平滑肌、心内膜等起反应的自身抗体。此外，此病的发生有一定的遗传易感性。

除链球菌感染以外，某些病毒、细菌感染可能改变心、血管及全身结缔组织的分子结构使之具有抗原性而引发自体免疫反应，也可能与风湿病的发病有关。

（三）风湿病的各器官病变

1. 风湿性心脏病

风湿性心脏病（rheumatic heart disease）包括急性期的风湿性心脏炎和静止期的慢性风湿性心脏病（主要是心瓣膜病）。几乎每位风湿病患者都有心脏炎，只是轻者不易被察觉和可能不引起慢性风湿性心脏病而已。风湿性心脏炎（rheumatic carditis）包括风湿性心内膜炎、风湿性心肌炎和风湿性心外膜炎即心包炎。若病变累及心脏全层则称风湿性全心炎（rheumatic pancarditis）。

2. 风湿性关节炎

风湿病急性发作时约70%的患者可出现风湿性关节炎（rheumatic arthritis）。多见于成年患者，儿童少见。以游走性多关节炎为其临床特征。常侵犯膝、肩、腕、肘、髋等大关节，相继发生。故临床上常表现为大关节游走性疼痛，亦可累及小关节。局部有红、肿、热、痛、活动受限等典型炎症表现。病变主要为关节滑膜的浆液性炎症，滑膜及关节周围组织充血、水肿，胶原纤维黏液样变性和纤维素样坏死，有时可见少数不典型的风湿小体形成。风湿性关节炎病程短，病变消退后，不遗留关节变形。

3. 皮肤病变

皮肤的风湿性病变可表现为皮肤环形红斑和皮下结节。

（1）环形红斑（erythema annullare）：对风湿病具有诊断意义，但临床上少见（<5%）。多见于儿童，为风湿活动的表现之一。为淡红色环状红晕，微隆起，中央皮肤色泽正常。见于躯干及四肢，直径约3 cm。

（2）皮下结节（subcutaneous nodule）：临床上少见（约3%），多发生于腕、肘、膝、踝等大关节处的伸侧面皮下结缔组织，结节直径0.5~2cm，圆形或椭圆形，质地较硬，界限清楚，可活动，压之不痛。皮下结节的出现常与风湿性心脏病的发生有关。风湿活动停止后，结节纤维化，形成小瘢痕。

4. 风湿性动脉炎

风湿性动脉炎（rheumatic arteritis）时大小动脉均可受累，如冠状动脉、肾动脉、肠系膜动脉、脑动脉及肺动脉等，并以小动脉受累较为常见。主要病变在急性期表现为血管壁纤维素样坏死和淋巴细胞、单核细胞浸润，可有风湿小体形成。后期，血管壁可纤维化而增厚，使管腔狭窄，甚至闭塞。风湿性冠状动脉炎时，临床上可出现与冠心病相似的心肌缺血症状。

5. 风湿性脑病

多见于5~12岁儿童，女孩较多。病变主要累及大脑皮质、基底节、丘脑及小脑皮质。主要病变为脑的风湿性动脉炎和皮质下脑炎，后者表现为神经细胞变性及胶质细胞增生，胶质结节形成。当病变主要累及基底节（尤以纹状体）和尾核等锥体外系统时，患儿可出现面肌及肢体不自主运动，称为小舞蹈症（chorea minor）或Sydenham舞蹈症。

（四）类风湿性关节炎

1. 一般症状

类风湿关节炎（rheumatoid arthritis，RA）是一种以慢性、进行性、多发性、侵袭性的，免疫介导的炎症性疾病，以关节滑膜炎和关节外病变为主要临床表现的自身免疫性疾病，多发于中年女性，儿童和老年人也有发病，具有渐进和反复发作的特点。由于炎症刺激后导致滑膜细胞增殖，并进一步导致具有侵袭性的组织，形成风湿血管翳，它可以加速软骨破坏，使关节功能丧失。如果不经过正规治疗，病情会逐渐发展，最终导致关节畸形、功能丧失，具有很高的致残率[127,128]。

2. 病因

RA的病因还不是十分清楚，现在普遍认为是宿主对免疫原的一种反应。RA患者滑膜组织和滑膜液中，存在多种免疫细胞（如T细胞、树突状细胞、肥大细胞等）及细胞因子[129,130]。细胞因子网络失调与 RA 的发病密切相关。罗心静等[131]的研究结果显示，TNF-α 刺激不同时间后 p65-NF-κB 蛋白在滑膜细胞核内表达增加，而在胞浆表达减少，30min 时最明显；同时，免疫荧光显示 TNF-α 可促使 NF-κB 向滑膜细胞核内移位；TNF-α 刺激 20min 后 IκBα 蛋白降解明显增加。因此认为，TNF-α 诱导类风湿关节炎滑膜细胞 NF-κB 信号通路活化，可能与类风湿关节炎炎症进程有关。其他的研究结果也显示，外周血和关节液中 IL-1、IL-6 及 TNF-α 的异常升高[132,133]，以及血小板异常[135]等均可能参与了 RA 的发生发展。

3. 与风湿性关节炎的区别

类风湿性关节炎简称类风湿，病因未明，是关节滑膜发炎，以慢性、对称性、多滑膜关节炎和关节外病变为主要临床表现，有炎性细胞浸润和渗液，致使关节周围组织出现囊性改变；其突出的临床表现为反复发作的对称性的多发性小关节炎，以手、腕、足等关节最常受累；早期呈现红、肿、热、痛和功能障碍，晚期关节可出现不同程度的强硬和畸形，并有骨和骨骼肌萎缩，是一种致残率较高的疾病。部分患者除了关节病变以外，还可出现关节外病变。如发热、口眼干燥、贫血、皮下结节、血管炎等。有关节外病变者，提示类风湿性关节炎的病情比较重。所谓的类风湿性关节炎并非只是关节发生了炎症病变，而是全身性的广泛性病变。类风湿的提法意在区别于风湿。

风湿性关节炎是风湿病急性发作的常见表现，是与 A 组乙型溶血性链球菌感染有关的变态反应-自身免疫性疾病。一般起病急剧，有咽痛、发热和白细胞增多，以四肢大关节受累多见，大部分风湿表现为多发性对称性大关节炎，为游走性关节肿痛，关节症状消失后无永久性损害，而且常同时发生心脏炎。如预防和治疗不彻底，可由于心脏反复受损害，致使心瓣膜粘连，瘢痕增多，形成慢性风湿性心脏病，往往对心脏损害很大；血清抗链 O 均为阳性，而 RT 为阴性。及时且彻底的治疗，大多预后较好。这些表现与前面所提的类风湿性关节炎明显不同，故将类风湿从风湿病中分出。

因两者有相似之处，又有些明显不同的地方——类似而又不是，故称之为“类风湿性关节炎”。

二、阿司匹林抗风湿的作用及机理研究

（一）抗风湿作用[4]

阿司匹林能减轻炎症引起的红、肿、热、痛等症状，可迅速缓解风湿性关节炎的症状，大剂量阿司匹林能使风湿热症状在用药后 24~48h 明显好转，故可作为急性风湿热的鉴别诊断依据，用于抗风湿最好用至最大耐受剂量，一般成人每日 3~5g，分 4 次于饭后服用。

（二）对类风湿性关节炎的作用及机理

1. 对酸敏感离子通道的影响

近年来研究表明，组织酸化为炎症较普遍的现象和微环境最重要的特征之一，而组织酸化可以影响关节软骨内基质合成与降解，胞外的极度酸性引起离体关节软骨细胞内的 pH 值降低，胞内酸中毒的直接作用可能是抑制基质合成代谢或者升高一些酶的活性，而酸敏感离子通道（ASICs）可能在这过程中发挥重要作用[136]。

以阿司匹林为代表的NSAIDs，主要用于减轻各种炎症性和退行性关节病引起的剧烈疼痛以及预防心血管疾病、缓解较小的创伤或头痛发热引起的不适等。Voilley等[137]的研究表明NSAIDs，如阿司匹林，既可以抑制ASICs电流又可以抑制ASICs在伤害性感受器的表达，其作用的强度和效能都比以前认为的作用靶点COX高，因此ASICs很有可能是NSAIDs作用的新靶点和新机制。

陈飞虎等[138]研究阿司匹林（50mg·kg^{-1}）、地塞米松（0.2mg·kg^{-1}）、雷公藤多苷（50mg·kg^{-1}）和左旋咪唑（10mg·kg^{-1}）等几种抗类风湿性关节炎（RA）药物，对弗氏完全佐剂（CFA）致关节炎（AA）大鼠关节软骨中的酸敏感离子通道（ASICs）表达的影响，探讨抗RA药物对关节软骨的保护作用。结果显示，经过治疗后，各用药组能明显抑制AA大鼠的继发性足肿胀；阿司匹林能显著抑制AA大鼠关节软骨细胞ASICs的表达，其他用药组对ASICs无明显抑制作用；各用药组能明显升高AA大鼠关节软骨细胞基质成分Ⅱ型胶原和聚集蛋白聚糖（aggrecan）的表达量，其中阿司匹林作用显著。以上结果说明，阿司匹林可能通过抑制ASICs的表达而抑制AA大鼠关节软骨的破坏。

2. 对滑膜细胞的影响

关节滑膜是RA发病的靶器官，滑膜成纤维细胞（fibroblast-likes synoviocytes，FLS）是滑膜的重要组成部分，其分泌高水平促炎细胞因子、化学趋化因子、基质蛋白降解酶等，持续刺激关节滑膜细胞，作用于细胞信号传导途径的不同部位，引起胞内蛋白激酶持续激活，导致滑膜细胞的增殖与凋亡失衡，是RA骨质破坏、关节变形和致残的重要因素。滑膜细胞增殖是RA发病的关键，由于关节滑膜细胞大量增生，侵蚀关节，导致关节结构和骨质破坏，是RA致残的重要因素[139]。

Yamazaki R等[140]从类风湿性关节炎患者中获取滑膜细胞（synovial cells）以体外培养，以阿司匹林或水杨酸钠（0.1~10mmol·L^{-1}）处理24h，分别观察细胞的增殖和活力。阿司匹林和水杨酸钠在0.3~10mmol·L^{-1}的浓度范围内，能够剂量依赖性地抑制滑膜细胞的增殖，IC_{50}分别为2.1mmol·L^{-1}和1.2mmol·L^{-1}；以及降低细胞活力，IC_{50}分别为2.0mmol·L^{-1}和1.4mmol·L^{-1}。阿司匹林和水杨酸钠能够诱导滑膜细胞DNA碎裂，并增加TUNEL（DNA断裂指示剂）阳性细胞数量。以上结果说明，阿司匹林和水杨酸钠能够通过诱导凋亡而抑制类风湿性关节炎滑膜细胞的增殖。

Yamazaki R等[140]的研究还发现，吲哚美辛、双氯芬酸、奥沙普秦（oxaprozin）和扎托布洛芬（zaltoprofen）等NSAIDs，亦能够减少源自类风湿性关节炎患者滑膜细胞的增殖，并诱导其凋亡；进一步的研究表明，NSAIDs可能是通过激活过氧化物酶体增殖物激活受体γ（peroxisome proliferator-activated receptor gamma，PPARγ）通路，而诱导类风湿性滑膜细胞的凋亡。谢梅林等[141]的研究结果表明，阿司匹林能够激活小鼠腹腔巨噬细胞的PPARα/γ。那么，在类风湿性关节炎的病理过程中，阿司匹林是否也通过激活PPARα/γ而发挥作用，仍需进一步的研究。

3. 对脂氧素的影响

脂氧素被公认为是重要的内源性抗炎介质，尤其对多种炎性细胞和炎症反应起负性调节，具有广泛的抗炎及促炎症消退作用，被誉为炎症反应的“刹车信号”，被广泛用于治疗各种急慢性炎症、疼痛、脑血管疾病及各种恶性肿瘤等[142-144]。

为了探讨在体内外脂氧素 A_4（lipoxin A_4，LXA_4）对血管内皮生长因子（vascular endothelial growth factor，VEGF）表达的影响及其可能机制，周丹等[145]将 SD 雄性大鼠（6~8 周龄，200~250g，32 只）分为正常对照组、LXA_4受体激动剂 BML-111 单独处理组（BML-111）、佐剂诱导的关节炎（adjuvant arthritis，AA）模型组及 BML-111 干预组（AA+BML-111），每组 8 只。通过左后足跖部注射弗氏完全佐剂诱导建立 AA 动物模型，AA+BML-111 组于造模后每日腹腔注入 LXA_4受体激动剂 BML-111。28d 后，取病变关节滑膜组织，匀浆后 ELISA 法检测 VEGF 水平，免疫印迹法检测 VEGF 受体 2（VEGFR2）总蛋白水平及磷酸化水平。同时，体外培养 RSC-364 大鼠成纤维样滑膜细胞（fibroblast-like synoviocyte，FLS），采用白细胞介素-1β（interleukin 1β，IL-1β）诱导 VEGF 表达，加入空白溶剂或不同浓度 LXA_4（1~100nmol・L^{-1}）共同孵育 24h 后，ELISA 法检测上清液中 VEGF 水平，免疫印迹法检测 P38、JNK 和 ERK 的总蛋白水平及磷酸化水平，免疫印迹法检测缺氧诱导因子-1α（hypoxia-inducible factors1α，HIF-1α）蛋白含量。结果显示，在 AA 大鼠滑膜组织，BML-111 明显降低 VEGF 水平（$P<0.01$），对 VEGFR2 表达无明显影响，但显著降低磷酸化 VEGFR2 的水平（$P<0.01$）。在体外培养的 FLS 细胞中，LXA_4可剂量依赖性抑制 IL-1β 诱导的 VEGF 表达（$P<0.01$），显著降低 P38（$P<0.05$）、JNK 和 ERK 磷酸化水平（$P<0.01$），下调 HIF-1α 含量（$P<0.01$）。以上结果表明 LXA_4 可能通过抑制 MAPK、HIF-1α 下调 RSC-364 细胞中 IL-1β 诱导的 VEGF 表达，影响 AA 大鼠模型中血管新生和血管翳的形成。

阿司匹林可使 COX-2 乙酰化并形成 ASA-乙酰化 COX-2 复合体，乙酰化 COX-2 丧失原有合成前列腺素的功能，转换为 15*R*-脂氧酶的催化作用，使花生四烯酸最终转变为 15-epi-LXA_4，其又称阿司匹林诱生的 LXs（aspirin-triggered lipoxins，ATL），较 LXA4 构象更稳定，半衰期更长。那么经阿司匹林诱生的 LXs，是否在关节炎病理过程中发挥改善作用，仍需进一步的研究。

第九节 阿司匹林防治川崎病的作用机理研究

一、川崎病概述

川崎病（Kawasaki disease）又称皮肤黏膜淋巴结综合征，属于急性发热性发疹性疾病，该病的主要病变为全身血管炎。日本学者川崎富作医师于 1967 年首次报道本病以来，世界各地均有报道，且其发病率呈逐年上升趋势。郭红梅[146]、陈蔚[147]等分别对川崎病进行过详细综述。该病常见于年龄不超过 5 岁的婴幼儿。其临床特征主要有颈部非化脓性淋巴结肿大、口腔黏膜病变、球结膜充血、长时间发热、多形性皮疹、手足硬性肿胀伴指尖脱屑。心血管系统损害是川崎病最严重的并发症，可以形成冠状动脉瘤及冠状动脉扩张。相关研究显示，若川崎病患儿没有及时接受治疗，进而发展成冠状动脉瘤的发生率为 15%~25%。然而，川崎病的发病机制及病因目前仍没有明确的定论，很多学者的研究结果认为该疾病与多种细菌、病毒感染有关，发病机制与免疫系统的异常活化、细胞因子及炎性介质、血管内皮功能紊乱等有关。

以下仅就细胞因子与炎性介质、血管内皮紊乱和基质金属蛋白酶（MMP）等，在川崎病的病理生理过程中的作用进行简要介绍。

急性期川崎病患儿外周异常活化的单核细胞、B 淋巴细胞、T 淋巴细胞释放大量的可溶性黏附分子 P_2选择素、血小板源生长因子、超氧自由基、一氧化氮、内皮素、干扰素γ、TNF-α、IL-17、IL-10、IL-6、IL-4、IL-1 炎性介质和细胞因子。进而促使 B 淋巴细胞分化、增殖，成为浆细胞，从而升高 IgM、IgG、IgE、IgA 的含量；另外，还可直接对血管内皮细胞造成损伤，将血管屏障作用破坏。

川崎病患儿的血液高凝状态和血管内皮功能紊乱较明显，这些状态与冠状动脉瘤、冠状动脉扩张等损害有关，当炎性介质刺激血管内皮细胞，血管内皮细胞功能出现障碍，具有促凝集作用，增强了白细胞黏附作用，并参与血管炎的形成过程。

多数学者认为血管基质代谢紊乱，是造成川崎病冠状动脉受损的重要原因。MMPs 属于锌钙离子依赖性内源性蛋白水解酶，在组织重构、粥样硬化斑块破裂、肿瘤扩散等方面起重要的作用。研究发现，急性期川崎病患儿血清中 MMP-9 明显升高，而且 MMP-9 与金属蛋白酶组织抑制剂-1（TIMP-1）的比值也明显升高；MMP-9 与 TIMP-1 的比值、MMP-3 与 TIMP-1 的比值可以作为冠状动脉炎症病变严重程度的判断标准。

张园海等[148]观察了川崎病患儿急性期血清，对脐静脉内皮细胞（HUVEC）分泌基质 MMP-2、MMP-9 和 TNF-α 的影响。试验结果表明，川崎病患儿急性期血清能诱导 HUVEC 分泌 MMP-2、MMP-9 和 TNF-α 增加，MMP-2、MMP-9 和 TNF-α 可能参与川崎病患儿冠脉损害的发生发展。

王敏等[149]采用流式细胞双色荧光标记技术和 ELISA，研究了 T 细胞 CD40 配体（CD40L）、血浆中可溶性 E 选择素（sE-selectin）、可溶性细胞间黏附分子 1（sICAM-1）和 MMP-9 在 20 例川崎病患儿中的表达及意义。结果显示，川崎病患儿 T 细胞 CD40L 表达较正常对照（19 例）持久；2 例伴冠状动脉损害的川崎病患儿急性期 T 细胞 CD40L 表达高于无动脉损害者；急性期川崎病组血浆 sICAM-1、MMP-9 明显高于静脉注射免疫球蛋白治疗组，急性期川崎病患儿血浆 sE-selectin、sICAM-1 明显高于正常对照（$P<0.05$）。川崎病急性期 T 细胞表达 CD40L 与血浆 sE-selectin、sICAM-1、MMP9 水平无明确相关性（$P>0.05$）。以上结果说明，T 细胞表达 CD40L 升高在川崎病血管炎及冠状动脉病变中可能起一定作用，血浆 sE-selectin、sICAM-1 和 MMP-9 水平可作为反映川崎病血管炎的指标。

阿司匹林具有广泛的抗炎作用，对血管内皮细胞具有保护作用，同时可以抑制动脉粥样硬化过程中 MMP 的表达及活性等；因此，在川崎病的防治过程中，阿司匹林也有广泛的研究与应用。

二、阿司匹林对川崎病的防治机理研究

朱增燕等[150]采用干酪乳杆菌细胞壁提取物诱导川崎病小鼠模型，给予 6.25～25.00mg · mL^{-1}阿司匹林治疗 10d，观察小鼠试验期间的一般情况和冠状动脉（冠脉）病变情况，并测定血清中 TNF-α、PGE_2、MMP-9 和 TIMP-1 含量。结果显示，小鼠单次腹

腔注射干酪乳杆菌细胞壁提取物 LCWE 后，小鼠在前 3d 内进食、饮水、活动量明显减少；经阿司匹林治疗 10 d 后，与正常对照组比较，川崎病小鼠冠状动脉周围有大量炎性细胞浸润，血清中 TNF-α 和 PGE_2 含量显著升高（$P<0.01$），同时伴有 MMP-9、TIMP-1 以及 MMP-9/TIMP-1 比值的明显升高（$P<0.05$），而阿司匹林组小鼠则冠状动脉周围炎性细胞明显减少，还能不同程度降低血清中 TNF-α、PGE_2、MMP-9 的含量，以及降低 MMP-9/TIMP-1 比值（$P<0.05$ 或 $P<0.01$）。以上结果说明，阿司匹林对川崎病引起的冠状动脉损伤有一定的疗效，可能与降低川崎病小鼠血清中的炎性因子 TNF-α 和 PGE_2的含量，以及降低与细胞外基质降解密切相关的 MMP-9 含量和 MMP-9/TIMP-1 比值有关。

Pi L 等[151]的研究结果显示，在经阿司匹林治疗前，发生冠状动脉损伤的川崎病患儿血清中 11-DH-TXB_2、sP-selectin 和 sCD40L 水平，显著高于没有发生冠状动脉损伤的川崎病患儿；经阿司匹林治疗后在没有发生冠状动脉损伤的川崎病患儿血清中 11-DH-TXB_2、sCD40L、sP-selectin 和未成熟血小板比例，显著低于发生冠状动脉损伤的患儿。

朱华[152]探讨了不同浓度阿司匹林对急性期川崎病患儿外周血单个核细胞（PBMCs）在 TNF-α 刺激条件下，NF-κB 的活化和 IL-8 表达的影响。结果显示，在 TNF-α 的诱导刺激下，急性期川崎病患儿 PBMCs 内的 NF-κB 活化水平和培养上清液中的 IL-8 表达水平均明显增高；川崎病患儿 PBMCs 的 NF-κB 活化阳性细胞百分比和上清液中 IL-8 的表达呈明显正直线相关；5mmol · L^{-1}、10mmol · L^{-1}体外浓度的阿司匹林能明显抑制 TNF-α 刺激条件下 PBMCs 内 NF-κB 的活化和培养上清液中 IL-8 表达，且 10mmol · L^{-1}体外浓度的阿司匹林作用效果更明显。以上结果说明，在川崎病急性期通过抑制炎性转录因子 NF-κB 的活化，以及抑制下游炎性相关因子如趋化因子 IL-8 的表达等，是大剂量阿司匹林发挥川崎病防治作用的机理之一。

在川崎病的临床治疗中，阿司匹林是首选药物，常与能够降低冠状动脉损伤的静脉注射用丙种球蛋白（IVIg），以及 TNF-α 单抗、糖皮质激素等配伍使用[153,154]。

第十节 阿司匹林防治动脉粥样硬化的作用机理研究

一、动脉粥样硬化概述

动脉粥样硬化（atherosclerosis，AS）是动脉内膜非炎症性增生性病变，为动脉硬化的血管病中最常见、最重要的一种，是多种心、脑血管疾病的病理基础。主要累及大中型弹力和肌性动脉如主动脉、冠状动脉和脑动脉等，表现为动脉管壁增厚、变硬、失去弹性和管腔缩小，先后有脂质和复合糖类积聚、出血和血栓形成、纤维组织增生和钙质沉着，出现泡沫细胞并形成脂质外观呈黄色粥样斑块。斑块突入动脉管腔造成血管狭窄，若斑块破裂诱发血栓形成，可引发严重的临床事件。其临床表现主要以受累器官的病象为主，动脉粥样硬化及其并发症冠心病，是最常见的致死因素[98]。

动脉粥样硬化的病因尚未完全阐明，一般认为系由多个遗传和环境因素相互作用所致。流行病学调查显示，许多遗传或环境因素与动脉粥样硬化的发生，存在明显相关性，但未必一定具有直接的因果关系。目前，公认的动脉粥样硬化危险因素包括吸烟、高血压、血脂异常、糖尿病和肥胖等。而脂蛋白（a）［Lp（a）］、三酰甘油（甘油三酯）、同型半胱氨酸、凝血和纤溶功能异常、感染和炎症反应等，则是被近年流行病学调查和相关研究确认的新危险因素。饮食不当、缺乏运动、遗传影响等，自身虽非病态，却可通过其潜在的病理性影响与动脉粥样硬化发生相关，被称为潜在的危险因素[92]。

动脉粥样硬化的治疗分为手术治疗和药物治疗，手术治疗包括对狭窄或闭塞的血管，特别是冠状动脉、肾动脉和四肢动脉施行再通或重建或旁路移植、间置人工血管大隐静脉动脉化等外科手术，以恢复动脉的供血。严重者痊愈后较差，可有截肢风险。

二、动脉粥样硬化的发病机制

动脉粥样硬化的发病过程十分复杂，形成了多种学说，如炎症学说[155]、内皮损伤反应学说[156]、脂质浸润学说[157]、氧化学说及平滑肌细胞克隆学说[158]、血小板学说等。

（一）慢性炎症性疾病学说

大量基础和临床研究表明，动脉粥样硬化是一种慢性炎症性疾病，是血管壁对各种损伤的一种异常反应，具有经典炎症变性、渗出及增生的特点。这一观点已被多数学者认同。西安交通大学医学部基础医学院药理系刘俊田教授，对动脉粥样硬化发病的炎症机制等进行过详细综述[159]。COX-2 在炎症的发生发展过程中起着关键作用，Burleigh ME 等的研究结果表明[160,161]，COX-2 的过度表达能促进动脉粥样硬化病灶的形成和发展；人粥样斑块中内皮细胞、平滑肌细胞（尤其是巨噬细胞）均表达 COX-2，而且在不稳定斑块中更加明显[162]。而非甾体抗炎药吲哚美辛苯乙胺（indomethacin phenethylamide），对动脉粥样硬化的病理过程起到抑制和改善作用[163]。

高胆固醇血症、高血压、高同型半胱氨酸血症、感染、自身免疫性疾病等各种危险因素作为致炎因素，长期反复作用可致血管壁损伤，触发启动炎症反应，诱导炎性介质分泌，致使炎性细胞活化，促成动脉粥样硬化病变的发生和发展。因此，在开展药物对动脉粥样硬化的防治作用研究时，很多文献报道采用高脂日粮，或协同动脉内膜剥脱术，以复制实验动物的动脉粥样硬化病理模型[164-167]。

炎症反应贯穿动脉粥样硬化发病的各个阶段，可能是多种致动脉粥样硬化危险因素致病机制的共同环节或通路。炎症机制不但与动脉粥样硬化的发生发展有关，而且与动脉粥样硬化的多种并发症的发生密切相关。动脉粥样硬化的炎症类型包括生物性炎症、免疫性炎症和化学性炎症。动脉粥样硬化发病初期主要表现为急性渗出性炎症，而在进展期主要表现出慢性增生性炎症的特点。炎症反应中涉及多种炎症细胞、炎性细胞因子、炎性介质、黏附分子、趋化因子、生长因子等，在动脉粥样硬化的发生、发展过程中均有涉及。有证据显示，从脂质条纹到纤维斑块和粥样斑块，始终都有各种炎症细胞和大量炎症介质的参与。此外，在粥样斑块破裂引发急性临床事件的过程中，炎症细胞的浸润和介质的释放也具有重大意义。

（二）血管内皮受损学说

试验及临床研究证明，在受到吸烟、高血压等危险因素的影响后，血管内皮细胞的功能障碍在进一步的炎症反应及疾病的发展过程中发挥重要作用。

血管内皮具有屏障、信息的传递和内分泌、参与血管形成等多种生理功能。但是某些炎症介质，例如凝血酶、组胺等以及某些促炎症细胞因子如肿瘤坏死因子、白细胞介素-1等，均可导致该屏障的破裂或者功能障碍。血管内皮受损，已被认为是动脉粥样硬化发生的始动环节。这一屏障的破裂直接导致了脂蛋白进入内皮下组织并且沉积下来，这将会进一步引发促动脉粥样硬化因子及细胞的聚集。

内皮细胞的另一个重要作用就是通过合成NO来维持血管内血流的通畅。NO除了作为一种舒血管物质调节血流外，还可通过限制低密度脂蛋白的摄取和氧化、抑制白细胞的聚集，以及抑制平滑肌细胞的增殖来抑制炎症反应及动脉粥样硬化的发生。但是受到损伤的内皮细胞合成NO能力下降，甚至出现与之相悖的缩血管物质，这些缩血管物质不仅可以减少NO的合成，还通过合成大量的活性氧类使得已经合成的NO失活。最终导致血管收缩反应异常。在此过程中，白细胞也可能通过白三烯C4、D4的释放引发一系列缩血管物质的合成而起作用。

无论是低密度脂蛋白的摄取与氧化、白细胞的聚集还是平滑肌细胞的过度增殖，都是动脉粥样硬化的重要触发因素。多种因素持续刺激血管内皮细胞是始动原因，刺激使血管内膜的平滑性和完整性受到破坏，造成内皮细胞发生功能性（如通透性和分泌功能等）和器质性（剥脱）的改变和再修复。

邱雅慧[168]共收集500篇有关血管内皮功能及动脉粥样硬化的文章，排除重复或类似的同一研究，通过对120篇符合研究要求的资料进行总结，认为动脉粥样硬化的发生是由于血管内皮细胞和平滑肌细胞受各种危险因子的损伤，而使血管局部产生的一种过度的慢性炎性增生反应。鲍晓梅[169]发现高同型半胱氨酸血症是动脉粥样硬化性心血管疾病的独立危险因素；同型半胱氨酸通过氧化应激、低甲基化反应、蛋白质同型半胱氨酸化、内皮祖细胞功能障碍等机制，对内皮细胞结构和功能造成损伤，进而引发早期动脉粥样硬化的发生。

血管内皮受损可出现在血管形态和结构改变之前，其最主要的改变包括以下几个方面。

1. 舒张功能下降

损伤后的内皮，合成舒血管物质一氧化氮（NO）、前列环素（PGI）明显减少，而缩血管物质内皮素（ET-1）、血栓素（TXA_2）的产生显著增多，使血管的紧张度增加。

2. 通透性增加

高血压、糖尿病、吸烟、高血脂等有害因素均可提高动脉内皮的细胞代谢，导致细胞间的连接短暂开放，通透性明显提高，血浆中的低密度脂蛋白（LDL）得以进入内皮下进而被氧化，成为氧化修饰的LDL（ox-LDL）。ox-LDL诱导内皮细胞炎症反应，促进单核巨噬细胞黏附是动脉粥样硬化发生的重要病理生理机制[170,171]。因此，在体外、体内条件下常以ox-LDL诱导复制血管内皮细胞的损伤模型，以开展各类药物的干预作用研究[172-176]。

3. 趋化和黏附单核细胞功能增强

受损内皮细胞产生血管细胞黏附分子（VCAM-1）及细胞间细胞黏附分子

(ICAM-1) 等，促进血流中致炎性单核细胞、淋巴细胞向病变部位迁移；内皮还合成单核细胞化学趋化蛋白（MCP-1）和单核细胞集落刺激因子（MCSF），使单核细胞通过内皮间隙进入内皮下、增殖并吞噬氧化修饰的 LDL 而变成泡沫细胞。后者一方面分泌生长因子导致平滑肌细胞增生；另一方面促使内皮细胞表达更多的黏附分子进一步增加其黏附，形成局部炎症反应自我增殖的恶性循环。促进 AS 形成。

4. 促凝状态

内皮功能障碍时合成促凝和纤溶物质的平衡失调，内皮表面的蛋白聚糖丢失，使抗凝作用减弱；纤溶酶原激活物的合成不足，使内膜表面形成的微血栓不易溶解，有利于斑块的形成和发展。

(三) 脂质浸润学说

血液中脂质水平增高，渗透到血管壁内，动脉内皮下 LDL 等脂质颗粒的蓄积和修饰，单核细胞的黏附和迁移，泡沫细胞形成、死亡并形成脂池。血脂是可以干预的最重要的危险因素，如果降低血液体的 LDL 浓度，减少 LDL 等脂质颗粒在内皮下的沉积，则动脉粥样硬化的病变可以得到控制和改善。在具有降血脂作用的他汀类药物的临床试验研究中，LDL 水平与冠心病事件的直线正相关，支持了脂质浸润学说。

(四) 血小板学说

血小板在促炎症反应过程中通过多种机制发挥作用。一直以来血小板被认为在动脉粥样硬化发病过程中并不主动发挥作用。但是越来越多的研究表明，血小板不仅可以在紧急失血时形成血栓，还对于炎症反应的维持也起到重要作用。首先血小板表达具有血管活性的趋化因子和细胞因子，在多种细胞的激活、分泌以及 T 细胞的正常表达等环节起作用。其次激活的血小板还可与白细胞黏附在一起组成两者的复合体。另外，活化的血小板释放的血栓素 A_2 在促炎症发生过程中也起到重要作用。最后，作为血小板组成成分的游离胆固醇和 ox-LDL 在聚集更多免疫细胞并且促发炎症的过程中也发挥作用。

三、阿司匹林防治动脉粥样硬化的作用机理研究

(一) 阿司匹林在动脉粥样硬化中的抗炎作用

动脉粥样硬化是一种复杂的血管炎症性疾病，无论是最初的血管内皮细胞功能紊乱阶段，还是最后血栓的形成阶段，炎症贯穿于整个动脉粥样硬化的形成过程中。潘丽婷和陆国平[177]、王桂红和王拥军[178]、邱满堂和戚晓红[179]等分别对阿司匹林在动脉粥样硬化中的抗炎作用进行过综述。

Ⅰ. 对环氧化酶活性和表达的抑制作用

COX-1 能够催化花生四烯酸合成 TXA_2，TXA_2 能引起血小板聚集、平滑肌细胞的增殖以及血管收缩等；而 COX-2 能催化花生四烯酸合成 PGI_2，与 TXA_2 的作用相反，可抑制血小板聚集，抑制平滑肌细胞的增殖及引起血管扩张，抵抗氧化应激和保护心肌，从而发挥抗动脉粥样硬化的作用。PGE_2 可增加胆固醇合成，抑胆固醇酯化，并增强巨噬细胞基质金属蛋白酶（matrix metalloproteinases，MMPs）分泌。

阿司匹林是非选择性、不可逆的环氧合酶抑制剂，它可以通过抑制 COX-1 和 COX-2 的活性，抑制炎症反应和血小板活化来实现其抗动脉粥样硬化的作用。

1. 对 COX-1 的抑制作用

CD40-CD40L 位于细胞因子网络的上游，是重要的炎症信号通路，广泛表达于动脉粥样硬化斑块的巨噬细胞、平滑肌细胞、T 细胞等。CD40-CD40L 可调节多种炎症反应，与动脉粥样硬化进程的发生和发展具有相关性，CD40-CD40L 也能促进内皮细胞释放各种黏附分子、细胞因子和细胞趋化因子，其中细胞趋化因子促进内皮细胞吸引更多白细胞。因此，被认为可能是动脉粥样硬化进程的关键环节[180]。CD40L 分为可溶性型（sCD40L）及膜结合型 2 种，具有相同的生物学功能，其中 sCD40L 由膜结合型 CD40L 水解而成。激活的血小板可表达 CD40L，循环中的 sCD40L 几乎全部来源于血小板[181]，因此推测抗血小板药物有可能通过抑制 CD40-CD40L 信号通路来影响动脉粥样硬化中的炎症反应。血小板活化后血栓烷 A_2 可以引起血清 sCD40L 水平上升，sCD40L 激活表达于血管内皮细胞、平滑肌细胞表面的 CD40，介导一系列的促炎促粥样硬化反应。

阿司匹林可以使 COX-1 的 530 位点上的丝氨酸残基不可逆转地乙酰化，而血小板缺乏细胞核，所以 COX-1 失活后将不能再合成。因此，在血小板的整个生命周期内（通常在 10 d 左右），COX-1 都以失活状态持续存在，进而阻断血栓烷的合成来减少 sCD40L 的释放，发挥抗动脉粥样硬化作用[182]。

2. 对 COX-2 的抑制作用

COX-2 可合成具有促炎作用的前列腺素类物质，如 PGI_2 和 PGE_2 可以舒张血管、增加血管通透性。COX-2 所产生的前列腺素产物还可以通过激活趋化因子，增加血管通透性，增加炎性细胞因子，刺激血管平滑肌细胞迁移和增生等多种机制促进动脉粥样硬化的进展。由 COX-2 介导的 PG 产物能够通过多种机制、途径促进动脉粥样硬化的发生和发展，这些机制包括激活趋化因子、增加炎症细胞因子、增加血管通透性、刺激平滑肌细胞迁移和增生，以及促进细胞外基质的合成等[183,184]。阿司匹林可通过对 COX-2 的乙酰化，而使其失去环氧化酶活性，进而发挥对动脉粥样硬化的防治作用。

另外，阿司匹林对动脉粥样硬化斑块中 COX-2 的表达也有抑制作用。

姜昕等[164]以高脂日粮诱导家兔的动脉粥样硬化模型，探讨阿司匹林对兔动脉粥样硬化及其炎性过程的影响。病理学大体观察，对照组、高脂模型组和阿司匹林组斑块/内膜面积比分别为 0、(59.6±13.7)% 和 (49.3±7.8)%，组间差异极显著（$P<0.01$）；光镜下动脉粥样硬化斑块多参数分析显示，斑块最大厚度、管腔狭窄度和斑块所占周径比值 3 个指标各组间两两比较，差异极显著（$P<0.01$）。免疫组化检测结果显示，动脉粥样硬化处 COX-2 的表达增加，阿司匹林组斑块区 COX-2 表达、巨噬细胞数量明显低于高脂模型组，平滑肌细胞增殖和迁移也低于高脂模型组。以上结果说明，阿司匹林能明显减轻高脂饮食所致的动脉粥样硬化大小及程度，抑制斑块内 COX-2 的表达以及后续的炎症过程。

Ⅱ. 抑制 NF-κB 表达途径

核转录因子-κB（nuclear factor-κB，NF-κB）是炎症趋化因子、炎症细胞因子、黏附分子以及组织因子等细胞因子基因表达的主要转录因子。静息状态下，NF-κB 由 p65、p50 亚基与其抑制蛋白（inhibitor κB，IκB）构成三聚体，以失活状态存在于胞质中。Kopp 与 Ghosh[185]首次报道了水杨酸与阿司匹林可抑制 NF-κB 的激活；阿司匹林还可抑制 IκB 的磷酸化，从而阻止了 IκB 的降解，使 NF-κB 以一种失活形式存在于内皮细胞中[186]。

Ⅲ. 诱生内源性促炎症消退介质

如前所述，经阿司匹林乙酰化的 COX-2 可以将花生四烯酸、EPA 和 DHA 等转化成具有促进炎症消退作用的脂氧素和消退素等。

Petri MH 等[187]以高脂日粮诱导动脉粥样硬化病理模型，研究了阿司匹林诱生的脂氧素（ALT）及其受体 Fpr2 在脂蛋白 E 缺陷（$ApoE^{-/-}$）小鼠的动脉粥样硬化发生和发展中的作用。结果显示，ALT 能够抑制主动脉根部和胸主动脉处的动脉粥样硬化的进展；可以减少斑块中巨噬细胞的浸润和凋亡细胞的数量；能够降低脾脏和主动脉中一些细胞因子和趋化因子 mRNA 的水平，但是对循环中白细胞中的前述 mRNA 没有影响。ALT 对动脉粥样硬化所发挥的保护作用，是在脂氧素 Fpr2 受体缺失的 $ApoE^{-/-}$小鼠中观察到的。以上结果说明，ALT 是通过 Fqr2 介导减少局部和全身的炎症反应而阻断动脉粥样硬化的进展。

（二）阿司匹林对血管内皮细胞的保护作用

多种危险因素对血管内皮细胞造成损伤，是动脉粥样硬化发生和发展的重要环节。低密度脂蛋白（low-density lipoprotein，LDL），尤其是氧化型低密度脂蛋白（ox-LDL）可诱导内皮细胞炎症反应，促进单核巨噬细胞黏附，是动脉粥样硬化发生的重要病理生理机制。氧化应激反应也在动脉粥样硬化的进展中随之产生。

齐若梅等的研究结果显示[176,188]，阿司匹林能够有效抑制 ox-LDL 刺激内皮细胞炎症蛋白的表达，其中包括诱导型一氧化氮合酶（iNOS）、COX-2 和细胞间黏附分子 1（ICAM-1）；阿司匹林能够抑制 NF-κB 的活化，从而抑制炎症蛋白表达；阿司匹林可部分抑制 p38 促有丝分裂蛋白激酶的磷酸化反应；但不能完全阻止 ox-LDL 诱导活性氧的产生。上述结果表明，阿司匹林能够减轻氧化脂质诱导的内皮细胞炎症损伤。

令狐克刚等的研究结果表明[175]，阿司匹林对 ox-LDL 诱导的主动脉内皮细胞损伤具有保护作用，其机制可能与其调控激活 p-Akt /eNOS 信号通路密切相关。

石廷雨等研究表明，阿司匹林对 LPS 诱导的人主动脉内皮细胞炎性损伤具有保护作用，其作用机制可能与稳定 IκB、抑制 NF-κB p65 磷酸化及 COX-2 的表达[93]，与调节 NOS/NO 和 VEGF 及其受体的动态平衡密切相关[63]。

何志旭等的研究结果显示[189]，经 IL-1β、TNF-α、γ-INF 联用 LPS 诱导后，体外培养的人脐静脉内皮细胞上清液中 NO_{2^-}/NO_{3^-} 由（4.27 ± 0.75）$\mu mol\cdot L^{-1}$增加到（9.35 ± 1.25）$\mu mol\cdot L^{-1}$，对内皮细胞造成明显的损伤；阿司匹林则可剂量依赖性地显著降低模型组 NO 生成及 NOS 活性，但对生理水平的 NO 没有抑制作用；高浓度的阿司匹林可在转录水平上抑制 iNOS mRNA 的表达；但水杨酸钠及消炎痛对 NO 的产生则不具有抑制作用。以上结果说明，阿司匹林对于 IL-1β、TNF-α、γ-INF 及 LPS 等炎症因子所诱导的 NO 生成，具有明显抑制作用，从而保护血管内皮细胞在炎症时免受高浓度 NO 的损伤。

何志旭等[190]的研究结果还证明，阿司匹林可通过下调铁调节蛋白（IRP）的结合活性和 IRP_2 mRNA 水平，以使体外培养的人脐静脉内皮细胞铁蛋白（Fn）表达增加，进而提高抗氧化能力。

邓晨等的研究结果显示[191]，对 SD 大鼠单次静脉注射人血清 LDL 能显著抑制乙酰胆碱（Ach）诱导的内皮依赖性舒张，增加血液中非对称性二甲基精氨酸（ADMA）、丙二醛（MDA）和 TNF-α 水平，降低二甲精氨酸二甲胺水解酶（DDAH）活性。小剂量（30mg·kg^{-1}或 100mg·kg^{-1}）的阿司匹林均可显著减轻 LDL 所致 Ach 诱导的内皮依赖性舒张的损伤；抑制 LDL 所致 MDA 和 TNF-α 的浓度升高，抑制 ADMA 浓度升高并增加 DDAH 活性。以上结果说明，小剂量阿司匹林对 LDL 诱导的血管内皮细胞损伤有保护作用，其保护作用与增加 DDAH 活性和降低 ADMA 浓度有关。

（三）阿司匹林对斑块进展的抑制作用

基质金属蛋白酶-2（MMP-2）和 MMP-9 等能够降解多种胶原、明胶和基底膜成分，对平滑肌细胞的增殖和迁移起着重要作用，是推动动脉粥样硬化形成、进展和破裂的重要因素[192]；而金属蛋白酶组织抑制剂-1（TIMP-1）可以抑制细胞外基质的降解过程。MMP 在正常成动脉组织中表达水平低，但是在某些生理和病理重塑过程中则上调表达[162]。研究表明，阿司匹林能够抑制动脉粥样斑块的破裂及 MMP 的表达。

姜昕等[193]以高脂日粮复制家兔的动脉粥样硬化的病理模型，在给予高脂日粮的同时给予小剂量的阿司匹林，饲养 12 周后取主动脉进行病理学检查，并分析病灶中 MMP-2 mRNA 和蛋白的表达。结果显示，相比于模型组，阿司匹林给药组的主动脉斑块最大厚度、平均斑块厚度、管腔狭窄度和斑块所占周径比值 4 项指标，均有显著性差异（$P<0.01$）；正常对照组中 MMP-2 蛋白和 mRNA 呈低水平表达，而在模型组中的表达均明显增高，阿司匹林组 MMP-2 蛋白和 mRNA 的表达均显著降低（$P<0.01$）。上述结果说明，小剂量阿司匹林可以有效地减少动脉粥样硬化兔主动脉 MMP-2 表达，进而改善动脉硬化的严重程度。

薛洁等[194]对雄性新西兰兔给予高脂日粮，并附加腹主动脉内膜剥脱术，制成高脂性动脉粥样硬化模型，然后给予阿司匹林 5～20mg·kg^{-1}治疗 4 周。结果显示，5mg·kg^{-1}和 10mg·kg^{-1}的阿司匹林可以抑制粥样斑块破裂处血栓的形成（$P<0.01$，$P<0.05$），以 5mg·kg^{-1}的作用最明显；阿司匹林可以抑制斑块中泡沫细胞的形成和聚集，使纤维帽尤其是肩部区的结构保持得较为完整；阿司匹林可明显减少斑块内巨噬细胞数目（$P<0.05$），也能降低斑块中 COX-2 mRNA 的表达，且随着剂量的增加作用增强，在 10～20mg·kg^{-1}组的作用较为明显（$P<0.05$）；阿司匹林还能明显降低粥样斑块中 MMP-2 mRNA 的表达，但以阿司匹林 5mg·kg^{-1}组的作用较好（$P<0.05$）。以上结果说明，阿司匹林可通过降低粥样斑块中 MMP-2 的表达增加动脉粥样斑块的稳定性。

谢梅林[195]观察了阿司匹林对体外培养的小鼠腹腔巨噬细胞 MMP-2 和 MMP-9 的表达与活性的抑制作用，并探讨其可能的作用机制。结果表明，当小鼠腹腔巨噬细胞给予 12.550μg·mL^{-1}的阿司匹林作用 24h 后，MMP-2/9 mRNA 的表达和释放显著降低，在给予同样的处理后，TIMP-1 mRNA 的表达和释放，以及过氧化物酶体增殖物激活受体（PPAR）α/γ mRNA 的表达均增加。此外，在用 PPARα/γ 的特异性抑制剂预处理后，阿司匹林产生的 MMP-2/9 mRNA 表达下调及 MMP-9 释放减少的作用显著降低。以上结果表明，阿司匹林可以通过上调 PPARα/γ 的基因表达，抑制 MMP-2/9 的基因表达和释放；同时，可通过诱导 TIMP-1 的表达而抑制 MMP-2/9 的活性。鲁立等[196]的研究结果也显示，不同浓度的阿司匹林可以抑制佛波酯（PMA）诱导的人单核细胞系 THP-1 细胞

MMP-9 mRNA 的水平及其活性水平，且呈浓度依赖性。这可能是阿司匹林对稳定动脉粥样硬化斑块和预防心脑血管事件的机理之一。另外，齐永等[197]在前列腺癌细胞系 DU145 细胞上的研究结果也表明，阿司匹林可以在转录水平上下调 MMP-9 的表达。

（四）阿司匹林的降脂作用

血脂异常也是动脉粥样硬化的危险因素之一。有研究表明，阿司匹林具有一定的降血脂作用，此可能是其发挥防治动脉粥样硬化的原因之一；但是也有研究显示阿司匹林的降血脂作用不显著。

华轶男等[167]对雄性新西兰兔给予高脂饮食（8 周）加腹主动脉内膜剥脱术，以诱导高脂性动脉粥样硬化模型；然后，在给予正常日粮的同时，给予 5~20mg · kg^{-1}的阿司匹林治疗 4 周。血脂检查结果显示，血清 TC 降低 25.7%~48.0%，LDL-C 降低 38.3%~66.2%，HDL-C 升高 33.3%~70.8%，LDL-C 与 HDL-C 比值降低 48.3%~81.9%；5~20mg · kg^{-1}的阿司匹林对 ADP 或花生四烯酸诱导的血小板聚集均有较好的抑制作用。以上结果说明，阿司匹林对高脂性动脉粥样硬化兔具有明显的调脂和抑制血小板聚集的作用。

于晓玲等[165]以高脂日粮复制家兔动脉粥样硬化的病理模型，在给予高脂日粮的同时给予 7mg · kg^{-1}的阿司匹林 11 周。研究结果显示，阿司匹林虽然能够改善动脉粥样硬化的一些指征，但是对于血脂指标的改善作用不显著。阿司匹林的降血脂作用，可能与造模方法、给药剂量及给药持续时间等有关。

随着研究的不断深入，发现阿司匹林的非 COX 途径，尤其是在转录水平上还有更多可能的抗动脉粥样硬化作用。

第十一节　阿司匹林预防血栓形成的作用机理研究

一、血栓概述

1. 血栓的形成

在活体的心脏和血管内，血液发生凝固或血液中某些有形成分凝集形成固体质块的过程，称为血栓形成（thrombosis）。所形成的固体质块称为血栓（thrombus）。

在血液中存在着凝血系统和抗凝血系统（纤维蛋白溶解系统）。生理状态下，血液中的凝血因子被不断地有限激活，产生凝血酶，形成微量的纤维蛋白，沉着于心血管内膜上，但其又不断地被激活的纤维蛋白溶解酶系统所溶解。同时被激活的凝血因子也不断地被单核巨噬细胞系统吞噬。体内凝血和抗凝血系统的动态平衡，既保证了血液潜在的可凝固性，又保证了血液的流体状态。若在某些诱发凝血过程的因素作用下，上述的动态平衡被破坏，触发了凝血过程，便可形成血栓[126]。

2. 血栓的危害

血栓疾病发病率高，危害严重。资料统计，因血栓栓塞性疾病导致的死亡已占到全球总死亡人数的 51%，远远超过肿瘤传染疾病、呼吸系统疾病等造成的死亡[198,199]。我国每年以血栓栓塞为主要表现的脑卒中和心肌梗塞所导致的死亡人数约为 260 万，平均每 12 秒就死亡 1 人。血栓是血液中的“不速之客”，它可使血液这个“河道”断流，并引起远端相应脏器的严重缺血，造成一系列致残性的后果，甚至致死。作为一种严重的周围血管疾病，血栓是一种发病范围非常广泛的全身性疾病，它可以影响上肢、下肢、内脏血管和颈动脉[200]。还可诱发心肌梗塞[201]、中风[202]、肾衰竭[203]、白内障[204]、青光眼、骨质疏松[205,206]等严重疾病，给患者带来极度的痛苦。

3. 血栓的易发人群

（1）首先是有家族史，尤其是父母和祖父母患血栓的人。

（2）患有高血压病的中、老年人，尤其是患有严重高血压病。

（3）患有冠心病、风湿性心脏病、心律失常的中老年人，如果发生心房纤颤，更易形成脑血栓。

（4）患有糖尿病及高脂血症的中、老年人。

（5）曾经有过短暂性脑缺血发作没有充分重视及时治疗的中、老年人。

（6）血液黏稠度高，血液流动检查不正常的中、老年人。

（7）经常发生头痛、头晕，四肢麻木无力或感觉异常，以及有烟酒嗜好的中老年人。

4. 血栓的一级预防

对于血栓的一级预防，强调践行健康的生活方式、合理使用预防血栓形成等药物（如阿司匹林）、有效控制多重危险因素（如血脂异常干预，血糖、血压监测与控制），以有效预防心血管疾病[207,208]。

二、血栓形成的机制[126]

血栓形成是血液在流动状态由于血小板的活化和凝血因子被激活致血液发生凝固。目前公认的血栓形成条件有血管内皮受损、血流状态改变、血液凝固性增加 3 个方面。

（一）心血管内皮细胞的损伤

心血管内膜的内皮细胞是一层连续覆盖整个血管腔表面的单层细胞，构成了心血管的起始屏障，具有调节血流、参与物质交换、防止脂质渗漏、抑制血小板聚集及预防血栓形成等功能；同时也是重要的内分泌和效应器官，可合成释放 NO、前列腺素 I_2（PGI_2）等舒血管物质，以及生成内皮素（endothelin）、血管紧张素转化酶（angiotensi converting enzyme，ACE）等缩血管物质，对血管的舒缩功能与血液的流动性具有不可替代的调节作用[209]。心血管内皮细胞具有抗凝和促凝的两种特性。在正常情况下，完整的内皮细胞主要起抑制血小板黏集和抗凝血作用，但在内皮损伤或被激活时，则引起局部凝血。

Ⅰ. 内皮细胞的抗凝作用

1. 屏障保护作用

完整的内皮细胞可以将血液中的血小板、凝血因子和有高度促凝作用的内皮下细胞外基质分隔开。

2. 抗血小板黏集作用

①合成具有血管扩张和抑制血小板黏集作用的 PGI_2 和 NO；②分泌 ADP 酶，以降解 ADP 和抑制血小板黏集。

3. 抗凝血作用

合成血栓调节蛋白（thrombomodulin）膜相关肝素样分子（membrane-associated heparin-like molecules），以直接或间接裂解凝血因子和灭活凝血酶。

4. 促进纤维蛋白溶解

合成组织纤维蛋白溶解酶原活化因子（tissue plasminogen activator，t-PA），促使纤维蛋白溶解，清除沉着于内皮细胞表面的纤维蛋白。

Ⅱ. 内皮细胞的促凝作用

1. 激活外源性凝血过程

分泌 TNF、IL-1 等细胞因子，或可通过细菌内毒素诱导内皮细胞释出组织因子，激活外源性的凝血过程。

2. 辅助血小板黏附

内皮损伤时释放出血管性假血友病因子（van Willebrand factor，vWF），vWF 由正常内皮细胞合成，在介导血小板与内皮下胶原的黏附中起重要作用。

3. 抑制纤维蛋白溶解

内皮细胞分泌纤维蛋白溶解酶原活化因子的抑制因子（inhibitors of plasminogen activator，PAIs），抑制纤维蛋白溶解。

心脏和血管内膜的损伤，是血栓形成最重要和最常见的原因。内皮细胞损伤后，暴露内皮下细胞外基质（extracellular matrix，ECM，主要成分为胶原），激活血小板和凝血因子Ⅻ，启动内源性凝血过程。同时，损伤的内皮细胞释放组织因子，激活凝血因子Ⅶ，启动外源性凝血过程。

Ⅲ. 血小板在凝血过程中的作用

在凝血过程启动中，血小板的活化极为重要，主要表现为以下 3 种连续的反应。

1. 黏附反应（adhesion）

血小板黏附于内皮下 ECM 的过程需要 vWF 的参与。vWF 将血小板表面受体（如糖蛋白 Ib，Gplb）与胶原纤维连接起来，介导血小板的黏附过程。此外，血小板也可直接通过胶原受体与 ECM 结合。

2. 分泌和释放反应（secretion and release reaction）

血小板黏附于内皮细胞后被激活，可分泌 α 颗粒和 δ 颗粒，并将其中的物质释放出来。α 颗粒含纤维蛋白原、纤维连接蛋白（fibronectin）、V 因子、vWF、IV 因子、血小板源性生长因子（PDGF）和转化生长因子（TGF）等。δ 颗粒含 ADP、ATP、Ca^{2+}、组胺、5-羟色胺、肾上腺素等。δ 颗粒的内容物尤其重要，其中的 Ca^{2+} 参与血液凝固的连锁反应过程，而 ADP 是血小板与血小板间黏集的强有力介质，同时也促使其他血小板释放 ADP，使黏集反应进一步放大。

3. 黏集反应（aggregation）

血小板黏附和分泌之后出现血小板黏集。除 ADP 外，血小板合成的血栓素 A_2（thromboxane A_2，TXA_2）对血小板黏集也起重要作用。ADP 和 TXA_2 共同作用，启动自动催化过程，使血小板彼此黏集成堆并逐渐增大。此时形成的血小板黏集堆是可逆的。随着凝血过程激活，凝血酶产生。凝血酶可与血小板表面受体，如活性蛋白酶受体（proteaseactivatedreceptor，PAR）结合，以及与 ADP、TXA_2 协同作用，使血小板进一步黏集、增大，随后血小板收缩，形成不可逆性血小板团块，成为血栓形成的起始点。同时，在血小板团块中，凝血酶将纤维蛋白原转变为纤维蛋白，将血小板紧紧地交织在一起。因此，凝血酶是血栓形成的核心成分，也是临床治疗血栓的靶点。

血小板黏附和聚集是对各刺激的应答反应。聚集的核心机制是血小板自身 cAMP 浓度的改变，增加 cAMP 浓度抑制聚集作用，降低 cAMP 浓度可促进聚集作用。

血小板和内皮细胞的相互作用在血栓形成中起重要作用。由血管内皮合成的 PGI_2，是血管扩张剂，抑制血小板聚集；而 TXA_2 是血小板来源的前列腺素，是强效血管收缩剂，可激活血小板聚集。PGI_2 和 TXA_2 共同调节血小板功能。在正常情况下，防止血管内血小板聚集，但在内皮损伤时则利于凝血栓子形成。临床对有冠状动脉血栓形成危险的患者使用阿司匹林，正是利用其抑制 TXA_2 合成的作用。

（二）血流状态的改变

血流状态的改变主要指血流减慢和产生旋涡等改变，有利于血栓的形成。正常血流时，血浆（边流）将血液的有形成分（轴流）与血管壁隔开，阻止血小板与内膜接触和激活。当血流减慢或产生旋涡时，血小板可进入边流，与内膜接触和黏附的机会增加。同时，被激活的凝血因子和凝血酶在局部易达到凝血所需的浓度。此外，血流缓慢导致缺氧，内皮细胞损伤，暴露其下的胶原，从而触发内、外源性的凝血过程。血流缓慢是静脉血栓形成的主要原因，而血液涡流形成是动脉和心脏血栓形成的常见原因。

（三）血液凝固性增加

血液凝固性增加是指血液中血小板和凝血因子增多，或纤维蛋白溶解系统的活性降低，导致血液的高凝状态（blood hypercoagulability）。此状态可见于原发性（遗传性）和继发性（获得性）疾病。

1. 遗传性高凝状态

最常见的是第 V 因子和凝血酶原基因突变。遗传性高凝血状态还与抗凝血酶Ⅲ、蛋白 C 或蛋白 S 的先天性缺乏有关。

2. 获得性高凝状态

获得性高凝状态通常是多因素的，因此相对于遗传性高凝状态机制更为复杂。如心衰和外伤，血流停滞和血管损伤可能是引起高凝状态的重要原因。广泛转移的晚期恶性肿瘤，由于癌细胞释放出促凝因子，如组织因子等，致出现多发性、反复发作的血栓性游走性脉管炎（migratory phlebitis）。在严重创伤、大面积烧伤、大手术后或产后大失血时，血液浓缩，血中纤维蛋白原、凝血酶原及其他凝血因子（Ⅻ、Ⅶ）的含量增多，以及血中补充大量幼稚的血小板，其黏性增加，易于发生黏集形成血栓。

必须强调，上述血栓形成的条件同时存在和相互影响。虽然心血管内膜损伤是血栓形成最重要和最常见的原因。但在某些情况下，血流缓慢及血液凝固性增高也可能是重要的因素。血流缓慢，致使血管内皮细胞缺氧，反过来也可造成血管内膜损伤。例如心肌梗死区附壁血栓形成，不但与内皮损伤有关，而且与局部心壁肌肉不能收缩、血流凝滞及血液凝固性增高也相关。

三、阿司匹林预防血栓形成的作用机制研究

李剑勇所带领的研究团队，在开展阿司匹林丁香酚酯（AEE）预防血栓形成的作用机理研究时，以阿司匹林为对照药物，在体内和体外条件下，从血液流变学、凝血系统、TXA_2和PGI_2，以及对血小板活化的影响等方面，较为系统地考察了阿司匹林预防血栓形成的作用机理[210-214]。

1. 阿司匹林对血液流变学的影响

血液流变学（hemorheology）是生物流变学的重要分支，是研究人和动物体内血液的变形性与流动性的科学。包括宏观血液流变学和微观血液流变学。前者有血液黏度、血浆黏度、血沉，血液及管壁应力分布；后者有红细胞聚集性、红细胞变形性，血小板聚集性、血小板黏附性等，又称为细胞流变学。随着生物技术的高速发展，后者又深入到分子水平的研究，包括血浆蛋白成分对血液黏度的影响，介质对细胞膜的影响、受体作用等，故称为分子血液流变学。

马宁等将阿司匹林（20mg · kg^{-1}）等药物混悬于羧甲基纤维素钠溶液中，对大鼠连续灌服 7 d 后，以角叉莱胶诱导大鼠尾部血栓形成模型，于造模 24h 和 48h 后，分别测量大鼠尾部及尾部血栓长度[210]；并于造模 48h 后采集血液，在不同切变率下测定全血及血浆黏度[211]。结果分别见表 5-3 和表 5-4。

表 5-3　阿司匹林对大鼠尾部血栓形成的影响

分组	动物数量	尾部长度（cm）	血栓长度（cm）	
			24h	48h
模型对照组	10	15.88±0.38	11.04±1.63	13.63±1.21
溶剂对照组	10	15.79±0.78	12.88±1.26^{aa}	12.83±1.25
阿司匹林组	10	15.88±0.31	11.75±1.75	11.75±1.54^{bb}

注：aa $p< 0.01$，造模后 24h 与模型组相比差异显著；bb $p< 0.01$，造模后 48h 与模型组相比差异显著

表 5-4　血栓形成模型中阿司匹林对大鼠血液流变学的影响（$n=10$）

组别	全血黏度（mPa. s）			血浆黏度（mPa. s）
	$5s^{-1}$	$100s^{-1}$	$200s^{-1}$	
空白对照组	18.56 ± 3.03$^{\#\#}$	4.63 ± 0.77$^{\#\#}$	3.55 ± 0.79$^{\#\#}$	1.55 ± 0.28$^{\#}$
模型对照组	27.75 ± 3.27	6.74 ± 0.78	5.24 ± 0.63	2.04 ± 0.47
溶剂对照组	26.42 ± 2.66	6.87 ± 0.62	5.22 ± 0.52	1.97 ± 0.25
阿司匹林组	22.75 ± 3.57*	6.21 ± 0.62	5.21 ± 0.35	1.39 ± 0.13**

注：s^{-1}表示切变率；# $P < 0.05$，## $P < 0.01$，相比于模型组差异显著；* $P < 0.05$，** $P < 0.01$，相比于溶剂对照组差异显著

以上结果说明，阿司匹林能够改善大鼠尾部血栓形成的长度，同时降低全血和血浆的黏度。

申栋帅等[212]在研究 AEE 预防血栓形成的机理时，同样观察了阿司匹林（100mg · kg^{-1}）对血瘀模型大鼠血液流变学的影响。其将阿司匹林等药物混悬于羧甲基纤维素钠溶液中，对大鼠连续灌服 7 次，每次间隔 12h，第 5 次给药 8h 后开始造模，大鼠背部皮下注射盐酸肾上腺素注射液（0. 8mg · kg^{-1}），2h 后将大鼠置于冰水（0~4℃）中游泳 5min，而后擦干被毛，间隔 2h 后，将大鼠再次背部皮下注射盐酸肾上腺素注射液。此后，进行第 6 次灌胃给药，禁食不禁水 12h 后，进行第 7 次给药；给药 30min 后，腹主动脉采血，在不同切变率下，检测全血和血浆黏度，结果见表 5-5。结果显示，相比于正常组，血瘀模型组大鼠的血液，在不同剪切速率下，其全血黏度和血浆黏度均显著升高（$P<0.05$ 或 $P<0.01$）。相比于血瘀模型组大鼠，阿司匹林组大鼠的全血黏度以及血浆黏度均显著下降（$P<0.01$）。

表 5-5　阿司匹林对血瘀模型大鼠血液流变学的影响

组别	全血黏度（mPa · s）				血浆黏度（mPa · s）
	$1s^{-1}$	$5s^{-1}$	$30s^{-1}$	$200s^{-1}$	
空白对照组	22. 54±3. 83	11. 34±1. 54	5. 00±0. 51	3. 28±0. 24	1. 02±0. 05
血瘀模型组	32. 20±8. 96**	13. 68±3. 45*	5. 93±0. 84**	4. 12±0. 45**	1. 76±0. 17**
阿司匹林组	20. 49±4. 00##	9. 76±1. 36##	4. 96±0. 39##	3. 70±0. 23##	1. 32±0. 14##

注：* $P<0.05$，** $P<0.01$ 表示与正常组相比差异显著；## $P<0.01$ 表示与血瘀模型组相比差异显著

雷瑚仪等[213]以羟基脲（15mg · kg^{-1} · d^{-1}，30 例）为对照，观察羟基脲+阿司匹林（100mg · d^{-1}，连用 2 周，35 例）对老年原发性血小板增多症患者血液流变学的影响，全血黏度（高、中、低切）、血浆黏度、红细胞沉压积下降，与对照组比较差异均有统计学意义（$P<0.05$）。

综合以上研究结果，表明阿司匹林能够显著降低全血及血浆的黏度。

2. 阿司匹林对凝血系统的影响

马宁等[210]将阿司匹林（20mg · kg^{-1}）等药物混悬于羧甲基纤维素钠溶液中，对大鼠连续灌服 7 d 后，以角叉菜胶诱导大鼠尾部血栓形成模型，于 48h 后测定阿司匹林等药物对前凝血酶时间（prothrombin time，PT）、凝血酶时间（thrombin time，TT）和纤维蛋白原（fibrinogen，FIB）的影响，结果见表 5-6。结果表明，阿司匹林对对角叉菜胶诱导的大鼠血栓形成模型，有一定的抑制作用；相比于模型组，阿司匹林对凝血酶原时间（PT）、凝血酶时间（TT）和纤维蛋白原（FIB）含量均有显著的影响（$P<0.01$）。

表 5-6　阿司匹林对血栓形成模型大鼠凝血系统的影响

分组	动物数量	PT（s）	TT（s）	FIB（g · L^{-1}）
空白对照组	10	8. 51±0. 24**	42. 51±1. 60**	1. 91±0. 14**
模型对照组	10	9. 14±0. 17	37. 04±1. 33	4. 41±0. 41

（续表）

分组	动物数量	PT（s）	TT（s）	FIB（$g \cdot L^{-1}$）
溶剂对照组	10	9.06±0.24	37.95±1.11	4.28±0.38
阿司匹林组	10	8.65±0.26**	38.38±1.32*	4.10±0.20*

注：** $P<0.01$，* $P<0.05$，与模型组比较差异显著

申栋帅等[212]在大鼠血瘀模型中，观察了阿司匹林对凝血系统的影响。结果如表5-7所示，相比于正常组大鼠，血瘀模型组大鼠血液的凝血酶时间（TT）极显著降低（$P<0.01$），而纤维蛋白原含量（FIB）极显著升高（$P<0.01$）；相比于血瘀模型组大鼠，阿司匹林给药组大鼠血液中的部分凝血活酶时间（activated partial thromboplastin time，APTT）、凝血酶原时间（PT）和凝血酶时间（TT）等，均显著升高（$P<0.05$ 或 $P<0.01$）；但是对FIB的影响不明显（$P<0.05$）。

表5-7　阿司匹林对血瘀模型大鼠凝血系统的影响

组别	APTT（s）	PT（s）	TT（s）	FIB（mg/dL）
空白对照组	—	8.113±0.21	38.263±1.23	1.626±0.17
模型对照组	15.863±0.56	8.650±0.22	29.938±2.73**	3.845±0.12**
阿司匹林组	18.657±1.71##	11.563±1.77##	31.925±1.07#	3.686±0.13

注：* $P<0.05$，** $P<0.01$ 表示与正常组相比差异显著；# $P<0.05$，$P<0.01$ 表示与血瘀模型组相比差异显著

马宁等[214]对正常大鼠以55.2mg·kg^{-1}的剂量灌服阿司匹林，每天1次，连续7d，检测血液凝血酶原（凝血因子Ⅱ）的含量。结果显示，正常大鼠血浆中凝血酶原的含量为（626±51）IU/L（$n=10$），而阿司匹林给药组的含量为（550±66）IU/L（$n=10$）；表明阿司匹林能够显著降低正常大鼠凝血酶原的含量。

李薇等[215]对正常大鼠以100mg·kg^{-1}的剂量灌服阿司匹林，每天1次，连续5d。结果显示，正常大鼠血浆中纤维蛋白原的含量为（1.8394±0.4965）g·L^{-1}（$n=10$），阿司匹林组则为（1.7189±0.8153）g·L^{-1}（$n=10$）；表明阿司匹林在一定程度上降低正常大鼠血浆的纤维蛋白原含量。

综合以上实验结果，说明阿司匹林能够显著影响凝血系统。

3. 对血小板聚集及血清TXA_2和PGI_2的影响

如前所述，COX-1在前列腺素类生物合成的初始步骤中起着关键作用，它可催化花生四烯酸转化为PGH_2，而PGH_2是TXA_2的直接前体。阿司匹林能够使COX-1活性位点中的丝氨酸残基乙酰化，不可逆抑制COX-1的活性，导致TXA_2生成减少，进而影响血小板的聚集和释放反应。当阿司匹林被血小板摄入，很快对其中的COX产生不可逆的抑制。血小板无细胞核，不能生成新的COX，导致血小板的整个生命周期中TXA_2处于低水平状态，进而影响血小板的聚集反应。当新的血小板进入血流时，聚集反应恢复正常。此时，

当阿司匹林对血小板中的 COX 产生抑制作用时，血管内皮细胞中的 COX 活性也受到抑制，但是很快就可恢复。研究发现，阿司匹林在血小板中干扰花生四烯酸转化为 TXA_2所需剂量，大约是抑制花生四烯酸转化为 PGI_2剂量的 1/10，这有利于用小剂量阿司匹林抑制 TXA_2的产生，而对 PGI_2的合成不发生影响[216]。

李薇等[215]对正常大鼠以 $100mg \cdot kg^{-1}$的剂量灌服阿司匹林，每天 1 次，连续 5d。结果显示，阿司匹林能够显著降低血小板的黏附率。

阿司匹林对胶原、ADP、抗原-抗体复合物以及某些病毒和细菌引起的血小板聚集都有明显的抑制作用。阿司匹林还能部分拮抗纤维蛋白原溶解导致的血小板激活，还可抑制 t-PA 的释放。

马宁等[211]在角叉莱胶诱导的大鼠尾部血栓模型中，考察了阿司匹林（$100mg \cdot kg^{-1}$）对不同激动剂引起的血小板聚集的影响，以及对血清 TXA_2和 PGI_2的影响。如表 5-8 显示，阿司匹林能够显著抑制花生四烯酸和 ADP 诱导的血小板聚集。

表 5-8　血栓模型中阿司匹林对血小板聚集的影响（$n=10$）

组别	花生四烯酸（$5\ mmol \cdot L^{-1}$）	ADP（$5\mu mol \cdot L^{-1}$）
空白对照组	$8.70 \pm 1.34^{\#\#}$	$31.90 \pm 2.77^{\#\#}$
模型对照组	29.00 ± 1.49	50.10 ± 3.34
溶剂对照组	30.10 ± 2.13	51.90 ± 2.28
阿司匹林组	$20.44 \pm 2.74^{**}$	$40.89 \pm 4.26^{**}$

注：## $P< 0.01$ 相比于模型对照组；** $P< 0.01$ 相比于溶剂对照组

通过 ELISA 试剂盒检测血清中 TXA_2和 PGI_2的稳定形式 TXB_2和 6-keto-$F_{1\alpha}$含量，结果如表 5-9 所示，阿司匹林能够显著下调 TXB_2，并上调 6-keto-$F_{1\alpha}$的含量，同时显著降低 TXB_2和 6-keto-$F_{1\alpha}$的比值，使之趋于正常。

表 5-9　血栓模型中阿司匹林对 TXB_2和 6-keto-$F_{1\alpha}$含量及其比例的影响（$n=10$）

组别	TXB_2	6-keto-$F_{1\alpha}$	TXB_2/6-keto-$F_{1\alpha}$
空白对照组	$498 \pm 32^{\#\#}$	$889 \pm 28^{\#\#}$	$0.56 \pm 0.04^{\#\#}$
模型对照组	696 ± 39	586 ± 24	1.19 ± 0.08
溶剂对照组	703 ± 37	$550 \pm 22^{\#\#}$	$1.28 \pm 0.08^{\#\#}$
阿司匹林组	$658 \pm 44^{*}$	$741 \pm 23^{**}$	$0.89 \pm 0.06^{**}$

注：## $P < 0.01$，相比于模型组差异显著；* $P < 0.05$，** $P < 0.01$ 相比于溶剂对照组差异显著

申栋帅等[161]在大鼠的血瘀模型中，也得到了相似的结果（表 5-10）。相比于模型组，阿司匹林组（$100mg \cdot kg^{-1}$）大鼠血液中 TXB_2含量显著降低，6-keto-$F_{1\alpha}$含量则显著升高。

表 5-10　阿司匹林对血瘀大鼠血液中 TXB_2和 6-keto-$F_{1\alpha}$的影响

组别	TXB_2	6-keto-$PGF_{1\alpha}$
空白对照组	450. 79±49. 99	826. 45±26. 35
模型对照组	670. 08±68. 92 **	421. 11±18. 96 **
阿司匹林组	468. 17±51. 47 ##	705. 44±48. 41 ##

注：** $P<0.01$，与正常组相比差异显著；## $P<0.01$，与血瘀模型组相比差异显著

综合以上实验结果，说明阿司匹林能够降低血小板的黏附率，下调血清 TXB_2的含量，上调 6-keto-$PGF_{1\alpha}$的含量，并使 TXB_2与 6-keto-$PGF_{1\alpha}$的比值趋于正常。

4. 抗血小板活化的分子机理研究

Goetzl EJ 等[166]将纯化的血小板与阿司匹林共孵育，定量计数和评估其外分泌体标志物，发现阿司匹林可以显著抑制血浆血小板衍生的外泌体水平。

申栋帅等[161]在体外条件下，进一步观察了阿司匹林抗血小板的分子机制。首先，制备洗涤血小板悬液后，将血小板沉淀重悬于台氏液中，终浓度调整为 3×10^8个 · mL^{-1}，在不同激活剂的诱导下，考察了阿司匹林对血小板 ATP 释放、P 选择素表达、TXA_2的产生、cAMP 和 cGMP 的释放、胞内 Ca^{2+}浓度和 VASP 磷酸化的影响，以及对血小板 Sirt 1、CD40L、ERK2、P38、JNK1 和 Akt 等表达的影响。

如图 5-14 所示，阿司匹林对 ADP（A）、胶原（B）、花生四烯酸（C）和凝血酶（D）等不同激动剂诱导的 ATP 释放，没有影响。说明阿司匹林不能抑制血小板致密颗粒（δ 颗粒）的分泌。

如图 5-15 所示，阿司匹林能显著抑制凝血酶（A）和花生四烯酸（B）诱导的 P-selectin 表达，但对 ADP 诱导的 P-selectin 表达无影响。说明阿司匹林能够显著抑制凝血酶和花生四烯酸诱导的血小板 α 颗粒的分泌活性。

如表 5-11 所示，阿司匹林能显著抑制不同激动剂诱导的 TXA_2的产生。

表 5-11　AEE 对洗涤血小板中 TXB_2形成的影响

激动剂	凝血酶	胶原	AA	ADP	PAF
空白对照组	6. 96±0. 46	18. 38±1. 14	192. 90±6. 11	5. 48±0. 32	50. 75±1. 87
阿司匹林组	2. 68±0. 19 A	6. 55±0. 41 A	67. 00±1. 53 A	2. 19±0. 24 A	39. 29±0. 91 A

注：A 表示相比于血小板激动剂活化组存在显著差异（$P<0.05$）

如图 5-16A 所示，腺苷酸环化酶激活剂（FSK，1μmol · L^{-1}）能够显著升高 cAMP 含量；然而阿司匹林对 cAMP 含量没有影响。另外，阿司匹林（250μmol · L^{-1}）对 cGMP 的含量也没有影响（图 5-16B）。

如图 5-17 所示，FSK（10μmol · L^{-1}）能够显著增加 $VASP^{ser157}$和 $VASP^{ser239}$的磷酸化；但是阿司匹林（250μmol · L^{-1}）对 $VASP^{ser157}$和 $VASP^{ser239}$的磷酸化过程没有影响。

如图 5-18 所示，阿司匹林能够显著降低凝血酶（A）、AA（B）和 ADP（C）诱导的 $[Ca^{2+}]_i$的增加。

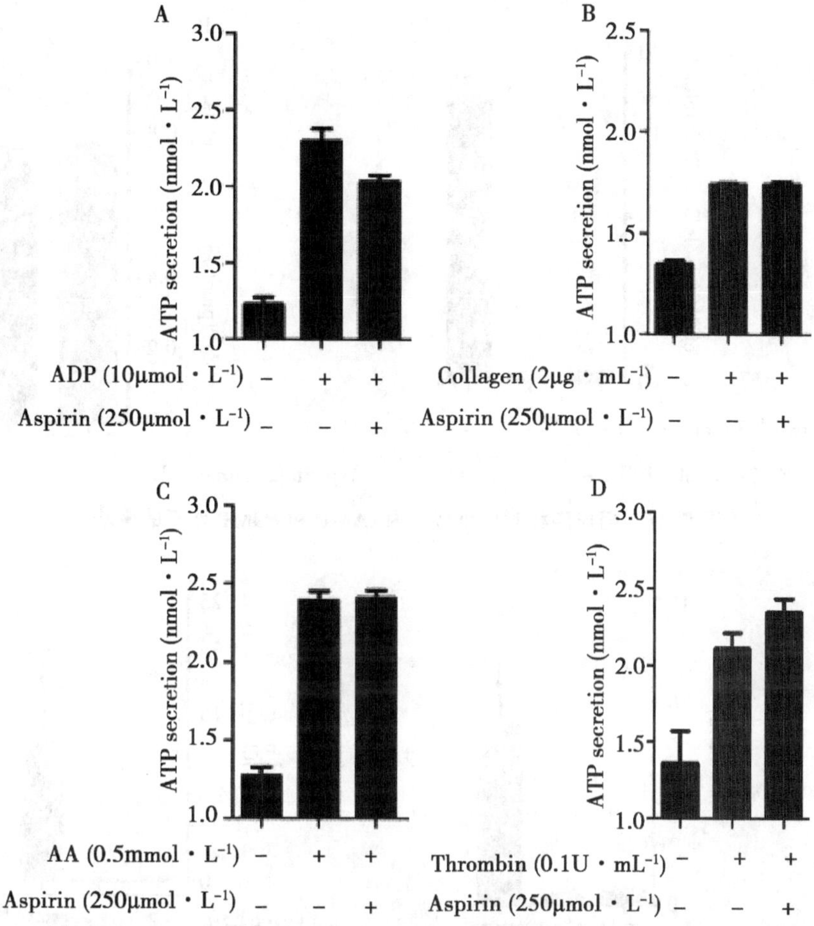

图 5-14　阿司匹林对不同激动剂诱导的血小板 ATP 释放的影响

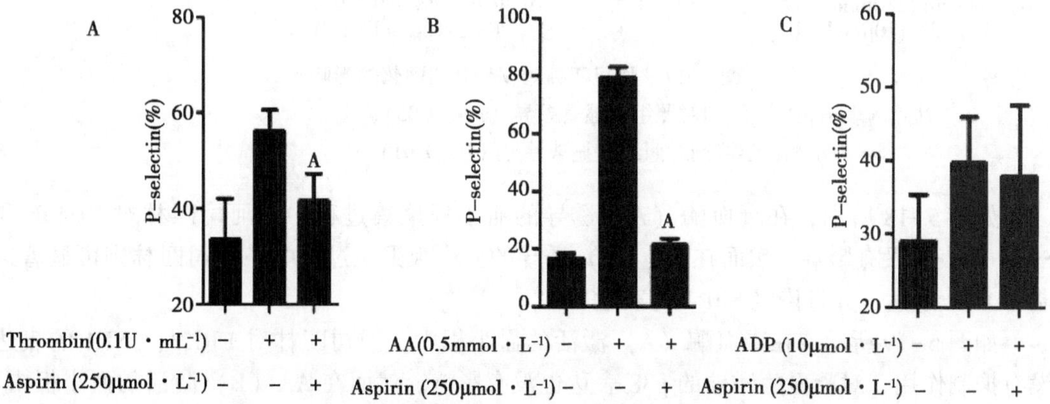

图 5-15　阿司匹林对不同激动剂诱导的 P-selectin 表达的影响

注：柱形图上的“A”表示相比于血小板激动剂活化组显著差异（$P<0.05$）

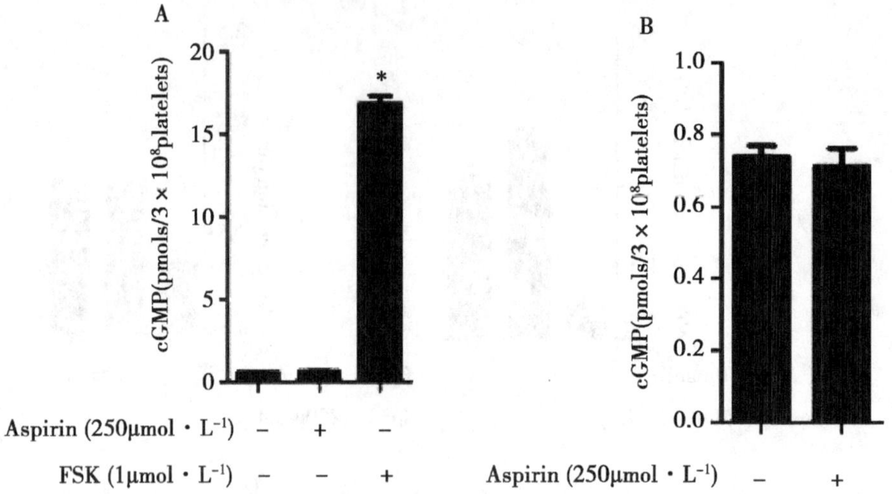

图 5-16　阿司匹林对血小板胞内 cAMP 和 cGMP 水平的影响

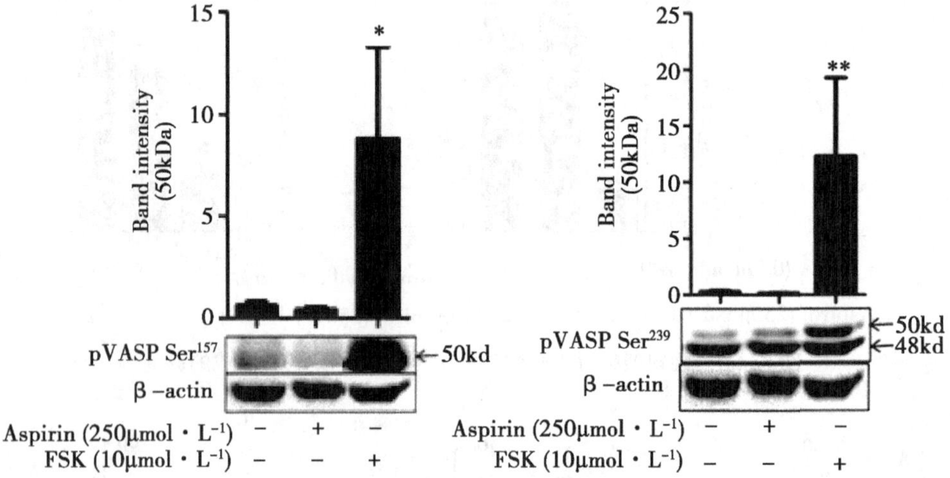

图 5-17　阿司匹林对 VASP 磷酸化的影响

注：* 表示相比于溶剂对照组有显著差异（$P < 0.05$）；

** 表示相比于溶剂对照组有显著差异（$P< 0.01$）

如图 5-18 所示，在凝血酶（A）诱导的血小板聚集过程中，阿司匹林对 CD40L 和 Sirt 1 的表达没有影响；然而在 AA（B）诱导的血小板聚集过程中，阿司匹林则可显著抑制 CD40L 表达，并且恢复 Sirt 1 的表达。

如图 5-19 所示，在凝血酶（A）激活的血小板中，阿司匹林对 ERK2、JNK1 的表达没有抑制作用；对凝血酶诱导的 p38 表达也没有影响。然而在 AA（B）激活的血小板中，阿司匹林能够显著抑制 ERK2 和 JNK1 表达；对 AA 诱导的 p38 的表达亦无影响。

以上结果显示，阿司匹林能够抑制 TXA_2 的产生，降低 P 选择素（P-selectin）的表达，抑制胞内 CD40L 蛋白、细胞外调节蛋白激酶 2（ERK2）和应激活化蛋白激酶 1

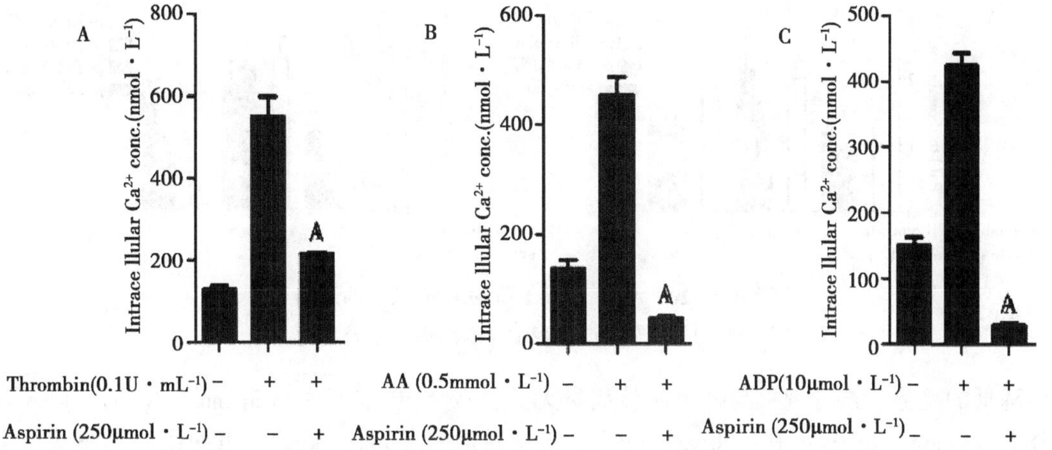

图 5-18 阿司匹林对胞内钙离子浓度的影响

注：柱形图上的 A 分别表示相比于对照组存在显著差异（$P<0.05$）

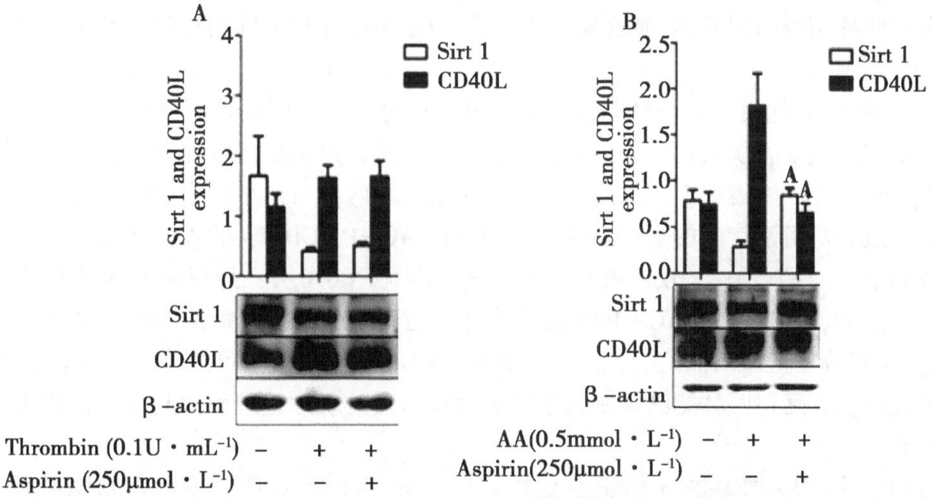

图 5-19 AEE 对 Sirt 1 和 CD40L 的表达的影响

注：柱形图上的 A 表示与激活剂组差异显著

（JNK1）的表达，并恢复 Sirt 1 蛋白的表达；但对 p38 蛋白的表达、血管舒张剂激活磷蛋白 157 和 239 丝氨酸位点的磷酸化（$VASP^{Ser157}$和 $VASP^{Ser239}$），以及胞内 cAMP 及 cGMP 的含量等无影响。说明阿司匹林可通过抑制磷脂酰肌醇 3-激酶/蛋白激酶 B（PI3K/Akt）、丝裂原活化蛋白激酶（MAPK）、Sirt 1/CD40L 通路抑制血小板聚集；这一过程与 cAMP 介导的 VASP 磷酸化无关[212]。

其他研究显示，ADP 诱发的血小板激活与激酶特别是 ERK_2的磷酸化有关[218]。霍志军等[219]对大鼠给予不同剂量的阿司匹林，然后制备富含血小板的血浆，在体外条件下研究不同剂量的 ADP，对阿司匹林抗血小板聚集作用的影响。结果显示，不同剂量阿司匹林对 ADP 诱导血小板聚集的抑制率，随着 ADP 浓度的增加（0~10μmol · L^{-1}）呈先升高

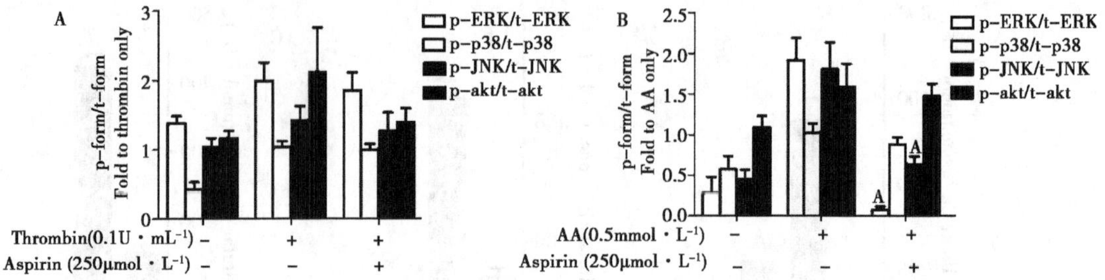

图 5-20　AEE 对 Akt 和 MAPK 表达的影响

注：柱形图上的 A 表示与激活剂组差异显著

后降低的趋势，这种现象与阿司匹林剂量无关；在 ADP 浓度为 0.3μmol · L^{-1}时，阿司匹林低（20mg · kg^{-1}）、中（50mg · kg^{-1}）及高剂量（100mg · kg^{-1}）组的血小板聚集抑制率均为同组中最高（与阴性对照组比较，$P<0.01$）；而在 ADP 浓度为 10μmol · L^{-1}时，阿司匹林的血小板聚集抑制率均小于 10%，对应普拉格雷组（25mg · kg^{-1}，ADP 受体的选择性抑制剂）的血小板聚集抑制率为（76.72±7.83)%；蛋白质印迹试验结果表明，不同剂量阿司匹林均可引起 ERK_2显著磷酸化，且 ERK_2磷酸化程度随阿司匹林剂量的增加有减弱趋势。

张文超等[220]探讨了冠心病患者服用阿司匹林前后，血小板表面糖蛋白的变化及其意义。其采用流式细胞仪测定冠心病患者，在阿司匹林治疗前后的全血中血小板表面糖蛋白（CD62p/PAC-1）的表达率，采用自身对照分析阿司匹林对血小板表面糖蛋白的影响。结果显示，冠心病组治疗前的血小板表面糖蛋白 PAC-1、CD62p 的表达率分别为（10.4±6.2)%和（10.7±7.1)%，较健康对照组明显升高（$P<0.01$）；经以阿司匹林为基础的抗血小板治疗后，CD62p、PAC-1 的表达率下降至（4.3±2.1)%和（4.9±2.4)%（$P<0.01$），但仍高于健康对照组。以上结果说明，CD62 和 PAC-1 可能是血小板活化的敏感和特异性指标，阿司匹林能够抑制血小板表面糖蛋白的表达，进而抑制血小板活化，抑制血栓形成。

雷瑚仪等[213]以羟基脲（15mg · kg^{-1} · d^{-1}，30 例）为对照，观察羟基脲+阿司匹林（100mg · d^{-1}，连用 2 周，35 例）对老年原发性血小板增多症患者血小板活化标志 CD62p、CD61 的影响，结果显示，治疗组血小板活化指标 CD62P、CD61 水平均显著下降。

5. 阿司匹林对血管内皮细胞的保护作用

阿司匹林对不同危险因素所致的血管内皮细胞损伤，具有不同程度的保护作用，具体详见阿司匹林防治动脉粥样硬化的作用机理研究，此处不再赘述。

综上所述，阿司匹林主要通过降低血液黏度、改善凝血系统、减少 TXA_2的生成、抑制血小板的活化，以及保护血管内皮细胞等途径，发挥其预防血栓形成的作用。

第十二节　阿司匹林防治肿瘤发生的作用机理研究

一、肿瘤概述[126]

肿瘤（tumor）是机体在内外各种致瘤因素作用下，局部组织的某一个细胞在基因水平上失去对其生长和分化的正常调控，导致其克隆性异常增生而形成的新生物（neoplasm）。这种新生物形成的过程被称为肿瘤形成（neoplasia）。现在一般认为，肿瘤细胞是单克隆性（monoclonality）的，即一个肿瘤中的所有瘤细胞均是一个突变的细胞的后代。

根据肿瘤的生物学特性及其对机体危害性的不同，一般将肿瘤分为良性和恶性两大类。所有的恶性肿瘤总称为癌症（cancer）。有关肿瘤的医学分支称为肿瘤学（oncology）。

（一）肿瘤发生的内在原因

近年来分子生物学的迅速发展，特别是对癌基因和肿瘤抑制基因的研究，已初步地揭示了某些肿瘤（如 Burkitt 淋巴瘤和视网膜母细胞瘤）的病因和发病机制。研究表明，肿瘤从本质上来说是基因病。各种环境的和遗传的致癌因素可能以协同或序贯的方式引起细胞非致死性的 DNA 损害，是肿瘤发生的中心环节。非致死性的 DNA 损害可引起以下 4 种正常调节基因的改变：激活促进生长的原癌基因，灭活抑制生长的肿瘤抑制基因，引起凋亡调节基因和 DNA 修复基因的改变，继而导致表达水平的异常，使靶细胞发生转化（transfonnation）。在此，原癌基因的突变是显性的，而肿瘤抑制基因和 DNA 修复基因的突变一般是隐性的（二次突变）。凋亡调节基因的改变可类似于癌基因或肿瘤抑制基因。DNA 修复基因的突变一般不直接引起细胞的转化，而是间接地使受非致死损害基因的修复受阻，来引起其他 3 种基因进一步的突变。近来发现的另外一种新的调节分子——microRNAs（miRNAs）可以以癌基因或肿瘤抑制基因的方式在转录后环节影响其他基因的翻译。

被转化的细胞可先呈多克隆性的增生，经过一个漫长的多阶段的演进过程，其中一个克隆相对无限制的扩增，通过附加突变，选择性地形成具有不同特点的亚克隆（异质化），从而获得侵袭和转移的能力，形成恶性肿瘤。

随着人类基因组计划的完成，相信在不久的将来可以破译各种恶性肿瘤的基因定位与突变特点，从而为预防和根治肿瘤这一至今尚未完全解决的世界性难题提供最终的答案。

在恶性转化的过程中，以下 8 个方面的改变决定转化细胞获得恶性肿瘤的生物学行为，即①生长信号的自我满足；②失去对生长抑制信号的敏感性；③逃避凋亡；④相对无限制的增殖能力；⑤持续的血管生成；⑥侵袭、转移能力的获得；⑦DNA 修复缺陷；⑧逃避机体免疫系统的监视。

（二）环境致癌因素及致癌机制

1. 化学致癌因素

现已确知对动物有致癌作用的化学致癌物有 1 000多种，其中有些可能和人类癌瘤有关。对化学致癌物的研究表明：①各种化学致癌物在结构上是多种多样的；②所有的化学致癌物在化学上都具有亲电子结构的基团，如环氧化物，硫酸酯基团等，大多数化学致癌物是致突变剂（mutagens）；③某些化学致癌物的致癌性可由于其他本身无致癌性物质的协同作用而增大。这种增加致癌效应的物质叫作促癌物（promoter），如巴豆油、激素、酚和某些药物等。

主要的化学致癌物质有以下几类。

（1）间接作用的化学致癌物，其绝大多数只有在体内（主要是在肝脏）进行代谢、活化后才能致癌，其代谢活化产物称为终末致癌物。

可分为以下几类：①存在于石油、煤焦油中的多环芳烃；②芳香胺类与氨基偶氮染料；③亚硝胺类；④真菌毒素等。

（2）直接作用的化学致癌物，这类化学致癌物不需要体内代谢活化即可致癌，一般为弱致癌剂，致癌时间长。

①烷化剂与酰化剂：如抗癌药中的环磷酰胺、氮芥、苯丁酸氮芥、亚硝基脲等。②其他直接致癌物：如金属元素镍、铬、镉、铍等，以及一些非金属元素和有机化合物如砷、氯乙烯、苯等。

化学致癌大多与环境污染和职业因素有关，因此彻底的治理环境污染，防治职业病对于减少癌症的发病极其重要。目前发现的具有防癌或抗癌作用的稀有元素有钼、硒、锗、镁、铂等。

2. 物理性致癌因素

已证实的物理性致癌因素主要是离子辐射，包括 X 射线、γ 射线、亚原子微粒（β 粒子、质子、中子或 α 粒子）的辐射以及紫外线照射。辐射能使染色体断裂、易位和发生点突变，因而激活癌基因或者灭活肿瘤抑制基因。

3. 微生物性致癌因素

现已知有上百种病毒可引起从两栖类到灵长目动物的肿瘤，其中 1/3 为 DNA 病毒，2/3 为 RNA 病毒。人类越来越多的证据显示某些肿瘤是与病毒相关的。细菌，如幽门螺杆菌，也与胃淋巴瘤有关。

（三）炎症与癌症[92]

早在 1863 年就有科学家指出慢性炎症可能是导致癌症的一个重要因素，流行病学数据显示 25%的癌症都与各种慢性炎症有着不可忽视的关系。有些癌症已经被证实是慢性炎症的结果，包括：间皮瘤、肺癌、黑色素瘤等。

有描述肿瘤是由于大量癌细胞聚集而形成的一个不均匀、复杂的实体组织。除癌细胞外，在肿瘤内经常可见大量固有免疫细胞、适应性免疫细胞以及基质细胞等。这些细胞之间通过直接接触或者自分泌、旁分泌细胞因子及趋化因子等物质进行交流而控制肿瘤的发生及发展。无论是肿瘤细胞本身还是渗透其中的免疫细胞所分泌化学介质在肿瘤细胞的增殖、迁移过程中都起到至关重要的作用。首先肿瘤细胞分泌一系列的细胞因子和趋化因子，从而吸引多种炎症细胞聚集到肿瘤部位，包括中性粒细胞、巨噬细胞、嗜酸性粒细胞、肥大细胞等，这些细胞分泌的炎症介质反过来又帮助癌细胞的增殖和迁移。

在众多迁移入肿瘤的免疫细胞中巨噬细胞和 T 淋巴细胞是最常见并且研究较为透彻

的。两者均通过炎症介质对肿瘤的形成和迁移起作用。巨噬细胞可以通过分泌 IL-10 及前列腺素 E_2 等细胞因子作为免疫抑制剂，保护肿瘤细胞不被免疫系统杀死。除此之外，它还可分泌一些蛋白酶，介导细胞外基质的重建，从而参与肿瘤细胞的迁移。此外迁移入肿瘤的巨噬细胞还可通过增强 IL-1 的分泌，而增加血管内皮细胞生长因子的转录，从而促进肿瘤血管生成。例如在黑色素瘤的形成过程中，肿瘤内活化的巨噬细胞在肿瘤微环境中分泌 TGF-β、TNFα、IL-1，花生四烯酸代谢产物以及细胞外蛋白酶类，进而刺激黑色素瘤细胞分泌 IL-8 以及血管内皮细胞生长因子（VEGF）促进肿瘤血管再生等过程。此外，也有证据表明大量的 T 淋巴细胞也参与了肿瘤细胞的增殖、迁移等过程，例如 Th1、Th2、Th17 等，而 NK 细胞则是目前发现的唯一例外的 T 淋巴细胞。

除炎症细胞外，炎症介质在肿瘤的形成、迁移过程中则发挥更加直接、重要的作用。炎症介质通过调节下游转录因子的表达和激活，而为肿瘤细胞的生长设定一个有利或者不利的环境，此外，这些炎症介质还可直接作用于肿瘤细胞决定其发展命运。主要炎症介质是细胞因子以及趋化因子，其中，IL-6 已被证实参与了大量癌症的发病过程，它通过与可溶性受体的结合介导肿瘤细胞的增殖，而阻断这一过程则会大大降低癌症发生率。除 IL-6 之外，TNFα 也可通过与其受体结合而激活一系列炎症的级联反应，从而达到向肿瘤部位聚集免疫细胞的作用。另外，TNFα 还可与其他细胞因子一起破坏 DNA 的结构、诱导 NO 合酶的表达而最终导致癌症的发生。另外，趋化因子也可直接或者间接地调节肿瘤细胞的增殖和迁移。

综上所述，慢性炎症为癌细胞、免疫细胞、基质细胞的共存创造了一个微环境，而这些细胞之间则通过炎症介质相互交流。炎症介质还通过刺激多种酶类、活性氧类等物质的表达和生成，从而保护肿瘤细胞不被杀死，并且促进增殖和迁移。因此，对于癌症的防治，只停留在杀死癌细胞上是远远不够的，还必须从根本上抑制协助癌细胞存活的信号分子、转录因子的活性、减少吸引炎症细胞聚集的炎症介质的分泌，尽量避免癌症治疗过程中的炎症反应等。

二、阿司匹林预防肿瘤发生的作用机理研究

近年来，越来越多的研究显示，长期服用一定剂量的阿司匹林可以明显降低多种癌症的发病率，如鼻咽癌、胃腺癌、结直肠癌、皮肤鳞癌等[221-225]。有关阿司匹林对肿瘤细胞的凋亡、增殖、转移和衰老等方面的影响，各国学者和临床医生开展了大量的研究。但是，阿司匹林确切的抗肿瘤机制还不是十分明确，目前阿司匹林被大家所接受的抗肿瘤作用机制有 COX 依赖性和非 COX 依赖性，如抑制 COX 活性，调控 Bcl2 和 Bax 基因的表达，抑制 NF-κB 等，其抑瘤新机制还值得深入探索。目前的研究认为，阿司匹林的非 COX 依赖性抗肿瘤机制，在其抗肿瘤过程中的作用，更为重要。

冯鹏辉[225]和丁江华[226]等对阿司匹林防治肿瘤的作用及机制等进行了综述，现引述如下。

1. 抑制 COX 活性

COX-2 在肿瘤的发生机制中可能涉及多个方面[227-230]。

①阿司匹林通过抑制 COX-2 基因的表达抑制肿瘤细胞的生长。COX-2 基因过度表达

可使 PGI_2、PGE_2 合成明显增多，而 PGE_2 对机体免疫功能有重要的负调控作用，对 T 淋巴细胞亚群、NK 细胞活性、LAK 细胞活性、TIL、TNF、IL-2 活性均有抑制作用，能抑制免疫系统的监管作用，使肿瘤细胞逃避免疫监视。②COX-2 基因的表达升高可使自由基产生增多，而自由基可引起突变。③COX-2 可促进肿瘤血管生长，给肿瘤提供营养，同时增加细胞的侵袭性，激活基质金属蛋白酶-2，降解细胞外基质，产生促血小板凝聚的血栓噁烷，从而促进肿瘤细胞的侵袭与转移。

COX-2 在正常生理情况下很少表达，只有在肿瘤促进剂、IL-1 及癌基因等促分裂剂存在时才迅速产生[231]。近年来的研究发现，COX-2 对多种癌症有正调节作用，同时在肿瘤发生中发挥了重要作用[232]，与肿瘤新生血管的形成以及肿瘤的转移有密切关系。

如前所述，阿司匹林对 COX-2 的活性及表达等均有抑制作用。

2. 抑制 Bcl-2 基因活性、上调 Bax 基因表达

在细胞凋亡过程中，B 细胞淋巴瘤/白血病-2（B cell lymphoma / leukmia-2，Bcl-2）基因的表达起着关键作用，其可以分为两大类，一类是抗凋亡的，主要有 Bcl-2、Bcl-XL、Bcl-W、Mcl-1、CED9 等，另一类是促细胞凋亡的，主要包括 Bax、Bak、Bcl-XS、Bad、Bik、Bid 等。Bcl-2/Bax 比率直接决定了细胞的存亡，是细胞凋亡的核心机制之一。

赖铭裕等[233]研究了阿司匹林对人结肠癌细胞株 SW480 生长增殖的影响和诱导凋亡作用及其机制。结果发现，阿司匹林对 SW480 生长增殖具有抑制作用，阻滞细胞周期于 G0/G1 期，诱导细胞凋亡，降低 Bcl-2 基因表达，提高 Bax 基因表达，阿司匹林的上述作用呈浓度和时间依赖关系。此外，高浓度阿司匹林可导致癌细胞坏死。以上结果说明阿司匹林具有拮抗结肠癌细胞株的生长增殖作用，通过调控 Bcl-2、Bax 等基因表达，而诱导细胞凋亡或细胞坏死，阻滞细胞周期可能是其抗肿瘤作用机制之一。

Ding JH 等[234]的研究发现，阿司匹林在体外对骨髓瘤细胞具有抗增殖、促凋亡作用，延缓了人骨髓瘤细胞在体内的生长，其作用机制可能与调控 Bcl-2、Bax 等基因的表达，以及抑制血管内皮生长因子（VEGF）有关。

田赟等[235]探讨了阿司匹林对结肠炎相关结直肠癌（CAC）小鼠模型的肿瘤形成、肿瘤细胞凋亡以及肠道炎症的影响。结果发现，治疗组、模型组和对照组小鼠的凋亡率分别为（15.92±3.26）%、（7.31±1.27）%和（3.70±1.65）%，差异显著；治疗组凋亡指数为 1.7±0.38，显著高于模型组的 0.95±0.21（$P=0.01$）。因此认为，阿司匹林能够显著促进 CAC 小鼠模型结直肠癌细胞的凋亡，但对肠道炎症无明显影响，因而在 CAC 防治方面可能存在潜在的临床应用价值。

3. 抑制核因子 NF-κB

核因子 NF-κB 是机体免疫激活、炎症反应、细胞生长和凋亡的调节因子，具有促进肿瘤细胞生长并抑制其凋亡的作用，可以产生生长因子和血管生成因子，直接促进细胞周期进展。杨晓东等[236]通过固定化蛋白印迹法（Western blot）测定了 37 例大肠癌患者 NF-κB P65 的表达。结果显示，大肠癌组织中 NF-κB P65 蛋白表达水平明显高于正常组织（$t=2.487$，$P<0.05$）；在分化较差的大肠癌中，有无淋巴结转移两组其 NF-κB P65 蛋白表达水平差异显著（$t=2.996$，$P<0.05$），与肿瘤分化等无明显关系。因此认为，NF-κB P65 可能通过其抗凋亡作用，影响人大肠癌的恶性潜能及淋巴结转移；进而提示，抑

制 NF-κB 的活性，可增强细胞因子和化疗药物引起的肿瘤细胞凋亡[237]。

姚红波等[238-240]的研究表明，阿司匹林对胃癌细胞 SGC-7901、AGS、BGC-823 的增殖具有抑制作用；阿司匹林诱导胃癌细胞发生凋亡，其机制与抑制 NF-κB P65 的表达有关。

张伟等[241]采用人肝癌裸鼠原位模型 LCI-D20，观察合用阿司匹林与索拉非尼（Sorafenib）对肝癌生长转移的抑制作用和促凋亡作用，并探讨了其作用机制。结果显示，与 Sorafenib 治疗组比较，Sorafenib 与阿司匹林合用，可明显降低肿瘤体积（$P<0.05$），抑制肺转移灶数目（$P<0.01$），延长荷瘤鼠生存期（$P<0.05$）和促进肿瘤细胞凋亡（$P<0.05$）；Sorafenib 在肝癌中具有下调 IκBα 和上调 NF-κB P65 的作用，而合用阿司匹林可逆转此作用。因此认为，阿司匹林通过抑制 NF-κB 的活化，进一步增强 Sorafenib 对肝癌凋亡的促进作用，以及对肝癌生长转移的抑制作用，并延长荷瘤鼠生存期。

4. 抑制 Akt 及 mTOR

磷脂酰肌醇-3 激酶（PI3K）/磷酸激酶 B（Akt）通路是细胞生存的重要通路，主要参与促进增殖、抑制凋亡、诱导耐药等。PI3K 激活后促使 Akt 蛋白 Thr308 与 Ser473 磷酸化，Akt 因此活化并转位至胞核继而磷酸化多种底物蛋白，主要包括哺乳动物雷帕霉素标靶（mTOR）、NF-κB、糖原合成酶激酶-3 及半胱氨酸天冬氨酸酶-9 等，发挥抗凋亡效应。Akt/mTOR 通路异常与结肠癌及多发性骨髓瘤等肿瘤发生密切相关。

阿司匹林诱导肿瘤细胞凋亡的作用，可部分归因于抑制 Akt 的活化。阿司匹林处理荷卵巢癌小鼠后，瘤体显著缩小，Akt 磷酸化明显减少[242]。在人口腔鳞癌细胞中，阿司匹林处理癌细胞后亦观察到相同结果[243]。此外，在人结肠癌细胞中阿司匹林还可抑制 mTOR 下游的核糖体 S6 激酶（S6K）与真核翻译起始因子结合蛋白 1（4E-BP1），而阻碍 mTOR 途径[244]。表明阿司匹林可通过抑制 Akt/mTOR 发挥抗癌作用。

5. 抑制 ERK 磷酸化

细胞外信号调节激酶（ERKl/2）属 Ser/Thr 蛋白激酶，主要将丝裂原信号从表面受体传至胞核。ERKl/2 正常位于胞质，激活后转位至胞核，调节转录因子激活蛋白-1、NF-κB 等活性，活化下游效应分子，在细胞增殖、分化、凋亡和细胞癌变中起重要作用。在前列腺癌、乳腺癌以及多发性骨髓瘤等肿瘤中均存在 ERK 过度激活的情况。应用特异性 ERK 抑制剂可抑制肿瘤细胞增殖及转移。

Park IS 等[243]将 8mmol · L^{-1}的阿司匹林作用于人口腔鳞癌细胞，发现阿司匹林可时间依赖性地抑制 ERK1/2 磷酸化；而在人宫颈癌细胞中发现阿司匹林可浓度依赖性地抑制 ERK1/2 磷酸化[245]，但二者在 ERK1/2 总蛋白水平无变化。表明阿司匹林对 ERK1/2 的抑制具有时间与浓度依赖性，提示临床应用阿司匹林时需注意服药时间与服药剂量。

6. 诱导 NOS 生成

一氧化氮合酶（NOS）是一氧化氮（NO）合成的限速酶，包括内皮型（eNOS）和诱导型（iNOS）两种。在生理形式下 iNOS 并不表达，受某些诱因（如毒素、自由基）刺激后可被诱导活化。iNOS 高表达于多种肿瘤细胞，可诱导产生更多 NO，以扩张瘤组织血管，满足细胞代谢需求。然而，NO 对肿瘤细胞有“双向”调节作用，即一定浓度的 NO 可促进肿瘤细胞增殖，但过高或过低浓度的 NO 则可抑制肿瘤细胞生长[246]。

阿司匹林可诱导肿瘤细胞 NOS 合成。因此，将 NO 供体基团通过酯键连接在阿司匹林母体上，可合成新型能够释放 NO 的阿司匹林衍生物（NO-ASA）。在癌细胞中 NO-ASA 通过诱导 NOS 合成，释放 NO 参与氧化应激，从而诱导凋亡。应用 NOS 基因治疗手段或 NO-ASA 可显著提高 NO 浓度至“阈值”浓度范围以上，从而诱导肿瘤细胞凋亡，减缓荷瘤小鼠肿瘤生长。提高 NO 浓度，可增加氮自由基浓度，进而可增强化疗药物疗效。重要的是，NO-ASA 在癌细胞中虽可明显上调 COX-2 表达，但并不影响 NO-ASA 的促凋亡作用[247]。

7. 抑制血小板聚集

研究表明动脉或静脉血栓栓塞（Venous thromboembolism，VTE）与恶性肿瘤存在关联[248]。因此进行抗凝治疗对恶性肿瘤的治疗具有重要意义。

阿司匹林具有抑制血小板聚集的作用，可用于预防血栓形成。有研究表明定量服用阿司匹林一段时间后的癌症患者，其癌细胞扩散率要比没有服用时低 1/3，可以有效减少大肠癌和其他几种癌症的长期风险及转移风险，同时也显示阿司匹林能通过阻断血小板结合癌细胞来抑制癌细胞扩散[249]。

8. 其他潜在机制

包括激活肿瘤坏死因子相关凋亡诱导配体（TNF-related apoptosis-inducing ligand，TRAIL）[225]、上调 E 钙黏蛋白[225]、抑制 Wnt/β-连环蛋白（catenin）信号传导[250]等。

第十三节　阿司匹林预防和治疗帕金森病的作用机理研究

一、帕金森病的发病机理研究简述[98]

帕金森病（Parkinson disease，PD）是一种较常见的神经退行性疾病。其主要病理改变是中脑黑质多巴胺（dopamine，DA）能神经元变性坏死，造成纹状体 DA 含量下降，从而导致震颤、肌肉僵直、运动弛缓、体位不稳等一系列症状；同时伴有不同程度的认知障碍。DA 能神经元损伤的分子机制如下。

（一）代谢性损伤

1. 氧化应激

氧化应激被认为是 PD 患者黑质神经元死亡的主要因素。尸检研究表明，PD 患者黑质部脂质过氧化和铁离子浓度明显增高，线粒体复合物 I 活性降低，自由基水平增高，某些抗氧化剂的水平降低。氧化应激对神经元的损害主要表现在如下几方面：细胞膜脂质过氧化，膜磷脂被降解；细胞膜对钠和钙及大分子物质通透性增加，神经元发生水肿；线粒体破坏，功能丧失。氧化应激在下列情况下会进一步加剧：①DA 更新率（dopamine turnover）升高，因为 DA 在氧和水的存在下，受单胺氧化酶作用生成过氧化氢，后者可导致自由基产生增加，诱发氧化应激反应；②谷胱甘肽（glutathione，GSH）缺乏，使脑内清除 H_2O_2 的能力降低；③活性铁离子增加，可加速 OH · 的形成。

2. 兴奋性毒性

“兴奋性毒性”（excitatory toxicity）指兴奋性氨基酸对 DA 能神经元的毒性作用，是近年来缺血性脑损伤神经机制研究的热点。脑缺血、缺氧造成的能量代谢障碍直接抑制细胞膜上 Na^+-K^+-ATP 酶活性，使胞外 K^+浓度显著增高，神经元除极，促使兴奋性氨基酸（EAA），特别是谷氨酸在突触间隙大量释放，因而过度激活 EAA 受体，使一些受体在正常生理刺激下引起的第二信使效应得以扩大，突触后神经元过度兴奋并最终坏死。“兴奋性毒性”有两种机制：一是 AMPA（α-amino-3-hydroxy-5-methyl-4-isoxa-zolep-propionate）受体和 KA（kainate）受体过度兴奋所介导的神经细胞急性渗透性肿胀，可在数小时内发生，以 Na^+内流，以及 Cl^-和 H_2O 被动内流为特征；另一种是 NMDA 受体过度兴奋所介导的神经细胞迟发性损伤，可在数小时至数日发生，以持续的 Ca^{2+}内流为特征。大量 Ca^{2+}内流以及 Ca^{2+}在线粒体内快速堆积，导致线粒体功能丧失；还可增加氧化亚氮合酶的活性，使 NO 合成增加导致神经细胞的毒性作用。在大多数病理情况下，NMDA 受体过度兴奋介导的 Ca^{2+}内流引起的神经细胞迟发性损伤在“兴奋性毒性”作用中占主导地位。

3. 线粒体损伤

线粒体是细胞能量产生的场所。毒性物质可以通过抑制线粒体复合物 I 来影响线粒体呼吸链导致 ATP 产生减少，最终导致细胞因能量耗竭而死亡。1-甲基-4-苯基吡啶也可导致复合物 I 失电子，使其产生过氧化物。编码复合酶 I 黄素蛋白亚单位的基因多态性分析发现，在 PD 患者这一基因的信号肽上发生了 C-T 置换，使第 29 位上的丙氨酸变成缬氨酸，带有这种突变基因的人发生 PD 的危险性升高。

4. 多巴胺转运体和囊泡单胺转运体异常

多巴胺转运体（DA transporter，DAT）位于神经细胞膜上，可将毒性物质转运到胞质，从而损害神经元；而囊泡单胺转运体（vesicular mono amine transporter，VMAT2）可将位于胞质中的这些毒性物质转运入囊泡进而减少这些物质的毒性作用。两者相互配合来调节细胞质和囊泡的毒性物质浓度。在 DAT 过表达的转基因小鼠，对 PD 诱导剂 1-甲基-4-苯基-1，2，3，6-四羟吡啶（1-methyl-4-phenyl-1，2，3，6-tetrhydro pyridine，MPTP）毒性的易患性增高；而在 DAT 基因部分敲除小鼠中，相同剂量的 MPTP 对 DA 能神经元的毒性作用下降。VMAT2 基因完全敲除小鼠在出生后数天便死亡；只敲除单拷贝基因并表达正常水平半数的 VMAT2 蛋白的小鼠能够存活，但用 MPTP 诱导的 DA 能神经元死亡的数量却增加了 1 倍。这些均说明 DAT 和 VMAT 的表达水平与 DA 神经元的死亡有直接关系。

5. 神经营养因子缺乏

神经元和胶质细胞能够合成、分泌大量的神经营养因子，如神经生长因子（NGF）、睫状神经营养因子（CNTF）、脑源性神经营养因子（BDNF）和胶质源性神经营养因子（GDNF）等。这些神经营养因子对神经元的存活和神经突起的生长具有重要作用。PD 患者黑质 NGF、BDNF 和 GDNF 的含量明显降低。离体和在体试验均证明 BDNF、GDNF 和 CNTF 对 MPTP 造成的 DA 能神经元损伤具有很强的保护作用。

6. 神经肽异常

锥体外系统的神经传递功能除了与 DA 和 Ach 两大系统有关外，还有多种肽能神经元的活性。有人报道 PD 患者脑苍白球和黑质中 P 物质水平下降 30%~40%；在壳核和黑质中蛋氨酸脑啡肽（MEK）和亮氨酸脑啡肽（LEK）含量分别减少 50%~70%；在黑质中胆囊收缩素（CCK 8）下降 30%；在下丘脑和海马区神经降压肽（NT）含量也下降；在纹状体 MEK 受体数量减少；这些实验结果提示多肽水平的变化在 PD 发病机制中起一定作用，但也有人认为这些改变是继发于锥体外系统广泛神经元变性的结果。

（二）免疫功能异常

许多研究发现，PD 患者伴有细胞免疫和体液免疫功能异常。如 PD 患者 CD_{4+}T 细胞减少，IL-1 水平降低，血清 IgM 和 IgA 水平下降，Th 细胞和 B 细胞大量减少；黑质致密部 HLA-DR 阳性小胶质数远远高于对照者；用 PD 患者的血清纯化得到 IgG 后，注入成年大鼠的黑质，4 周后发现注射侧酪氨酸羟化酶阳性细胞数较对照组降低 50%，黑质损伤部位的小胶质浸润明显；在前脑内侧束切断的 PD 大鼠模型，也发现了异常激活的小胶质；在 PD 患者的脑脊液中发现了 DA 能神经元的抗体，该脑脊液抑制培养的 DA 能神经元的生长；PD 患者的血清对大鼠中脑 DA 能神经元具有补体依赖性细胞毒作用；在 PD 患者的纹状体区域 p2 微球蛋白含量与对照组相比明显升高；这些均提示免疫异常可能直接参与 PD 发病。但目前的研究还不能证明免疫异常和 PD 发病孰因孰果，其变化的机制也不完全明了。

（三）基因异常

近年来已确立了 3 个与家族性 PD 有关的致病基因。第 1 个致病基因 α-synuclein 定位于第 4 号染色体 q1~q23。此基因第 209 位的核苷酸发生了 G-A 错义突变，使其蛋白质第 53 位的丙氨酸（Ala）变成了苏氨酸（Thr）。第 2 个与 PD 有关的基因首先在日本一个常染色体隐性遗传性早发型 PD（autosomal recessive juvenile Parkinsonism，ARJP）家族中发现。该致病基因定位于第 6 号染色体 q25. 2~q27，编码的蛋白质为 Parkin。Parkin 可能是泛素类蛋白之一，参与依赖泛素的蛋白降解过程；Parkin 被转导入核内可调控细胞生长、分化和发育。已发现有 30 多种不同 parkin 基因缺失和点突变与早发性 PD 有关。少部分显性遗传性家族性 PD 患者也发现携带有 parkin 基因突变或缺失复合性杂合子。第 3 个与 PD 相关的致病基因定位于第 2 号染色体 2P13 上，命名为 Park3。目前对 Park3 的研究不多，也未能找到致突变的基因。其作用可能与转化生长因子、TGFα 基因相关。

（四）外界环境毒素损害

对近 2 万名双胞胎的流行病学调查结果显示，在 50 岁以后发病的 PD 患者中，同卵双胞胎和异卵双胞胎 PD 的发病率基本相同。这一结果提示，对绝大多数 50 岁以后发病的典型散发性 PD 而言，环境因素可能起主要作用。流行病学研究发现，多种环境因素参与了 PD 的发生与发展，这些风险因素包括经常暴露于杀虫剂、除草剂、化工产品、造纸制浆、锰尘和一氧化碳等。

1983 年，美国加州一群吸食了不纯二醋吗啡（海洛因）的青年人相继出现 PD 症状，经分析后确定这种二醋吗啡中含有一种名为 1-甲基-4-苯基-1，2，3，6-四羟吡啶（1-methyl-4-phenyl-1，2，3，6-tetrahydropyridine，MPTP）的物质。MPTP 本身不具备神经毒性，但它极易进入脑内，在脑胶质细胞单胺氧化酶 B（MAO-B）的催化下形成活性形式 MPP^+，被黑质 DA 神经元的特异性 DA 转运体摄入胞内，堆积于线粒体，与复合物 I

结合，抑制氧化呼吸链，引起能量代谢障碍，最终导致 DA 神经元的死亡。目前，MPTP 已被普遍用于建立 PD 动物模型。

总之，上述每种学说均难以圆满解释所有 PD 的发病机制，PD 的发病可能是多个致病因素共同作用的结果。图 5-21 概括认知障碍的病因及发病机制。

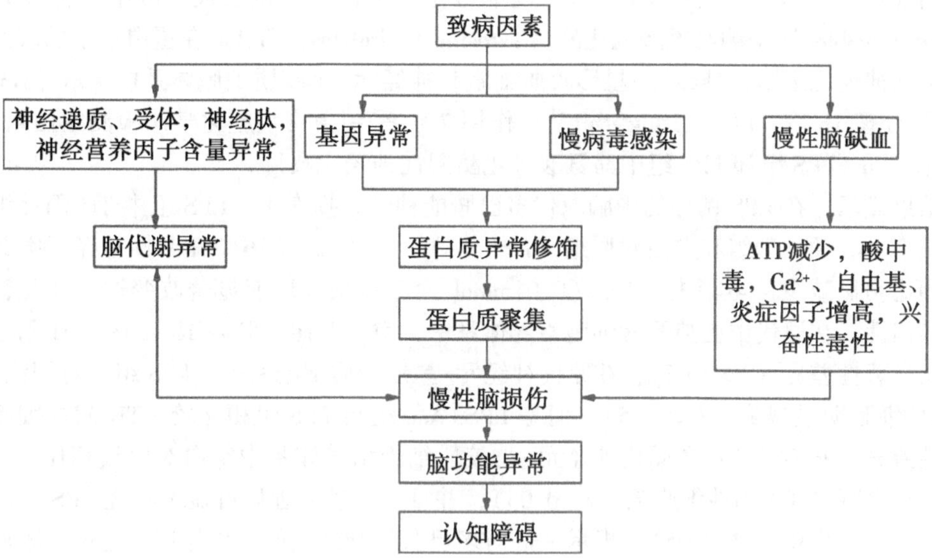

图 5-21 认知障碍的病因及发病机制

二、阿司匹林预防和治疗帕金森病的机理研究

流行病学调查显示，阿司匹林对于帕金森病的预防与延缓具有积极的作用。因此，国内开展了一系列的研究，以期探讨阿司匹林对于预防和延缓帕金森病的可能的作用机理。

酪氨酸羟化酶[251]（tyrosine hydroxylase，TH）是一种非血红素铁蛋白。体内 TH 主要分布于中枢儿茶酚胺能神经元，外周交感神经节非肾上腺素能神经元、交感神经纤维、肾上腺髓质非肾上腺素能和肾上腺素能细胞。在脑内，TH 是催化儿茶酚胺（catecholamines，CA）类神经递质在体内生物合成的起始步骤，即 L-酪氨酸羟化形成 L-多巴（L-Dopa）的反应。与参与儿茶酚胺合成各步骤的其他催化酶相比，TH 含量最少、合成速率最低、催化活性最弱且底物专一性最强，因而被认为是包括 DA 在内的儿茶酚胺合成的限速酶。TH 同时还是脑内多巴胺能神经元的蛋白标志。

TH 是脑内多巴胺（dopamine，DA）合成的限速酶，在以黑质纹状体 DA 系统功能不足为主要表现的帕金森病（Parkinson's disease，PD）中，TH 不仅作为继发因素产生一系列异常改变，而且由于其可以产生活性氧类（reactive oxygen species，ROS）并可为 ROS 攻击失活，故而可能是一个重要的原发因素直接参与了 PD 发病。这为 PD 与 TH 关系的研究提供了一个新的重要视点。

（一）阿司匹林对多巴胺能神经元的保护作用及机理研究

王芳等[252]研究了体外条件下，从 3 个层面探讨了阿司匹林对脂多糖诱导帕金森病模型多巴胺能神经元保护作用及其机制。

1. 阿司匹林对脂多糖诱导帕金森病模型多巴胺神经元的保护作用

采用胚胎大鼠中脑原代细胞培养法，分别建立原代中脑神经元-胶质细胞，神经元细胞，神经元-星型胶质细胞和神经元-小胶质细胞培养体系。在原代中脑神经元-胶质细胞中给予不同浓度 Asp（0.01mmol · L^{-1}、0.1mmol · L^{-1}和 1mmol · L^{-1}）预处理 1h 后，给予脂多糖（10ng · mL^{-1}）培养 7d 后，免疫细胞化学法检测酪氨酸羟化酶阳性神经元的数目，western-blot 法检测酪氨酸羟化酶（Tyrosine Hydrolylase，TH）在蛋白水平的表达；在原代中脑神经元细胞，神经元-星形胶质细胞和神经元-小胶质细胞体系中 Asp（1mmol · L^{-1}）预处理 1h 后，LPS（10ng · mL^{-1}）作用 7d，采用免疫细胞化学法检测空白对照组，Asp 组、Asp+LPS 组和 LPS 组中酪氨酸羟化酶阳性神经元数目。

结果显示，在 LPS 诱导的中脑原代多巴胺能神经元损伤中，LPS 组中 TH 阳性细胞数明显低于 Asp 预处理组和空白对照组（$P<0.05$），并且 LPS 组中 TH 阳性神经元突起与其他组相比明显减少甚至消失。Asp（0.01mmol · L^{-1}）预处理能显著改变这一变化，且呈剂量依赖性；在原代中脑神经元细胞培养体系中，空白对照组和各试验组中 TH 阳性细胞数并无显著性差异（$P>0.05$）；在原代神经元-星形胶质细胞系中，LPS 组与对照组相比，TH 阳性细胞明显减少（$P<0.05$），但是 LPS+Asp 组与 LPS 组相比较，TH 阳性细胞数无显著性差异（$P>0.05$）；在原代神经元-小胶质细胞培养体系中空白对照组相比，LPS 作用后可显著减少 TH 阳性细胞数（$P<0.05$），并且 Asp 预处理后可显著减轻 LPS 对多巴胺能神经的损伤作用（$P<0.05$），提示 Asp 对多巴胺能神经元的保护作用是通过小胶质细胞介导的。

2. 阿司匹林对脂多糖诱导的帕金森病细胞模型中炎症因子的调节作用

采用胚胎大鼠中脑原代神经元-胶质细胞混合培养体系，应用脂多糖建立多巴胺能神经元损伤的炎症机制模型，研究 Asp 对炎症因子表达的影响，以探讨其神经保护机制。

在原代培养中脑神经元-胶质细胞中，加入不同浓度 Asp（0.01～1mmol · L^{-1}）预处理 1h 后，给予 LPS（10ng · mL^{-1}）共培养 7d 后，检测促炎症因子，包括肿瘤坏死因子-α（TNF-α）（ELISA kit），一氧化氮（NO）（Griess 法），超氧化物（WST-1 法）和胞内活性氧（reactive oxygen species，ROS）（DCFH-DA）；抗炎症因子，包括 IL-10（ELISA kit）和 TGF-β1（ELISA kit）的表达变化。

结果显示，0.01mmol · L^{-1}、0.1mmol · L^{-1}和 1mmol · L^{-1} Asp + LPS 组中 NO，TNF-α，超氧化物和胞内 ROS 的浓度均较 LPS 组明显降低（$P<0.05$）；同时，0.01mmol · L^{-1}、0.1mmol · L^{-1}和 1mmol · L^{-1} Asp + LPS 组中 IL-10 和 TGF-β1 的浓度与 LPS 组相比较均有显著增高（$P<0.05$）。

3. 阿司匹林对脂多糖诱导的帕金森病模型中 NADPH 氧化酶的调节作用

采用胚胎大鼠中脑原代细胞培养法，建立原代中脑神经元-胶质细胞混合培养体系。Asp（1mmol · L^{-1}）或 NADPH 氧化酶抑制剂 Apocynin（APO，0.25mmol · L^{-1}）预处理 1h 后，给予 LPS（10ng · mL^{-1}）培养 7 d 后，免疫细胞化学法检测酪氨酸羟化酶阳性神经元的数目，western-blot 法检测细胞膜中 $P47^{phox}$在蛋白水平的表达。

结果显示，TH 免疫细胞化学法显示 LPS 作用后可显著减少 TH 阳性细胞数（与空白对照组相比，$P<0.05$），Asp 或 APO 预处理后，能显著增加 TH 阳性细胞数，SA+LPS 组，

APO+LPS 与 LPS 组相比较，均有显著性差异（$P<0.05$）。这一结果提示 Asp 和 APO 都具有保护多巴胺能神经元的作用，已知 APO 能阻止 NADPH 氧化酶胞浆亚单位（包括 P47^{phox}与胞膜亚单位结合形成有活性的 NADPH 氧化酶复合体，抑制 NADPH 氧化酶活性。因此进一步采用 Western-blot 法检测空白对照组和各实验组胞膜蛋白中 P47^{phox}表达的变化；研究结果提示 LPS 可增加 P47^{phox}在胞膜的表达，Asp+LPS 组，APO+LPS 组与 LPS 组相比较，均显著减少 P47^{phox}在胞膜中的表达水平（$P<0.05$），从而抑制了 NADPH 氧化酶的活性。

以上研究结果表明：

（1）阿司匹林在 LPS 诱导的原代中脑混合细胞炎症模型中，对 DA 能神经元具有显著的神经保护作用；进一步研究发现 Asp 对神经元和星形胶质细胞没有直接作用，它主要是通过抑制 LPS 引起的小胶质细胞过度激活来发挥保护效应。

（2）阿司匹林能通过作用于小胶质细胞，抑制激活的小胶质细胞释放促炎症因子和 ROS，同时促进抗炎症因子生成，抑制过度的炎症反应和氧化应激，从而发挥其神经保护作用。

（3）阿司匹林能减少 NADPH 氧化酶中重要调节亚单位 P47^{phox}在胞膜上的表达水平，抑制 NADPH 氧化酶的活性，减少 ROS 的生成，从而发挥神经保护作用。

该研究率先表明在脂多糖诱导的原代中脑混合细胞 PD 模型中，阿司匹林可以通过抑制 NADPH 氧化酶活性，对抗过度炎症反应的毒性作用，从而保护多巴胺能神经元，这为探讨阿司匹林的神经保护作用机制提供了一个新的视角。

Teismann P 和 Ferger B[253]为了探讨环氧化酶的同工酶 COX-1 和 COX-2，在 MPTP 诱导的小鼠帕金森病模型中的作用，研究了 COX-1/COX-2 抑制剂阿司匹林，以及 COX-2 抑制剂美洛昔康对 MPTP 诱导的小鼠帕金森病的保护作用。选取 MPTP 诱导的纹状体多巴胺消耗量、自发活动的频率、细胞消亡率，以及黑质密部酪氨酸羟化酶的免疫反应性（TH-IR，免疫组化法）等作为保护作用的指标。82 只雄性 C57BL/6 小鼠，分别单剂量腹腔注射给予阿司匹林（$10mg \cdot kg^{-1}$、$50mg \cdot kg^{-1}$和 $100mg \cdot kg^{-1}$、美洛昔康（$2mg \cdot kg^{-1}$、$7.5mg \cdot kg^{-1}$和 $50mg \cdot kg^{-1}$）和生理盐水后，立即皮下注射给予 MPTP（$30mg \cdot kg^{-1}$）。7d 后处死小鼠以分析纹状体多巴胺及其代谢物的水平；对黑质切片进行尼氏染色和 TH-IR 的免疫组化分析。在生理盐水的 MPTP 对照组，纹状体多巴胺的水平下降至空白组的 15.9%。而阿司匹林治疗组的多巴胺下降至空白对照组的 37.1%（$100mg \cdot kg^{-1}$）和 38.6%（$100mg \cdot kg^{-1}$）；美洛昔康治疗组下降至空白对照组的 36%（$7.5mg \cdot kg^{-1}$）和 40%（$50mg \cdot kg^{-1}$）。阿司匹林和美洛昔康能够显著消弱 MPTP 诱导减少的自发活动。阿司匹林（$100mg \cdot kg^{-1}$）和美洛昔康（7.5 和 $50mg \cdot kg^{-1}$），几乎可以完全预防因 MPTP 诱导所减少的 TH 阳性神经元和黑质神经元。总之，COX-1/COX-2 抑制剂阿司匹林和 COX-2 抑制剂美洛昔康，对于 MPTP 所造成的纹状体和黑质毒性具有明确的神经保护作用。

Strickland IT 等[254]的研究结果显示，外周神经受损后 miR-21 可以提高轴突的生长，并调节生长通路。Chaturvedi RK 和 Beal MF 的[255]研究显示，过氧化物增殖物激活受体 α（Peroxisome proliferator-activated receptor α，PPARα）对帕金森病具有保护作用；PPAR 激动剂能够激活 PPAR，进而通过减少 COX 和 NF-κB 的表达而抑制炎症和凋亡。

Fu Y 等[256]考察了帕金森病患者（$n=15$）和健康志愿者（$n=15$）体内 PPARα、维甲酸 X 受体 α（Retinoic X Receptor Alpha，RXRα）和 miR-21 的表达；在体外条件下以 DHA 或/和阿司匹林对体外培养的人成神经细胞瘤细胞系（human neuroblastoma cell lines）SH-Y5Y 处理 24h，以研究 miR-21、二十二碳六烯酸（DHA）、阿司匹林，及相互之间对于帕金森病的作用。结果显示，相比于健康志愿者，帕金森病患者的 miR-21 水平上升，PPARα 下降；miR-21 和 PPARα 在患者体内呈负相关。DHA 和阿司匹林能够分别激活 RXRα 和 PPARα。另外，在体外培养的 SH-Y5Y 中，DHA 可通过抑制 miR-21 而上调 PPARα 的表达。联合使用 DHA 和阿司匹林，能有效促进 PPARα 和 RXRα 异二聚体的生成，增加神经营养因子 PSD-95、脑源性神经营养因子（BDNF）和胶质细胞源神经营养因子的表达，抑制 NFκB 和 COX-2 的表达。上述研究结果表明，联合使用 DHA 和阿司匹林能够显著促进神经营养因子的表达，促进 PPARα 和 RXRα 异二聚体的形成，对于帕金森病的防治提供了新的方法。

Di Matteo V 等[257]采用微透析法，在大鼠体内注入神经毒素 1-methyl-4--phenylpiridinium iodide（MPP^+，MPTP 在体内代谢后的活性形式）和 6-羟多巴胺（6-OHDA），以研究阿司匹林对多巴胺能神经元的保护作用及其可能的机理。对大鼠纹状体灌注 1mmol·L^{-1}的 MPP^+或 6-羟多巴胺 10min，致 40min 后于透析液中检测到多巴胺的峰浓度。在 24h 后再次灌注 1mmol·L^{-1}的 MPP（+）10min，于透析液中检测多巴胺的浓度变化，以作为神经元完整性的指标。对大鼠预先以 180mg·kg^{-1}的剂量腹腔注射给予赖氨酸乙酰水杨酸盐（Aspidol，lysine acetylsalicylate）（相当于阿司匹林 100mg·kg^{-1}），给药 1h 后灌注 MPP^+或 6-羟多巴胺，结果显示在第 1d 时细胞外的多巴胺分泌量没有发生变化；而在第 2d 时，MPP^+诱导的 DA 释放呈恢复状态，提示赖氨酸乙酰水杨酸盐具有神经保护作用。

通过检测将 4-羟基苯甲酸转化成 3，4-二羟基苯甲酸的能力，作为 ROS 生成的指标。6-羟多巴胺而非 MPP^+能够显著提升灌注液中 3，4-二羟基苯甲酸的水平。腹腔注射 180mg·kg^{-1}的赖氨酸乙酰水杨酸盐能显著降低 6-羟多巴胺诱导的 3，4-二羟基苯甲酸的水平增加趋势。而腹腔注射 50mg·kg^{-1}的 COX-2 特异性抑制剂美洛昔康，则无法实现对 MPP^+和 6-羟多巴胺所致神经元损伤的保护作用。

上述结果说明，由于使用不同的神经毒素，阿司匹林对多巴胺能神经元的保护作用机制也有所不同；该研究揭示的阿司匹林对多巴胺能神经元的保护作用可能独立于对 COX-2 的抑制之外。

（二）阿司匹林对炎症小体激活的抑制作用研究

目前，人们对神经系统炎症的研究广泛而深入，研究发现炎症在多种神经系统疾病的发生和发展过程中起重要作用。内源及外源性抗原、创伤、感染等引起的神经系统疾病都可激活或招募免疫细胞如小胶质细胞、星形细胞、T 细胞和 B 细胞等，产生活性氧和细胞因子等，参与炎症应答。

炎症小体（inflammasomes）是一蛋白复合物，能够识别不同刺激信号，活化后能诱导免疫和炎症应答。NLRP3 炎症小体是中枢神经系统研究最广泛的一种炎症小体。中枢神经系统内，小胶质细胞、血管周围的巨噬细胞和脑膜巨噬细胞等均能参与神经炎症反应。神经炎症与急性脑部感染、急性无菌性脑损伤、帕金森病和阿尔茨海默病等的发生发展有密切关系。基于炎症小体与中枢神经系统疾病相关的机制探索和靶向药物开发已成研究热点。

炎症小体由 Tschopp 研究小组于 2002 年首次提出，是一蛋白复合物，能够识别包括病原体编码的病原相关分子模式（pathogen-associated molecular patterns，PAMP）和损伤相关分子模式（danger-associated molecular patterns，DAMP）在内的不同刺激信号，并通过多个信号通路诱导免疫和炎症相关基因表达，从而使机体能抵御各种应激造成的损伤[258-262]。在刺激信号作用下，炎症小体形成有活性的二聚体形式，活化的炎症小体可使无活性的 caspase-1 前体（pro-caspase-1）转化为有活性的 caspase-1，后者可剪切白介素 1β 前体（pro-IL-1β）和白介素 18 前体（pro-IL-18），形成有活性的 IL-1β 和 IL-18，二者在适应性免疫应答方面具有重要的作用[263-266]。炎症小体还可介导 caspase-1 依赖的炎症性细胞死亡（pyroptosis）[266]。

杜秀明等[267]研究发现，阿司匹林通过抑制 NLRP3 炎症小体的激活，而对 1-甲基 4-苯基-1，2，3，6-四氢吡啶诱导的帕金森病小鼠模型发挥神经保护作用。

采用爬杆实验和转棒实验挑选出无运动障碍的正常小鼠，36 只符合要求的成年野生型小鼠，12 只成年 NLRP3 基因敲除（*NLRP3*$^{-/-}$）小鼠，12 只成年 ASC 基因敲除（*ASC*$^{-/-}$）小鼠。36 只成年野生型小鼠按体重随机分为 3 组，每组 12 只，组别分别为生理盐水对照组（normal saline，NS）、模型组［1-甲基-4-苯基-1，2，3，6-四氢吡啶（MPTP）］、阿司匹林治疗组（Aspirin + MPTP）。另设两组基因敲除小鼠组，每组 12 只，组别分别为 *NLRP3*$^{-/-}$组（*NLRP3*$^{-/-}$+ MPTP）和 *ASC*$^{-/-}$组（*ASC*$^{-/-}$+ MPTP）。帕金森模型组、NLRP3 基因敲除组和 ASC 基因敲除组小鼠用 PD 造模剂 MPTP 腹腔注射造模。阿司匹林治疗组先腹腔注射 MPTP，然后灌胃给予阿司匹林。生理盐水对照组仅腹腔注射生理盐水。每组动物在末次给药 24h 后测试行为学指标。行为学指标测试完毕后，每组随机取 6 只动物，安乐死后解剖取出全脑，用 Western blot 测量各组小鼠中脑黑质部酪氨酸羟化酶（TH）的含量，用免疫荧光法测量各组小鼠中脑黑质部多巴胺神经元的损伤状况。末次给药 7d 后同法取各组剩余动物的全脑，用 Western blot 法检测各组小鼠中脑黑质部 NLRP3、半胱氨酸天冬氨酸蛋白酶 1 前体（pro-caspase-1）、白介素 1β 前体（pro-IL-1β）、半胱氨酸天冬氨酸蛋白酶 1（Caspase-1）和白介素 1β（IL-1β）5 种蛋白的含量，以评价各组小鼠中脑黑质部 NLRP3 炎症小体的激活状态。

结果显示，与生理盐水对照组相比，PD 模型组小鼠运动能力和协调能力显著减弱。给予阿司匹林能够抑制 PD 进程，提高小鼠运动能力和协调能力。NLRP3 基因敲除或 ASC 基因敲除也可以抑制 PD 进程，提高小鼠运动能力和协调能力。Western blot 实验表明 PD 模型组 NLRP3、Pro-caspase-1、Pro-IL-1β、Caspase-1 和 IL-1β5 种蛋白表达量明显高于生理盐水对照组。阿司匹林、NLRP3 基因敲除或 ASC 敲除基因都能显著降低这 5 种蛋白的表达量，而小鼠中脑黑质部酪氨酸羟化酶（TH）的含量正好与此相反。免疫荧光试验表明 PD 模型组小鼠中脑黑质部多巴胺神经元细胞明显受损，阿司匹林、NLRP3 基因敲除或 ASC 基因敲除都能显著降低多巴胺神经元损伤情况。研究还发现，敲除 ASC 基因对 PD 小鼠运动能力的改善作用和降低 caspase-1 激活、降低 IL-1β 释放作用要比敲除 NLRP3 基因后显著。

上述结果说明，NLRP3 炎症小体参与了 PD 的发病过程，阿司匹林对 PD 小鼠模型的神经保护作用可能是通过抑制 NLRP3 炎症小体的激活而实现的。

第十四节　阿司匹林防治阿尔茨海默病的作用机理研究

一、阿尔茨海默病概述

阿尔茨海默病（Alzheimer disease，AD）是一种慢性的、进展性的、不可逆的神经退行性疾病。Alois Alzheimer 在 1907 年报道一名 56 岁女性病例，表现为快速进展性的记忆丧失，存在被害妄想，住院后出现定向障碍、言语困难（说、写和命名）、也无法学习。尽管存在严重的认知缺陷，患者的神经系统体征基本正常，尸体解剖发现脑萎缩、神经元老年斑等神经病理性改变，以后人们将这类疾病命名为阿尔茨海默病。该病的主要临床表现为：记忆力减退、痴呆以及认知能力下降。显微镜下其病理学变化表现为细胞外 β-淀粉样蛋白（Aβ）沉积，细胞内高度磷酸化的 Tau 蛋白聚集及神经原纤维缠结，这些有毒物质的沉积为主的神经化学改变，可以导致神经细胞功能丧失甚至是死亡[98]。

随着我国人口老龄化的到来，老年性疾病越来越多。65 岁以上人群痴呆患病率约为 5%。阿尔茨海默病作为老年痴呆病中最主要的一种多病机异质性疾病，常渐起病，起病可在老年前期，但老年期的发病率更高。由于阿尔茨海默病患者在不同程度上的认知行为功能下降，严重影响患者本人的日常生活能力，对患者的家庭和社会带来沉重的负担，故如何有效地改善该病的症状已经成为一个亟待解决的医学问题。

二、阿尔茨海默病的发病机理研究[92,98]

阿尔茨海默病的发病机制包括：类胆碱假说、Aβ 假说、Tau 蛋白假说以及炎症假说。图 5-22 所示为 AD 发病过程中的关键性环节：在不同病因或危险因素作用下，AD 患者的特定神经元变得对损伤更为敏感，受损部位出现细胞骨架蛋白异常修饰、Aβ（β-amyloid）沉积、神经炎毡等细胞病理改变，最终形成大量神经原纤维缠结（neurofibrillary tangle）、老年斑（senilepl aque）、胶质增生（gliosis）、神经细胞死亡和弥漫性大脑皮质萎缩。在病变的终末阶段，患者出现记忆丧失，认知障碍。以下将简要介绍涉及这一过程的病理机制的有关学说。

（一）Tau 蛋白异常修饰学说

Tau 蛋白是神经细胞主要的微管相关蛋白。从正常成年人脑中分离的 Tau 在变性聚丙烯酰胺凝胶电泳中至少有 5~6 种异构体，表观分子量为 48 000~60 000。正常 Tau 的生物学活性主要体现在：①与管蛋白结合形成微管；②与已经形成的微管结合以维持其稳定性。在 AD 患者，Tau 蛋白有多种形式的异常修饰，其中研究最多的是异常磷酸化。

AD 患者脑中每摩尔 Tau 蛋白的磷酸含量为 5~9mol，比对照组增高 2~5 倍。这些 Tau 蛋白在变性聚丙烯酰胺凝胶电泳中显 3 条带，表观分子量可在 62 000~72 000。用不同生化分离技术可将 AD 脑中的 Tau 分成 3 个级分：胞质非异常修饰的正常 Tau 蛋白（C-

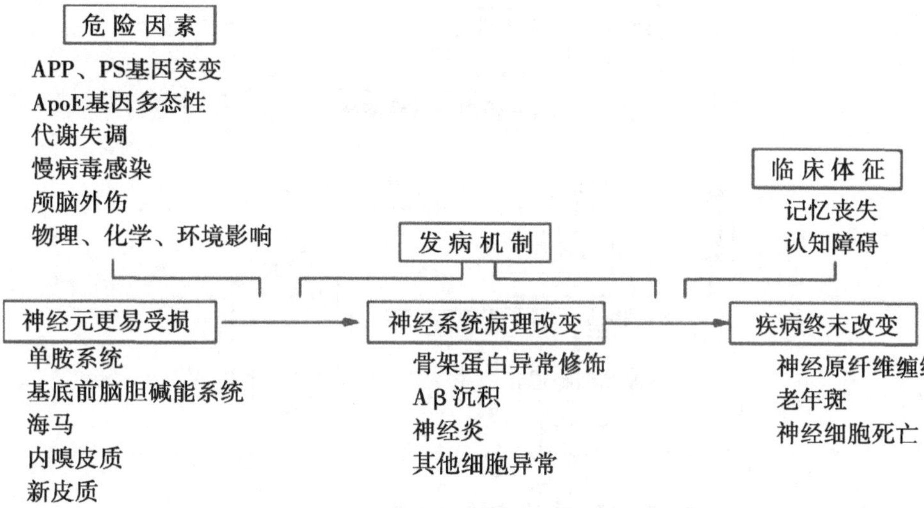

图 5-22 AD 发病过程中的关键性环节

注：APP：淀粉样前体蛋白；PS：早老素

Tau）；异常修饰易溶型 Tau 蛋白（ADP-Tau）和异常修饰并聚积为双螺旋丝（paired helical filament，PHF）的 Tau 蛋白（PHF-Tau）。AD 脑中 Tau 蛋白的异常磷酸化与蛋白激酶和磷酸酶（protein phosphatase，PP）失衡有关，如已发现 AD 患者脑中 PP-2A 的活性比年龄匹配的对照者低。

除异常磷酸化外，AD 患者脑中的 Tau 蛋白还存在异常糖基化、异常糖化、异常泛素化和异常截断等修饰。

异常修饰使 Tau 蛋白丧失其生物学活性；ADP-Tau 除其本身丧失生物学活性外，还可与管蛋白竞争与正常 Tau 结合或从已经形成的微管上夺取正常 Tau 蛋白；ADP-Tau 还可结合高分子量的微管相关蛋白，从而使微管解聚，最终引起神经细胞的退行性变性（图 5-23）。

（二）Aβ 毒性学说

Aβ 由其前体蛋白（APP）裂解产生。APP 基因位于 21 号染色体长臂，至少由 18 个外显子组成。由于 APP 基因转录后的不同剪接，可产生至少 10 种不同的 mRNA 和含 365～770 个氨基酸残基的蛋白质异构体，人脑主要表达 APP695 和 APP770。APP 为一跨膜蛋白质，其细胞定位和结构特性具细胞表面受体结构特征，即包括较长的膜外 N 末端，跨膜区及较短的胞内 C 末端。APP 的正常生理功能可能与调节细胞生长、黏附，建立和保持神经元之间的连接，维持神经元的可塑性等有关。

Ⅰ. Aβ 生成途径及其过量表达

APP 的降解主要通过分泌酶降解途径。α-分泌酶的切割位点在 Aβ 分子中间，不产生完整的 Aβ 分子，故又称为非 Aβ 源性途径。而 β、γ 分泌酶降解途径可产生分子长短不等的完整 Aβ 分子。由于 Aβ 的 C 末端最后几个氨基酸残基具有很强的疏水性，所以，C 末端越长越易沉积。因此，γ-分泌酶是决定 Aβ 产生及其毒性作用的关键。Aβ 是各种细胞 APP 加工的正常产物，神经系统所有细胞均表达 APP 和产生 Aβ，但在正常时 Aβ 的

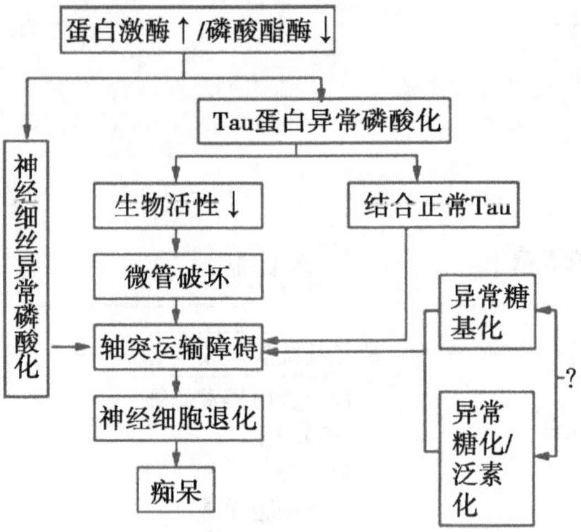

图 5-23　AD 发病机制的 Tau 蛋白异常修饰学说

注：PHF：双螺旋丝；NFT：神经元纤维缠结；
HMW-MAP：高分子量微管相关蛋白

产生和降解保持平衡，且体内有一些因素保持 Aβ 的可溶性。家族性 AD 患者 APP 和早老素基因多个位点的突变均可导致 Aβ 的过量产生与沉积，从而显示 APP 的神经毒性作用。

Ⅱ. Aβ 的神经毒性

研究证明不同的 Aβ 片断，如 $A\beta_{1-40}$、$A\beta_{1-42}$、$A\beta_{25-35}$均可导致大鼠或小鼠的学习记忆能力损害。$A\beta 2_{5-35}$虽然系人工合成，但已有不少研究证明它几乎和内生性 Aβ 的全长片段 $A\beta_{1-42}$具有同等的毒性作用[268]，甚至有研究认为 $A\beta_{25-35}$或更小的 Aβ 片段 Aβ31-35 是 Aβ 产生毒性作用的活性中心[269]。因此在研究 Aβ 对神经细胞所造成的损害时，不同片段的 Aβ 均有使用。

Aβ 可导致神经细胞的过氧化损伤，许多抗氧化剂有保护培养的原代中枢神经细胞及克隆的细胞系免受 Aβ 的毒性作用。Aβ 介导神经细胞过氧化损伤可能涉及多个途径。具体如下。

1. 损伤生物膜

Aβ 可诱导产生自由基，从而引起广泛和严重的生物膜损害。Aβ 主要攻击生物膜脂质双层结构的磷脂多不饱和脂肪酸，使其 C=C 双键与自由基反应，生成有细胞毒性的脂质自由基和脂质过氧化物。后者又可自动分解形成更多的自由基，作用于其他双键，产生新的脂质自由基，并依次传递成为自由基链式反应。铁、铜等金属离子及其复合物，可加速生物膜的破坏，使膜的流动性、通透性增加，组织水肿、坏死。

拓西平等[270]的研究结果显示，$A\beta_{25-35}$能够显著升高体外原代培养的大鼠海马神经元细胞内活性氧的浓度，一定程度上能造成细胞氧化损伤。贾丽艳等将 1μmol · L^{-1} 的 $A\beta_{25-35}$作用于原代培养的新生大鼠海马小胶质细胞 48h，致使 iNOS mRNA 的水平较空白对照组显著升高（$P<0.01$）[271]；对大鼠侧脑室立体定向注射老化后的 $A\beta_{25-35}$（10mmol · L^{-1}，5μL），海马内 iNOS mRNA 水平较空白对照组明显升高（$P<0.001$）[272]。

iNOS 是炎症中的一种反应性酶类，其表达不但是胶质细胞反应性增生的标志之一，并与神经元损伤有关。iNOS 能够持续大量地催化 NO 产生，而 NO 具有潜在神经毒性，是 AD 中氧化应激的有效来源，过量的 NO 可通过多种途径损伤膜性结构、蛋白质及 DNA，导致神经元坏死或凋亡[273,274]。

2. 破坏细胞内 Ca^{2+} 稳态

车宇[275]、朱嘉琦[276]等分别采用大鼠海马神经元的原代培养技术，以观察 $Aβ_{1-40}$ 和 $Aβ_{25-35}$ 对神经元存活率和细胞内游离钙离子浓度影响。结果显示 $Aβ_{1-40}$ 和 $Aβ_{25-35}$ 在较高浓度（1μmol · L^{-1} 和 10μmol · L^{-1}）条件下，均能够升高［Ca^{2+}］i，与对照组相比，均有显著性差异（$P<0.05$，$P<0.01$）。

Aβ 可在细胞膜双层脂质中形成允许 Ca^{2+} 进出的通道，导致细胞内 Ca^{2+} 平衡失调，细胞内 Ca^{2+} 增加将导致氧化应激的进一步增强，线粒体内过量 Ca^{2+} 则导致异常电位传递以及超氧化物阴离子浓度增加。

3. 抑制星形胶质细胞

在培养的星形胶质细胞中，由 Aβ 诱导产生的自由基可抑制星形胶质细胞对谷氨酸的摄入。这种抑制作用将导致细胞外谷氨酸水平增高，而谷氨酸对神经元具有兴奋性毒性作用。

4. 神经细胞凋亡

将 Aβ 和胎鼠海马或皮质神经元一起培养，发现培养的神经元形态改变、DNA 断裂、核染色质固缩、细胞膜起泡和梯形 DNA 电泳条带等典型细胞凋亡形态学和生化学改变。车宇[275]、朱嘉琦[276]的研究结果还显示，$Aβ_{1-40}$ 和 $Aβ_{25-35}$ 在较高浓度（1μmol · L^{-1} 和 10μmol · L^{-1}）条件下，均能够降低神经元的存活率，与对照组相比，差异均有显著性（$P<0.05$，$P<0.01$）。

5. 炎症反应

IL-1 是小胶质细胞来源的急性期促炎因子。IL-1 除上调小胶质细胞或星形胶质细胞表达其他细胞因子，如 IL-6、TNF-α、IFN-γ 外，尚诱导补体、黏附分子、急性期蛋白、氧自由基、前列腺素、一氧化氮、S100β、APP 等生成增加。这些分子各自通过作用于胶质细胞或神经元，促进其他炎性分子的产生，这种交互作用促成了慢性炎症的形成和炎性产物水平持续升高，而多种高水平炎性产物分别在 AD 病理损伤的不同阶段起作用，并贯穿其病理发展的全过程[277]。

贾丽艳等的研究结果还显示，1μmol · L^{-1} 的 Aβ25-35 作用于原代培养的新生大鼠海马小胶质细胞 48h 后，IL-1β mRNA 的水平较空白对照组显著升高（$P<0.01$）[271]；对大鼠侧脑室立体定向注射老化后的 $Aβ_{25-35}$（10mmol · L^{-1}，5μL），海马内 IL-1β mRNA 水平较空白对照组明显升高（$P<0.001$）[272]。

头部损伤、感染等是 AD 发病潜在的危险因素；用非甾体抗炎药可延缓或防止 AD；在 AD 患者的老年斑内含有各种补体成分（包括 C1q、C4d、C3b、C3c、C3d 和 C5b-9）、急性期蛋白、激活的小胶质等炎性标记物。这些资料均提示 AD 病变涉及炎性反应过程。Aβ 参与这一炎性反应的部分证据为：Aβ 刺激小胶质产生过量 C3；Aβ 能和 C1q 结合激活非抗体依赖性经典补体通路。

Ⅲ. Aβ 毒性作用的机制

1. Aβ 纤维聚合假说

Aβ 的神经毒性作用与其 β-折叠结构有关。尽管 β-折叠本身并无神经毒性，但 β-折叠导致 Aβ 形成丝状聚合物，使 Aβ 由可溶性变为不溶性沉淀而发挥神经毒性作用。促使可溶性 Aβ 转变成具有神经毒性作用的淀粉样纤丝的因素包括：①APP 基因突变。如含有 670-671 双突变 APP 基因的肾 293 细胞中，Aβ 片段表达比正常 APP 基因高 6 倍；②Aβ 清除减弱。在 AD 患者老年斑中存在 α_1-ACT，nexn-Ⅱ等数种蛋白酶抑制剂，使 Aβ 不能被蛋白酶及时清除而形成不可逆沉淀；③异常翻译后修饰。如 APP 的氧化、糖化、异构化和异常磷酸化均可影响纤丝形成和抑制 Aβ 的正常降解作用；④理化因素。铝、铁、锌，以及经 37℃“老化”孵育处理均可促进 Aβ 纤丝聚合。值得强调的是：Aβ 在短时间内超量表达是其毒性作用的基础。

2. 受体介导假说

目前已知有两种受体参与介导 Aβ 的神经毒作用，即晚期糖化终产物受体（receptor for advanced glycation end products，RAGE）和清道夫受体（scavenger receptor，SR）。前者存在于神经元、小胶质和血管内皮细胞，后者仅存在于小胶质细胞。Aβ 与两种受体相互作用，最终导致神经元退变和死亡。

3. 小胶质细胞介导假说

关于 Aβ 神经毒作用的途径有两种说法：一种认为 Aβ 能直接杀死神经细胞，另一种则认为 Aβ 神经毒作用由上述受体或小胶质细胞介导。例如，海马纯神经元培养液中含 100μmol Aβ（约为正常生理量的 1 000倍）不引起神经元的损伤，即使从老年斑提取的 Aβ 也不对神经元起杀伤作用。而加入 100nmol Aβ 至含小胶质细胞的神经元培养体系时，则对海马神经元起明显杀伤作用。

4. 神经细胞轴浆转运障碍假说

APP 在神经细胞的内质网合成后，首先通过轴突被转运到突触末端，然后通过“细胞内转运作用”，运回到神经元胞体和树突。这一转运过程对维持 APP 的正常代谢起重要作用，并影响 Aβ 的生成。

5. 内质网相关蛋白-Aβ 复合物毒性假说

内质网相关结合蛋白（ERAB）由 262 个氨基酸组成，主要存在于肝脏和心脏，在正常脑神经元呈低水平表达。在 AD 脑中，特别是 Aβ 沉积的邻近部位，ERAB 含量增加。ERAB 缺少信号肽和转膜序列，当与 $A\beta_{1\sim42}$结合后可引起 ERAB 的再分布，使之从内质网向浆膜转位，这一过程中形成的 ERAB～Aβ 复合物对神经元有毒性作用。图 5-24 显示 Aβ 过量生成和毒性作用。

（三）ApoE 基因多态性学说

ApoE 是迄今所知的唯一与神经系统关系密切的载脂蛋白。ApoE 大量存在于 AD 患者的老年斑和神经原纤维缠结两种病理结构中；AD 患者星形细胞 ApoE 表达量明显高于对照组；家族性 AD 与 ApoE 定位的第 19 号染色体连锁；ApoEε4 在迟发家族性 AD 和散发性 AD 患者频率偏高。

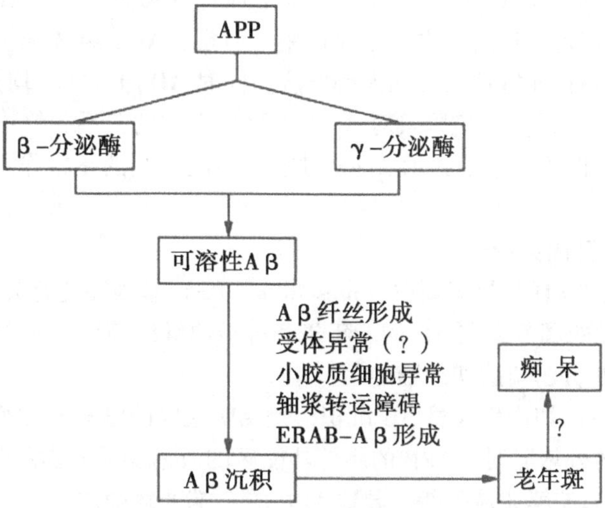

图 5-24　Aβ过量生成和毒性作用

1. ApoE 与老年斑

老年斑的核心成分是 Aβ。尽管 ApoE 在老年斑形成过程中的具体作用尚不清楚，但从 ApoE 在病灶区大量存在，携带 ε4 等位基因的 AD 患者脑中有较高的 Aβ 负荷等现象均表明 ApoE 与老年斑之间关系密切。ApoEε4 可与 Aβ 结合形成一种新的抗水解、抗变性的稳定复合物。对 ApoE 与 Aβ 结合并沉积的潜在病理作用有不同解释：一是认为 Aβ 有神经元毒性，ApoE 与其结合对神经元起保护作用，但大量 ApoEε4 与 Aβ 结合则使该部位 ApoE 的总储备大大降低，造成上述保护作用的相对不足。第 2 种解释是 ApoE 的受体介导途径异常，有人认为 ApoE 可与 Aβ 结合并使其以脂蛋白相似的受体介导方式进行代谢，因为 ApoE 结合 Aβ 的位点即为其结合脂蛋白的部位，因此，无论是 ApoEε4 与 Aβ 结合异常还是 ApoE 总储备下降，均可影响 Aβ 的有效清除。有报道在 AD 患者活化的星形细胞或老年斑部位存在大量 LDL 受体相关蛋白（LRP），可能与 ApoE 和 Aβ 代谢异常有关；还有一种推测是，ApoE 与 Aβ 结合促进后者的沉积，多数老年斑的淀粉样核心可以被抗 $Aβ_{1-42}$和抗 $Aβ_{1-40}$的抗体识别，$Aβ_{1-40}$ 比 $Aβ_{1-42}$ 易溶，ApoEε4 与 Aβ 的高亲和性促进了 $Aβ_{1-40}$的沉积。此外，不同 ApoE 亚型可能还对促使 $Aβ_{1-42}$向 $Aβ_{1-40}$转化的羧肽酶有不同影响。

2. ApoE 与神经原纤维缠结

ApoEε3 可与 Tau 蛋白结合，ApoEε4 则不能。因此，有人认为：促进神经原纤维缠结形成的因素是 ApoEε3 或 ApoEε2 的缺失而不是 ApoE ε4 的存在。其可能机制为：ApoEε3 或 ε2 与 Tau 结合，将防止后者被过度磷酸化，相反，ApoEε4 不能与 Tau 结合，裸露的 Tau 易被过度磷酸化。ApoE 与 Tau 的结合位点是半胱氨酸残基。ApoEε3 和 ε2 的半胱氨酸含量均高于 ApoEε4，而 Tau 分子的微管结合区至少有一个半胱氨酸残基，它的存在使 Tau 易于自发形成类似 PHF 的反向平行的双体结构，ApoEε3 或 ε2 借助其自身的半胱氨酸残基与 Tau 结合，从而阻止 Tau 的自身聚积。

总之，ApoE是散发性AD目前明确的第1个遗传性易感因子。虽然现有的研究结果从不同侧面提示ApoE在AD发病中的重要作用，但是，ApoEε4本身并不是AD发病的必要因素，不是所有具有ε4等位基因的人都发病，同时AD患者并非均是ε4携带者，故其他尚未明确的遗传和（或）环境因素对ApoE与AD之间的关系起修饰作用。这些未知因素的逐一发现，将有助于完整地揭示ApoE对中枢神经系统的正常作用及其在AD病理过程中的参与机制。

（四）早老蛋白基因突变学说

50%~80%家族性AD与早老蛋白（presenilin，PS）基因突变有关，PS通过对Notch、Wnt等信号传导途径的调节，在AD的老年斑和神经原纤维缠结形成中起重要作用。

1. PS-1对APP分泌酶酶切的影响

APP由于β、γ-酶切产生大量Aβ沉积，是AD主要的脑病理改变之一。当PS-1缺失小鼠胚胎神经元体外培养时，APP的胞外功能区的α和β-分泌酶的裂解不受影响，而其转膜区的γ-分泌酶裂解却被阻断，导致APP的C端产物增加，而Aβ产量则显著降低；PS-1突变的转基因小鼠$A\beta_{1-42}$产生增多；PS-1突变的AD患者成纤维细胞培养液中Aβ明显高于对照组。有人报道：PS-1是γ-分泌酶活性的调节分子，突变的PS-1通过改变其亲水襻区的切割，引起APP构型改变，从而激活γ-分泌酶使$A\beta_{1-42}$明显增加。

2. PS-1对Tau异常磷酸化及凋亡的影响

糖原合酶激酶-3β（glycogen synthase kinase-3β，GSK-3β）是Wnt信息途径中的一种蛋白激酶，同时也是导致Tau蛋白异常过度磷酸化，形成神经原纤维缠结的重要蛋白激酶之一。若Wnt表达减少参与AD的发病，则由此导致的GSK-3β活性增高可能是AD患者Tau蛋白异常磷酸化的重要原因。最近的研究表明：① PS-1可直接与GSK-3β相结合，引起AD的PS-1突变可增加PS-1与GSK-3β的结合，并增加GSK-3β的活性。② PS-1与β-连环素形成复合物可增加β-连环素的稳定性，PS-1突变的AD患者，β-连环素稳定性下降且其含量显著降低。由于β-连环素与Tau均是GSK-3β的底物，β-连环素含量降低则导致与β连环素作用的GSK-3β减少，更多的GSK-3β作用于Tau，导致Tau蛋白异常过度磷酸化。③ PS-1突变可改变胞内β-连环素的运输。此外，凋亡是AD的一个重要的病理特征，β-连环素信息传递障碍可增加神经元对Aβ诱导的凋亡的易感性。PS-1突变可增加神经元的凋亡，其机制之一可能是改变β-连环素的稳定性。关于APP、PS基因突变、ApoE基因多态性、Tau蛋白异常在AD发病中的可能联系尚在探索中。

（五）炎症学说

最初人们认为缺乏巨噬细胞、淋巴细胞并且被血脑屏障保护的中枢神经系统是完全与外周的分子隔绝的，因此并不存在免疫反应和炎症反应。然而当人体被细菌、病毒等感染后引起的一系列症状，例如：厌食、嗜睡、压抑、社交能力下降、注意力不集中、发热等呈现在世人面前时，不得不承认，大脑与机体其他所有器官组织一样，利用免疫反应和炎症反应保护着自身不受到侵害。随着关于AD发病机制的几种假说一一被质疑，炎症假说才慢慢地被人们所接受。

在大脑神经系统炎症反应过程中，其主要特征是一系列炎症信号的激活，主要表现在小胶质细胞和星形胶质细胞的激活以及大量炎症介质的分泌。首先激活的小胶质细胞和星形胶质细胞，可作为细胞因子、趋化因子、神经递质、活性氧类、NO 等炎症介质的最初来源。这些分泌的炎症介质又可反过来进一步激活小胶质细胞和星形胶质细胞，并且促进炎症介质的进一步释放，另外，还可吸引巨噬细胞、淋巴细胞等免疫细胞穿过血脑屏障向炎症反应中心聚集。

星形胶质细胞是中枢神经系统中数量最多的非神经细胞，执行多种功能。它可被病原体、脂多糖、饱和脂肪酸、β-淀粉样蛋白等物质激活。激活的星形胶质细胞可以释放多种白细胞介素、肿瘤坏死因子-α，干扰素-γ 等重要的炎症介质，同时也可分泌少量的 Aβ，成为除神经细胞以外的 Aβ 的第二大来源。这些分泌的炎症介质已被证实可以进一步促进星形胶质细胞和神经细胞分泌 Aβ，除此之外，它们还可激活小胶质细胞，进而促使其产生更多的炎症介质。

不同于星形胶质细胞，小胶质细胞不但可以分泌大量炎症介质还具有吞噬和清除 Aβ 的作用，因此其在 AD 的形成过程中所起的作用包括了两个方面。这取决于 Aβ 的浓度，若 Aβ 浓度较低，轻度激活的小胶质细胞则具有较强的吞噬和清除能力，此时对于 AD 的形成起到阻碍作用。但是如果高浓度的 Aβ 引起小胶质细胞的过度激活，则会使得该细胞分泌大量促炎症因子，此时的小胶质细胞对于 AD 的形成则起到促进作用。

作为大脑的核心组成成分，神经细胞也同星形胶质细胞、小胶质细胞一起参与了阿尔茨海默病炎症反应的过程，神经细胞也可分泌 IL-1β 和 IL-18 等细胞因子而促使炎症反应的发生，除此之外，神经细胞还可表达一种称为炎性体（inflammasome）的多蛋白复合体，该蛋白质复合体在 IL-1β 和 IL-8 的成熟过程中起到重要作用。

炎性体的核心结构包含两个部分：可以感受危险信号或者配体的受体结构域，以及起激活作用的胱天蛋白酶原-1（caspase-1），当炎性体感受到外来危险信号时，可以自身聚集并且进行装配。一旦装配完成，首先胱天蛋白酶原自身断裂成为具有活性的胱天蛋白酶，该酶又在 IL-1β、IL-18 等细胞因子前体的成熟过程中发挥重要作用。活化的 IL-1β 在 AD 的形成以及发展过程中都起到了核心作用。已有研究证明当头部受到损伤后，IL-1β 在脑脊液及大脑实质中的浓度明显升高，而创伤也正是产生 AD 的一个重要致病因素。IL-1β 通过激活其他星形胶质细胞、小胶质细胞等以及 NO 合酶来发挥其在炎症反应过程中的作用。除此之外，IL-1β 还可通过增加 Aβ 含量、促进 Tau 蛋白磷酸化以及神经纤维的缠结促使 AD 的形成。同时，IL-18 也同样通过促进 Aβ 的形成及 Tau 蛋白的磷酸化在 AD 的形成过程中发挥重要作用。此外，IL-18 也参与了缺血性心脏病、2 型糖尿病、动脉粥样硬化等多种其他疾病的形成过程。

三、阿司匹林防治阿尔茨海默症的作用机理研究进展[278]

孙小毛和拓西平[278]总结综述了阿司匹林在 AD 防治中的作用机理，认为主要有以下几个方面。

1. 抑制中枢神经系统炎症反应

阿司匹林可能通过不同途径，抑制中枢神经系统炎性反应，减轻神经元损伤，对 AD 患者起到保护作用。

Hirohata 等[279]通过体外实验证实，阿司匹林能够显著抑制 Aβ 聚合。异常聚合的 Aβ

是炎症的刺激物，能刺激机体产生炎症因子，增加 AD 的发病风险；同时，Aβ 可与细胞因子、补体、胶质细胞等共同形成一个慢性持续性的炎性损伤反应，导致 AD 病理损害持续加剧。Tortosa 等[280]实验证实，使用抗炎治疗浓度的阿司匹林能减少 Tau 蛋白异常磷酸化及其导致的 NFT 形成。Tau 蛋白异常磷酸化及其导致的 NFT 形成在 AD 的病理过程中起着重要的作用，NFT 可刺激机体产生炎症因子，NFT 的形成减少可减轻神经元细胞的慢性炎症反应损伤，减少和延缓 AD 的发生发展。阿司匹林具有确定的抗炎活性，而炎性因子的释放增加能导致中枢神经系统炎性反应损伤加重，从而导致神经元的损伤。阿司匹林是否能抑制中枢神经系统炎性因子，如 IL-1β、IL-6、TNF-α 等的释放，目前已有部分研究进行。章卓等[281]研究证实阿司匹林与黄芪颗粒合用能够抑制 Aβ1-40 所致大鼠 AD 模型海马区 IL-6 和 TNF-α 的释放，改善其学习记忆能力，并指出阿司匹林可能是通过抑制炎症因子释放产生作用的。郭振辉等[282]研究证实，阿司匹林能减少由脂多糖（LPS）诱导的巨噬细胞的 IκB-α 降解和 NF-κB 激活，下调 TNF-α 基因的表达。丁正等[283]使用多奈哌齐联合阿司匹林治疗轻度 AD 发现，联合阿司匹林治疗较单独治疗具有明显的优越性，并指出其作用可能与一定程度上发挥抗炎作用，减轻脑组织的损伤，进而改善脑功能有关。

2. 抑制中枢神经系统氧化应激

阿司匹林可减少自由基合成，减轻神经元氧化损伤，对 AD 患者起到保护作用。自由基可广泛攻击富含不饱和脂肪酸的神经膜与血管，引发脂质过氧化瀑布效应，蛋白质变性失活，膜屏障功能受到严重影响，从而导致细胞死亡。Asanuma 等[284]研究指出，阿司匹林可通过清除一氧化氮自由基，从而减少神经元氧化应激损伤，对神经元起到保护作用。同时阿司匹林代谢过程中需消耗自由基，起到清除自由基的作用。有体外实验表明阿司匹林可减少活性氧生成，抑制衰老相关 β-半乳糖苷酶活性，并能导致端粒酶活性增加，延缓细胞的衰老[285]。

3. 保护胆碱能系统功能

胆碱能系统功能异常在 AD 的发展中有着重要的作用。阿司匹林可通过保护胆碱能系统功能对 AD 起到治疗作用。研究指出，NSAIDs 可抑制胆碱酯酶的活性，减少内源性乙酰胆碱的降解，增强乙酰胆碱对脑胆碱受体的作用，提高胆碱神经功能，延缓 AD 的发生发展，从而对 AD 起到治疗作用[285]。

4. 抑制血小板活化

阿司匹林可通过抑制血小板活化，减少相关分子的释放，对 AD 起到防治作用。有研究显示，外周血中 90% 的 β-淀粉样前体蛋白和 Aβ 来自血小板，而 β-淀粉样前体蛋白的合成增多和 Aβ 的异常聚集与 AD 直接相关。Ciabattoni 等[286]指出，在 AD 患者中血小板活化增强是持续存在的。阿司匹林可抑制血小板的活化，从而减少 β-淀粉样前体蛋白和 Aβ 的合成[287]，对 AD 起到防治作用。通过抑制环氧化酶 2（COX-2）以及前列腺素 E_2（PGE_2）的合成，对包括 AD 在内的神经系统疾病的神经元有保护作用[288]。Candelario-Jalil 等[289]的实验证实，通过联合阿司匹林和维生素 C 给药，能提高阿司匹林对 COX-2 抑制的敏感性。Legler 等[290]证实阿司匹林能通过抑制血小板活化，减少 PGE_2 的合成，从而起到减轻中枢神经系统的炎性损伤的作用。

5. 其他可能的作用机制

研究认为阿司匹林能够减轻 Aβ 诱导的体外培养海马神经元细胞内 Cl^- 浓度的增高；而神经元细胞内 Cl^- 浓度的升高可增强谷氨酸的神经毒性，加重 AD 的发生发展[291]。Pomponi 等[292]认为，摄入小剂量阿司匹林促使 COX-2 乙酰化，乙酰化后的 COX-2 能分别使花生四烯酸（arachidonic acid，AA）和二十二碳六烯酸（docosahexaenoic acid，DHA）转化为对神经元有保护作用的脂质调节剂 Resolvins 和 neuroprotectin（NP）D1，从而对 AD 具有治疗作用。有学者认为，NSAIDs 对 AD 的益处可能存在基因易感性。Szekely 等[293]认为，NSAIDs 能减少 AD 发病的危险，这种联系只发生在有 APOE4 等位基因的表达的患者。

四、阿司匹林对 Tau 和 Aβ 所造成损伤的保护作用

（一）对 Tau 蛋白异常修饰的影响

在 AD 病理学过程中的主要特征之一是，Tau 蛋白氨基酸序列中某些特殊位点的高度磷酸化。其中一个位点是 422 位的丝氨酸（α-氨基-β-羟基丙酸），它的修饰与在神经细胞中可能产生的毒性作用有关。西班牙马德里大学（Universidad Autónoma de Madrid）Tortosa E 等[280]在人神经母细胞瘤细胞 SH-SY5Y 中的体外研究发现，使用抗炎治疗浓度的阿司匹林能减少 Tau 蛋白 422 位丝氨酸的异常磷酸化，及其导致的 NFT 形成。在 AD 的病理过程中起着重要作用，NFT 可刺激机体产生炎症因子，NFT 的形成减少可减轻神经元细胞的慢性炎症反应损伤，减少和延缓 AD 的发生发展。

包括 AD、亨廷顿舞蹈症（Huntington's disease）和帕金森病在内的很多进行性神经疾病，其特征是不溶性蛋白聚集物的累积。在前瞻性实验中，COX 抑制剂阿司匹林（乙酰水杨酸）可以降低 AD 和 PD 的风险，以及心血管疾病和其他多种迟发性癌症。考虑到高度磷酸化蛋白的聚集在神经退行性疾病中的作用，以及阿司匹林能够提供乙酰基，美国阿肯色医科大学（University of Arkansas for Medical Sciences）的 Ayyadevara S 等[294]研究了阿司匹林通过乙酰化蛋白靶标进而降低蛋白的磷酸化和聚集。

相比于水杨酸，在体外培养的人神经母细胞瘤细胞以及人神经退行性疾病的秀丽隐杆线虫模型中，阿司匹林能够充分有效地减少和延迟相关蛋白的聚集。阿司匹林能够乙酰化多种蛋白，减少磷酸化，因此认为乙酰化作用或许能够反转磷酸化作用。令人惊奇的是乙酰化的蛋白被从紧密聚合的蛋白中驱除出来。分子动力学模拟结果认为，乙酰化淀粉样多肽所形成的二聚物、八聚物和低聚物，相比于未乙酰化多肽所形成的聚合物的紧密度和稳定性，要差一些。

高度磷酸化蛋白的聚集（如 Tau、α-突触核蛋白、交互响应的 DNA 结合蛋白 43），是心血管疾病和神经退行疾病的关键病理学标志物。该研究的新颖证据表明，乙酰化蛋白是蛋白形成聚集中未被充分代表的，在不同的遗传和药物干预下，聚合程度与乙酰化程度之间成反比。

Ayyadevara S 等[294]的结果与之前的假说，即阿司匹林通过乙酰化抑制了蛋白的聚集以及接下来发生的相关毒性。这一机制或许有助于解释阿司匹林的神经、心脏保护和延长寿命等作用。

（二）对 Aβ 原纤维等形成和稳定性的影响

Aβ 的神经毒性和促炎活性，依赖于其聚集和 β 片层的形成。在关节炎患者当中长期使用阿司匹林等 NSAIDs，可通过尚不清楚的机制降低 AD 的发病风险。Thomas T 等[295]研究报道了阿司匹林等药物在临床相关剂量，于体外条件下可抑制人 Aβ 的聚集，对已经形成的 Aβ 原纤维 β 片层具有逆转作用。铝是 AD 的环境风险因子之一，可促进 Aβ 聚集，阿司匹林对此亦具有预防作用。

Hirohata M 等[279]采用荧光光谱法和电子显微镜技术，在体外条件下检测了包括阿司匹林在内的多种 NSAIDs 对 β 淀粉样蛋白原纤维的形成、延伸和去稳定作用的影响。结果显示，所有受试的 NSAIDs 都能在 37℃ pH 值为 7.5 的条件下，剂量依赖性地抑制新鲜的 $Aβ_{1-40}$和 $Aβ_{1-42}$形成 β 淀粉样蛋白原纤维及其延伸。另外，受试的 NSAIDs 能够剂量依赖性地降低预先形成的 β 淀粉样蛋白原纤维的稳定性。各受试 NSAIDs 的体外相关活性顺序如下：布洛芬、硫化舒林酸（sulindac sulfide）、甲氯芬那酸钠、阿司匹林、酮洛芬、氟比洛芬、双氯芬酸钠、萘普生、吲哚美辛。

大脑中 α-突触核蛋白（alpha-synuclein）的聚集被认为是路易体疾病（Lewy body diseases，帕金森病/路易体痴呆）和多系统萎缩症发展的关键一步。Hirohata M 等[296]在 37℃ pH 值为 7.5 的体外条件下，采用荧光光谱法和电子显微镜技术，还考察了包括阿司匹林在内的多种 NSAIDs 对 α-突触核蛋白原纤维形成的和去稳定化方面的影响。结果显示，除萘普生和吲哚美辛外，包括阿司匹林在内的其他所有受试 NSAIDs 均能剂量依赖性地抑制 α-突触核蛋白原纤维的形成，而且能够剂量依赖性地降低原纤维的稳定性。所有受试 NSAIDs 的相关活性顺序大致如下：布洛芬、阿司匹林、对乙酰氨基酚、甲氯芬那酸钠、硫化舒林酸（sulindac sulfide）、酮洛芬、氟比洛芬、双氯芬酸钠、萘普生和吲哚美辛。

（三）对 Aβ 所造成损伤的保护作用

第二军医大学的拓西平等在细胞水平、实验动物体内，系统地开展了阿司匹林对 Aβ 所造成损伤的保护作用。

1. 细胞水平上的研究

王越、拓西平等[297]研究了阿司匹林对 $Aβ_{25-35}$诱导神经元炎性损伤的保护作用。

取孕 17～18d 的胎鼠海马，经过剪碎、消化、离心和吹打过滤后接种培养；观察并记录第 2、第 3、第 4、第 5 天神经元生长状况，于第 7 天用神经元特异性烯醇化酶荧光染色法鉴定神经元，计算其纯度。将培养至第 7 天的神经元随机分为 4 组：①Aβ 组，加入终浓度为 20μmol · L^{-1}的 Aβ；②低剂量 Asp 组，加入终浓度为 50μmol · L^{-1}的 Asp 和 20μmol · L^{-1}的 Aβ；③高剂量 Asp 组，加入终浓度为 100μmol · L^{-1}的 Asp 和 20μmol · L^{-1}的 Aβ；④空白对照组：加入等量维持培养基。继续养 48h 后，采用双抗体夹心 ELISA 法测定上清液中 TNF-α 和 IL-1β 含量，Wstern Blotting 法检测 NF-κB/p65 核蛋白和磷酸化核因子 κB 抑制蛋白 α（phosphorylated inhibitor protein α of nuclear factor kappa B，pIκB-α）总蛋白的表达水平。

结果显示，①与对照组比较，Aβ 组 TNF-α 和 IL-1β 含量最高（$P<0.01$），其次为低剂量 Asp 组（$P<0.01$）和高剂量 Asp 组（$P=0.02$ 和 $P<0.01$）；Aβ 组 NF-κB/p65 核蛋

白和 pIκB-α 总蛋白的表达水平也明显升高（$P<0.01$），低剂量 Asp 组 NF-κB/p65 核蛋白表达水平稍有升高（$P=0.01$），pIκB-α 总蛋白表达水平比较无统计学差异（$P=0.61$）；高剂量 Asp 组 NF-κB/p65 核蛋白和 pIκB-α 总蛋白表达水平均无统计学差异（P 值分别为 0.13 和 0.77）。②与 Aβ 组比较，低剂量 Asp 组 TNF-α 和 IL-1β 含量均降低（$P<0.01$），NF-κB/p65 核蛋白和 pIκB-α 总蛋白表达水平也明显降低（$P<0.01$）；高剂量 Asp 组 TNF-α 和 IL-1β 含量也明显降低（$P<0.01$），并减少 NF-κB/p65 核蛋白和 pIκB-α 总蛋白表达水平（$P<0.01$）。③低剂量和高剂量 Asp 组两组 TNF-α 和 IL-1β 含量以及 NF-κB/p65 核蛋白和 pIκB-α 总蛋白表达水平比较均无统计学差异（P 值分别为 0.36、0.58、0.19 和 0.82）。

以上结果表明，Aβ 组 TNF-α 和 IL-1β 含量均明显升高，NF-κB/p65 核蛋白和 pIκB-α 总蛋白表达水平也明显升高，提示 Aβ 组炎性反应较为明显，且 NF-κB 被激活并进入核内；低剂量和高剂量 Asp 组 TNF-α 和 IL-1β 含量均降低，NF-κB/p65 核蛋白和 pIκB-α 总蛋白表达水平也偏低，提示低剂量和高剂量 Asp 组炎性反应受到抑制，且 NF-κB 的激活受到抑制。推测 Aβ 可能通过神经元中激活 NF-κB 通路而诱导炎性因子 TNF-α 和 IL-1β 的释放增多，Asp 可能通过抑制神经元中 NF-κB 的活化，减少 TNF-α 和 IL-1β 的生成，从而对神经炎性损伤起到保护作用。

2. 实验动物的研究

在上述研究的基础上，王士博、拓西平等[298]进一步探讨了阿司匹林对阿尔茨海默病模型鼠海马区炎性因子表达影响及机制。

将 40 只雄性 SD 大鼠按照完全随机的方法分为 4 个实验组，10 只/组。①对照组：自由饮用蒸馏水，喂养 3 周后，使用脑立体定向仪进行大鼠右侧侧脑室注射 5μL 的无菌生理盐水，再给予蒸馏水喂养 3 周；自由进食。②AD 模型组：自由饮用蒸馏水，喂养 3 周后，使用脑立体定向仪进行大鼠右侧侧脑室注射 5μL 的 $A\beta_{25-35}$（10mmol · L^{-1}）溶液，再给予蒸馏水喂养 3 周；自由进食。③低剂量阿司匹林干预组（1mg · mL^{-1}）：自由饮用蒸馏水，喂养 3 周后，右侧侧脑室注射 5μL 的 $A\beta_{25-35}$（10mmol · L^{-1}）溶液，再给予蒸馏水喂养 3 周；自由进食。④高剂量阿司匹林干预组（2mg · mL^{-1}）：自由饮用蒸馏水，喂养 3 周后，右侧侧脑室注射 5μL 的 $A\beta_{25-35}$（10mmol · L^{-1}）溶液，再给予蒸馏水喂养 3 周；自由进食。侧脑室注射术后继续喂养 3 周后，通过 Morris 水迷宫检测大鼠空间学习、记忆能力；采用双抗体夹心 ELISA 法检测海马区组织中 IL-1β、TNF-α、IL-4 和 IL-10 的表达水平；海马区组织制作病理切片，免疫组化染色观察 NF-κB 和 iNOS 表达情况，尼氏染色观察神经元凋亡情况。

结果如下：

（1）空间学习记忆能力：与对照组比较，AD 模型大鼠空间学习记忆能力显著下降（$P<0.001$），1mg · mL^{-1} Asp 组大鼠与对照组差异有统计学意义（$P<0.05$），2mg · mL^{-1} Asp 组大鼠与对照组比较无统计学意义（$P>0.05$）；与 AD 模型组比较，1mg · mL^{-1} Asp 组大鼠与模型组差异有统计学意义（$P<0.05$），2mg · mL^{-1} Asp 组大鼠与模型组差异有统计学意义（$P<0.01$）；Asp 干预组组间比较，差异无统计学意义（$P>0.05$）。

（2）海马区 IL-1β 表达：与对照组比较，AD 模型组大鼠海马组织中 IL-1β 表达水平显著升高（$P<0.001$），Asp 干预组与对照组差异均无统计学意义（$P>0.05$）；与 AD 模型组比较，低、高剂量 Asp 干预组 IL-1β 表达水平均明显下降，差异均有统计学意义（$P<0.01$）；Asp 干预组组间比较差异无统计学意义（$P>0.05$）。

（3）海马区 TNF-α 表达：与对照组比较，模型组大鼠海马组织中 TNF-α 表达水平显著升高（$P<0.001$），1mg · mL^{-1} Asp 组与对照组差异有统计学意义（$P<0.01$），2mg · mL^{-1} Asp 组与对照组差异无统计学意义（$P>0.05$）；Asp 干预组与 AD 模型组比较，2mg · mL^{-1} Asp 组大鼠海马组织中 TNF-α 表达水平明显降低（$P<0.01$），而 1mg · mL^{-1} Asp 组与 AD 模型组差异无统计学意义（$P>0.05$）；Asp 干预组组间比较差异无统计学意义（$P>0.05$）。

（4）海马区 IL-4 表达：与对照组大鼠比较，AD 模型组大鼠海马组织中 IL-4 表达水平下降显著（$P<0.001$），1mg · mL^{-1} Asp 组与对照组差异有统计学意义（$P<0.01$），2mg · mL^{-1} Asp 组与对照组差异无统计学意义（$P>0.05$）；与 AD 模型组比较，2mg · mL^{-1} Asp 组大鼠海马区组织中 IL-4 表达水平明显升高，差异有统计学意义（$P<0.01$），1mg · mL^{-1} Asp 组与 AD 模型组差异无统计学意义（$P>0.05$）；Asp 干预组组间比较，差异无统计学意义（$P>0.05$）。

（5）海马区 IL-10 表达：与对照组比较，AD 模型组大鼠海马区组织中 IL-10 表达水平下降显著（$P<0.01$），1mg · mL^{-1} Asp 组与对照组差异无统计学意义（$P>0.05$），2mg · mL^{-1} Asp 组与对照组差异无统计学意义（$P>0.05$）；与模型组比较，2mg · mL^{-1} Asp 组大鼠海马区组织中 IL-10 表达水平明显升高（$P<0.05$），1mg · mL^{-1} Asp 组大鼠与 AD 模型组差异无统计学意义（$P>0.05$）；Asp 干预组组间比较，差异无统计学意义（$P>0.05$）。

（6）海马区 NF-κB 和 iNOS 阳性表达：与对照组比较，AD 模型组海马区组织中 NF-κB 和 iNOS 阳性表达显著增加，神经元缺失明显，而 Asp 干预组海马区组织中均有不同程度的 NF-κB、iNOS 阳性表达和神经元缺失，其中 2mg · mL^{-1} Asp 干预组与对照组大致相当。

（7）海马区神经元：与对照组比较，AD 模型组海马区神经元缺失明显，而 Asp 干预组海马区均有不同程度神经元缺失，其中，2mg · mL^{-1} Asp 干预组神经元缺失不明显，与对照组大致相当。

以上研究结果表明，阿司匹林干预可保护 AD 模型大鼠空间学习记忆能力；阿司匹林通过抑制炎性反应、NF-κB 通路活化及 iNOS 表达，下调促炎因子 IL-1β、TNF-α 水平和上调抗炎因子 IL-4、IL-10 水平，进而调整促炎/抗炎因子失衡状态，在 AD 发病过程中抑制神经炎性反应发展，发挥抗炎、保护神经元和学习记忆能力的作用。

3. 医学临床研究

高强等[299]研究了阿司匹林对 AD 患者脑脊液中细胞因子表达的影响。采用 ELISA 分别检测 AD 患者使用阿司匹林前后，及健康对照组脑脊液中 IL-6、IL-15、TGF-β1 和 TNF-α 表达的水平。结果显示，AD 患者脑脊液中 IL-15、TGF-β1 表达明显升高，与对照组比较差异显著（均 $P<0.01$）；阿司匹林可以降低 AD 患者脑脊液中 IL-6、IL-15、TGF-β1、TNF-α 水平，与治疗前比较均有统计学意义（均 $P<0.05$）。IL-15、TGF-β1

参与 AD 疾病的发生过程；阿司匹林可能通过抑制炎性细胞因子分泌而对 AD 患者发挥治疗作用。

第十五节 阿司匹林抗抑郁的作用机理研究

抑郁症（depression）是一种极为常见的精神疾病，主要临床表现为心境低落、思维迟缓、认知功能障碍、意志力减弱、食欲减退和睡眠障碍等[300,301]。目前，全世界约有 3.5 亿抑郁症患者，每年约有 85 万抑郁症患者自杀，预计到 2020 年抑郁症将成为非正常死亡和残疾的第二大原因[302]。发病人群以儿童、孕妇、老年人居多，而近年抑郁症在青年人群中的发病率也急剧上升。世界卫生组织（WHO）预测，至 2020 年抑郁症将可能成为仅次于癌症的第二大杀手，而女性的比例较高，可能是女性健康的头号威胁。全球疾病负担评估机构（GBD）的报告也显示，抑郁症是除残疾外的第二大影响工作的负担源[303]，它已经成为社会越来越突显的问题。但抑郁症病因不清，致病因素复杂，如何对其进行有效的治疗一直是临床上的难题。

近年来，对于抑郁症的成因开展了大量的研究，但总体来说，病因仍不是十分清楚。目前，比较认可的发病机理主要包括神经递质受体异常、神经退化及内分泌、炎症细胞因子、表观遗传调节和大脑衍生神经营养因子等。而调控因素主要有生物节律紊乱、光照效应、氧化应激、遗传因素等。

其中，越来越多的研究认为抑郁症的发生，与脑部炎症介质，如肿瘤坏死因子、白介素-1 等的异常有关[304-306]。阿司匹林作为经典的非甾体抗炎药，对于抑郁症的预防与治疗是否具有积极作用，以及如何发挥作用，国内学者开展了大量的相关研究工作。

一、单用阿司匹林对抑郁症的作用及机理研究

腹腔注射脂多糖（lipopolysaccharide，LPS）可在局部引起炎性反应，导致免疫系统产生多种细胞因子。同时，亦可通过迷走神经将此炎症信息传入脑内，引起包括 IL-1 和 IL-6 等在内的多种细胞因子释放。这些细胞因子可激活下丘脑—垂体—肾上腺轴，使糖皮质激素分泌增多，从而抑制免疫系统，防止产生过多的细胞因子[307]。若脑内炎性细胞因子的增多是引起大鼠行为性抑郁的原因之一，那么抗炎药物可能会减轻或减缓应激所致的行为性抑郁。

黄庆军等[308]观察了在持续了 16d 的应激过程中，阿司匹林对应激所致大鼠的行为性抑郁的影响。

将 72 只雄性 SD 大鼠随机分为 8 组，分别为应激+细菌脂多糖组（应激 16d，隔日腹腔注射 LPS 100μg · kg^{-1}，共计 8 次）、应激+生理盐水组、细菌脂多糖组、生理盐水组，应激+阿司匹林组（应激 16d，牛奶混悬阿司匹林，灌服 50mg · kg^{-1}）、应激+牛奶组、阿司匹林组和牛奶组。前 4 组用于观察应激和 LPS 对大鼠自主活动的影响，每组 8 只；后 4 组用于观察阿司匹林对应激致大鼠行为性抑郁的作用，每组 10 只。

应激组大鼠在 16d 内接受不同类型的应激，复制应激性抑郁症模型。采用开场试验检

测大鼠的行为性抑郁，用甲基噻唑基四唑（MTT）比色法测定淋巴细胞转化。

慢性应激大鼠从第7~14d出现总活动路程、总活动时间和中区活动时间减少，呈现明显的行为性抑郁。腹腔注射LPS（$100\mu g \cdot kg^{-1}$）可加重应激引起的行为性抑郁，并加强应激大鼠血清对正常淋巴细胞转化的抑制作用，导致正常大鼠的总活动路程显著缩短。阿司匹林（$50mg \cdot kg^{-1}$）对正常大鼠无显著性影响，但可减轻大鼠的行为性抑郁和应激大鼠血清对正常淋巴细胞转化的抑制作用。

上述结果说明，阿司匹林可减轻应激引起的大鼠行为性抑郁，并可减轻应激大鼠血清对正常淋巴细胞转化的抑制作用。

同样，印度学者Bhatt S等[309]，考察对比了阿司匹林和地塞米松对慢性温和性应激诱导的SD大鼠抑郁症的保护作用。

慢性温和性应激由6种不同的温和性的包括身体和心理性应激源组成，其中包括两段时间的禁水禁食，两段时间的饲养笼具45°倾斜，两段时间的间断性照明（间隔2h），两段时间的污秽笼具（垫料中添加250mL水），两段时间的配对饲养（3h），小管禁闭1h，以及两段时间无任何应激等。空白对照组与试验组隔离。试验组大鼠单笼饲养（1只/笼），空白对照组5只/笼。蔗糖偏好实验期间不接受任何应激，蔗糖偏好实验之前亦不进行禁食禁水应激。

大鼠在接受28d持续应激的同时，分别给予阿司匹林（$10mg \cdot kg^{-1}$，口服给药）、地塞米松（$1mg \cdot kg^{-1}$，口服给药）和对照药物阿米替林（$10mg \cdot kg^{-1}$，口服给药），同时设置阿米替林+阿司匹林、阿米替林+地塞米松联合给药组；阿司匹林经0.5%的羧甲基纤维素混悬给药，地塞米松磷酸钠和盐酸阿米替林分别溶于纯水后给药。

考察指标包括蔗糖偏好测试（sucrose preference test）、强制游泳的行为测试、高架十字迷宫（elevated plus-maze）、光照/黑暗箱子、自发活动、血清同型半胱氨酸检测，以及脑部神经递质等。模型组大鼠出现了明显的抑郁症行为。阿司匹林治疗组的蔗糖偏好增加，强制游泳过程中的不移动时间减少，血清同型半胱氨酸减少，脑部5-羟色胺增加，显示阿司匹林对持续的温和应激所诱导的抑郁症有保护作用。相比较而言，地塞米松治疗组的抑郁症行为则加重。研究结果表明，阿司匹林可以作为一种潜在的抗抑郁治疗药物，可单独给药，亦可作为辅助性药物。阿司匹林的抗抑郁机理可能涉及抑制应激过程中的炎症介质，以及其他潜在的生理学和生物化学机制。

干扰素是一组多功能细胞因子（主要是糖蛋白），主要由单核细胞和淋巴细胞产生，具有广谱抗病毒、影响细胞生长和分化、调节免疫功能等多种生物活性。重组技术拓展了干扰素的应用范围，其越来越多地被用于治疗一些严重疾病，如恶性肿瘤、多发性硬化症、慢性丙型肝炎（简称丙肝）等，并取得良好的疗效。但临床研究发现，在使用重组干扰素-α治疗的过程中，有些患者会出现极度疲劳感、抑郁、易怒、失眠、食欲不振和虚弱无力等症状，甚至产生自杀倾向，这些不良反应与重度抑郁症（major depressive disorder，MDD）的表现类似[310-312]。使用干扰素-α治疗的恶性肿瘤患者中有多达60%的病人出现抑郁症状[313-314]，慢性丙肝患者在用干扰素-α治疗后的抑郁症发生率为16%~48%不等[315-318]，有30%接受干扰素治疗的慢性丙肝病人出现MDD[319]。不过，停药后这些症状可以缓解，且使用抗抑郁药物可使干扰素所致抑郁症的风险降低。

印度学者 Bhatt S 等[320]还以干扰素-α-2b 复制了 SD 大鼠的抑郁症模型。试验组大鼠连续 21d 给予阿司匹林（$10mg \cdot kg^{-1}$，口服给药）、地塞米松（$1mg \cdot kg^{-1}$，口服给药）和对照药物阿米替林（$10mg \cdot kg^{-1}$，口服给药），同时设置阿米替林+阿司匹林、阿米替林+地塞米松联合给药组。除空白对照组之外，其余各组均腹腔注射干扰素-α-2b（6 000 $IU \cdot kg^{-1}$），每天 1 次，连续给药 21d。考察指标包括蔗糖偏好测试、强制游泳的行为测试、高架十字迷宫、光照/黑暗箱子、自发活动、血清皮质醇检测，以及脑部神经递质检测等。模型对照组大鼠出现了明显的抑郁症行为。阿司匹林治疗组大鼠的强制游泳过程中的不移动时间减少，蔗糖偏好增加，血清皮质醇减少，脑部 5-羟色胺增加，显示阿司匹林具有抗抑郁作用。相比较而言，地塞米松治疗组的抑郁症行为没有得到改善。研究结果表明，在实验动物中阿司匹林可以作为一种潜在的抗抑郁治疗药物，可单独给药，亦可作为辅助性药物。阿司匹林的抗抑郁机理可能涉及抑制 COX-2 的活性和前列腺素的产生，以及其他潜在的生理学和生物化学机制。

二、伍用阿司匹林对抑郁症的作用及机理研究

氟西汀（Fluoxetine）是一种选择性的 5-羟色胺再摄取抑制剂（SSRI），其能有效地抑制神经元从突触间隙摄取 5-羟色胺，增加间隙中可供实际利用的这种神经递质，从而改善情感状态，治疗抑郁性精神障碍。徐维平、魏伟等[321,322]在体外和体内条件下，开展了氟西汀配伍阿司匹林的抗抑郁药效及机理研究。

现有研究显示，细胞介导的免疫应激反应可激活中枢神经系统内神经免疫细胞——小胶质细胞的活化，其活化产生的大量促炎细胞因子，可诱导吲哚胺 2，3-双加氧酶（IDO），一方面 IDO 可消耗血浆中色氨酸（Trp）的含量，使合成 5-HT 的原料减少；另一方面其可通过色氨酸-犬尿氨酸（TRYCATs）通路分解 Trp 所产生的毒性物质，能够损害神经系统造成神经性退行性病变。以上这些均有可能致使抑郁症的发生。

徐维平、魏伟和杨静漠等[321]利用脂多糖诱导小胶质细胞活化，以模拟神经炎症反应环境，建立免疫异常的细胞模型，观察非甾体抗炎药阿司匹林与氟西汀，是否对小胶质细胞活化存在一定的抑制作用，并在此基础上进一步探讨了二者在模拟的神经炎症反应环境中相关药理机制，为抑郁药物的合理使用提供一定的实验理论依据。

结果显示，脂多糖可刺激 BV-2 小胶质细胞分泌 IL-1β，并减少小胶质细胞内 5-HT 含量；阿司匹林和氟西汀可浓度依赖性地抑制脂多糖诱导的 BV-2 小胶质细胞产生 IL-1β 及 IDO 酶的表达水平，同时有效抑制 Trp 含量的减少；阿司匹林与氟西汀联合使用后可增强上述作用。进一步研究发现，氟西汀可抑制 LPS 诱导的小胶质细胞 p38MAPK 通路以及 NF-κBp65 的活化，以及 IκBa 蛋白的降解，而在与阿司匹林联合使用后，还对 ERK1/2 通路具有一定的抑制能力。

综合以上结果，氟西汀联合阿司匹林可抑制活化的小胶质细胞内炎症介质 IL-1β 的释放，减少细胞内 Trp 的消耗。而且这种作用可能是通过抑制 NF-κB，p38MAPK 以及 ERK1/2 3 条信号通路实现的。

徐维平、魏伟等[322,323]等在大鼠体内考察了阿司匹林对氟西汀抗抑郁作用的影响及作用机理。

徐维平、魏伟和周冉等[322,323]通过观察阿司匹林联合氟西汀对慢性轻度不可预见性应激（chronic unpredictable mild stress，CUMS）抑郁模型大鼠的行为学、血清白介素-6（interleukin-6，IL-6），肿瘤坏死因子-α（tumour necrosis factor α，TNF-α）水平及海马和皮层中神经元数目、蛋白激酶 A（proteinkinase A，PKA）表达的影响，探讨阿司匹林联合氟西汀的抗抑郁效应及其可能机制。

56 只 SD 大鼠，随机分为正常组、模型组、氟西汀 $4mg \cdot kg^{-1}$+阿司匹林 $10mg \cdot kg^{-1}$组、氟西汀 $4mg \cdot kg^{-1}$组、氟西汀 $2mg \cdot kg^{-1}$+阿司匹林 $10mg \cdot kg^{-1}$组、氟西汀 $2mg \cdot kg^{-1}$组、阿司匹林 $10mg \cdot kg^{-1}$组。

除正常组外，其他各组每天随机选取 7 种刺激中的任一种，如①禁食 48h；②禁水 24h；③高速水平震荡 5min；④夹尾 5min；⑤4℃冷刺激 5min；⑥45℃热刺激 5min；⑦昼夜颠倒，连续刺激 21d，以不同应激因子交替持续应激 21d，复制大鼠 CUMS 抑郁模型。正常组、模型组每天灌服等体积羧甲基纤维素钠溶液，其他各组分别按设置剂量灌服氟西汀和阿司匹林。从造模第 1d 开始，所有大鼠每天灌胃一次，连续 21d。

测定各组大鼠的体重及行为学的变化；放射性免疫法测定大鼠血清中 IL-6、TNF-α水平的变化；HE 染色来观察大鼠海马、大脑皮层中神经元数目的变化；免疫组化法测定大鼠海马和大脑皮层内 PKA 的表达。

结果如下。

1. 阿司匹林联合氟西汀对 CUMS 所致抑郁大鼠体重的影响

与正常组比较，模型组大鼠体重增长值显著减少；与模型组比较，氟西汀 $4mg \cdot kg^{-1}$+阿司匹林 $10mg \cdot kg^{-1}$组大鼠的体重增长值差异显著；与氟西汀 $4mg \cdot kg^{-1}$组比较，氟西汀 $4mg \cdot kg^{-1}$+阿司匹林 $10mg \cdot kg^{-1}$组体重增长值增加，差异显著，氟西汀 $2mg \cdot kg^{-1}$+阿司匹林 $10mg \cdot kg^{-1}$组体重增长值差异不显著。

2. 阿司匹林联合氟西汀对 CUMS 抑郁大鼠行为学的影响

（1）自主活动次数。相比于正常组，模型组大鼠自主活动次数显著减少；与模型组相比，氟西汀 $4mg \cdot kg^{-1}$+阿司匹林 $10mg \cdot kg^{-1}$组大鼠自主活动次数增加，差异显著；与氟西汀 $4mg \cdot kg^{-1}$组相比，氟西汀 $2mg \cdot kg^{-1}$+阿司匹林 $10mg \cdot kg^{-1}$组的差异不显著。

（2）悬尾不动时间。相比于正常组，模型组大鼠悬尾不动时间延长，差异显著；与模型组相比，氟西汀 $4mg \cdot kg^{-1}$+阿司匹林 $10mg \cdot kg^{-1}$组大鼠悬尾不动时间缩短，差异显著；与氟西汀 $4mg \cdot kg^{-1}$组比较，氟西汀 $2mg \cdot kg^{-1}$+阿司匹林 $10mg \cdot kg^{-1}$组大鼠悬尾不动时间差异不显著。

（3）糖水摄入量。相比于正常组，模型组大鼠糖水摄入量明显减少，差异显著；与模型组比较，氟西汀 $4mg \cdot kg^{-1}$+阿司匹林 $10mg \cdot kg^{-1}$组大鼠糖水摄入量增加，差异显著；与氟西汀 $4mg \cdot kg^{-1}$组比较，氟西汀 $2mg \cdot kg^{-1}$+阿司匹林 $10mg \cdot kg^{-1}$组糖水摄入量差异不显著。

（4）空间学习记忆能力。**定位航行**　随着训练时间的延长，各组大鼠的逃避潜伏期均逐渐缩短。在训练的第 4 天，与正常组比较，模型组潜伏期显著延长；与模型组比较，氟西汀 $4mg \cdot kg^{-1}$+阿司匹林 $10mg \cdot kg^{-1}$组潜伏期显著缩短；与氟西汀 $4mg \cdot kg^{-1}$组比较，氟西汀 $4mg \cdot kg^{-1}$+阿司匹林 $10mg \cdot kg^{-1}$组潜伏期显著缩短，氟西汀 $2mg \cdot kg^{-1}$+阿司匹林

10mg · kg^{-1}组潜伏期未见明显变化，差异无统计学意义。

空间搜索　与正常组比较，模型组搜索时间显著延长，穿越原平台次数、第四象限路程占总路程比例显著减少；与模型组比较，氟西汀 4mg · kg^{-1}+阿司匹林 10mg · kg^{-1}组搜索时间显著缩短，穿越原平台次数、第四象限路程占总路程比例增加；与氟西汀 4mg · kg^{-1}组比较，氟西汀 4mg · kg^{-1}+阿司匹林 10mg · kg^{-1}组空间搜索时间缩短，氟西汀 2mg · kg^{-1}+阿司匹林 10mg · kg^{-1}组空间搜索时间、穿越原平台次数、第四象限路程占总路程比例差异均不显著。

3. 阿司匹林联合氟西汀对 CUMS 抑郁大鼠血清 IL-6、TNF-α 水平的影响

与正常组比较，模型组大鼠血清 IL-6 水平显著升高；与模型组比较，氟西汀 4mg · kg^{-1}+阿司匹林 10mg · kg^{-1}组大鼠血清 IL-6 水平显著降低；与氟西汀 4mg · kg^{-1}组比较，氟西汀 2mg · kg^{-1}+阿司匹林 10mg · kg^{-1}组血清 IL-6 水平差异不显著。

与正常组比较，模型组大鼠血清 TNF-α 水平显著升高；与模型组比较，氟西汀 4mg · kg^{-1}+阿司匹林 10mg · kg^{-1}组大鼠血清 TNF-α 水平显著降低；与氟西汀 4mg · kg^{-1}组比较，氟西汀 4mg · kg^{-1}+阿司匹林 10mg · kg^{-1}组血清 TNF-α 水平显著降低，氟西汀 2mg · kg^{-1}+阿司匹林 10mg · kg^{-1}组血清 TNF-α 水平差异不显著。

4. 阿司匹林联合氟西汀对 CUMS 抑郁大鼠海马、皮层神经元数目的影响

与正常组比较，模型组大鼠海马和皮层神经元数目明显减少；与模型组比较，氟西汀 4mg · kg^{-1}+阿司匹林 10mg · kg^{-1}组，氟西汀 4mg · kg^{-1}组，氟西汀 2mg · kg^{-1}+阿司匹林 10mg · kg^{-1}组大鼠海马和大脑皮层内的神经元数目均显著升高。

5. 阿司匹林联合氟西汀对 CUMS 抑郁大鼠海马、皮层 PKA 表达的影响

与正常组比较，模型组大鼠海马 PKA 表达平均灰度值显著增高，平均光密度显著降低；与模型组相比，氟西汀 4mg · kg^{-1}+阿司匹林 10mg · kg^{-1}组平均灰度值降低，平均光密度增高，差异显著；与氟西汀 4mg · kg^{-1}组相比，氟西汀 4mg · kg^{-1}+阿司匹林 10mg · kg^{-1}组平均光密度显著增高；较之氟西汀 4mg · kg^{-1}组，氟西汀 2mg · kg^{-1}+阿司匹林 10mg · kg^{-1}组神经细胞平均灰度值和平均光密度均无差异不显著。

与正常组比较，模型组大鼠皮层 PKA 阳性表达平均灰度值增高，平均光密度降低，差异显著；与模型组相比，氟西汀 4mg · kg^{-1}+阿司匹林 10mg · kg^{-1}组平均灰度值降低，平均光密度增高，差异有统计学意义；与氟西汀 4mg · kg^{-1}组相比，氟西汀 2mg · kg^{-1}+阿司匹林 10mg · kg^{-1}组平均灰度值无统计学差异，平均光密度降低，差异显著。

结论如下。

（1）阿司匹林（10mg · kg^{-1}）联合氟西汀（4mg · kg^{-1}）可以改善 CUMS 抑郁大鼠的行为学，如自主活动次数减少、糖水摄入量减少、悬尾不动时间延长及学习记忆能力下降等，其抗抑郁效应优于氟西汀（4mg · kg^{-1}）组。

（2）阿司匹林（10mg · kg^{-1}）联合氟西汀（4mg · kg^{-1}）可以调节细胞因子的失衡、脑内 PKA 神经元数量及阳性表达，影响神经可塑性变化，可能是其发挥神经保护抗抑郁效应的机制之一。

（3）阿司匹林（10mg · kg^{-1}）联合氟西汀（2mg · kg^{-1}），其抗抑郁强度与氟西汀（4mg · kg^{-1}）组相当，提示联合用药方案可能会减少氟西汀带来的严重不良反应，减少

毒副作用，为临床实践提供一定的实验室依据。

以上研究结果说明，阿司匹林在对不同原因所诱导的实验动物抑郁症具有一定的改善作用，对氟西汀的抗抑郁疗效具有增强作用；阿司匹林对抑郁症的改善作用，可能与其调节脑内炎症因子的分泌与表达等有关。

第十六节　阿司匹林防治其他疾病的作用机理研究

一、阿司匹林对骨质疏松的防治作用机理研究

骨质疏松症是一种全身性、代谢性骨骼系统疾病，其病理特征为骨量降低、骨微细结构破坏、骨脆性增加，骨强度下降，易发生骨折；与年龄、性别、种族等因素密切相关，绝经后妇女多发[324]。

近年来，流行病学研究发现阿司匹林可提高老年人的骨密度[325,326]，从而推断其可防治骨质疏松症。桑宏勋等[327,328]对此进行了研究及综述，现摘述如下。

离体实验结果表明，阿司匹林可促进成骨细胞表达，抑制破骨细胞分化成熟，抑制破骨细胞核因子 κB 受体活化因子（receptor activator of nuclear factor-κB，RANK）表达，抑制破骨细胞相关信号通道等；在体实验研究发现，阿司匹林对骨质疏松大鼠的骨密度、骨组织形态学及骨生物力学、骨代谢指标等均有调节作用。

目前，还未完全阐明阿司匹林防治骨质疏松的作用机理，有以下多种可能与治疗骨质疏松相关的生物学途径[329]：①抑制 Fas 抗体诱导骨髓间质干细胞的死亡，诱导活化的 T 细胞的死亡；②抑制去势小鼠成纤维细胞集落单位的生成和诱导骨髓间质干细胞的增殖；③增加 Runx2 基因的表达，从而提高骨髓间质干细胞端粒酶活性和长度；④降低酸性磷酸酶活性；⑤减少 RANKL 表达，增加 OPG 的水平；⑥加速退化磷酸 β-蛋白的降解，增加 Wnt 信号的水平。

二、阿司匹林对老年性白内障的防治作用机理研究

白内障（cataract）是一种由遗传和环境等因素引起的以晶状体浑浊为特征的眼科疾病，在世界范围内是主要的致盲性眼科疾病。

防治老年性白内障是近年来阿司匹林治疗作用的一个新发现[330]。陈燕等[331]研究报道，小剂量的阿司匹林可以通过保护 n-晶体蛋白分子伴侣活性，延缓萘性白内障大鼠晶体混浊的进展；喻继兵等[332]研究报道阿司匹林能够增强晶状体中超氧化物歧化酶、谷胱甘肽过氧化物酶、连环链蛋白（CAT）的活性，对大鼠半乳糖性白内障有抗氧化作用，从而延缓早期白内障的发生发展。严宏等[333]分析了国外众多相关试验后，认为可将阿司匹林列为潜在的抗白内障药物。

国外研究认为阿司匹林抑制白内障发生发展的机制主要有以下 5 点：①抑制晶体蛋白的非酶性糖基化反应[334]；②抑制脂质过氧化反应[335]；③抑制晶体蛋白的氨基甲酰化反应[336, 337]；④抑制金属离子诱导催化的氧化反应[338]；⑤降低血糖[339]。此外，阿司匹林

还能抑制角膜组织糖生成，使角膜组织保持弹性，延缓角膜老化，同时可治疗角膜炎、葡萄膜炎和巩膜炎等。

三、阿司匹林对糖尿病的防治机理研究

大多数糖尿病患者为预防心血管系统疾病，一直被建议每天服用阿司匹林。美国糖尿病协会和美国心脏协会建议：①由于大多数糖尿病患者合并有心血管系统疾病，低剂量的阿司匹林对预防心血管系统疾病疗效显著；②成年糖尿病患者，服用低剂量的阿司匹林可以减少他们合并患上心血管系统疾病的风险[340]。李文通等[341]的试验表明，阿司匹林可通过抑制 NOS 的表达，降低血糖水平，减轻胰岛 B 细胞的损伤。此外阿司匹林还可增强胰岛素释放而增强降糖药物作用、降低糖尿病患者的胰岛素抵抗[342,343]以发挥治疗糖尿病的作用。

四、阿司匹林在妇产科中的应用及机理研究

谭晓珊等[344]观察了小剂量阿司匹林对人薄型子宫内膜发育的影响。以月经周期尿黄体生成素（LH）峰日子宫内膜厚度<8 mm 的不孕妇女 25 例为研究组，从月经首日至排卵后 7 d 给予阿司匹林 50mg · d^{-1} 口服 1 个月经周期。同期子宫内膜厚度>8 mm 的不孕妇女 25 例为对照组，不服用任何药物。B 超监测研究组服药后子宫内膜厚度变化，免疫组织化学技术检测对照组及研究组服药前、后子宫内膜微血管密度（MVD）及整合素 β3 表达情况。结果显示，研究组服药前子宫内膜 MVD 及整合素 β3 表达均明显低于对照组（$P<0.01$）；服药后 MVD 及整合素 β3 表达均明显高于服药前（$P<0.01$），且接近对照组；研究组服药前后子宫内膜厚度无明显改变（$P>0.05$）。因此认为，阿司匹林不能增加薄型子宫内膜厚度，但可促进子宫内膜血管生成及整合素 β3 表达。

尽管阿司匹林预防流产的机制尚不清楚，但其治疗效果肯定。张永红等[345]报道，低分子肝素联合小剂量的阿司匹林，对于自身免疫型复发性流产的治疗有明显效果，能提高妊娠的成功率。另有研究提示，低剂量阿司匹林能预防原发性抗磷脂综合征患者的流产[346,347]。

五、阿司匹林对胆结石的预防作用及机理研究

胆囊结石形成的原因之一是胆囊排空功能不良，而炎性介质 PG 和 NO 对胆囊排空具有抑制作用[348]。王亚非等[349]研究提示，短期服用阿司匹林能抑制 PGE_2 和 NO 的合成，从而预防高危人群胆囊结石的形成。Lee 等[350]进行的试验显示阿司匹林可抑制胆囊结石的发生。褚志强等[351]通过对仓鼠的试验也提示阿司匹林能有效抑制胆囊结石的发生。

另外，邹凯华[352]、李才正[330]等在有关阿司匹林临床应用的综述中提及，阿司匹林还可用于治疗痛风、溶血性尿毒综合征、类脂质渐进性坏死、代谢性肥胖、胆道蛔虫、足癣以及腹泻等。

参考文献

[1]　王镜岩，朱圣庚，徐长法．生物化学（第三版 下册）[M]．北京：高等教育出版社，2005：245-247.

[2] Jim E. Riviere, Mark G. Papich. 兽医药理学与治疗学（第九版）[M]. 操继跃，刘雅红，主译. 北京：中国农业出版社，2012：393-407.

[3] Smyth EM，Burke A，FitzGerald GA. 2006. Lipid-derived autocoids：eicosanoids and platelet activating factor. In Brunton LL，Lazo JS，Parker KL，eds. *The Pharmacological Basis of Therapeutics*，11th ed. New York：McGraw Hill.

[4] 杨宝峰. 药理学（第六版）[M]. 北京：人民卫生出版社，2004：185-193，308-313.

[5] Chandrasekharan NV，Dai H，Roos KL，et al. COX-3，a cyclooxygenase-1 variant inhibited by acetaminophen and other analgesic/ antipyretic drugs：cloning，structure，and expression [J]. *Proceedings of the National Academy of Sciences of the United States of America*，2002，99（21）：13926-31.

[6] Vane JR. Inhibition of prostaglandin synthesis as a mechanism of action for aspirin-like drugs [J]. *Nature*：*New biology*，1971，231（25）：232-235.

[7] 陆志城. 环氧化酶及其研究进展 [J]. 广东药学，2004，14（3）：65-69.

[8] Hemler M，Lands WE. Purification of the cyclooxygenase that forms prostaglandins. Demonstration of two forms of iron in the holoenzyme [J]. *The Journal of biological chemistry*，1976，251（18）：5575-5579.

[9] Fu JY，Masferrer JL，Seibert K，et al. The induction and suppression of prostaglandin H2 synthase（cyclooxygenase）in human monocytes [J]. *The Journal of biological chemistry*，1990，265（28）：16737-16740.

[10] Masferrer JL，Zweifel BS，Seibert K，et al. Selective regulation of cellular cyclooxygenase by dexamethasone and endotoxin in mice [J]. *The Journal of clinical investigation*，1990，86（4）：1375-1379.

[11] Xie WL，Chipman JG，Robertson DL，et al. Expression of a mitogen-responsive gene encoding prostaglandin synthase is regulated by mRNA splicing [J]. *Proceedings of the National Academy of Sciences of the United States of America*，1991，88（7）：2692-2696.

[12] Famaey JP. *In vitro* and *in vivo* pharmacological evidence of selective cyclooxygenase-2 inhibition by nimesulide：an overview [J]. *Inflammation research*，1997，46（11）：437-446.

[13] Kraemer SA，Meade EA，DeWitt DL. Prostaglandin endoperoxide synthase gene structure：identification of the transcriptional start site and 5'-flanking regulatory sequences [J]. *Archives of biochemistry and biophysics*，1992，293（2）：391-400.

[14] Fletcher BS，Kujubu DA，Perrin DM，et al. Structure of the mitogen-inducible TIS10 gene and demonstration that the TIS10-encoded protein is a functional prostaglandin G/H synthase [J]. *The Journal of biological chemistry*，1992，267（7）：4338-4344.

[15] Appleby SB，Ristimäki A，Neilson K，et al. Structure of the human cyclooxygenase-

2 gene [J]. *The Biochemical journal*, 1994, 302 (Pt 3): 723-727.

[16] Hla T, Neilson K. Human cyclooxygenase - 2 cDNA [J]. *Proceedings of the National Academy of Sciences of the United States of America*, 1992, 89 (16): 7384-7388.

[17] Picot D, Loll PJ, Garavito RM. The X - ray crystal structure of the membrane protein prostaglandin H2 synthase - 1 [J]. *Nature*, 1994, 367 (6460): 243-249.

[18] Luong C, Miller A, Barnett J, et al. Flexibility of the NSAID binding site in the structure of human cyclooxygenase - 2 [J]. *Nature structural biology*, 1996, 3 (11): 927-933.

[19] 王兆钺．环氧化酶-2 及其意义 [J]. 国外医学生理、病理科学与临床分册, 1996, 16 (2): 97.

[20] Lazer ES, Miao CK, Cywin CL, et al. Effect of structural modification of enol-carboxamide-type nonsteroidal antiinflammatory drugs on COX-2/COX-1 selectivity [J]. *Journal of medicinal chemistry*, 1997, 40 (6): 980-989.

[21] Bostom AG, Shemin D, Lapane KL, et al. Hyperhomocysteinemia and traditional cardiovascular disease risk factors in end-stage renal disease patients on dialysis: a case-control study [J]. *Atherosclerosis*, 1995, 114 (1): 93-103.

[22] Morita I, Schindler M, Regier MK, et al. Different intracellular locations for prostaglandin endoperoxide H synthase-1 and-2 [J]. *The Journal of biological chemistry*, 1995, 270 (18): 10902-10908.

[23] Wu KC, Jackson L, Mahida YR, et al. Cyclooxygenase (COX) -1 and-2 in human gasitrc mucosa: constitutive expression by Pairetal cells and induetion of COX-2 in lamina prolpira cells proximal to ulcers [J]. *Gastroenterology*, 1998, 114 (4pt2): G1365.

[24] Asano K, Lilly CM, Drazen JM. Prostaglandin G/H synthase-2 is the constitutive and dominant isoform in cultured human lung epithelial cells [J]. *The American journal of physiology*, 1996, 271 (1 Pt 1): L126-131.

[25] Leong J, Hughes-Fulford M, Rakhlin N, et al. Cyclooxygenases in human and mouse skin and cultured human keratinocytes: association of COX-2 expression with human keratinocyte differentiation [J]. *Experimental cell research*, 1996, 224 (1): 79-87.

[26] van Guldener C, Kulik W, Berger R, et al. Homocysteine and methionine metabolism in ESRD: A stable isotope study [J]. *Kidney international*, 1999, 56 (3): 1064-1071.

[27] O'Neill GP, Ford-Hutchinson AW. Expression of mRNA for cyclooxygenase-1 and cyclooxygenase-2 in human tissues [J]. *FEBS letters*, 1993, 330 (2): 156-60.

[28] Saada J, Valentich JD, Mifflin RC, et al. Prostaglandin H synthase-2 inducetion

by hydroxryeicosa-tetraenoic acids (HETES) in an intestinal subepithelial myoifborblast cell line [J]. *Gastroenterology*, 1998, 114 (4pt2): G4398.
[29] Tjandrawinata RR, Dahiya R, Hughes-Fulford M. Induction of cyclo-oxygenase-2 mRNA by prostaglandin E2 in human prostatic carcinoma cells [J]. *British journal of cancer*, 1997, 75 (8): 1111-1118.
[30] Mifflin RC, Saada Jl, DIMari JF, et al. Mechamisms of aspirin-mediated PGHS-2 gene induction in a human intestinal subepithelial myofibroblast cell line [J]. *Gastroenterology*, 1998, 114 (4pt2): G0934.
[31] Newman SP, Flower RJ, Croxtall JD. Dexamethasone suppression of IL-1 beta-induced cyclooxygenase 2 expression is not mediated by lipocortin-1 in A549 cells [J]. *Biochemical and biophysical research communications*, 1994, 202 (2): 931-939.
[32] Mertz PM, DeWitt DL, Stetler-Stevenson WG, et al. Interleukin 10 suppression of monocyte prostaglandin H synthase-2. Mechanism of inhibition of prostaglandin-dependent matrix metalloproteinase production [J]. *The Journal of biological chemistry*, 1994, 269 (33): 21322-21329.
[33] Hawkey CJ. COX-2 inhibitors [J]. *Lancet*, 1999, 353 (9149): 307-314.
[34] Garavito RM. The cyclooxygenase-2 structure: new drugs for an old target? [J]. *Nature structural biology*, 1996, 3 (11): 897-901.
[35] Kurumbail RG, Stevens AM, Gierse JK, et al. Structural basis for selective inhibition of cyclooxygenase-2 by anti-inflammatory agents [J]. *Nature*, 1996, 384 (6610): 644-648.
[36] Loll PJ, Picot D, Garavito RM. The structural basis of aspirin activityinferred from the crystal structure of inactivated prostaglandin H2 synthase [J]. *Nature structural biology*, 1995, 2 (8): 637-643.
[37] 尤启东. 药物化学（第七版）[M]. 北京：人民卫生出版社，2011：235-257.
[38] Mancini JA, Vickers PJ, O'Neill GP, et al. Altered sensitivity of aspirin-acetylated prostaglandin G/H synthase-2 to inhibition by nonsteroidal anti-inflammatory drugs [J]. *Molecular pharmacology*, 1997, 51 (1): 52-60.
[39] Wong E, Bayly C, Waterman HL, et al. Conversion of prostaglandin G/H synthase-1 into an enzyme sensitive to PGHS-2-selective inhibitors by a double His513→Arg and Ile523→Val mutation [J]. *The Journal of biological chemistry*, 1997, 272 (14): 9280-9286.
[40] 张海港，李晓辉. 环氧酶亚型研究分析与展望 [J]. 中国药理学通报，2004，20 (1): 11-15.
[41] Simmons DL, Botting RM, Hla T. Cyclooxygenase isozymes: the biology of prostaglandin synthesis and inhibition [J]. *Pharmacological reviews*, 2004, 56 (3): 387-437.

[42] Schwab JM, Schluesener HJ, Meyermann R, et al. COX-3 the enzyme and the concept: Steps towards highly specialized pathways and precision the rapeutics [J]. *Prostaglandins, leukotrienes, and essential fatty acids*, 2003, 69 (5): 339-343.

[43] 张斌，杜冠华 . NSAIDs 抗炎作用机制研究进展 [J]. 中国药理学通报，2005，21 (8): 905-910.

[44] Turini ME, DuBois RN. Cyclooxygenase - 2: a therapeutic target [J]. *Annual review of medicine*, 2002, 53: 35-57.

[45] Lecomte M, Laneuville O, Ji C, et al. Acetylation of human prostaglandin endoperoxide synthase-2 (cyclooxygenase-2) by aspirin [J]. *The Journal of biological chemistry*, 1994, 269 (18): 13207-13215.

[46] Sidhu RS, Lee JY, Yuan C, et al. Comparison of cyclooxygenase-1 crystal structures: cross - talk between monomers comprising cyclooxygenase - 1 homodimers [J]. *Biochemistry*, 2010, 49 (33): 7069-7079.

[47] Lucido MJ, Orlando BJ, Vecchio AJ, et al. Crystal Structure of Aspirin-Acetylated Human Cyclooxygenase-2: Insight into the Formation of Products with Reversed Stereochemistry [J]. *Biochemistry*, 2016, 55 (8): 1226-38.

[48] Awtry EH, Loscalzo J. Aspirin [J]. *Circulation*, 2000, 101 (10): 1206-1218.

[49] Hinz B, Brune K. Cyclooxygenase-2—10 years later [J]. *The Journal of pharmacology and experimental therapeutics*, 2002, 300 (2): 367-375.

[50] Simon RA, Namazy J. Adverse reactions to aspirin and nonsteroidal antiinflammatory drugs (NSAIDs) [J]. *Clinical Reviews in Allergy & Immunology*, 2003, 24 (3): 239-252.

[51] Xu XM, Sansores-Garcia L, Chen XM, et al. Suppression of inducible cyclooxygenase 2 gene transcription by aspirin and sodium salicylate [J]. *Proceedings of the National Academy of Sciences of the United States of America*, 1999, 96 (9): 5292-5297.

[52] Kwon KS, Chae HJ. Sodium salicylate inhibits expression of COX-2 through suppression of ERK and subsequent NF-kappaB activation in rat ventricular cardiomyocytes [J]. *Archives of pharmacal research*, 2003, 26 (7): 545-553.

[53] Cieslik K, Zhu Y, Wu KK. Salicylate suppresses macrophage nitric - oxide synthase-2 and cyclo - oxygenase - 2 expression by inhibiting CCAAT/enhancer - binding protein-beta binding via a common signaling pathway [J]. *The Journal of biological chemistry*, 2002, 277 (51): 49304-49310.

[54] Kopp E, Ghosh S. Inhibition of NF-kappa B by sodium salicylate and aspirin [J]. *Science*, 1994, 265 (5174): 956-959.

[55] Matasic R, Dietz AB, Vuk-Pavlovic S. Cyclooxygenase-independent inhibition of dendritic cell maturation by aspirin [J]. *Immunology*, 2000, 101 (1): 53-60.

[56] Tegeder I, Pfeilschifter J, Geisslinger G. Cyclooxygenase - independent actions of

cyclooxygenase inhibitors [J]. *FASEB journal*, 2001, 15 (12): 2057-2072.

[57] Dong Z, Huang C, Brown RE, et al. Inhibition of activator protein 1 activity and neoplastic transformation by aspirin [J]. *The Journal of biological chemistry*, 1997, 272 (15): 9962-9970.

[58] Stevenson MA, Zhao MJ, Asea A, et al. Salicylic acid and aspirin inhibit the activity of RSK2 kinase and repress RSK2-dependent transcription of cyclic AMP response element binding protein-and NF-kappa B-responsive genes [J]. *Journal of immunology*, 1999, 163 (10): 5608-5016.

[59] Reid G, Wielinga P, Zelcer N, et al. The human multidrug resistance protein MRP4 functions as a prostaglandin efflux transporter and is inhibited by nonsteroidal antiinflammatory drugs [J]. *Proceedings of the National Academy of Sciences of the United States of America*, 2003, 100 (16): 9244-9249.

[60] Warner TD, Mitchell JA. Nonsteroidal antiinflammatory drugs inhibiting prostanoid efflux: as easy as ABC? [J]. *Proceedings of the National Academy of Sciences of the United States of America*, 2003, 100 (16): 9108-9110.

[61] Kojo H, Fukagawa M, Tajima K, et al. Evaluation of human peroxisome proliferator-activated receptor (PPAR) subtype selectivity of a variety of anti-inflammatory drugs based on a novel assay for PPAR delta (beta) [J]. *Journal of pharmacological sciences*, 2003, 93 (3): 347-55.

[62] Wang Z, Brecher P. Salicylate inhibition of extracellular signal regulated kinases and inducible nitricoxide synthase [J]. *Hypertension*, 1999, 34 (6): 1259-1264.

[63] 石廷雨，嵇云鹏，徐旖旎，等. 阿司匹林对人主动脉血管内皮细胞炎性损伤的保护作用 [J]. 中国医院药学杂志，2016，36 (21)：1835-1838.

[64] Lagunas L, Bradbury CM, Laszlo A, et al. Indomethacin and ibuprofen induce Hsc70 nuclear localization and activation of the heat shock response in HeLa cells [J]. *Biochemical and biophysical research communications*, 2004, 313 (4): 863-870.

[65] Serhan CN, Hamberg M, Samuelsson B. Lipoxins: Novel series of biologically active compounds formed from arachidonic acid in human leukocytes [J]. *Proceedings of the National Academy of Sciences of the United States of America*, 1984, 81 (17): 5335-5339.

[66] Schwab JM, Chiang N, Arita M, et al. Resolvin E1 and protectin D1 activate inflammation-resolution programmes [J]. *Nature*, 2007, 447 (7146): 869-874

[67] 胡珊，王志福，田瑜，等. 脂氧素的抗炎镇痛与神经保护作用研究进展 [J]. 中国细胞生物学学报，2014，36 (12)：1601-1608.

[68] 周游，蒋兴亮. 脂氧素调控炎症信号通路的研究进展 [J/CD]. 中华临床医师杂志：电子版，2015，9 (6)：989-993.

[69] 杨菊，李灵．脂氧素 A4 调控炎症信号通路在肿瘤中的研究进展［J］．实用医院临床杂志，2016，13（3）：144-146.
[70] 严丹，周晓燕，闵卫平．脂氧素与肝脏疾病的研究进展［J］．中国细胞生物学学报，2013，35（4）：549-553.
[71] 李冰洁，吴升华，陈筱青．促炎症消退介质与肺部炎性疾病的研究进展［J］．中华肺部疾病杂志（电子版），2017，10（3）：361-364.
[72] 张蓉，章怡苇，汪燕，等．脂氧素在急性肺损伤中作用及机制的研究进展［J］．上海交通大学学报（医学版），2016，36（6）：926-929.
[73] 刘梅．阿司匹林诱生型脂氧素对小鼠急性肺损伤的保护作用及其机制研究［D］．武汉：华中科技大学，2013.
[74] 张沛．阿司匹林诱生型脂氧素对急性肾损伤肾脏保护作用的机制研究［D］．广州：南方医科大学，2017.
[75] 李倩，毛应启梁，王彦青．脂氧素在神经系统疾病中的保护作用［J］．国际病理科学与临床杂志，2010，30（5）：411-414.
[76] 靳玮，吕佩源．脂氧素 A4 在神经系统疾病中的研究进展［C］．南京：第十届国际脑血管病高峰论坛，2017.06，147-157.
[77] 程露露，陈朝晖，张慧，等．脂氧素与类风湿关节炎的相关性研究进展［J］．中国免疫学杂志，2016，32（11）：1721-1724.
[78] 王志福．脊髓脂氧素在大鼠神经病理性疼痛及电针镇痛中的作用及其机制研究［D］．上海：复旦大学，2013.
[79] 孙晓鹏，李秋杰，刘志林，等．鞘内注射脂氧素 A4 对切口疼痛大鼠的抗伤害性感受作用［J］．中华临床医师杂志（电子版），2015，9（9）：1621-1625.
[80] 袁红梅，万敬员，张力．促炎症消退新介质：消退素与保护素［J］．生命科学，2012，24（1）：54-57.
[81] 朱玉娟，许灿，王瑞英，等．消退素与炎症的研究进展［J］．河北医科大学学报，2018，39（2）：240-243.
[82] Block RC，Holub A，Abdolahi A，et al. Effects of aspirin in combination with EPA and DHA on HDL-C cholesterol and ApoA1 exchange in individuals with type 2 diabetes mellitus［J］. *Prostaglandins，leukotrienes，and essential fatty acids*，2017，126：25-31.
[83] Das UN. Combination of aspirin with essential fatty acids is superior to aspirin alone to prevent or ameliorate sepsis or ARDS［J］. *Lipids in health and disease*，2016，15（1）：206.
[84] Westgarth S，Blois SL，D Wood R，et al. Effects of omega-3 polyunsaturated fatty acids and aspirin，alone and combined，on canine platelet function［J］. *Journal of small animal practice*，2018，59（5）：272-280.
[85] Arita M，Ohira T，Sun YP，et al. Resolvin E1 selectively interacts with leukotriene

B4 receptor BLT1 and ChemR23 to regulate inflammation [J]. *Journal of immunology*, 2007, 178 (6): 3912-3917.

[86] Krishnamoorthy S, Recchiuti A, Chiang N, et al. Resolvin D1 binds human phagocytes with evidence for proresolving receptors [J]. *Proceedings of the National Academy of Sciences of the United States of America*, 2010, 107 (4): 1660-1665.

[87] Goicoechea M, Sanchez-Niño MD, Ortiz A, et al. Low dose aspirin increases 15-epi-lipoxin A4 levels in diabetic chronic kidney disease patients [J]. *Prostaglandins, leukotrienes, and essential fatty acids*, 2017, 125: 8-13.

[88] Wang H, Anthony D, Yatmaz S, et al. Aspirin-triggered resolvin D1 reduces pneumococcal lung infection and inflammation in a viral and bacterial coinfection pneumonia model [J]. *Clinical science* (*Lond*), 2017, 131 (18): 2347-2362.

[89] Mottola G, Chatterjee A, Wu B, et al. Aspirin-triggered resolvin D1 attenuates PDGF-induced vascular smooth muscle cell migration via the cyclic adenosine monophosphate/protein kinase A (cAMP/PKA) pathway [J]. *PLoS One*, 2017, 12 (3): e0174936.

[90] Fu Y, Zhen J, Lu Z. Synergetic Neuroprotective Effect of Docosahexaenoic Acid and Aspirin in SH-Y5Y by Inhibiting miR-21 and Activating RXRα and PPARα [J]. *DNA and cell biology*, 2017, 36 (6): 482-489.

[91] Petri MH, Laguna-Fernandez A, Arnardottir H, et al. Aspirin-triggered lipoxin A4 inhibits atherosclerosis progression in apolipoprotein E-/-mice [J]. *British journal of pharmacology*, 2017, 174 (22): 4043-4054.

[92] 王建枝，钱睿哲．病理生理学（第三版）［M］．北京：人民卫生出版社，2015：177-188，209-228，221-222，224-225.

[93] 石廷雨，文波，嵇云鹏，等．阿司匹林对脂多糖诱导血管内皮细胞损伤的保护作用及NF-κB、COX-2表达的影响［J］．华西药学杂志，2015，30（6）：657-659.

[94] 段玉忠，蒋仁容，李胜亮，等．阿司匹林影响内毒素致猪肺泡巨噬细胞环氧合酶-2 mRNA和前列腺素 E_2 表达机制的实验研究［J］．中国现代医学杂志，2008，18（13）：1804-1809.

[95] 刘俊田．动脉粥样硬化发病的炎症机制的研究进展［J］．西安交通大学学报（医学版），2015，36（2）：141-152.

[96] 王利民，蔡生业，姚成芳．黏附分子和动脉粥样硬化［J］．心血管病学进展，2005，26（5）：494-498.

[97] 苏敏，钟翠平．动脉粥样硬化病变中黏附分子ICAM-1、VCAM-1及E-selectin的表达［J］．第三军医大学学报，2009，31（11）：1066-1068.

[98] 金惠铭．病理生理学（第二版）［M］．上海：复旦大学出版社，2010：202-215，280-282，370-381.

[99] 董虹，张涛，胡格，等. 犀角地黄汤对脂多糖复制大鼠发热模型下丘脑 IL-1β 和 PGE_2的影响 [J]. 畜牧兽医学报，2013，44（7）：1155-1159.
[100] 刘平，胡楠，陈光晖，等. 金莲花总黄酮解热作用及对 TNF-α，IL-1β 和 PGE_2含量的影响 [J]. 中国实验方剂学杂志，2014，20（7）：189-191.
[101] 叶得河，于远光，李剑勇，等. 阿司匹林丁香酚酯的高效解热作用及作用机制 [J]. 中国药理学与毒理学杂志，2011，25（2）：151-155.
[102] 石亮，张智慧，李晓宇，等. 柴胡水提物对大鼠解热作用机制研究 [J]. 中国药物警戒，2016，13（9）：513-516.
[103] 庞淑婉，李宏，穆铁，等. 清热消炎颗粒解热作用及对血清中 TNF-α、IL-1β、IL-6 和 PGE_2 影响的初步研究 [J]. 天津医科大学学报，2015，21（6）：488-490.
[104] 黄进明. 片仔癀对干酵母致新西兰兔发热模型的解热抗炎作用 [J]. 海峡药学，2015，27（10）：11-13.
[105] 黄进明，洪绯，张泽修，等. 片仔癀对大肠杆菌内毒素致新西兰兔发热模型的解热抗炎作用 [J]. 江西中医药大学学报，2016，28（1）：75-77.
[106] 梁德年. 中枢神经系统 P 物质的功能及其应用 [J]. 黑龙江医药，1981（3）：26-29.
[107] 杨又春，涂小文，李训美. 疼痛的炎性介质 [J]. 国外医学-麻醉学与复苏分册，1997，18（5）：257-259.
[108] Cunha FQ，Lorenzetti BB，Poole S，et al. Interleukin-8 as a mediator of sympathetic pain [J]. *British journal of pharmacology*，1991，104（3）：765-767.
[109] 陈杖榴. 兽医药理学（第三版）[M]. 北京：中国农业出版社，2009.
[110] 李剑勇，于远光，王棋文，等. 炎消热清的镇痛作用及其机理研究 [J]. 畜牧与兽医，2010，42（10）：20-24.
[111] 郑王巧，宋丽华，李海菊，等. PGE_2/cAMP 信号通路对芍药甘草汤镇痛作用的影响 [J]. 中药药理与临床，2008，24（1）：1-2.
[112] 车萍，季旭明，梁粟，等. 独活寄生汤对佐剂性关节炎大鼠的抗炎镇痛作用及血清中 5-HTP，5-HIAA 的影响 [J]. 中国实验方剂学杂志，2014，20（19）：170-173.
[113] 孙爱静，徐先祥，黄晓东，等. 七叶莲花抗炎镇痛作用及机制研究 [J]. 中药材，2014，37（2）：311-315.
[114] Howard S. Smith. Aspirin-Inspired Analgesia：Old Drug，New Mechanism，Sans Cox? [J]. *Pain Physician*，2012，15：E359-E361.
[115] Cronstein BN，Montesinos MC，Weissmann G. Sites of action for future therapy：An adenosine-dependent mechanism by which aspirin retains its anti-inflammatory activity in cyclooxygenase-2 and NFkappaB knockout mice [J]. *Osteoarthritis and cartilage*，1999，7（4）：361-363.
[116] Yin MJ，Yamamoto Y，Gaynor RB. The anti-inflammatory agents aspirin and sa-

licylate inhibit the activity of I（kappa）B kinase-beta［J］. *Nature*, 1998, 396（6706）: 77-80.

［117］ Ulrych T, Bohm A, Polzin A, et al. Release of sphingosine-1-phosphate from human platelets is dependent on thromboxane formation［J］. *Journal of thrombosis and haemostasis*, 2011, 9（4）: 790-798.

［118］ Ristic D, Spangenberg P, Ellrich J. Acetylsalicylic acid inhibits α, β-meATP induced facilitation of neck muscle nociception in mice-implications for acute treatment of tension-type headache［J］. *European journal of pharmacology*, 2001, 673（1-3）: 13-19.

［119］ Wang W, Ye SD, Zhou KQ, et al. High doses of salicylate and aspirin are inhibitory on acid-sensing ion channels and protective against acidosis-induced neuronal injury in the rat cortical neuron［J］. *Journal of neuroscience research*, 2012, 90（1）: 267-277.

［120］ Clària J, Serhan CN. Aspirin triggers previously undescribed bioactive eicosanoids by human endothelial cell-leukocyte interactions［J］. *Proceedings of the National Academy of Sciences of the United States of America*, 1995, 92（21）: 9475-9479.

［121］ Serhan CN, Fredman G, YangR, et al. Novel proresolving aspirin-triggered DHA pathway［J］. *Chemistry & biology*, 2011, 18（8）: 976-987.

［122］ Xu ZZ, Zhang L, Liu T, et al. Resolvins RvE1 and RvD1 attenuate inflammatory pain via central and peripheral actions［J］. *Nature medicine*, 2010, 16（5）: 592-597.

［123］ Ji RR, Xu RR, Strichartz G, et al. Emerging roles of resolvins in the resolution of inflammation and pain［J］. *Trends in neurosciences*, 2011, 34（11）: 599-609.

［124］ Park CK, Xu ZZ, Liu T, et al. Resolvin D2 is a potent endogenous inhibitor for transient receptor potential subtype V1/A1, inflammatory pain, and spinal cord synaptic plasticity in mice: Distinct roles ofresolvin D1, D2, and E1［J］. *The Journal of neuroscience*, 2011, 31（50）: 18433-18438.

［125］ Huang L, Wang CF, Serhan CN, et al. Enduring prevention and transient reduction of postoperative pain by intrathecal resolvin D1［J］. *Pain*, 2011, 152（3）: 557-565.

［126］ 陈杰，李甘地．病理学（第二版）［M］. 北京：人民卫生出版社，2010：199-203，60-64，114-160.

［127］ 温博，曾升平．类风湿关节炎的研究进展［J］. 世界中西医结合杂志，2014，9（9）：1014-1016，1019.

［128］ 范蓉，王新云．类风湿关节炎的研究进展［J］. 医学综述，2014，20（11）：2014-2016.

［129］ 王国华．类风湿关节炎免疫发病机制研究进展［J］. 中国组织化学与细胞化学杂志，2010，19（3）：309-312.

[130] 杜欢，许霞 . 近5年来类风湿关节炎发病机制研究进展［J］. 辽宁中医药大学学报，2015，17（10）：77-80.

[131] 罗心静，莫选荣，周玲玲 . TNF-α 诱导类风湿关节炎滑膜细胞 NF-κB 信号通路活化的探讨［J］. 免疫学杂志，2012，28（4）：321-324.

[132] 汤慧华，冯忠军，郭晓华，等 . IL-6 及 TNF-α 在类风湿关节炎免疫发病机制中的作用［J］. 中华风湿病学杂志，1998，2（4）：236-238.

[133] 刘德芳，郭明阳，呼永河，等 . 类风湿关节炎湿热痹阻型患者血清和关节液 IL-1、IL-6、TNF-α 的表达研究［J］. 免疫学杂志，2014，30（5）：447-451.

[134] 刘彦卿，李振彬，耿丽芬 . 类风湿关节炎血小板参数与免疫炎症指标的相关性及其临床意义［J］. 解放军医药杂志，2015，27（1）：64-68.

[135] 袁风来，陈飞虎，李霞，等 . 大鼠关节软骨酸敏感离子通道的表达［J］. 安徽医科大学学报，2007，42（5）：513-516.

[136] Voilley N，de Weille J，Mamet J，et al. Nonsteroid anti - inflammatory drugs inhibit both the activity and the inflammation-induced expression of acid-sensing ion channels in nociceptors［J］. *Journal of Neuroscience*，2001，21（20）：8026-8033.

[137] 陈飞虎，袁风来，李霞，等 . 几种抗类风湿性关节炎药物对佐剂性关节炎大鼠关节软骨细胞酸敏感离子通道的表达影响及作用［J］. 中国临床药理学与治疗学，2008，13（2）：131-137.

[138] 李东晓，宁乔怡，马武开，等 . 中药活性成分对类风湿关节炎滑膜细胞作用机制研究进展［J］. 中华中医药杂志（原中国医药学报），2015，30（8）：2862-2864.

[139] Yamazaki R，Kusunoki N，Matsuzaki T，et al. Aspirin and sodium salicylate inhibit proliferation and induce apoptosis in rheumatoid synovial cells［J］. *Journal of Pharmacy and Pharmacology*，2002，54（12）：1675-9.

[140] Yamazaki R，Kusunoki N，Matsuzaki T，et al. Nonsteroidalanti - inflammatory drugs induce apoptosis in association with activation of peroxisome proliferator-activated receptor gamma in rheumatoid synovial cells［J］. *Journal of pharmacology and experimental therapeutics*，2002，302（1）：18-25.

[141] 谢梅林 . 阿司匹林通过 PPARα/γ 和 ITMP1 介导机制抑制 MMP-2 和 MMP-9 的表达及活性［C］. 苏州市自然科学优秀学术论文汇编（2008—2009），2010，168.

[142] 胡珊，王志福，田瑜，等 . 脂氧素的抗炎镇痛与神经保护作用研究进展［J］. 中国细胞生物学学报，2014，36（12）：1601-1608.

[143] 周游，蒋兴亮 . 脂氧素调控炎症信号通路的研究进展［J/CD］. 中华临床医师杂志：电子版，2015，9（6）：989-993.

[144] 程露露，陈朝晖，张慧，等 . 脂氧素与类风湿关节炎的相关性研究进展［J］. 中国免疫学杂志，2016，32（11）：1721-1723.

[145] 周丹，代洁，艾青，等．脂氧素抑制关节炎大鼠滑膜及IL-1β刺激的RSC-364细胞中VEGF的表达［J］．第三军医大学学报，2015，37（21）：2121-2125.
[146] 郭红梅，韩彦彦．川崎病病因及其发病机制研究进展［J］．医学综述，2015，21（23）：4260-4263.
[147] 陈蔚，易岂建．川崎病的诊断与治疗进展［J］．儿科药学杂志，2014，20（1）：48-51.
[148] 张园海，何跃娥，项如莲，等．川崎病急性期血清对血管内皮MMP-2、MMP-9和TNF-α分泌的影响及IVIG的干预机制探讨［J］．中国临床药理学与治疗学，2009，14（5）：586-590.
[149] 王敏，蒋利萍，李秋，等．CD40L、可溶性黏附分子及MMP9在川崎病中的表达及意义［J］．中国免疫学杂志，2006，22（9）：867-869.
[150] 朱增燕，黄艳，施丹枫，等．阿司匹林对川崎病小鼠的治疗作用及其机制研究［J］．临床心血管病杂志，2016，32（1）：59-62.
[151] Pi L，Che D，Long H，et al. Immature platelets and antiplatelet therapy response to aspirin in Kawasaki disease［J］. *Drug Des Devel Ther*，2018，12：1353-1362.
[152] 朱华．阿司匹林对急性期川崎病患儿外周血单个核细胞在肿瘤坏死因子-α刺激条件下的核因子-κB活化和白细胞介素-8表达的影响［D］．江西南昌：南昌大学，2007.
[153] 何岚，刘芳，黄国英．不同剂量丙种球蛋白联合阿司匹林治疗川崎病的多中心试验［C］．浙江湖州：第十三届江浙沪儿科学术会议暨2016年浙江省医学会儿科学学术年会论文集，2016：522-523.
[154] 姚晓利，冯迎军．丙种球蛋白（IVIG）与阿司匹林（ASP）联合治疗川崎病冠状动脉病变疗效分析［J］．海峡药学，2018，30（2）：188-189.
[155] 曾惠，金晶．PTX3与动脉粥样硬化的炎症免疫反应研究分析［J］．中国卫生标准管理，2015，（13）：179-180.
[156] 邱雅慧．血管内皮细胞的功能以及损伤修复与动脉粥样硬化［J］．中国组织工程研究与临床康复，2007（10）：1927-1933.
[157] 李娜娜，王庆志，周立，等．动脉粥样硬化致兔窦房结起搏细胞和细胞间质脂质浸润［J］．中国临床解剖学杂志，2011（04）：433-435.
[158] 李磊，戴敏．动脉粥样硬化血管内皮分泌功能失调与平滑肌细胞增殖［J］．中国药理学通报，2010（02）：155-158.
[159] 刘俊田．动脉粥样硬化发病的炎症机制的研究进展［J］．西安交通大学学报（医学版），2015，36（2）：141-152.
[160] Burleigh ME，Babaev VR，Oates JA，et al. Cyclooxygenase-2 promotes early atherosclerotic lesion formation in LDL receptor-deficient mice［J］. *Circulation*，2002，105（15）：1816-1823.

[161] Burleigh ME, Babaev VR, Yancey PG, et al. Cyclooxygenase-2 promotes early atherosclerotic lesion formation in ApoE - deficient and C57BL/6 mice [J]. *Journal of Molecular and Cellular Cardiology*, 2005, 39 (3): 443-452.
[162] Hung BK, Kwon HM, Lee BK, et al. Coexpression of cyclooxygenase-2 and matrix metalloproteinases in human aortic atherosclerotic lesions [J]. *Yonsei Medical Journal*, 2000, 41 (1): 82-88.
[163] Burleigh ME, Babaev VR, Patel MB, et al. Inhibition of cyclooxygenase with indomethacin phenethylamide reduces atherosclerosis in apoE-null mice [J]. *Biochemical Pharmacology*, 2005, 70 (3): 334-42.
[164] 姜昕，左彦方，郭毅，等. 阿司匹林对兔动脉粥样硬化及其炎性过程的影响 [J]. 华中科技大学学报（医学版），2008，37 (4): 486-489.
[165] 于晓玲，杨钰，刘叶. 阿司匹林对兔动脉粥样硬化形成的影响 [J]. 山东医药，2008，48 (32): 47-48.
[166] Ning Ma, Yajun Yang, Jianyong Li, et al. UPLC - Q - TOF/MS - based metabonomic studies on the intervention effects of aspirin eugenol ester in atherosclerosis hamsters [J]. *Scientific Reports*, 2017, 7: 10544.
[167] 华轶男，薛洁，谢梅林，等. 阿司匹林对高脂性动脉粥样硬化兔血脂及血小板聚集的影响 [J]. 苏州大学学报（医学版），2007，27 (6): 855-858.
[168] 邱雅慧. 血管内皮细胞的功能以及损伤修复与动脉粥样硬化 [J]. 中国组织工程研究与临床康复，2007，11 (10): 1927-1933.
[169] 鲍晓梅，陆国平. 高同型半胱氨酸血症致血管内皮损伤与早期动脉粥样硬化 [J]. 医学综述，2009, 15 (2): 191-193.
[170] 曾华甦，蔺艳军，王长谦，等. Ox-LDL 对 THP-1 巨噬细胞迁移功能、micro RNA21 表达及 MAPK 通道磷酸化的影响 [J]. 心血管康复医学杂志，2018，27 (3): 241-246.
[171] 薛峰，杜从阔，耿彬，等. CSE /H_2S 通过 KLF6 拮抗 ox-LDL 诱导的内皮细胞炎症反应 [J]. 中国动脉硬化杂志，2018，26 (6): 550-556.
[172] 任开新，闫国良，张业，等. DAPT 在 ox-LDL 损伤 HUVECs 过程中的细胞保护作用 [J]. 中国病理生理杂志，2017，33 (6): 1125-1129.
[173] 邓华菲，李坚，张文龙，等. PI3K/Akt /eNOS 信号通路在葛根素抑制 ox-LDL 诱导的血管内皮细胞组织因子表达中的作用 [J]. 中国病理生理杂志，2017，33 (7): 1214-1218.
[174] 康超，张秋香，赵美丽. 黄芩苷对 ox-LDL 诱导的人脐静脉内皮细胞损伤的保护作用 [J]. 中国动脉硬化杂志，2017，25 (4): 365-368.
[175] 令狐克刚，曾玉，沈祥春，等. 基于 p-Akt/eNOS 信号的阿司匹林对 ox-LDL 诱导的人主动脉内皮细胞损伤的保护作用 [J]. 贵阳医学院学报，2015，40 (8) 785-788，792.
[176] 吴伟，齐若梅，李睿，等. 阿司匹林抑制 ox-LDL 诱导内皮细胞炎症分子表

达的研究［J］. 中国药理学通报，2007，23（4）：472-475.
［177］ 潘丽婷，陈桢玥，陆国平. 阿司匹林在动脉粥样硬化中的抗炎作用［J］. 上海交通大学学报（医学版），2012，32（4）：519-523.
［178］ 王桂红，王拥军. 小剂量阿司匹林在动脉粥样硬化中的抗炎作用［J］. 中国卒中杂志，2008，3（4）：291-296.
［179］ 邱满堂，吴晓燕，戚晓红. 阿司匹林抑制动脉粥样硬化作用机制的研究进展［J］. 现代生物医学进展，2010，10（19）：3757-3759.
［180］ 张峻，陈纪林，顾晴，等. 抗血小板药物与阻断 CD40 信号对动脉粥样硬化的影响［J］. 中华循环杂志，2008，23（1）：57-61.
［181］ Unek IT，Bayraktar F，Solmaz D，et al. Enhanced levels of soluble CD40 ligand and C-reactive protein in a total of 312 patients with metabolic syndrome［J］. *Metabolism*，2010，59（3）：305-313.
［182］ Enomoto Y，Adachi S，Matsushima - Nishiwaki R，et al. Thromboxane A_2 promotes soluble CD40 ligand release from human platelets［J］. *Atherosclerosis*，2010，209（2）：415-421.
［183］ Linton MF，Fazio S. Cyclooxygenase-2 and atherosclerosis［J］. *Current Opinion in Lipidology*，2002，13（5）：497-504.
［184］ Linton MF，Fazio S. Cyclooxygenase-2 and inflammation in atherosclerosis［J］. *Current Oopinion in Pharmacology*，2004，4（2）：116-123.
［185］ Kopp E，Ghosh S. Inhibition of NF-kappa B by sodium salicylate and aspirin［J］. *Science*，1994，265（5174）：956-959.
［186］ Pierce JW，Read MA，Ding H，et al. Salicylates inhibit I kappa B-alpha phosphorylation，endothelial-leukocyte adhesion molecule expression，and neutrophil transmigration［J］. *Journal of Immunology*，1996，156（10）：3961-3969.
［187］ Petri MH，Laguna-Fernandez A，Arnardottir H，et al. Aspirin-triggered lipoxin A4 inhibits atherosclerosis progression in apolipoprotein $E^{-/-}$ mice［J］. *British Journal of Pharmacology*，2017，174（22）：4043-4054.
［188］ 齐若梅，赵金晶，吴伟，等. 阿司匹林对氧化型低密度脂蛋白诱导内皮细胞炎症损伤的抑制作用［J］. 中国动脉硬化杂志，2007，15（7）：540.
［189］ 何志旭，廖清奎，徐学聚，等. 阿司匹林对炎症条件下人血管内皮细胞一氧化氮的产生及诱导型一氧化氮合酶 mRNA 表达的影响［J］. 中国病理生理杂志，2001，17（11）：1081-1084.
［190］ 何志旭，廖清奎，周同甫，等. 细胞铁代谢变化参与阿司匹林抗氧化作用的调控机制［J］. 中国病理生理杂志，2002，18（2）：136-139.
［191］ 邓晟，邓盘月，李元建，等. 小剂量阿司匹林对 LDL 所致内皮损伤的保护作用与内源性一氧化氮合酶抑制物的关系［J］. 中南药学，2004，2（2）：69-73.
［192］ 童辉煜，黄裕立，胡允兆. 基质金属蛋白酶 9 在动脉粥样硬化中的研究进展

[J]. 中国动脉硬化杂志，2016，24（8）：855-859.
[193] 姜昕，郭毅，左彦方，等. 小剂量阿司匹林对动脉粥样硬化兔主动脉 MMP-2 表达的影响 [J]. 疑难病杂志，2011，10（1）：40-42.
[194] 薛洁，华轶男，谢梅林，等. 阿司匹林抑制兔腹主动脉粥样斑块破裂及 MMP-2 表达的研究 [J]. 中国药理学通报，2008，24（10）：1335-1339.
[195] 谢梅林. 阿司匹林通过 PPAR α/γ 和 TIMP1 介导机制抑制 MMP-2 和 MMP-9 的表达及活性 [C]. 江苏苏州：苏州市自然科学优秀学术论文汇编（2008—2009），2010，168.
[196] 鲁立，彭家和，江渝，等. 阿司匹林对 THP-1 来源巨噬细胞 MMP-9 的表达及其活性的影响 [J]. 现代生物医学进展，2006，6（12）：21-23.
[197] 齐永，高江平，赵亚力，等. 阿司匹林对基质金属蛋白酶 9 启动子活性的影响 [J]. 中国临床药理学与治疗学，2005，10（10）：1190-1193.
[198] Moran A E，Roth G A，Narula J，et al. 1990-2010 global cardiovascular disease atlas [J]. *Glob Heart*，2014，9（1）：3-16.
[199] Newton J N，Briggs A D，Murray C J，et al. Changes in health in England，with analysis by English regions and areas of deprivation，1990-2013：a systematic analysis for the Global Burden of Disease Study 2013 [J]. *Lancet*，2015.
[200] Otsuka F，Yasuda S，Noguchi T，et al. Pathology of coronary atherosclerosis and thrombosis [J]. *Cardiovasc Diagn Ther*，2016，6（4）：396-408.
[201] 徐启江，刘媛媛. 预测急性心梗后复发性心脏事件的血栓形成因子的性别差异 [J]. 国外医学-心血管疾病分册，2001（02）：126.
[202] 熊亚楠. 脑缺血性中风抗血栓治疗的研究进展 [J]. 安徽医药，2014（02）：217-220.
[203] 逄健，张丽丽，刘晶晶. 尿毒清联合血栓通治疗慢性肾衰竭疗效观察 [J]. 现代中西医结合杂志，2016（25）：2784-2786.
[204] 田妮，郭海科，金海鹰，等. 复方血栓通对糖尿病白内障患者超乳术后黄斑水肿的预防作用 [J]. 国际眼科杂志，2012（06）：1163-1165.
[205] 廖军，周瑜博，刘振峰. 慢性阻塞性肺病继发骨质疏松患者血栓前状态 [J]. 中国老年学杂志，2014（19）：5450-5451.
[206] 魏欣，王威威，崔国辉，等. 以血栓和骨质疏松为靶的伪肽研究进展 [J]. 首都医科大学学报，2005（01）：33-36.
[207] 杨国君. 阿司匹林一级预防获益机制新解 [J]. 中国实用内科杂志，2012（04）：274-276.
[208] 张善春，郑刚. 阿司匹林在心血管病一级预防中的新证据新指南 [J]. 中华老年心脑血管病杂志，2012（11）：1224-1225.
[209] 李萍. 血管内皮细胞病理生理作用的研究进展 [J]. 微循环学杂志，2014，24（4）：1-7.
[210] Ning Ma，Xi-Wang Liu，Ya-Jun Yang，et al. Preventive Effect of Aspirin

Eugenol Ester on Thrombosis in κ-Carrageenan-Induced Rat Tail Thrombosis Model [J]. *PLoS One*, 2015, 10 (7): e0133125.

[211] Ning Ma, Xi-Wang Liu, Ya-Jun Yang, et al. Evaluation on antithrombotic effect of aspirin eugenol ester from the view of platelet aggregation, hemorheology, TXB_2/6-keto-$PGF_{1\alpha}$ and blood biochemistry in rat model [J]. *BMC Veterinary Research*, 2016, 12: 108.

[212] 申栋帅. AEE在肺栓塞及血瘀动物模型中的抗血栓作用及其抗血小板聚集机制 [D]. 北京: 中国农业科学院研究生院, 2018.

[213] 雷瑚仪, 韩素芳. 阿司匹林对老年原发性血小板增多症血小板活化及血液流变学的影响 [J]. 中国现代医学杂志, 2015, 25 (11): 94-96.

[214] Ning Ma, Guan-Zhou Yang, Xi-Wang Liu, et al. Impact of Aspirin Eugenol Ester on Cyclooxygenase-1, Cyclooxygenase-2, C-Reactive Protein, Prothrombin and Arachidonate 5-Lipoxygenase in Healthy Rats [J]. *Iranian Journal of Pharmaceutical Research*, 2017, 16 (4): 1443-1451.

[215] 李薇, 王远亮, 蔡绍皙, 等. 丹皮酚和阿司匹林对大鼠血液流变性影响的比较 [J]. 中草药, 2000, 31 (1): 29-31.

[216] Patrono C, Roth GJ. Aspirin in ischemic cerebrovascular disease. How strong is the case for a different dosing regimen? [J]. *Stroke*, 1996, 27 (4): 756-60.

[217] Goetzl EJ, Goetzl L, Karliner JS, et al. Human plasma platelet-derived exosomes: effects of aspirin [J]. *FASEB Journal*, 2016, 30 (5): 2058-63.

[218] Garcia A, Shankar H, Murugappan S, et al. Regulation and functional consequences of ADP receptor-mediated ERK2 activation in platelets [J]. *Biochemical Journal*, 2007, 404 (2): 299-308.

[219] 霍志军, 王金鑫, 王瑞雪, 等. 阿司匹林抗血小板聚集的监测和机制研究 [J]. 世界临床药物, 2016, 37 (2): 124-128.

[220] 张文超, 韦建瑞, 蒋作锋, 等. 流式细胞术检测阿司匹林对冠心病患者血小板活化标志物的影响 [J]. 中国医院药学杂志, 2007, 27 (2): 164-167.

[221] Di Maso M, Bosetti C, La Vecchia C, et al. Regular aspirin use and nasopharyngeal Cancer risk: A case-control study in Italy [J]. *Cancer epidemiology*, 2015, 39 (4): 545-547.

[222] Epplein M, Nomura AM, Wilkens LR, et al. Nonsteroidal antiinflammatory drugs and risk of gastric adenocarcinoma: the multiethnic cohort study [J]. *American journal of epidemiology*, 2009, 170 (4): 507-514.

[223] Brown CJ, Gallinger S, Church J. Members of the Evidence-Based Reviews in Surgery Group. Long-term effects of aspirin on Colo-rectal cancer [J]. *Journal of the American College of Surgeons*, 2012, 214 (6): 1023-1026.

[224] Muranushi C, Olsen CM, Pandeya N, et al. Aspirin and nonsteroidal anti-inflammatory drugs can prevent cutaneous squamous cell carcinoma: a systematic review

and meta-analysis [J]. *Journal of investigative dermatology*, 2015, 135 (4): 975-983.
[225] 冯鹏辉, 薛步升, 廖芷绮, 等. 阿司匹林的肿瘤免疫调节作用与机制 [J]. 中国免疫学杂志, 2017, 33 (9): 1435-1440.
[226] 丁江华, 刘玉琴, 袁利亚, 等. COX-2 非依赖性途径介导的阿司匹林抗癌作用 [J]. 基础医学与临床, 2013, 33 (10): 1131-1133.
[227] 张翅腾, 王毅. COX2-PGE2 调节肿瘤的发生和发展机制研究进展 [J]. 西南军医, 2018, 20 (1): 50-53.
[228] Nasry WHS, Rodriguez - Lecompte JC, Martin CK. Role of COX - 2/PGE2 Mediated Inflammation in Oral Squamous Cell Carcinoma [J]. *Cancers* (*Basel*), 2018, 10 (10). pii: E348. doi: 10. 3390/cancers 10100348.
[229] Roseweir AK, Powell AG, Bennett L, et al. Relationship between tumour PTEN/Akt/COX-2 expression, inflammatory response and survival in patients with colorectal cancer [J]. *Oncotarget*, 2016, 7 (43): 70601-70612.
[230] 杨冰. 肿瘤相关巨噬细胞过表达 COX-2 对乳腺癌恶性进程的影响及分子机制研究 [D]. 重庆: 重庆医科大学, 2014.
[231] Hugo HJ, Saunders C, Ramsay RG, et al. New Insights on COX-2 in Chronic Inflammation Driving Breast Cancer Growth and Metastasis. [J]. *Journal of mammary gland biology and neoplasia*, 2015, 20 (3-4): 109-119.
[232] 李芳, 王学红. P53 基因及 COX-2 在胃癌发生发展中的作用研究进展 [J]. 医学信息, 2015, 28 (50): 388-389.
[233] 赖铭裕, 黄杰安, 梁志海, 等. 阿司匹林对结肠癌细胞株 SW480 生长增殖和诱导凋亡作用及其机制研究 [J]. 广西医科大学学报, 2008, 25 (6): 859-863.
[234] Ding JH, Yuan LY, Huang RB, et al. Aspirin inhibits proliferation and induces apoptosis of multiple myeloma cells through regulation of Bcl-2 and Bax and suppression of VEGF [J]. *European journal of haematology*, 2014, 93 (4): 329-339.
[235] 田赟, 李楠, 叶英, 等. 阿司匹林对结肠炎相关结直肠癌小鼠模型肿瘤细胞凋亡的影响 [J]. 临床肿瘤学杂志, 2012, 17 (12): 1062-1065.
[236] 杨晓东, 王杉, 于永祥, 等. 细胞核因子 NF-κB 在人大肠癌组织中的表达及意义 [J]. 中华普通外科杂志, 2000, 15 (6): 367-369.
[237] 于洪波, 姚登福. 核转录因子 κB 活化途径干预对肝细胞癌变的影响 [J]. 中国临床药理学与治疗学, 2008, 13 (2): 228-233.
[238] 姚红波. 阿司匹林对胃癌细胞增殖和核因子 κB 表达的影响 [D]. 江苏大学, 2009.
[239] 姚红波, 李永金, 陶燕, 等. 阿司匹林对胃癌细胞株 SGC-7901 增殖及核因子 κB 表达的影响 [J]. 江苏大学学报 (医学版), 2009, 18 (1): 39-42, 93.

[240] 李永金，姚红波，陶燕，等．阿司匹林经核因子-κB 信号通路抑制胃癌细胞株 AGS 生长［J］．临床检验杂志，2010，28（4）：291-293.

[241] 张伟，孙惠川，熊宇泉，等．阿司匹林抑制核因子-κB 增强索拉非尼对肝癌的促凋亡作用［J］．中华实验外科杂志，2011，28（10）：1620-1622.

[242] Uddin S，Ahmed M，Hussain A，et al. Cyclooxygenase-2 inhibition inhibits PI3K/AKT kinase activity in epithelial ovarian cancer［J］. *International journal of cancer*，2010，126（2）：382-394.

[243] Park IS，Jo JR，Hong H，et al. Aspirin induces apoptosis in YD-8 human oral squamous carcinoma cells through activation of caspases，down-regulation of Mcl-1，and inactivation of ERK-1/2 and AKT［J］. *Toxicol In Vitro*，2010，24：713-720.

[244] Din FV，Valanciute A，Houde VP，et al. Aspirin inhibits mTOR signaling，activates AMP-activated protein kinase，and induces autophagy in colorectal cancer cells［J］. *Gastroenterology*，2012，142：1504-1515.

[245] Xiang S，Sun Z，He Q，et al. Aspirin inhibits ErbB2 to induce apoptosis in cervical cancer cells［J］. *Medical oncology*，2010，27（2）：379-387.

[246] Hirst D，Robson T. Nitric oxide in cancer therapeutics：interaction with cytotoxic chemotherapy［J］. *Current pharmaceutical design*，2010，16（4）：411-420.

[247] Zhou H，Huang L，Sun Y，et al. Nitric oxide-donating aspirin inhibits the growth of pancreatic cancer cells through redox-dependent signaling［J］. *Cancer Letters*，2009，273（2）：292-299.

[248] Garcia D，Quintana D. Thrombosis and malignancy：a case-based review［J］. *Seminars in hematology*，2011，48（4）：259-263.

[249] Algra AM，Rothwell PM. Effects of regular aspirin on long-term cancer incidence and metastasis：a systematic comparison of evidence from observational studies *versus* randomised trials［J］. *Lancet Oncology*，2012，13（5）：518-527.

[250] Bos CL，Kodach LL，van den Brink GR，et al. Effect of aspirin on the Wnt/beta-catenin pathway is mediated via protein phosphatase 2A［J］. *Oncogene*，2006，25（49）：6447-6456.

[251] 陈锡群，蔡定芳．酪氨酸羟化酶与帕金森病［J］．国外医学神经病学神经外科学分册，2001，28（1）：59-62.

[252] 王芳．阿司匹林对脂多糖诱导帕金森病模型多巴胺能神经元保护作用及其机制的实验研究［D］．武汉：华中科技大学，2011.

[253] Teismann P，Ferger B. Inhibition of the cyclooxygenase isoenzymes COX-1 and COX-2 provide neuroprotection in the MPTP-mouse model of Parkinson's disease［J］. *Synapse*，2001，39（2）：167-74.

[254] Strickland IT，Richards L，Holmes FE，et al. Axotomy-induced miR-21 promotes axon growth in adult dorsal root ganglion neurons［J］. *PLoS One*，2011，6（8）：e23423.

[255] Chaturvedi RK, Beal MF. PPAR: a therapeutic target in Parkinson's disease [J]. *Journal of neurochemistry*, 2008, 106 (2): 506-518.

[256] Fu Y, Zhen J, Lu Z. Synergetic Neuroprotective Effect of Docosahexaenoic Acid and Aspirin in SH-Y5Y by Inhibiting miR-21 and Activating RXRα and PPARα [J]. *DNA and Cell Biology*, 2017, 36 (6): 482-489.

[257] Di Matteo V, Pierucci M, Di Giovanni G, et al. Aspirin protects striatal dopaminergic neurons from neurotoxin-induced degeneration: an *in vivo* microdialysis study [J]. *Brain Research*, 2006, 1095 (1): 167-77.

[258] Okamoto M, Liu W, Luo Y, et al. Constitutively active inflammasome in human melanoma cells mediating autoinflammation viacaspase-1 processing and secretion of interleukin-1beta [J]. *Journal of Biological Chemistry*, 2010, 285 (9): 6477-88.

[259] Poynter ME. Airway epithelial regulation of allergic sensitization in asthma [J]. *Pulmonary Pharmacology & Therapeutics*, 2012, 25 (6): 438-46.

[260] Sangiuliano B, Pérez NM, Moreira DF, et al. Cell Death-Associated Molecular-Pattern Molecules: Inflammatory Signaling and Control [J]. *Mediators of Inflammation*, 2014, 821043.

[261] de Rivero Vaccari JP, Lotocki G, Marcillo AE, et al. A molecular platform in neurons regulates inflammation after spinal cord injury [J]. *Journal of Neuroscience*, 2008, 28 (13): 3404-3414.

[262] Zaki MH, Vogel P, Body-Malapel M, et al. IL-18 Production Downstream of the Nlrp3 Inflammasome Confers Protection against Colorectal Tumor Formation [J]. *Journal of Immunology*, 2010, 185 (8): 4912-4920.

[263] Abais JM, Xia M, Zhang Y, et al. Redox Regulation of NLRP3 Inflammasomes: ROS as Trigger or Effector? [J]. *Antioxidants & Redox Signaling*, 2015, 22 (13): 1111-1129.

[264] Johnston JB, Rahman MM, McFadden G. Strategies that modulate inflammasomes-insights from host-pathogen interactions [J]. *Seminars in Immunopathology*, 2007, 29 (3): 261-274.

[265] Latz E, Xiao TS, Stutz A. Activation and regulation of the inflammasomes [J]. *Nature Reviews Immunology*, 2013, 13 (6): 397-411.

[266] Jo EK, Kim JK, Shin DM, et al. Molecular mechanisms regulating NLRP3 inflammasome activation [J]. *Cellular & molecular immunology*, 2016, 13 (2): 148-159.

[267] 杜秀明. 阿司匹林通过抑制 NLRP3 炎症小体激活对 1-甲基 4-苯基-1, 2, 3, 6-四氢吡啶诱导的帕金森病小鼠模型发挥神经保护作用 [D]. 上海: 第二军医大学, 2016.

[268] Zhang JM, Wu MN, Qi JS, et al. Amyloid beta-protein fragment 31-35

suppresses longterm potentiation in hippocampal CA1 region of rats *in vivo* [J]. *Synapse*, 2006, 60 (4): 307-313.

[269] 张俊芳，侯磊，祁金顺. β-淀粉样蛋白 25-35 和 31-35 片段对大鼠在体海马长持续长时程增强抑制作用的研究 [J]. 中国老年学杂志，2009，29 (7): 777-780.

[270] 拓西平，朱嘉琦，贾丽艳，等. β-淀粉样蛋白对海马神经元活性氧浓度的影响 [C]. 海南海口：第七届全国老年医学学术会议暨海内外华人老年医学学术会议论文汇编，2004.

[271] 贾丽艳，拓西平，朱嘉琦，等. Aβ 对小胶质细胞中 IL-1β 及 iNOS mRNA 水平的影响 [J]. 实用老年医学，2005，19 (3): 132-134.

[272] 贾丽艳，拓西平，朱嘉琦. 侧脑室注射 β-淀粉样肽对大鼠海马内 IL-1β 及 iNOS mRNA 水平的影响 [J]. 中国微循环，2005，9 (3): 164-166.

[273] Haas J, Storch-Hagenlocher B, Biessmann A, et al. Inducible nitric oxide synthase and argininosuccinate synthetase: co-induction in brain tissue of patients with Alzheimer's dementia and following stimulation with beta-amyloid 1-42 *in vitro* [J]. *Neuroscience letters*, 2002, 322 (2): 121-125.

[274] Law A, Gauthier S, Quirion R. Say NO to Alzheimer's disease: the putative links between nitric oxide and dementia of the Alzheimer's type [J]. *Brain research. Brain research reviews*, 2001, 35 (1): 73-96.

[275] 车宇，李柱一，苗建亭，等. β-淀粉样蛋白对海马神经元钙离子浓度的影响及其机制研究 [J]. 中国神经免疫学和神经病学杂志，2003，10 (2): 75-78.

[276] 朱嘉琦，拓西平，贾丽艳. β-淀粉样蛋白对海马神经元钙离子浓度的影响 [C]. 海南海口：第七届全国老年医学学术会议暨海内外华人老年医学学术会议论文汇编，2004，51.

[277] Griffin WS, Sheng JG, Royston MC, et al. Glial - neuronal interactions in Alzheimer's disease: the potential role of a 'cytokine cycle' in disease progression [J]. *Brain pathology*, 1998, 8 (1): 65-72.

[278] 孙小毛，拓西平. 阿司匹林在阿尔茨海默病防治中作用机制研究进展 [J]. 中华临床医师杂志（电子版），2011，5 (14): 4177-4179.

[279] Hirohata M, Ono K, Naiki H, et al. Non-steroidal anti-inflammatory drugs have anti-amyloidogenic effects for Alzheimer's beta-amyloid fibrils *in vitro* [J]. *Neuropharmacology*, 2005, 49 (7): 1088-1099.

[280] Tortosa E, Avila J, Pérez M. Acetylsalicylic acid decreases tau phosphorylation at serine 422 [J]. *Neuroscience Letters*, 2006, 396 (1): 77-80.

[281] 章卓，刘明华，秦大莲，等. 阿司匹林与黄芪颗粒合用对大鼠 Alzheimer's 模型炎症因子影响研究 [J]. 四川生理科学杂志，2009，31 (1): 9-11.

[282] 郭振辉，洪新，毛宝龄，等. 阿司匹林新的抗炎机制研究 [J]. 中国危重病急救医学，2000，12 (10): 602-605.

[283] 丁正，周海霞．多奈哌齐联合阿司匹林治疗轻度 Alzheimer 病疗效观察［J］．齐齐哈尔医学院学报，2010，31（17）：3721-2722.

[284] Asanuma M，Nishibayashi-Asanuma S，Miyazaki I，et al. Neuroprotective effects of non-steroidal anti-inflammatory drugs by direct scavenging of nitric oxide radicals［J］. *Journal of neurochemistry*，2001，76（6）：1895-1904.

[285] Bode-Böger SM，Martens-Lobenhoffer J，Täger M，et al. Aspirin reduces endothelial cell senescence［J］. *Biochemical and biophysical research communications*，2005，334（4）：1226-1232.

[286] Ciabattoni G，Porreca E，Di Febbo C，et al. Determinants of platelet activation in Alzheimer's disease［J］. *Neurobiology of aging*，2007，28（3）：336-342.

[287] 史瑞林．阿司匹林的临床应用及常见不良反应［J］．中国现代药物应用，2010，4（13）：130-131.

[288] 朱同贞．阿司匹林防治老年痴呆的临床应用［J］．世界最新医学信息文摘，2015，15（48）：20.

[289] Candelario-Jalil E，Akundi RS，Bhatia HS，et al. Ascorbic acid enhances the inhibitory effect of aspirin on neuronal cyclooxygenase-2-mediated prostaglandin E2 production［J］. *Journal of neuroimmunology*，2006，174（1-2）：39-51.

[290] Legler DF，Bruckner M，Uetz-von Allmen E，et al. Molecules in focus Prostaglandin E2 at new glance：Novel insights in functional diversity offer therapeutic chances［J］. *The international journal of biochemistry & cell biology*，2010，42（2）：198-201.

[291] Iwata R，Kitagawa K，Zhang NY，et al. Non-steroidal anti-inflammatory drugs protect amyloid β protein-induced increase in the intracellular Cl-concentration in cultured rat hippocampal neurons［J］. *Neuroscience letters*，2004，367（2）：156-159.

[292] Pomponi MF，Gambassi G，Pomponi M，et al. Why docosahexaenoic acid and aspirin supplementation could be useful in women as a primary prevention therapy against Alzheimer's disease?［J］. *Ageing research reviews*，2011，10（1）：124-131.

[293] Szekely CA，Breitner JC，Fitzpatrick AL，et al. NSAID use and dementia risk in the Cardiovascular Health Study：role of APOE and NSAID type［J］. *Neurology*，2008，70（1）：17-24.

[294] Ayyadevara S，Balasubramaniam M，Kakraba S，et al. Aspirin-Mediated Acetylation Protects Against Multiple Neurodegenerative Pathologies by Impeding Protein Aggregation［J］. *Antioxidants & redox signaling*，2017，27（17）：1383-1396.

[295] Thomas T，Nadackal TG，Thomas K. Aspirin and non-steroidal anti-inflammatory drugs inhibit amyloid-beta aggregation［J］. *Neuroreport*，2001，12（15）：3263-3267.

[296] Hirohata M, Ono K, Morinaga A, et al. Non-steroidal anti-inflammatory drugs have potent anti-fibrillogenic and fibril-destabilizing effects for alpha-synuclein fibrils *in vitro* [J]. *Neuropharmacology*, 2008, 54 (3): 620-627.
[297] 王越．阿司匹林对 $A\beta_{25-35}$诱导神经元炎性损伤的保护作用研究 [D]. 上海：第二军医大学, 2016.
[298] 王士博．阿司匹林对阿尔茨海默病模型鼠海马区炎性因子表达影响及机制研究 [D]. 上海：第二军医大学, 2017.
[299] 高强, 徐评议．阿司匹林对阿尔茨海默病患者脑脊液中细胞因子表达的影响 [J]. 中国综合临床, 2007, 23 (9): 799-800.
[300] 冯殿伟．抑郁症治疗靶标及其药物研发进展 [J]. 中国医院药学杂志, 2018, 38 (4): 443-449.
[301] 黄良峰, 陈洋洋, 赵炳功, 等．抑郁症的成因及其新药治疗研究进展 [J]. 现代生物医学进展, 2018, 18 (1): 180-185.
[302] Aleman A, D amiaan D. A road map for suicide research and prevention [J]. *Nature*, 2014, 509 (7501): 421-423.
[303] Ferrari AJ, Charlson FJ, Norman RE, et al. Burden of Depressive Disorders by Country, Sex, Age, and Year: Findings from the Global Burden of Disease Study 2010 [J]. *PLoS Medicine*, 2013, 10 (11): e1001547.
[304] Young JJ, Bruno D, Pomara N. A review of the relationship between proinflammatory cytokines and major depressive disorder [J]. *Journal of affective disorders*, 2014, 169: 15-20.
[305] Howren MB, Lamkin DM, Suls J. Associations of depression with C-reactive protein, IL-1, and IL-6: a meta-analysis [J]. *Psychosomatic medicine*, 2009, 71 (2): 171-186.
[306] Miller AH, Haroon E, Raison CL, et al. Cytokine targets in the brain: impact on neurotransmitters and neurocircuits [J]. *Depression and anxiety*, 2013, 30 (4): 297-306.
[307] Kronfol Z, Remick DG. Cytokines and the brain: implications for clinical psychiatry [J]. *The American Journal of Psychiatry*, 2000, 157: 683-694.
[308] 黄庆军, 刘惠敏, 甘露, 等．脂多糖与阿司匹林对应激所致大鼠行为性抑郁的对照研究 [J]. 中华精神科杂志, 2004, 37 (4): 236-240.
[309] Bhatt S, Shukla P, Raval J, et al. Role of Aspirin and Dexamethasone against Experimentally Induced Depression in Rats [J]. *Basic & Clinical Pharmacology & Toxicology*, 2016, 119 (1): 10-18.
[310] 张红梅, 王伟, 尚靖, 等．干扰素导致抑郁症的潜在机制和临床干预 [J]. 药学进展, 2009, 33 (4): 152-157.
[311] Sarkar S, Schaefer M. Antidepressant pretreatment for the prevention of interferon alfa-associated depression: a systematic review and meta-analysis [J]. *Psychosomatics*, 2014, 55 (3): 221-34.

[312] Hoyo-Becerra C, Schlaak JF, Hermann DM. Insights from interferon-α-related depression for the pathogenesis of depression associated with inflammation [J]. *Brain, behavior, and immunity*, 2014, 42: 222-31.

[313] Malek-Ahmadi P, Hilsabeck RC. Neuropsychiatric complications of interferons: classification, neurochemical bases, and management [J]. *Annals of clinical psychiatry*, 2007, 19 (2): 113-123.

[314] Schiepers OJ, Wichers MC, MaesM. Cytokines and major depression [J]. *Progress in neuro-psychopharmacology & biological psychiatry*, 2005, 29 (2): 201-217.

[315] Castéra L, Zigante F, Bastie A, et al. Incidence of interferon alfa-induced depression in patients with chronic hepatitis C [J]. *Hepatology*, 2002, 35 (4): 978-979.

[316] Bonaccorso S, Marino V, Biondi M, et al. Depression induced by treatment with interferon-alpha in patients affected by hepatitis C virus [J]. *Journal of affective disorders*, 2002, 72 (3): 237-241.

[317] Hauser P, Khosla J, Aurora H, et al. A prospective study of the incidence and open-label treatment of interferon-induced major depressive disorder in patients with hepatitis C [J]. *Molecular psychiatry*, 2002, 7 (9): 942-947.

[318] Malaguarnera M, Laurino A, Di Fazio I, et al. Neuropsychiatric effects and type of IFN-alpha in chronic hepatitis C [J]. *Journal of interferon & cytokine research*, 2001, 21 (5): 273-278.

[319] Capuron L, Dantzer R. Cytokines and depression: the need for a new paradigm [J]. *Brain, behavior, and immunity*, 2003, 17 (Suppl 1): S119-S124.

[320] Bhatt S, Pundarikakshudu K, Patel P, et al. Beneficial effect of aspirin against interferon-α-2b-induced depressive behavior in Sprague Dawley rats [J]. *Clinical and experimental pharmacology & physiology*, 2016, 43 (12): 1208-1215.

[321] 杨静漠. 阿司匹林联合氟西汀对脂多糖诱导小胶质细胞活性的影响及其机制研究 [D]. 安徽合肥：安徽医科大学，2014.

[322] 周冉. 阿司匹林联合氟西汀对 CUMS 抑郁模型大鼠行为学的影响及其可能机制 [D]. 安徽合肥：安徽医科大学，2011.

[323] 周冉，徐维平，王伟迪，等. 阿司匹林联合氟西汀对 CUMS 抑郁模型大鼠行为学及海马 PKA 表达的影响 [J]. 安徽医科大学学报，2011，46 (1): 40-43.

[324] 邱贵兴，裴福兴，胡侦明，等. 中国骨质疏松性骨折诊疗指南（骨质疏松性骨折诊断及治疗原则）[J]. 中华骨与关节外科杂志，2015，8 (5): 371-374.

[325] Carbone LD, Tylavsky FA, Cauley JA, et al. Association between bone mineral

density and the use of nonsteroidal anti-inflammatory drugs and aspirin：impact of cyclooxygenase selectivity ［J］. *Journal of Bone and Mineral Research*，2003，18（10）：1795-802.

［326］ Bauer DC，Orwoll ES，Fox KM，et al. Aspirin and NSAID use in older women：effect on bone mineral density and fracture risk. Study of Ostcoporotic Fractures Research Group ［J］. *Journal of bone and mineral research*，1996，11（1）：29-35.

［327］ 苏菲，桑宏勋．阿司匹林治疗绝经后骨质疏松症的实验研究进展［J］．中国骨质疏松杂志，2017，23（2）：267-271.

［328］ 陈志文，桑宏勋．阿司匹林治疗骨质疏松的研究进展［J］．中国骨质疏松杂志，2009，15（9）：703-705.

［329］ Yamaza T，Miura Y，Bi Y，et al. Pharmacologic stem cell based intervention as a new approach to osteoporosis treatment in rodents ［J］. *PLoS One*，2008，3（7）：e2615.

［330］ 李才正，苗佳．阿司匹林的临床应用进展［J］．华西医学，2012，27（7）：988-991.

［331］ 陈燕，卢奕，蒋永祥，等．阿司匹林对萘性白内障α-晶状体蛋白分子伴侣活性的保护作用［J］．眼科研究，2010，28（3）：221-224.

［332］ 喻继兵，周辉．阿司匹林对半乳糖性白内障抑制作用的实验研究［J］．眼科研究，2009，27（11）：1015-1018.

［333］ 严宏，张东杲，杨新光．阿司匹林在防治白内障中的作用［J］．中国实用眼科杂志，1999，17（10）：7-8.

［334］ Swamy MS，Abraham EC. Inhibition of lens crystallin glycation and high molecular weight aggregate formation by aspirin *in vitro* and *in vivo* ［J］. *Investigative ophthalmology and visual science*，1989，30（6）：1120-1126.

［335］ Walsh SW，Wang Y. Secretion of lipid peroxides by the human placenta ［J］. *American journal of obstetrics and gynecology*，1993，169（6）：1462-1466.

［336］ Crompton M，Rixon KC，Harding JJ. Aspirin prevents carbamylation of soluble lens proteins and prevents cyanate-induced phase separation opacities *in vitro*：a possible mechanism by which aspirin could prevent cataract ［J］. *Experimental eye research*，1985，40（2）：297-311.

［337］ Beswick HT，Harding JJ. Conformational changes induced in bovine lens alpha-crystallin by carbamylation. Relevance to cataract ［J］. *Biochemical journal*，1984，223（1）：221-227.

［338］ Jones RH，Hothersall JS. Increased susceptibility to metal catalysed oxidation of diabetic lens beta L crystallin：possible protection by dietary supplementation with acetylsalicylic acid ［J］. *Experimental eye research*，1993，57（6）：783-790.

[339] Powell ED, Field RA. Diabetic retinopathy and rheumatoid arthritis [J]. *Lancet*, 1964, 2 (7349): 17-18.
[340] Pignone M, Alberts MJ, Colwell JA, et al. Aspirin for primary prevention of cardiovascular events in people with diabetes: a position statement of the American Diabetes Association, a scientific statement of the American Heart Association, and an expert consensus document of the American College of Cardiology Foundation [J]. *Circulation*, 2010, 121 (24): 2694-2701.
[341] 李文通，王家耀，刘兆华，等．阿司匹林对 STZ 糖尿病大鼠外周血白细胞 iNOS mRNA 和胰岛细胞 iNOS 表达的影响 [J]. 山东大学学报（医学版），2005，43（10）：57-59，88.
[342] 张雪勇，刘颖妍，张敏，等．罗格列酮联合阿司匹林治疗 2 型糖尿病伴胰岛素抵抗大鼠的疗效 [J]. 中国新药与临床杂志，2008，27（9）：646-651.
[343] 蒋晓真，顾哲，周斌，等．阿司匹林对 2 型糖尿病病人炎症因子的影响 [J]. 中国新药与临床杂志，2009，28（4）：297-300.
[344] 谭晓珊，秦娟，谭兵兵，等．小剂量阿司匹林对薄型子宫内膜发育的影响 [J]. 中国综合临床，2006，22（5）：86-88.
[345] 张永红．低分子肝素联合小剂量阿司匹林治疗自身免疫型复发性流产的疗效观察 [J]. 中国实用医药，2011，6（2）：62-64.
[346] 张晋，冯慧馨．37 例抗心磷脂抗体阳性的习惯性流产的治疗 [J]. 沈阳医学院学报，2010，12（4）：206-207.
[347] Balasch J, Carmona F, López-Soto A, et al. Low-dose aspirin for prevention of pregnancy losses in women with primary antiphospholipid syndrome [J]. *Human reproduction*, 1993, 8 (12): 2234-2239.
[348] 陈仕珠．胆囊排空调节及功能性排空异常的诊治进展 [J]. 国外医学-内科学分册，1999，26（8）：350-353.
[349] 王亚非，杨卫文，杨景林．阿司匹林对胆囊结石患者胆囊排空及结石形成影响的研究 [J]. 中华消化杂志，2001，21（10）：634-635.
[350] Lee SP, Carey MC, Lamont JT. Aspirin prevention of cholesterol gallstone formation in prairie dogs [J]. *Science*, 1981, 211 (4489): 1429-1431.
[351] 褚志强，尤承忠，秦永林，等．炎症和凝血活化亢进在仓鼠胆囊胆固醇结石形成中作用的实验研究 [J]. 中国病理生理杂志，2005，21（9）：1817-1820.
[352] 邹凯华，张华．阿司匹林的研究进展 [J]. 上海医药，2009，30（02）：64-66.

第六章　阿司匹林的临床研究与应用

第一节　阿司匹林抗炎解热镇痛的研究与应用

阿司匹林是应用最早和最广的非甾体抗炎药。具有抗炎、解热、镇痛、抗风湿和抗血小板聚集等多方面的药理作用，具有作用迅速、药效稳定的优点，且超剂量易于诊断和处理，很少发生过敏反应。常用于感冒发热，头痛、神经痛、关节痛、肌肉痛、牙痛、风湿热、风湿性关节炎及类风湿性关节炎等。

一、阿司匹林在抗炎方面的应用

（一）治疗关节炎

阿司匹林对骨关节炎的治疗具有显著效果，是目前治疗骨关节炎使用最广的药物，可以快速缓解病人症状[1]。现已证实前列腺素是炎性介质、致痛觉敏感和致热物质。阿司匹林可以抑制前列腺素的生成。NSAIDs（Nonsteroidal Antiinflammatory Drugs）是一类不含有甾体结构的抗炎药。NSAIDs 对前列腺素合成酶-环氧化酶有抑制作用。机体内存在两种环氧化酶：即环氧化酶-1 和环氧化酶-2。环氧化酶-1 为结构酶，主要是在胃肠道、肾脏和血小板中表达，产生基础前列腺素，参与机体正常生理过程。环氧化酶-2 为诱导酶，主要是在巨噬细胞、软骨细胞和内皮细胞表达，一旦受到刺激，即产生前腺素参与炎症反应。因此，NSAIDs 对环氧化酶-1 的抑制作用越强，引起的不良反应越大；而对环氧化酶-2的抑制作用越强，产生的疗效越好。

所以非选择性的非甾体类抗炎药在缓解症状的同时亦有损伤消化道黏膜等不良反应，这种副反应在老年人身上表现尤为明显。长期服用阿司匹林对关节软骨基质蛋白聚糖合成有抑制作用，不宜长期服用。

对于风湿性关节炎、强直性脊柱炎、幼年型关节炎以及其他非风湿性炎症的骨骼肌肉疼痛，阿司匹林也能在一定的程度上缓解症状。

1. 治疗风湿性关节炎

阿司匹林能减轻炎症引起的红、肿、热、痛等症状，可迅速缓解风湿性关节炎的症状，大剂量阿司匹林能使风湿热症状在用药后 24~48h 明显好转，故可作为急性风湿热的鉴别诊断依据，用于抗风湿最好用至最大耐受剂量，一般成人剂量为每日 3~5g，分 4 次于饭后服用。

2. 治疗类风湿性关节炎

类风湿性关节炎患者口服阿司匹林治疗时，关节滑液中阿司匹林浓度很低，可用关节腔注射氢化可的松治疗类风湿性关节炎。为了观察关节内注射阿司匹林的效果，Rylance HJ 等[2]试用阿司匹林、醋酸氢化可的松和生理盐水开展了双盲对照试验。

14 例双肩关节僵直和疼痛及 21 例双膝关节疼痛和肿胀的门诊病人，以双盲法分为 2 组：第 1 组比较阿司匹林（20mg）和醋酸氢化可的松（50mg）的效果。10 例患者于一侧肩关节内注射阿司匹林，而另一侧注射醋酸氢化可的松；同样，14 例患者的两侧膝关节分别注入两种药物。第 2 组比较阿司匹林（100mg）和生理盐水的效果，用上述方法对 9 例患者的两侧肩关节和 11 例患者的两侧膝关节内分别注入两种制剂。

治疗前后关节疼痛程度分为 3（严重）、2（中度）、1（轻度）或 0（无疼痛）级。并以量角器测定肩关节外展、屈曲和膝屈曲的活动范围，记录病人对药物选择的嗜好。

3 种制剂在治疗后第 1 周内均可显著改善关节疼痛及运动范围（$P<0.05$ 或 $P<0.01$）；而在治疗后第 2~4 周和第 4~8 周时，各变量比治疗前无明显改变。

临床治疗试验提示阿司匹林关节内注射对类风湿性关节炎病人有缓解症状和改善功能的效果，氢化可的松和盐水具有相同作用。3 种制剂均有效的机理可能是安慰剂作用、滑液吸引作用、注射液的润滑作用和注射时应用局部麻醉药的作用。因此，对既往皮质类固醉关节内注射治疗类风湿性关节炎的价值有再鉴定的必要。

Fries JF 等[3]来自 8 个关节炎、风湿病及老年医学信息系统售后监测中心，在患有类风湿性关节炎的病人中非随机地研究了服用阿司匹林的 1 521例和 NSAIDs 的 4 860例报告进行研究。由症状、检验异常及收院形成的毒性指数记分，以权衡变数的严重程度和副作用的严重程度。

结果显示，阿司匹林的毒性指数仅为 1.37（SE = 0.10），所选择的非水杨酸盐 NSAIDs 则为 1.18~2.90。各中心之间的差异是一致的，在对各种不同病人特征进行统计学校正后仍然存在。不同的阿司匹林制剂具有不同的毒性，普通阿司匹林片记分为 1.36（SE=0.23）、缓释片为 1.10（0.20）、肠溶片为 0.92（0.14）。更重要的是具有显著的剂量依赖性。每日剂量 651~2 600mg 的记分为 0.73（0.09），每日剂量 2 601~3 900mg 的记分为 1.08（0.17），超过 3 900mg 时则为 1.91（0.18）。使用的阿司匹林平均剂量为 2 665mg · d^{-1}，大约 8 片，比过去 16 项关键性的上市前研究用的 3 600~4 800mg · d^{-1} 要低。

以上结果表明，常用剂量的阿司匹林治疗类风湿性关节炎具有极好的安全性，并且是 NSAIDs 中最便宜的。在类风湿性关节炎的新治疗方案中，NSAIDs 可作为症状性治疗和以抗炎为目的的抗风湿药物疗法。最初推荐作为抗炎剂量的阿司匹林现在却难以证明是合理的剂量。因此，把阿司匹林作为类风湿性关节炎的辅助治疗值得进一步研究。

卢向东等[4]分别制备了阿司匹林铜和阿司匹林的外用贴敷剂，针对临床确诊的患有活动期风湿性关节炎和活动期类风湿性关节炎的 80 例患者，开展了对照治疗试验。结果显示阿司匹林贴敷剂，对疼痛、肿胀、压痛等相关症状均有改善作用；相比于阿司匹林，阿司匹林铜的改善作用更为显著。

（二）治疗牙周炎

牙周炎是由局部因素引起的牙周支持组织的慢性炎症。如牙龈炎未能及时治疗，炎症可由牙龈向深层扩散到牙周膜、牙槽骨和牙骨质而发展为牙周炎。待有症状时已较严重，甚至不能保留牙齿。阿司匹林可对重度牙周炎患牙（除下颌中切牙、侧切牙）拔牙创面产生抗凝血作用[5]。

（三）治疗脓毒症

潘志远[6]通过制作角叉莱胶诱导的小鼠足趾肿胀模型，以肿胀度为指标，采用等辐射分析法研究了胆碱和阿司匹林联用的交互作用类型及其与α_7受体的关系，结果表明胆碱和低剂量阿司匹林联用具有协同抗炎作用，α_7受体参与了二者的协同效应。而且胆碱和阿司匹林单独用于防治脓毒症效果有限，但二者联用具有协同增强效应。

（四）抑制炎症反应

赵鑫[7]通过用脂多糖诱发小鼠 RAW246.7 巨噬细胞发生炎症反应。以 RT-PCR 测定 ATF-3、IL-6、TNF-α 和 IL-1β mRNA 表达水平，用 ELISA 法检测细胞培养液中 IL-6 和 TNF-α 蛋白含量的变化。采用 Western Blot 方法检测 ATF-3、TNF-α 及 MAPK 信号途径的相关蛋白表达，用 siRNA 特定基因敲除技术检测表达缺失时对炎症反应的影响，表明阿司匹林能够抑制炎症因子 IL-6、TNF-α 和 IL-1β 的表达，而高浓度的阿司匹林可能通过抑制蛋白表达和影响信号的传导发挥作用。

（五）治疗眼前部炎症

随着前列腺素研究的新进展，消炎痛、阿司匹林等非甾留体抗炎药物逐渐应用于眼科领域。已知阿司匹林通过抑制炎症介质（主要是前列腺素）的合成释放，对破坏血-房水屏障具有强力的抑制作用。国外生产的静脉注射用阿司匹林制剂是阿司匹林投药方式的一次革命，解决了过去只限于口服时血中浓度达不到移行眼内程度的不足，已有报道将其用于治疗眼前部炎症和白内障术中维持散瞳，获得较好效果[8]。

张斌[8]等试制的阿司匹林药膜有以下特点：①药物在膜剂中逐渐被泪液溶解，使结膜囊内药物维持较高而持久的浓度，提高了生物利用度。②阿司匹林局部应用刺激性较强，如制成滴眼剂，因结膜囊内菌物浓度下降快，必须提高药物含量才有效，但易造成眼部其他损害，膜剂克服了这一缺点。③膜剂基质 PVA 的表面活性作用，使药物易于穿透眼组织屏障而起药理作用。从而得出阿司匹林药膜具有抑制或减轻眼外伤后炎症反应、对抗缩瞳的作用，且无明显毒副作用的结论。

（六）治疗小腿慢性溃疡

刘毅[9]选择了 20 名皮肤科初诊病人作随机双盲试验，除去溃疡直径小于 2cm，已服用阿司匹林、抗凝剂和非甾体抗炎药者，每日给予肠溶阿司匹林 300mg 口服。另设对照组，每日口服一片安慰剂。对两组的溃疡创面均给予加压包扎。常规测定生化和血液指标，治疗 2 个月和 4 个月后分别对 2 组的溃疡大小、面积、红斑、重力性湿疹、含铁血黄素沉着等体征进行评估，结果两组表现出明显的不同，尤以 4 个月为显著。阿司匹林组溃疡面的缩小明显快于对照组，2 个月（$P<0.01$），4 个月（$P<0.002$），阿司匹林组治愈率为 38%，对照组治愈率为 0%（$P<0.007$）。阿司匹林治疗组溃疡面明显缩小者占 52%，对照组仅为 36%（$P<0.007$）。阿司匹林影响了前凝血质活性，而且对血液凝固机制也有一定影响。

（七）治疗狼疮性肾炎

狼疮性肾炎（lupusnephritis，LN）是系统性红斑狼疮（SLE）累及患者肾脏导致肾脏损害而出现的一系列临床表现的疾病，出现蛋白尿、水肿、低蛋白血症、肾功能损害等。李有跃等[10]将98例狼疮性肾炎患者随机分为治疗组与对照组，两组均给予泼尼松和调节血脂等基础治疗，治疗组给予环磷酰胺、阿司匹林治疗，对照组用泼尼松和调节血脂等基础治疗；疗程均为12周。结果治疗组24h尿蛋白定量、尿素氮、血肌酐、血脂、血清蛋白、抗核抗体、血压、临床症状等指标的改善、泼尼松的用量和复发率等明显优于对照组。结论表明阿司匹林起到了很好的治疗效果。现代医学研究发现，狼疮性肾炎往往存在高凝状态，阿司匹林具有抗血小板黏附和聚集的作用，可防止血栓的形成，降低血液黏滞度，同时它通过抑制TXA2的形成，抑制TXA2所导致的血管痉挛，从而改善组织器官缺血低氧，修复坏死组织，使疾病得到控制、康复[11]。

（八）治疗银屑病

银屑病俗称“牛皮癣”，是一种常见的易于复发的慢性炎症性皮肤病，特征性损害为红色丘疹，刮之可见层层银白色鳞屑，并显露出潮红膜状基底，再刮则有点状出血。鳞屑性丘疹缓慢增大或融合成大小、形状不一的斑块，边缘清晰。青壮年发病最多，男性发病多于女性，北方多于南方，春冬季易发或加重，夏秋季多缓解。

赵重辉[12]将患者分为治疗组和对照组，治疗组为口服肠溶阿司匹林25mg，双嘧达莫片25mg，VitE 50mg，复方丹参片3片，3次·d^{-1}；外用丙酸氯倍他素乳膏，2~3次·d^{-1}。对照组为口服迪银片10片，分1~2次口服，外用丙酸氯倍他素乳膏，2~3次·d^{-1}。结果发现两组治疗结果差异无统计学意义（$P>0.05$），且无明显不良反应。肠溶阿司匹林治疗银屑病有效。银屑病病因不明显，其病理特点包括表皮增厚、角化过度或角化不全，真皮乳头层毛细血管扩张、迂回。从主要病理特点分析，造成角化过度与环磷酸腺苷代谢有关，环磷酸腺苷可促进细胞分化并抑制增殖。真皮乳头毛细血管扩张则与各种原因引起皮疹、介质分泌增加有关，且毛细血管扩张造成微循环障碍，皮肤营养障碍。故据此制定治疗原则，调节代谢，改善微循环。四联疗法中，肠溶阿司匹林是炎性介质对抗剂，可抑制前列腺素酶合成，减少前列腺素生成，同时可抑制其他炎性介质的产生。

（九）治疗复发性口腔溃疡

复发性口腔溃疡的病因复杂，至今尚未完全阐明。其病理主要表现为溃疡周围的微小血管的非特异性炎症及静脉血栓。齐晓平[13]将21例病人进行试验，其中均为青壮年，最小18岁，最大43岁；男性13例，女性8例；病程最长10余年，最短2年。阿司匹林0.3g，1d 3次，口服，连服1周，而后改为0.3g，1d 1次，连服3周。痊愈：治疗2~3d痊愈，随访3个月以上未复发者；显效：治疗2~3d，口腔溃疡面积明显缩小，疼痛缓解，发作间隔时间延长或2个月内未见复发者。治愈16例，显效5例，均有效。因阿司匹林具有镇痛、抗炎、抗凝血作用，同时也起到了减轻疼痛，消除局部炎症，改善微循环，防止毛细血管闭塞的作用。

（十）与其他成分联合使用的消炎作用

潘文军等[14]合成了阿司匹林锌。阿司匹林锌是在阿司匹林原结构的基础上利用化学合成的方法加上一个锌离子。阿司匹林锌能够避免较强的胃肠刺激症状，又不减弱其抗炎作用。阿司匹林锌有明显的抑制醋酸引起的小鼠腹膜炎性渗出的作用，对角叉莱胶所致的大鼠足趾肿胀也有明显的抑制作用。

许彦芳等[15]以不同比例（1∶10、1∶20、1∶40）混合的消炎痛和阿司匹林的复方药的 LD_{50}和其抗炎、镇痛的 ED_{50}，并与单用相应剂量的消炎痛进行比较。结果表明，1∶20 的复方药可增大 LD_{50}，1∶10 复方药可使消炎痛抗炎 ED_{50}增大，而 1∶40 的复方药则降低其镇痛的 ED_{50}。所以消炎痛与阿司匹林以 1∶20 的比例合用可降低消炎痛的毒性，同时又不影响其抗炎作用。

二、阿司匹林在解热镇痛方面的应用

阿司匹林维生素 C 泡腾片（Aspirin and Vitamin C Effervescent Tablets）和阿司匹林咀嚼片（Aspirin Chewable Tablets），是由德国拜耳医药保健有限公司生产，为 OTC 乙类药品，用于缓解感冒或流感引起的发热、头痛及周身酸痛。

注射用精氨酸阿司匹林，用法用量：肌内注射，以 4mL 注射用水或 0.9%氯化钠注射液溶解后注射；静脉滴注，以 250mL 等渗葡萄糖注射液或氯化钠注射液溶解后立即静滴。

1. 解热

阿司匹林与双嘧达莫的联合使用有很好的解热效果[16]。阿司匹林双嘧达莫片含阿司匹林 75mg，双嘧达莫 25mg，主要用于普通感冒或流行性感冒引起的发热。阿司匹林与苯巴比妥的联合使用对于小儿的解热有很好的效果。阿苯糖丸，丸剂（糖丸），阿司匹林 25mg，苯巴比妥 2.5mg，适应症为 6 岁以下小儿解热、镇痛、镇惊。

阿司匹林与丁香酚的联合使用具有很好的解热效果。叶得河等[17]给予 Wistar 大鼠 15%酵母混悬液 $10mL \cdot kg^{-1}$制备发热模型。体温升高>0.8℃的大鼠按分组分别给予阿司匹林 $0.27g \cdot kg^{-1}$、丁香酚 $0.24g \cdot kg^{-1}$、阿司匹林丁香酚酯（AEE）$0.32g \cdot kg^{-1}$，AEE $0.48g \cdot kg^{-1}$，AEE $0.65g \cdot kg^{-1}$观察给药 2h、4h 和 6h 后大鼠体温，6h 后采血取脑，应用酶联免疫吸附法（ELISA）测定致热大鼠腹中隔区及血浆中精氨加压素（AVP）的含量和下丘脑中及血浆中环磷酸腺苷（cAMP）的含量。结果表明阿司匹林丁香酚酯的解热作用药效快速持久，与阿司匹林、丁香酚联合使用效果类似，且明显优于阿司匹林与丁香酚，其解热机制可能通过改变下丘脑中 cAMP 的含量和腹中隔区、血浆中 AVP 含量而发挥作用。

总体来看，阿司匹林的解热作用非常显著，如果阿司匹林能与其他药物联合使用，就会达到更好的治疗效果。

2. 治疗头痛

阿司匹林一般要与其他药物联合使用才能够达到治疗头痛的效果。

尼莫地平联合小剂量阿司匹林治疗脑血管痉挛性头痛头晕，具有较高的安全性和有效性；氟桂利嗪胶囊与阿司匹林肠溶片联用治疗脑梗死后头痛具有显著的临床疗效；阿司匹林结合尼莫地平治疗脑血管痉挛性头痛头晕疗效确切；乌灵胶囊联合阿司匹林治疗慢性紧张性头痛，效果显著。

3. 治疗带状疱疹

带状疱疹（PHN）是由水痘-带状疱疹病毒引起的一种以剧烈疼痛为特征的疾病[18]，

多见于中、老年人，而 PHN 严重影响中、老年人的正常生活，使其生活质量下降。Blakrihnan 等采用随机平行法观察并肯定了外用阿司匹林增湿剂治疗带状疱疹神经痛的疗效。阿司匹林镇痛作用主要是通过抑制前列腺素及缓激肽、组胺的合成，属外周性镇痛。将其溶于 75%乙醇，有利于其穿透皮肤，直接发挥作用。通过临床应用观察表明，外用阿司匹林治疗带状疱疹神经痛见效快、疗效显著，且价格低廉、经济实用。

4. 治疗痛经

痛经（Dysmenorrhea）的发生主要与月经时子宫内膜前列腺素含量增高有关。PGF2α 含量升高是造成痛经的主要原因。PGF2α 含量高可引起子宫平滑肌过度收缩，血管痉挛，造成子宫缺血、缺氧而出现痛经。阿司匹林作为非甾体类抗炎药，能够抑制前列腺素的合成，从而对痛经具有缓解作用[19]。

5. 治疗心绞痛

阿司匹林肠溶片联合氯吡格雷对于冠心病心绞痛的疗效显著，可以明显减少冠心病患者心绞痛的发病次数[20]。而且氯吡格雷和阿司匹林联合应用治疗稳定型心绞痛伴糖尿病也是安全和有效的，能更有效地降低血小板聚集率，预防心脏不良事件的发生[21]。

任晓兰等[22]将 82 例不稳定型心绞痛患者随机分为治疗组和对照组各 41 例，两组均给予硝酸甘油、β 受体阻滞剂、钙离子拮抗剂、血管紧张素转化酶抑制剂等常规性治疗，治疗组在常规性治疗基础上使用氯吡格雷联合低分子肝素，治疗 14 d 后评价两组的临床疗效。结果治疗组的有效率为 90.24%，明显高于对照组，治疗组心电图改善的总有效率也明显高于对照组，且两组治疗后心绞痛的发作次数及持续时间明显缩短，其中治疗组的改善情况优于对照组（$P<0.05$）。所以在常规用药基础上联合氯吡格雷与低分子肝素治疗不稳定性心绞痛疗效确切，心绞痛持续时间和发作次数会明显减少。

6. 治疗术后疼痛

阿司匹林可待因片，为白色片，并且为复方制剂，其组分为：阿司匹林 400mg，磷酸可待因 8.4mg，用于缓解各种手术后疼痛及中度癌症疼痛等症状。

以消炎痛、阿司匹林为代表的非甾体抗炎药还可治疗巩膜扣带术后睫状神经痛。赵朝霞等[23]将视网膜脱离巩膜扣带术 102 例随机分为 3 组：消炎痛组、阿司匹林组及对照组。观察术后 3d、7d、14d 各组出现后睫状神经痛的例数及程度。结果发现术后 3d 出现睫状神经痛例数及程度 3 组间比较无统计学差异（$P>0.05$）。而术后 7d 和 14d 出现睫状神经痛人数，消炎痛组和阿司匹林组与对照组比较，差异均有显著意义（$P<0.05$）；而消炎痛组与阿司匹林组间差异无显著性（$P>0.05$）。所以以消炎痛、阿司匹林为代表的非甾体抗炎药物是治疗视网膜扣带术后睫状神经痛的有效药物，其中消炎痛组的治疗效果好于阿司匹林组，其副作用更低。

胡兴国[24]将 84 例病人随机分为 3 组，每组 28 例，此 84 例均为择期手术，ASA1-2 级，年龄 17~65 岁，体重 40~100 kg。组Ⅰ诱导前 8min 静注右旋筒箭毒碱 0.05mg·kg^{-1}；组Ⅱ术前 1h 口服阿司匹林 600mg；组Ⅲ不用任何药作对照。结果表明，预先口服阿司匹林能够有效地防止琥珀胆碱引起术后的肌痛。

7. 治疗牙疼

阿司匹林石膏汤，为河北盐山县已故名医张锡纯先生结合临床实践经验自创的中西药结合方剂，用以治疗温病兼喉疼，热性关节肿疼等病症[25]。本方是由生石膏、阿司匹林粉、碳酸钙和氢氧化镁等研细组成。用时白开水送服即可。本方药具有祛风清热、解毒镇痛之功效，服后5~15min即止疼。一般只需服1~2次疼痛即可消失，重者12h后再服1次。尹燕令等[25]将50例病人进行试验，男18例，女32例；年龄20~60岁；疼痛3d以上，均为服用镇痛药、消炎药治疗无效者。用药前先检查病人，认定为中医风、火牙疼，即牙本质无破坏，牙神经根无外露，无牙龈脓肿及重度感染。经用上药口服治疗后，显效27例，有效22例，无效1例，总有效率为98%。应用此药时，因阿司匹林原料的用量稍大，故服药时间的间隔必须准确。另外，本药用后有较强的发汗作用，低血压及血糖低的病人慎用。

第二节　阿司匹林在高血压中的临床研究与应用

一、高血压概述

高血压是全世界，也是我国最常见的心血管疾病之一，2005年卫生年鉴显示，我国高血压患者已高达1.6亿人。高血压不仅是中老年人最常见的心血管疾病，还是其他心血管疾病的重要危险因素之一。在总的心血管病事件中，36.1%归因于高血压，其中44.0%的急性脑卒中事件和23.7%的急性冠心病事件归因于高血压。我国“十五”攻关资料显示，收缩压140~159mmHg、160~179mmHg及≥180mmHg的高血压患者冠心病事件发生率分别为血压正常者的4倍、10倍和25倍。原发性高血压（EH）是一种遗传与环境因素相互作用所致的多基因遗传病。临床治疗药物有多种，包括利尿剂类、钙拮抗剂类、肾上腺素能阻滞剂类、直接血管扩张剂类、血管紧张素转换酶抑制剂类的降血压药物。

二、阿司匹林预防、控制高血压的临床研究

随着近年来药理学的发展，阿司匹林的药理活性不断被拓宽，目前阿司匹林已成为防治心脑血管疾病的基本治疗药物，对冠心病心脑血管事件的一、二级预防均有显著疗效，是目前循证医学证据最多的药物之一。长期以来，阿司匹林在高血压患者的一级和二级预防中扮演重要角色，高血压最佳治疗（HOT）研究和女性健康研究（WHS）是证实阿司匹林具有降压疗效的相对较有影响力的两项研究，1998年Hansson L等人进行的HOT研究共纳入18 790例年龄介于50~80岁的高血压患者，探讨了低剂量阿司匹林（75mg·d^{-1}）对高血压患者的潜在疗效，结果显示，阿司匹林可使血压控制良好（舒张压<90mmHg）的高血压患者的心血管事件发生率降低15%（$P=0.03$），心肌梗死发生率降低36%（$P=0.002$）[26]。2005年Ridker PM等人进行的女性健康研究共纳入39 876例健康女性医务工作者（年龄≥45），结果表明，低剂量阿司匹林（隔日1次，每次100mg）可使健康女性发生首次卒中的危险降低17%，其中缺血性脑卒中危险降低24%。高血压组的卒中和缺血性脑卒中危险下降显著，分别下降24%（$P=0.04$）和27%（$P=0.02$）[27]。2011年Alfred A等人荟萃分析共纳入9项临床随机对照研究，其中50 868例阿司匹林治疗

患者，49 170例安慰剂或空白对照组患者，结果表明，相对于安慰剂组或空白对照组阿司匹林可使高血压患者的心血管事件发生率显著降低（$P<0.05$）[28]。

鉴于大量的研究对阿司匹林降血压疗效的证实，众多指南推荐阿司匹林用于高血压一级预防。2007 年《欧洲心脏病学会和欧洲高血压学会（ESC/ESH）高血压治疗指南》指出：无心血管疾病症状的高血压患者，如果年龄在 50 岁以上或血清肌酐水平显著增高，或有较高的心血管风险，应考虑使用低剂量阿司匹林，此时阿司匹林带来的副作用的风险低于其药效带来的获益[29]。《美国高血压病普查治疗委员会（JNC）指南》（第 7 版）也明确指出：血压平稳的高血压患者也应考虑使用阿司匹林[30]；《中国高血压防治指南》（2010 年修订版）提出：低剂量阿司匹林对 50 岁以上、血清肌酐水平中度升高或 10 年总心血管事件风险大于 20%的高血压患者有益[31]；2005 年中国阿司匹林专家共识表明：血压控制稳定（<150/90mmHg）、合并 1 项高危因素的高血压患者应使用阿司匹林。《中国高血压基层管理指南》（2014 年修订版）指出：阿司匹林心血管病二级预防证据明确。高血压伴缺血性心脑血管疾病（冠心病、缺血性卒中、周围血管病），推荐用小剂量（75～100$mg \cdot d^{-1}$）阿司匹林治疗，进行心血管病二级预防[31]。对缺血性心血管病高危者［（10 年缺血性心血管病发生风险大于 10%（50 岁以上高血压患者，伴吸烟、肥胖、血脂异常等其他心血管病危险因素之一）］、伴靶器官损害、慢性肾脏病及糖尿病患者，可用小剂量阿司匹林进行心血管病一级预防。

1. 阿司匹林的降压效果具有时间依赖性

Hermia 等人在 2003—2005 年期间，对阿司匹林的降压效果进行了临床的研究，共有 257 名轻度高血压患者（98 名男性患者和 159 名女性患者参与试验）结果表明：患者服用阿司匹林的时间对阿司匹林的降压效果有明显的影响，晨服阿司匹林患者的血压发生了轻微的升高（一天的平均收缩压/舒张压升高 1.5/1.0mmHg，$P<0.028$），睡前服用阿司匹林患者的血压发生明显的下降（一天的平均收缩压/舒张压降低 7.2/4.9mmHg，$P<0.001$），而且在睡前服用低剂量的阿司匹林能使高血压患者减少血压的晨冲现象。除此之外睡前服用低剂量的阿司匹林（100$mg \cdot d^{-1}$）对还能够预防妊娠期高血压疾病，早晨服用低剂量阿司匹林则无此效果[31]。任珊在睡前服用阿司匹林对高血压患者血压影响的研究中，将 60 例高血压病人随机分为观察组和对照组，两组之间在高血压分级和危险度分层等资料比较没有显著性差异（$P<0.05$），观察组睡前服用 100mg 的阿司匹林，对照组早晨服用等剂量的阿司匹林，治疗 3 个月。研究结果表明：观察组病人的血压较对照组病人的血压下降明显，差异具有显著性（$P<0.01$）。这一研究结果也与 Hermia 等人的研究结果相一致[32]。

2. 阿司匹林治疗高血压治疗的优势

阿司匹林药物同氯吡格雷、降压药物和辛伐他汀等药物相比，具有较佳的经济效益，减少患者经济压力，Marshall 等研究显示，阿司匹林预防 1 例心脑血管事件发生的综合费用为 3 500英镑，而使用降压药物、氯吡格雷或辛伐他汀避免 1 例事件发生的花费分别为阿司匹林的 5.28 倍、17.14 倍和 17.54 倍。尽管降压和调脂都是高血压患者重要的治疗手段，但阿司匹林仍具有最佳的经济效益。阿司匹林是人人都能负担得起的药物，正确指导高血压患者合理使用，对迅速降低我国心脑血管疾病负担具有重要意义。基于年龄、性别、不同心血管疾病危险因素的心血管疾病事件亚组一级预防时阿司匹林治疗成本-效益分析表明，阿司匹林一级预防费用-效益研究的效果是显著的，尤其对于10年心血管病风险大于10%的男性及15%的女性获益最为明显。

3. 适合阿司匹林治疗的高血压人群

根据临床研究和治疗指南，结合我国国民缺血性心血管疾病危险评估量表，若无禁忌证且血压控制良好，下述3类高血压患者应考虑服用阿司匹林：① 50岁以上的单纯高血压人群；② 50岁以下合并任一危险因素的高血压人群，危险因素包括吸烟、糖尿病、腹型肥胖、高血脂及冠心病家族史等；③有血栓栓塞性疾病（包括冠心病、缺血性脑卒中及外周动脉疾病）的高血压患者。

以下高血压人群应慎用阿司匹林：①高血压伴出血倾向者，如胃溃疡、胃肠有出血现象及其他活动性出血、血友病、凝血功能不正常及血小板减少症等出血性疾病，近期曾行眼科或颅内手术者；②高血压伴肾功能损害者，因为阿司匹林会影响肾脏血流量，服用后可能导致并加重肾功能损害。

三、阿司匹林在治疗高血压中的合理应用

为了降低出血风险，高血压患者服用阿司匹林前的血压控制非常重要。Meade等观察了5 499例患者，阿司匹林获益主要来自血压控制良好者（收缩压< 145mmHg），血压> 145mmHg者获益与风险基本抵消。HOT研究显示阿司匹林使高血压患者获益，其受试者绝大部分血压控制良好（舒张压< 90mmHg）。因此，2005年阿司匹林应用中国专家共识规定高血压患者，血压控制稳定（< 150/90mmHg）后使用阿司匹林。

高血压人群应用阿司匹林的合理剂量，抗栓协会（ATC）荟萃分析证实每天100mg（75～150mg）阿司匹林是长期使用的最佳剂量。每天低于75mg是否有效不能确定，而剂量高于325mg·d^{-1}不良反应增加，疗效反而降低。因此，目前医学界达成一致，“低剂量”阿司匹林指每天75～325mg，而长期使用的最佳剂量为每天75～150mg。灵活运用阿司匹林的药代动力学和药效学特点来确定服药的时间，阿司匹林对血小板的COX-1的抑制作用为不可逆的，且血小板为无核细胞，没有合成蛋白的能力，不能合成新的COX-1，所以阿司匹林的抗血小板作用贯穿血小板的整个生存周期，直至骨髓生成新的血小板进入血液循环。考虑到阿司匹林完全分离的药代动力学及药效学、心脑血管时间的高发时段（6～12h）、人体新生血小板的主要时段（18～24h），部分学者提出睡前服用阿司匹林最佳，而且这一观点已经被相关研究证实。

剂型的选择，非肠溶片（如普通阿司匹林或者泡腾片）在胃内即溶解，对胃黏膜有刺激作用，只适用于急性期首剂服用，或者作为解热镇痛药物短期使用。肠溶剂型由于不在胃内酸性环境溶解，因此可以降低约60%的胃肠道不良反应，是长期服用的最佳选择。此外肠溶片的质量也很重要，质优的在胃内完全不溶解，质差的即使符合质量标准，在胃内仍然会有少量溶解（我国药典规定在模拟胃酸环境下2h溶出率小于10%即符合肠溶标准，因此部分肠溶阿司匹林在胃内的溶解度仍然可能高达近10%，大大增加了消化道不良反应），这也是临床医生考虑的问题。

部分长期服用阿司匹林防治心脑血管疾病的患者，因某种原因（如手术、拔牙、出

现出血或过敏以及不遵医嘱等）突然停药，会在短期内诱发新的心血管事件。法国尼斯一项研究调查了 1 236例 ACS 患者，结果发现，停用阿司匹林 1 个月内，4. 1%（51/1 236例）的患者发生了不稳定型心绞痛、心肌梗死或支架内血栓形成，停用阿司匹林到心血管事件发生的平均时间为 10 天左右。另一项在疑似 ACS 患者中进行的研究也证实，突然停用阿司匹林是患者 30d 内死亡的独立危险因素。另外，Maulaz 等调查了 309 例缺血性脑卒中或短暂性脑缺血发作的患者，发现其中 13 例是因停用阿司匹林所致，停用阿司匹林患者发生脑卒中的危险要比未停用者高 3 倍。因此，长期服用阿司匹林者若停用应十分慎重。

尽管阿司匹林用于临床已有 100 多年历史，但人们对它的探索还在继续。近年研究表明，阿司匹林对心血管的有益作用除了对血小板的直接抑制作用外，还包括抑制血管内皮细胞增殖、减轻动脉粥样硬化、减少致炎介质生成、保护内皮组织避免氧化应激的损害、改善内皮功能异常等。因此，应正确地应用阿司匹林，掌握其适应证和不良反应，更好地发挥其降压的作用。

第三节 阿司匹林在防治动脉粥样硬化中的临床研究与应用

一、单独使用阿司匹林治疗动脉粥样硬化

唐熠达[33]将 40 只建立动脉粥样硬化斑块模型的新西兰大白兔随机分为阿司匹林小剂量（$4mg \cdot kg^{-1} \cdot d^{-1}$）、中剂量（$12mg \cdot kg^{-1} \cdot d^{-1}$）、大剂量（$20mg \cdot kg^{-1} \cdot d^{-1}$）和高胆固醇 4 组，另设正常对照组，每组各 10 只。测定指标包括 0 周、2 周、12 周时的血脂和 12 周时的血清 C 反应蛋白（CRP）和单核细胞趋化因子 1（MCP1）以及主动脉斑块/内膜面积比、内/中膜厚度比和斑块脂质含量。阿司匹林小、中、大剂量组与高胆固醇组相比，斑块/内膜面积比分别减少 20. 9%、43. 9% 和 42. 8%，内/中膜厚度比分别减少 49. 0%、67. 1%和 69. 0%，斑块脂质含量分别减少 28. 8%、35. 0%和 48. 6%（$P<0.05 \sim 0.01$）；CRP 和 MCP1 也显著降低（$P<0.01$）。3 个治疗组间比较，各指标在大剂量组显著低于小剂量组（$P<0.05 \sim 0.01$），但大、中剂量组间差异无显著性（$P>0.05$）。结果表明阿司匹林呈剂量相关地通过抗炎作用抑制动脉粥样硬化斑块的进展。

潘丽婷[34]认为在动脉粥样硬化疾病中，阿司匹林不仅具有抗血栓作用，也能通过抑制 NF-κB 和 COX-2 表达途径、阻断 CD40-CD40L 和内源性 LXs 抗炎途径以及抑制氧化应激反应等起到抗炎作用，从而起到抗动脉粥样硬化的作用。

黄广勇[35]将健康小型猪 22 头随机分为对照组（$n=6$）：给予正常猪饲料；高脂组（$n=8$）：给予 3%胆固醇高脂饮食；阿司匹林组（$n=8$）：给予 3%胆固醇高脂饮食+阿司匹林 $150mg \cdot d^{-1}$。高脂饮食 4 个月和 6 个月时，每组随机处死一半，定量测量动脉粥样硬化斑块厚度和斑块面积。结果 3. 0%胆固醇高脂饮食 4 个月就可以引起小型猪明显的动脉粥样硬化。高脂饮食 4 个月时，高脂组冠状动脉斑块厚度和截面积分别为（107. 2±45. 7）

μm 和（0.113±0.05）mm^2；阿司匹林组主动脉粥样硬化面积无明显减少，冠状动脉斑块厚度和截面积分别为（74.2±24.7）μm 和（0.093±0.05）mm^2，与高脂组相比无统计学差异。高脂饮食 6 个月时，高脂组冠状动脉粥样硬化斑块厚度为（152.9±86.1）μm、斑块/中膜厚度比 0.85±0.49、斑块截面积为（0.188±0.207）mm^2、内膜/中膜面积比 0.235±0.249；阿司匹林组主动脉粥样硬化面积明显减少，冠状动脉粥样硬化斑块厚度［（47.8±19.8）μm］、斑块/中膜厚度比（0.33±0.09）、斑块截面积［（0.017±0.012）mm^2］、内膜/中膜面积比（0.030±0.019），均明显低于高脂组（$P<0.05$ 或 $P<0.01$）。由此可见，阿司匹林对早期动脉粥样硬化有抑制作用。

姜昕[36]将 18 只雄性新西兰兔随机分为对照组（喂食普通兔饲料）、高脂模型组（喂食高脂饲料）、阿司匹林组（喂食高脂饲料并给予阿司匹林干预），饲养 12 周后处死动物，取主动脉进行病理学检查，采用免疫组化 SP 方法观察各组斑块区环氧合酶 2（COX-2）的表达、巨噬细胞和平滑肌细胞的数量变化。结果表明，阿司匹林能明显减轻高脂饮食所致的动脉粥样硬化大小及程度。抑制斑块内 COX-2 的表达以及后续的炎症过程，这可能是其抗动脉粥样硬化的机制之一。

二、阿司匹林联合其他药物治疗动脉粥样硬化

冠状动脉粥样硬化是一类炎症性疾病，当冠状动脉内皮细胞受到各种病理因素刺激后氧化应激使大量的炎性因子、黏附分子表达上调，如血管黏附蛋白-1（VAP-1），人白介素-6（IL-6），P-选择素等，并始终作用于冠心病发生发展的过程中。银杏叶提取物和 ASP 联合使用，两种药物通过抑制 NF-kB（p-p65）的表达来抑制内皮细胞分泌 IL-6、VAP-1 等炎症因子。通过阿托伐他汀、通心络、阿司匹林联合应用能够降脂，减轻 AS 程度，减少管壁微血管灌注量，降低促血管新生因子 CD34、VEGF、VEGFR-2 的表达，增加抑血管新生因子内皮抑素（ES）表达，减少 MCP-1、IL-6、IL-8 等血管外膜炎症因子表达，抑制血管外膜炎症。

郎艳松[37]将 72 只健康雌雄各半新西兰白兔随机分为对照组、模型组、通心络（TXL）组、阿托伐他汀（ATO）组、阿司匹林（ASP）组、金三角（ATS）组，各 12 只。对照组给予普通饲料、模型组及各用药组家兔均实施单侧颈动脉硅胶管包裹术复合高脂饲料喂养，TXL 组给予通心络超微粉混悬液 0.3g·kg^{-1}·d^{-1}灌胃，ATO 组给予阿托伐他汀 2.5mg·kg^{-1}·d^{-1}灌胃，ASP 组给予阿司匹林 12mg·kg^{-1}·d^{-1}灌胃，ATS 组给予通心络超微粉混悬液 0.3g·kg^{-1}·d^{-1}加阿托伐他汀 2.5mg·kg^{-1}·d^{-1}加阿司匹林 12mg·kg^{-1}·d^{-1}灌胃，连续给药 4 周后取材，HE 染色观察颈动脉内中膜的变化；免疫组化法检测颈动脉外膜 CD34 表达情况；微球检测颈动脉微血管血流量的变化；RT-PCR 和 Western blot 检测颈动脉组织中 VEGF、VEGFR-2 基因和蛋白表达情况。结果表明“ATS”方案有助于减少动脉粥样硬化早期颈动脉 VEGF、VEGFR-2 表达，抑制血管外膜滋养血管新生，减少促炎物质进入血管中膜、内膜，延缓动脉粥样硬化进程。

陈锦雄[38]将 200 例高血压伴发动脉粥样硬化患者分为对照组和试验组，各 100 例。对照组口服阿司匹林肠溶片 100mg 联合常量阿托伐他汀 20mg·d^{-1}，每 d 1 次，试验组口服阿司匹林肠溶片 100mg 联合高剂量阿托伐他汀 40mg·d^{-1}，每 d 1 次，连续使用 3 个月。

比较 2 组患者治疗前后血清三酰甘油（TG）、总胆固醇（TC）、低密度脂蛋白胆固醇（LDL-C）、高密度脂蛋白胆固醇（HDL-C）、舒张压（DBP）、收缩压（SBP）及颈动脉斑块分级。结果表明阿托伐他汀 40mg · d^{-1}联合阿司匹林治疗高血压伴发动脉粥样硬化，可有效降血压、调节血脂、缩小颈部动脉粥样硬化斑块，其效果优于阿托伐他汀 20mg · d^{-1}联合阿司匹林。

顾晴[39]将 49 只雄性日本大耳白兔随机分为正常对照组（$n=9$）、模型对照组（$n=10$）、阿司匹林组（$n=10$）、氯吡格雷组（$n=10$）及合用组（$n=10$）。后 4 组建立高胆固醇饲料并免疫损伤诱发的主动脉粥样硬化模型。测血清血脂和 C 反应蛋白（CRP）浓度。观察主动脉组织病理形态学改变并定量分析病变程度，免疫组织化学方法测定斑块部位的巨噬细胞和平滑肌细胞阳性百分率。结果表明阿司匹林和氯吡格雷均能明显减轻动脉粥样硬化病变，降低血清 CRP 浓度，减少巨噬细胞阳性细胞百分率，增加平滑肌细胞阳性细胞百分率，联合用药作用增强（$P<0.05\sim0.01$），两药之间差异无显著性（$P>0.05$）。所以氯吡格雷与阿司匹林均有抑制内膜增生和动脉粥样硬化病变进展的作用，但是联合使用抗动脉粥样硬化效果更佳。

边莹[40]将 78 例患者随机分成阿司匹林对照组与辛伐他汀联合阿司匹林治疗组，治疗组在阿司匹林治疗的基础上加用辛伐他汀，随访观察治疗 10 个月后，观察血脂、颈动脉内膜粥样硬化斑块体积的变化。结果与治疗前比较，治疗后血脂下降、颈动脉内膜斑块面积缩小，差异均有统计学意义。结果表明辛伐他汀联合阿司匹林治疗 CAS 合并斑块疗效好且不良反应较少。

蒋美媛[41]将 54 例颈动脉粥样硬化患者，给予罗布考、阿司匹林、阿托伐他丁治疗 6 个月，治疗前后分别检测颈动脉内膜中层厚度（IMT）及颈动脉粥样斑块面积、氧化型低密度脂蛋白（ox-LDL）、血浆总胆固醇（TC）、三酰甘油（TG）、低密度脂蛋白胆固醇（LDL-C）、高密度脂蛋白胆固醇（HDL）、hc-CRP 的水平。结果治疗后颈动脉 IMT 降低，颈动脉粥样斑块面积减少，血清 ox-LDL、TC、TG、LDL-C、hc-CRP 含量明显下降（P 均<0.05）。结论普罗布考、阿司匹林、阿托伐他丁联合应用可以减少颈动脉中层厚度及斑块面积，明显降低血脂、ox-LDL 及 hc-CRP 水平，有效改善老年颈动脉粥样硬化。

李英[42]观察 90 例缺血性脑血管病合并颈动脉粥样硬化患者，将其分为 PAS 治疗组 30 例，应用普罗布考、阿司匹林、阿托伐他汀钙；AS 对照组 30 例，给予阿司匹林、阿托伐他汀钙（20mg · d^{-1}）；A 对照组 30 例仅给予阿司匹林。共随访 3 个月，分别在治疗前，治疗后 3 个月检测血脂及血清高敏 C-反应蛋白（hs-CRP）。结果治疗后 PAS 治疗组及 AS 对照组总胆固醇、低密度脂蛋白胆固醇及 hs-CRP 含量均下降（$P<0.05$），PAS 治疗组更明显（$P<0.01$）。结论阿司匹林、阿托伐他汀钙、普罗布考联合应用治疗动脉粥样硬化的调脂、降低炎症指标 hs-CRP 效果明显优于单用阿司匹林，也较阿司匹林、阿托伐他汀钙联用效果明显。

陈彩华[43]将 80 例缺血性脑血管病合并颈动脉粥样硬化患者，随机分为治疗组 40 例，应用阿司匹林、藻酸双酯、弗伐他汀；对照组 40 例，给予阿司匹林、弗洛他汀。随访 6 个月，分别在治疗前，治疗后 6 个月检测血脂及颈动脉斑块。比较两组治疗前后血脂水平及颈动脉内中膜厚度，颈动脉斑块面积的变化。结果表明，阿司匹林、藻酸双酯、弗伐他汀联合应用治疗颈动脉粥样硬化的调脂、稳定斑块效果明显优于仅用阿司匹林、弗伐他汀组。

冯翠花探讨对高血压伴发动脉粥样硬化患者采取阿托伐他汀联合阿司匹林治疗方案的效果[44]。将86例高血压伴发动脉粥样硬化患者，随机分为研究组（$n=48$）与对照组（$n=38$）。对照组给予阿司匹林治疗，研究组则联合使用阿托伐他汀和阿司匹林进行治疗，对比两组疗效。其研究结果表明：研究组的斑块面积为（1.20±0.09）mm^2，血压水平、血脂指标均显著优于治疗前及对照组（$P<0.05$）。证实阿托伐他汀联合阿司匹林应用于治疗高血压伴发动脉粥样硬化患者中，可有效改善患者的血压、血脂水平，且患者动脉粥样硬化的斑块面积显著缩小，临床疗效确切。

叶创新等研究了脑心清片联合阿司匹林对脑动脉粥样硬化的临床治疗效果[45]。试验中60例脑动脉粥样硬化患者，按照随机数表法分为对照组和观察组，各30例。对照组患者给予阿司匹林肠溶片治疗，观察组在对照组基础上给予脑心清片治疗，比较两组患者的治疗效果及治疗前后血脂水平的变化。结果观察组治疗总有效率（93.33%）显著高于对照组（73.33%），差异有统计学意义（$P<0.05$）。治疗前，两组TC、TG、HDL-C、LDL-C水平比较差异无统计学意义（$P>0.05$）；治疗后，观察组TC、TG、HDL-C、LDL-C水平均明显优于对照组，差异有统计学意义（$P<0.05$）。该实验证实脑心清片联合阿司匹林治疗脑动脉粥样硬化疗效显著，可在临床上加以推广。

孟庆玲等研究了氯吡格雷联合阿司匹林对急性脑梗死患者血小板活化功能和颈动脉硬化斑块的影响[46]。将100例急性脑梗死患者随机分组，每组50例。均行常规对症治疗，对照组加用阿司匹林，研究组采用氯吡格雷联合阿司匹林治疗。实验中对患者神经功能缺损情况、血小板活化功能以及颈动脉硬化斑块变化进行评估。实验结果证实治疗后两组CD62p、CD63水平均降低，研究组较对照组更低，$P<0.05$。治疗后两组CIMT、斑块面积均明显减小，斑块积分均降低，且研究组减小及降低程度高于对照组，$P<0.05$ 结论采用氯吡格雷联合阿司匹林治疗急性脑梗死患者效果显著，可有效抑制血小板活化与聚集，改善动脉粥样硬化病变状态，稳定斑块，值得临床广泛应用。

第四节　阿司匹林在血栓疾病中的临床研究与应用

一、阿司匹林预防血栓的临床研究

大量的临床试验结果显示，对大部分心血管病人来说，其中包括慢性稳定性或不稳定心绞痛患者，阿司匹林75mg·d^{-1}可有效降低心血管疾病的发生率和死亡危险。相关的预防研究显示，既往有一过性脑缺血发作和脑卒中病史的患者使用阿司匹林25mg，每天2次，即50mg·d^{-1}可降低脑卒中或死亡的危险。临床实践证明，患者即使服用更高剂量的阿司匹林，疗效也不会进一步增加，但副作用的发生却大大增加。因此在治疗各种血栓性疾病中，患者应该使用最小的有效剂量，亦即长期应用剂量为50~160mg·d^{-1}，以达到最大疗效的目的，同时使毒副作用减至最小。

2002年抗栓试验协作组（Antithrombotic Trialists' Collaboration，ATC）在英国医学杂志（BMJ）上发表的荟萃分析指出小剂量100mg·d^{-1}（75～150mg·d^{-1}）阿司匹林长期服用，能够获得相对最佳的耐受性和疗效，增加阿司匹林的剂量（>150mg·d^{-1}）并没有增强其抗血小板的功效，不良反应反而增加；而剂量过小（<75mg·d^{-1}）时，疗效则不确定[47]。该荟萃分析证明阿司匹林长期应用（包括一级预防和二级预防）的最佳剂量为75～150mg·d^{-1}。而在血栓急性期，则必须应用阿司匹林>150mg·d^{-1}。

二、阿司匹林在血栓疾病中的临床应用

1. 阿司匹林在脑血栓中的临床应用

脑血栓形成是脑梗死最常见的类型，是脑动脉主干或皮质支动脉粥样硬化导致血管增厚、管腔狭窄闭塞和血栓形成，引起脑局部血流减少或供血中断，脑组织缺血缺氧导致软化坏死出现局灶性神经系统症状。脑血栓患者以神经功能损伤为主要特点，易引起多种后遗症，患者预后较差。及时恢复脑供血，修复损伤神经是改善患者预后的关键。目前，临床上阿司匹林常和他汀类药物联合用于脑血栓的治疗，一方面阿司匹林能够抑制血小板聚集，在脑血栓中应用广泛；另一方面，他汀类药物能够降低血脂，抑制动脉粥样硬化。马瑞敏研究了阿司匹林和他汀类药物联用对脑血栓的治疗效果，80例脑血栓患者，随机数表法分为单用组（$n=40$）、联合组（$n=40$），单用组患者实施单用阿司匹林治疗，联合组患者实施辛伐他汀与阿司匹林联合用药，对比两种方案的疗效。结果表明：联合组患者治疗6个月后颈动脉斑块面积、内膜中层厚度及美国国立卫生研究院卒中量（NHISS）评分较单用组显著降低，差异有统计学意义（$P<0.05$）[48]。裘树艳报道阿司匹林联合他汀类药物治疗脑血栓不仅能显著提高有效率，而且总胆固醇（TC）、甘油三酯（TG）、高密度脂蛋白（HDL-C）和低密度脂蛋白（LDL-C）等血脂指标控制情况好于对照组，两组数值比较差异有统计学意义（$P<0.05$），具有一定的临床推广和使用价值[49]。张海萍报道阿司匹林联合他汀类药物治疗脑血栓在颈动脉斑块面积、神经功能缺损程度、生活自理能力等方面优于单独使用，且在治疗过程中未见不良反应[50]。综上，阿司匹林联合他汀类药物对脑血栓的治疗效果确切，无明显不良反应，安全性高，可有效调节血脂水平，缩小颈动脉斑块面积，减轻神经功能缺损，并促进患者生活自理能力提高。

2. 阿司匹林在静脉血栓中的临床应用

静脉血栓症有两种：一种是血栓性静脉炎，它是指炎症为首发，而血栓形成是继发的；另一种是静脉血栓形成，它是指血栓形成为首发现象，静脉壁的炎症过程是继发的，以下肢深静脉血栓形成最常见。该病在老年人中发病率高，而且易产生致命性肺栓塞。其主要病因为血流缓慢、凝血机制亢进和静脉内膜损伤。临床上已经形成共识，阿司匹林不能作为急性静脉血栓的治疗药物，但在预防静脉血栓栓塞方面发挥着一定的作用。相关研究证实血小板活化在静脉血栓形成中起到重要的作用，提示阿司匹林抗血小板的作用有可能预防静脉血栓的形成[51]。阿司匹林同时还可用于术后静脉血栓的预防。骨折及骨科手术是静脉血栓的主要因素，不采取任何措施，术后深静脉血栓形成的概率较高。荟萃分析表明，抗血小板聚集药物可显著降低静脉血栓的形成，具有一定的预防作用。此外，阿司匹林能够预防复发性的静脉血栓。赵梦华等研究了阿司匹林预防再发静脉血栓栓塞症的有

效性和安全性，结果表明对已停用抗凝治疗的无激惹原因静脉血栓栓塞症患者给予阿司匹林治疗可减少再发静脉血栓栓塞风险，并且不增加严重出血风险[52]。

第五节　阿司匹林在冠心病中的临床研究与应用

一、冠心病概述

冠心病又称冠状动脉粥样硬化性心脏病，是一种最常见的心脏病，是指因冠状动脉狭窄、供血不足而引起的心肌机能障碍和（或）器质性病变，故又称缺血性心肌病。病因通常为动脉粥样硬化导致的冠状动脉狭窄或动脉粥样硬化斑块破裂导致急性血栓。

根据《中国卫生和计划生育统计年鉴》，2002—2014 年冠心病死亡率呈上升态势。2014 年中国冠心病死亡率城市为 107. 5/10 万，农村为 105. 37/10 万，较 2013 年均有所上升。总体上城市地区冠心病死亡率略高于农村地区，男性高于女性。20 年间全球冠心病死亡人数增加 34. 9%，中国增加 120. 3%，中国冠心病死亡占全球的 13%；1990 年全球与中国冠心病死亡率分别为 131. 3/10 万与 55. 7/10 万，2010 年时分别为 105. 7/10 万与 70. 1/10 万，1990—2010 年 20 年间全球冠心病死亡率下降 20%，中国上升 31. 6%，虽然 2010 年时中国人群冠心病死亡率仍低于全球水平，但中国冠心病的死亡率在逐年快速上升，预计未来 20 年内还会继续增加，因此，冠心病的一级预防和二级预防成为了广大科研人员、医务人员和冠心病患者的关注热点。阿司匹林作为心脑血管病的一、二级防治中应用最广泛的一种抗血小板药物也日益被关注。

二、阿司匹林在冠心病中的临床研究

1976 年冠状动脉药物项目研究小组对阿司匹林的临床疗效进行了研究，共纳入 1 529 例冠心病患者，使用双盲法将患者随机分为两组（阿司匹林治疗组和安慰剂对照组），实验持续 28 个月，结果显示：阿司匹林治疗组的冠心病患者的死亡率为 5. 8%，安慰剂组冠心病患者的死亡率为 8. 3%，两组之间冠心病患者的死亡率存在显著差异，这一结果表明：阿司匹林在冠心病的治疗中可能存在一定的疗效[53]。在 1988 年的第二次国际梗死生存研究中，17 187例可疑的心肌梗死患者被纳入，其中 3 411例患者年龄≥70 岁，采用分层分组的方法将所有病例分为阿司匹林治疗组和安慰剂对照组，治疗组患者口服 $160mg \cdot d^{-1}$，对照组口服同剂量的安慰剂。结果表明：阿司匹林治疗组与安慰剂对照组相比降低了 70 岁以上的患者的死亡率（17. 6%/22. 3% $P< 0.01$），年龄< 70 岁的患者阿司匹林的治疗效果更好[54]。近些年来随着对阿司匹林在冠心病治疗和预防的作用机制研究的不断深入，大量的临床研究也证实了阿司匹林在治疗和预防冠心病中的作用[55]。但是关于阿司匹林在冠心病一级预防和二级预防中的作用还存在一定的争议。

1. 阿司匹林在冠心病一级预防中的研究

目前阿司匹林是许多指南推荐使用的心血管疾病的一级预防药，但目前阿司匹林能否作为冠心病的一级预防药，还缺乏相关的确证研究。在美国的一项相关研究中，1998 年美国内科医生健康研究（PHS）对阿司匹林在冠心病的一级预防中的作用的研究结果与1988年的英国男性医生试验（BMD）的研究结果相矛盾[56]。2002年Hayden M等人对1966—2001年期间的阿司匹林在心血管疾病一级预防中的相关研究［（血栓预防试验（TPT）、高血压最优治疗试验（HOT）、英国男性医生试验（BMD）、内科医生健康试验（PHS）、一级预防项目（TPT）］进行了总结和分析，结果显示：用阿司匹林作为心血管疾病的一级预防药相对于安慰剂降低了试验对象患冠心病和心肌梗死的风险，其相对比率为0.72，95% CI（0.60~0.87）。然而阿司匹林治疗组相对于安慰剂组增加了出血性中风的患病风险，其相对比率为1.4，95% CI（1.4~2.1）[57]。2004年Wai KH等人综合分析了阿司匹林和氯吡格雷在冠心病二级预防中的效果，结果表明：阿司匹林组相对于安慰剂组能够使冠心病患者患一些严重血管疾病的风险下降约19%，95% CI（15~23%）[58]。1998年由医学研究理事会全科医师研究框架进行的长期低剂量服用对缺血性心脏病预防效果的研究表明：对于年龄在45~69岁的人群，长期低剂量服用阿司匹林（$75mg \cdot d^{-1}$）能够使缺血性心脏病的发病率降低20%。在2001年的一级预防项目中，对低剂量服用阿司匹林（$100mg \cdot d^{-1}$）的研究表明：低剂量服用阿司匹林组不但与对照安慰剂预防效果没有明显差异，而且阿司匹林组的人群增加了胃肠道出血的风险，这与之前的报道是相互矛盾的[56]。因此，现在阿司匹林在冠心病一级预防中的使用还存在一定的争议，能否作为其一级预防的临床用药还需要进一步的临床研究。

2. 阿司匹林在冠心病二级预防中的研究

临床实验论证了阿司匹林在冠心病二级预防中的效应，除有严重过敏、胃肠道并发症、出血等禁忌证外，临床均推荐使用。1994年抗血小板治疗试验协作组提供的自从1990年开始的关于阿司匹林在冠心病二级预防中的研究的证据表明：阿司匹林能够有效降低冠心病患者血管疾病的发病率，能够将冠心病患者的非致命性心肌梗死的发病率降低到1/3。相关研究已经表明：大部分患者服用阿司匹林的周期至少一年，而且服用阿司匹林的周期越长，阿司匹林在冠心病二级预防中的效益就越明显[59]。近些年来，大量的荟萃分析也表明：阿司匹林在冠心病的二级预防中发挥着重要作用，但是不同的荟萃分析之间也存在着一定的差异，阿司匹林在冠心病二级预防中的效果。这种差异主要存在以下几个影响因素：①试验纳入的患者的年龄不一样；②患者的患病风险不一致；③患者服用阿司匹林的剂量和周期不一致。阿司匹林在年龄大于65岁的患者应用的二级预防的综合效果要明显优于小于65岁的患者。因此，尽管阿司匹林在冠心病二级预防的效果已经被广泛接受，但是仍需进一步的临床研究，去评价阿司匹林在冠心病二级预防中的作用，为阿司匹林在心血管疾病二级预防中的靶向应用提供基础，提高阿司匹林在心血管疾病二级预防中的应用效益。存在冠状动脉疾病的患者，血清C反应蛋白（C-reactive protein，CRP）和促炎症细胞因子显著升高，提示炎症参与动脉粥样硬化和血栓形成。CRP水平升高者，心血管事件危险增加。阿司匹林不仅能使促炎因子恢复正常，且能使CRP显著升高的患者发生梗死的危险明显降低。研究结果表明，阿司匹林除可抑制COX-1，还可阻止参与炎症过程的转录因子基因活化，抑制肿瘤坏死因子诱导的T细胞滚动和黏附，降低细胞因子和其他炎症标志物如白细胞介素-6等的水平[60]。

三、阿司匹林在冠心病中的应用

阿司匹林在冠心病预防和治疗中的作用已经被大量的研究所报道，在冠心病临床治疗中的使用也逐渐被医生和患者所接受。目前，阿司匹林在冠心病的治疗中经常和其他药物联合使用，诸如降血脂类药物和活血化瘀类药物。史尔兰等采用 Meta 分析的方法系统评价阿司匹林联合活血化瘀药与单独使用阿司匹林治疗冠心病的临床疗效，其分析结果表明阿司匹林联合活血化瘀药治疗冠心病的临床疗效优于单独使用阿司匹林[61]。2017 年，Mark Z 等人对 2012—2015 年，低剂量的阿司匹林在美国冠心病等心血管疾病一级预防和二级预防中的临床应用趋势进行了报道，根据 2012—2015 年美国国家卫生情报局的调查数据进行统计分析，结果显示：2012—2015 年，使用阿司匹林作为心血管疾病一级预防药物的人数发生了改变，2012 年 23.7%的受访者表示自己使用阿司匹林作为冠心病等心血管疾病一级预防药，到 2015 年下降到 21.8%。在此期间，阿司匹林作为冠心病等心血管疾病的二级预防药的使用人数也逐步下降，由 2012 年的 8.9%下降到 2015 年的 8.2%。尽管此项报道显示在临床上使用阿司匹林作为冠心病等心血管疾病的一级预防和二级预防药有下降的趋势。但现在临床上阿司匹林仍是治疗和预防心血管疾病的主要药物。我国临床上使用阿司匹林作为冠心病一级预防和二级预防药的范围和频率还相对较低。限制阿司匹林在冠心病治疗中应用的因素主要是阿司匹林所带来的副作用，如胃肠道出血，出血性脑中风[62]。

如何合理使用阿司匹林增加其在冠心病中的疗效，减少其带来的出血风险和其他风险，成为阿司匹林推广临床应用的关键所在。因此为了更好地应用阿司匹林，一些国家根据相应的研究给出了相应的阿司匹林的使用指南。美国心脏协会推荐无禁忌症的心肌梗死病人应该每天服用 75~81mg 阿司匹林，患有冠状动脉疾病的病人也应该服用相同剂量的阿司匹林。同时美国心脏协会也给出了阿司匹林作为冠心病一级预防药的使用指南，对于 10 年患冠心病风险大于 10%的人群或 5 年患冠心病大于 3%的人群应该每天服用 75~160mg 阿司匹林。总之，阿司匹林在冠心病中的合理应用，除了根据相应的指南，还应结合患者的个人状况进行相应的调整。

第六节　阿司匹林防治癌症的临床研究与应用

一、癌症概述

近年来，作为世界性的危害公共卫生问题和威胁人类健康的主要疾病之一，癌症的发病率在世界范围内正在不断上升，癌症已经成为危害人类生命安全的重要原因，目前每年有超过 700 万人死于恶性肿瘤[63]。许多发达国家如美、英等国，由于癌症造成的死亡率始终居高不下。来源于世界卫生组织的数据表明，现阶段在中国每年癌症发病和死亡人数正在不断上升，目前我国每年有大约 120 万人的新增癌症患者，与此同时每年因癌症而造成的死亡人数高达 90 万人以上[64]。由于在全球范围内癌症发病率的持续上升，以及癌症具有较高致死率等因素，在未来癌症可能成为人类的第一致死原因。与其他人类的重要疾病相比较，虽然世界各国及社会各界为了攻克癌症已经投入了大量的人力物力资源，但医学界普遍认为癌症仍然属于人类可控制力最低的疾病。根据最新的统计数据，在过去的50年内许多重大疾病如心脑血管疾病和感染性疾病等，这些疾病的死亡率大概下降了30%，而癌症的死亡率仍与50年前基本相同。

二、阿司匹林防治癌症的临床研究

大量研究资料[65]表明，阿司匹林非甾体抗炎类药物具有抗肿瘤作用，其作用机制是抑制了环氧化酶-2（COX-2）的作用，从而抑制了肿瘤的生长和转移。免疫细胞化学研究显示，阿司匹林降低了细胞中COX-2和VEGF蛋白的表达，机制是通过抑制COX-2的表达，从而下调VEGF等血管生成相关因子而起作用，由此导致阿司匹林对肿瘤血管的生成起抑制作用。鲁昌盛等[66]报道，阿司匹林有抑制恶性肿瘤的转移或扩散的作用。许多资料表明，血栓可能保护着转移的瘤细胞不受机体的破坏，而阿司匹林可通过防止血栓的形成起到防止瘤细胞转移的作用。

滑卫红等[67]报道，阿司匹林不但可以降低发生多种癌症的概率，另外，也可以阻止癌症在全身扩散。每日服用75~300mg的阿司匹林在3年之中患癌机率降低25%；每日服用低剂量的阿司匹林5年，癌症病死率降低15%；日常服用剂量超过300mg，见效更快。如果服用时间超过5年，癌症病死率可降低37%。

近些年来，阿司匹林在癌症肿瘤方面的辅助治疗和预防作用越来越受到人们的青睐，其可能防治或降低如肺癌、胃癌、胰腺癌、肠癌、乳腺癌、卵巢癌、前列腺癌、头颈部癌、皮肤癌等发病危险的概率。通过一系列的临床试验，科学家发现许多癌症患者通过服用小剂量的阿司匹林，使他们的癌症发病率降低了很多；此外一些体外抑制肿瘤活性的试验也表明，阿司匹林能够抑制肿瘤细胞的生长。

1. 预防癌症

Sandle等人通过持续31个月的对635位肠癌患者的观察发现，坚持每日服用325mg阿司匹林后，参与调查研究的肠癌患者的复发率下降了10%；达特茅斯医院的一项调查研究表明，1 121例接受手术切除肠腺肿瘤的患者，手术治疗后每日服用81mg的阿司匹林后，比未服用阿司匹林的患者复发率下降了19%[4]。美国明尼苏达大学1项在1992—1999年针对28万绝经后女性的调查表明，服用阿司匹林能够降低胰腺癌的发病率，下降数值最大达到了43%[68]。意大利的调查结果表明，参与调查的患者在5年内保持有规律地服用阿司匹林能够将口、喉以及食道癌的发病率降低67%[69]。此外，越来越多的调查研究表明，患者有规律地服用阿司匹林能够预防肺癌、乳腺癌等多种癌症的发生[70]。

2. 抑制肿瘤组织

贵州大学的杨勤选取人乳腺癌细胞株MCF-7和小鼠乳腺癌细胞株HC-11，通过体外抗癌活性实验，发现阿司匹林能够抑制乳腺癌细胞生长[71]。不同剂量的阿司匹林（$10mol \cdot L^{-1}$、$30mol \cdot L^{-1}$、$60mol \cdot L^{-1}$、$120mol \cdot L^{-1}$）分别与MCF-7细胞株和HC-11细胞株共同培养24h、48h、72h后，并对各组癌细胞通过流式细胞技术分析后发现：MCF-7细胞株和HC-11细胞株在阿司匹林作用下，在一定程度上细胞生长受到了抑制，并且随着给药剂量的增大，阿司匹林抑制癌细胞生长的作用明显增强。并且由于共同培养的 MCF-7 细胞株和 HC-11 细胞株脱氧核糖核酸合成前期（G1 期）和阻留状态的细胞（G0 期）停滞，脱氧核糖核酸合成期（S 期）的细胞数量明显下降，证明阿司匹林可以通过改变细胞周期从而抑制肿瘤细胞增殖和诱导分化。

汤丽萍等发现阿司匹林具有抑制肝癌细胞的生物活性的作用。在体外试验中，汤丽萍等人选取 SMMC-7721 肝癌细胞株与不同剂量条件下的阿司匹林共同培养，发现当阿司匹林浓度在 $1\times10^{-1}mol\cdot L^{-1}$ 至 $1\times10^{-7}mol\cdot L^{-1}$ 时，能够发现明显有大量肝癌细胞死亡。在另一组试验中，选取人原发性肝癌细胞株与阿司匹林共同培养，阿司匹林同样表现出抑制 HCC 细胞株生长的活性。此外，选取无胸腺裸鼠进行的 HCC 肝癌细胞的原位移植实验室中，阿司匹林的肿瘤抑制率达到了 71%。这几组阿司匹林的抑癌活性试验都证明，阿司匹林具有抑制肝癌组织的活性[72]。

除人乳腺癌细胞株和肝癌细胞株外，科学家还发现了阿司匹林能够抑制其他多种肿瘤细胞的生物活性。如白血病细胞 HL-60，人结肠腺癌细胞 LS 174-T，鼠纤维肉瘤细胞株 S180 等。阿司匹林除了能够直接抑制肿瘤细胞诱导其凋亡的效果外，还能够与协助其他抗癌药物提高其抗癌活性。例如：阿司匹林与顺铂联合使用时，其能够抑制转录因子 NF-KB 的表达，减少细胞生存时间，抑制耐药肿瘤细胞的增殖[73]，从而提高肿瘤细胞对顺铂的敏感性，使其对顺铂的耐药性降低。因此，阿司匹林可以作为临床上治疗癌症的增敏药物使用[74]。

三、阿司匹林防癌机制

阿司匹林能够与转化生长因子 TGF-β 产生反应从而发挥抗癌作用。转化生长因子 TGF-β 是一种具有多种功能的细胞因子，TGF-β 通过诱导不同的基因表达，因而同时具有促进或抑制肿瘤细胞的作用。另外，由于人体内的多种组织均存在着 TGF-β 受体，因此，阿司匹林与 TGF-β 之间的反应能够抑制多种癌细胞的生长，从而发挥预防和治疗癌症的效果[75]。

阿司匹林具有抑制 B 淋巴细胞瘤-2 基因（Bcl-2）表达的效果。B 淋巴细胞瘤-2 基因是现阶段科学界研究关于细胞凋亡方向最受关注的基因之一[76]。Bcl-2 基因的表达对许多细胞毒素会产生抑制作用，从而缓解因细胞毒作用而引起的细胞凋亡。当细胞由于基因突变等原因造成 Bcl-2 发生过度表达时，细胞对于大多数以 DNA 为靶点的抗癌药物的抵抗能力就会增强，因而使多种细胞毒素对细胞抑制作用减弱，避免细胞凋亡[77]。李小安等人的调查研究结果显示[78]，阿司匹林与人肝癌细胞株 SMMC-7721 共同培养时，随着阿司匹林给药剂量逐渐增大，Bcl-2 基因在 SMMC-7721 肝癌细胞株中的表达明显下降，进而促进肿瘤细胞凋亡。

阿司匹林通过抑制环氧合酶-2（COX-2）而产生抑制肿瘤组织的作用。随着科学界对肿瘤形成原因研究的深入，越来越多的试验结果证明了在众多肿瘤组织中都存在环氧合酶-2 的表达[79-81]。但目前科学界就环氧合酶-2 在肿瘤组织的分布情况并未达成一致，关于环氧合酶-2 的分布主要有两种主流意见，即 COX-2 主要在肿瘤组织[82]和巨噬细胞等间质细胞表达[83]。关于 COX-2 在肿瘤组织形成过程中的机制也并未确定，现阶段主要认为有以下 3 种可能的机制：①从免疫系统角度考虑，当 COX-2 基因表达过度时致使机体中过量合成前列腺 E2（PGE2），而 PGE2 含量的增加能够使机体的免疫系统功能受到削弱。这种情况下，免疫系统对肿瘤细胞的监控能力就不可避免地减弱了，致使肿瘤组织不能被免疫系统及时清除。因此，阿司匹林抑制环氧合酶-2 的活性能够产生抗癌作用[84]。②机体中自由基的含量与肿瘤发生率密切相联[85]。由于自由基对基因分子具有破坏作用，当自由基含量上升时，能够造成基因突变率的提高，进而引发癌细胞的生成。有研究调查表明，环氧合酶-2 的表达有助于自由基的生成。因此，阿司匹林能够通过抑制 COX-2 从而减低自由基的过量生成，从而起到抑制肿瘤细胞生成的作用。③环氧合酶-2 在高表达条件下能够起到促进血管因子生成的作用，后者能够进一步促进新血管的生成以及血管内皮细胞的转移[86]，这两者是肿瘤组织形成和转移的重要因素。

阿司匹林能够诱导一氧化氮合酶提高一氧化氮产量从而产生抑制肿瘤细胞生长的效果。一氧化氮合酶（NOS）有原生型（cNOS）和诱导型（iNOS）两种，诱导型一氧化氮合酶在正常生理条件下不会主动生成一氧化氮。通常，iNOS 在细胞受到外界刺激时会合成一氧化氮，从而起到抵抗外界负面作用如细胞毒素等的作用。但新的一些研究调查结果表明，细胞中一氧化氮含量增多时也可能对细胞产生负面作用从而造成细胞死亡[87]。根据这些实验结果推测阿司匹林抑制肿瘤细胞生长的机制可能是通过诱导 iNOS 不断生成 NO 而实现的。

阿司匹林能够提升亚精胺乙酰转移酶和精胺 N_1-乙酰转移酶的表达，进而促进多胺降解起到抑制肿瘤细胞生长的效果[88]。2003 年，Martinet 等的试验结果证明，阿司匹林能够提高 TH-29 肠黏膜细胞的亚精胺乙酰转移酶和精胺 N_1-乙酰转移酶的活性[89]，促进多胺的分解。因此，多胺调控对细胞的增殖有重要影响的肿瘤组织能够使用阿司匹林抑制肿瘤细胞的生长。

尽管科学界已经了解到多种阿司匹林的抗癌机制，但并没有形成统一的认可。对阿司匹林抗癌机理的研究还需要更加深入。虽然如此，越来越多试验结果展现出阿司匹林对多种肿瘤组织良好的抗癌活性，并且由于其造价较低且原料易得，因此，开发具有抗癌活性的阿司匹林的衍生物对未来开辟新的治疗肿瘤的药物具有重要的现实意义。

四、阿司匹林预防癌症的临床应用

（一）呼吸系统——肺癌

刘国华等[90]研究报道，阿司匹林可通过减少环氧化酶-2（COX-2）表达，改变细胞周期分布和诱导细胞凋亡，从而抑制肺腺癌细胞的增殖。刘文娟[91]报道，美国纽约大学医学院的研究人员对 14 275名女性在 1985—1999 年间服用阿司匹林的情况进行调查研究，显示女性定期服用阿司匹林可使肺癌的发病率大大降低，把 81 例患肺癌的女性和 808 名健康的女性进行比较，对服用与不服用阿司匹林的女性进行比较发现，定期服用阿司匹林的女性肺癌发生的概率较低，每周至少服用 3 次阿司匹林，坚持 6 个月以上，肺癌的发病危险可降低 30%。因此，阿司匹林具有预防肺癌的功效。

（二）消化系统

1. 食管癌

Farrow 等研究发现，目前使用阿司匹林的食管腺癌患者与对照组相比，患者发病的危险性降低（OR：0.37；95% CI：0.24~0.58），食管鳞状细胞癌的危险性也降低（OR：0.49；95% CI：0.28~0.87），与使用非阿司匹林 NSAIDs 显示相似的效果。PG 具有重要的细胞保护作用，同时又具有潜在的毒性损害。Morgan 等研究表明，PGE_2在食管具有致癌作用，它与其他诱发食管癌的因素相关，NSAIDs 如阿司匹林能降低 PG，从而对食管癌的预防可能有效[92]。

2. 胃癌

姚红波等[93]研究报道，用不同检测方法观察阿司匹林对胃癌细胞 SGC-7901 增殖及核因子 κB p65（NF-κB p65）表达的影响，结果表明，阿司匹林对胃癌细胞 SGC-7901 的增殖具有抑制作用，且与阿司匹林的浓度和作用时间呈正相关，其作用机制可能与通过抑制胃癌细胞 κB p65（NF-κB p65）的表达，而引起胃癌细胞发生凋亡有关。Chun-Yu Wong[94]研究报道，阿司匹林能抑制胃幽门螺杆菌的生长，在胃癌低发地区经常使用阿司匹林和非甾体抗炎药，防止胃癌恶化性的风险比获得的益处要高，阿司匹林与 22%的胃癌风险下降有联系；而在胃癌高发地区（如中国、日本的有些地区）还是值得去冒风险使用这种抗癌效果的。柴文亮等[95]研究报道，1 500例胃癌患者服用阿司匹林与否的临床效果比较显示，10 年内服用过阿司匹林的患者组胃癌的年发病率为十万分之 7.5；10 年内未使用过阿司匹林的患者组发生胃癌的年发病率为十万分之 11.5，两组的发病率差异具有统计学意义。从而显示，阿司匹林与胃癌发病率下降有一定的关系。

3. 肝癌

王美荣等[96]研究报道，采用 MTT 比色法观察不同浓度的阿司匹林对 SMMC-7721 肝癌细胞增殖的影响证实，阿司匹林能明显抑制肝癌细胞 SMMC-7721 的增殖，且抑制程度与阿司匹林的浓度和作用时间呈正相关，可推测阿司匹林抑制肝癌细胞的增殖可能是通过诱导细胞凋亡来发挥作用的。王镀津等[97]研究报道，选择人的肝癌细胞系 HepG2 作为目标细胞，用不同浓度的阿司匹林培养靶细胞，采用 MTT 法检测肿瘤细胞的凋亡，免疫荧光法检测肿瘤细胞钙网蛋白表达量。结果表明，5μmol · mL^{-1}，10μmol · mL^{-1} 和 15μmol · mL^{-1}浓度的阿司匹林培养的肿瘤细胞的抑制率分别为（17.90± 1.65）%，(33.25±3.77)%和（61.25±3.86)%，同时其对应肿瘤细胞钙网蛋白的表达量呈递增趋势，故阿司匹林可以抑制人肝癌细胞 HepG2 的生长，促进肿瘤细胞钙网蛋白的表达量，从而为阿司匹林治疗肿瘤提供新的治疗方法。

4. 胰腺癌

鲁昌盛等[98]报道，阿司匹林可缓解胰腺癌及结肠癌的疼痛。13 例胰腺癌患者每日给予阿司匹林 0.65g，采用双盲法试验，同时与可待因及安慰剂进行比较，结果表明，阿司匹林治疗后疼痛明显缓解的患者占 54%，可待因占 38%，安慰剂占 23%。对于 21 例结肠癌患者，用阿司匹林治疗后疼痛明显缓解的患者占 62%，可待因占 33%，安慰剂占 19%，阿司匹林可直接作用于痛觉感受器，阻止致痛介质的释放，减少对传入神经末梢的刺激而达到缓解疼痛的效果。因此，阿司匹林可对胰腺癌及结肠癌的疼痛具有止痛作用。

5. 肠癌

（1）大肠癌。左喜云[99]报道，研究发现大肠癌的癌组织中，环氧化酶-2（COX-2）显著升高，其在代谢过程中可产生多种有害毒性物质，导致癌变和其他疾病发生。而阿司匹林可抑制 COX-2 的活性，减少毒性物质产生，长期服用小剂量的阿司匹林（每天 150~300mg）能有效预防大肠癌的发生。

（2）结肠癌。美国癌症研究会[100]调查报告指出，每隔 1 天服用阿司匹林的胃癌、结肠癌、食道癌及直肠癌患者，其死亡率较低。美国科学家认为，阿司匹林可抑制肿块的形成，促进人体内正常抗癌细胞的繁殖。调查显示，每月至少服用 16 次阿司匹林的结肠癌患者，其死亡率比不服用阿司匹林的患者低 40%。近年来，许多研究报道[101]表明，定时服用阿司匹林的人群，结肠癌、直肠癌发生率或死亡率降低 40%~50%，但达到预防作用所需的准确剂量尚不清楚，有学者认为每天约需 300mg。

（3）直肠癌。Zubiaurre 等[102]研究报道，绝大多数结直肠癌（CRC）和腺瘤患者体内环氧化酶-2（COX-2）水平明显升高，COX-2 过度表达可增加前列腺素（PG）的合成，而 PG 与致癌作用密切相关，其可以解释为阿司匹林抑制 COX-2 过度表达而预防 CRC 的效用。Giovannucci 等[103]研究表明，使用阿司匹林可降低 CRC 风险，提高生存率，特别是对 COX-2 过度表达的 CRC 患者。Chan 等[104]试验表明，30mg・d^{-1}剂量比 283mg・d^{-1}发生致命性 CRC 的风险要高（OR=2.02，P=0.15），另长期服用>75mg・d^{-1}剂量的阿司匹林可降低 CRC 的发病率和死亡率，尤其对通过乙状结肠镜检查或结肠镜检查均无法有效预防的近端结肠癌效果最明显。Avivi 等[105]研究报道，长期应用阿司匹林和非甾体类抗炎药在 CRC 预防中有良好效应。Harma 等[106]研究表明，长期服用阿司匹林确实能降低 CRC 的风险，但其预防 CRC 效果的最佳剂量、持续用药时间、作用机制及效益-风险评估等尚需继续深入研究。

（三）生殖系统

1. 乳腺癌

孟毅[107]报道，美国研究人员对 511 名乳腺癌患者和 1 534名健康女性进行了调查研究。研究发现，服用阿司匹林或布洛芬，每周至少 3 次，连服 5 年的女性她们的乳腺癌发生的危险率降低 1/3，预防乳腺癌也可使患者免除外科手术和放疗的痛苦。《美国医学会杂志》[108]研究报告，每周至少服用 7 次阿司匹林的女性罹患因雌激素引起乳腺癌的可能性要比没有服用阿司匹林的女性低 26%，研究认为，这可能与阿司匹林能阻止患者合成雌激素有关，但对这项研究还需要更多的证实，现在就建议广大女性为预防乳腺癌而服用阿司匹林还为时过早，具体服用剂量、疗程等还需持续深入地进行试验研究。

2. 卵巢癌

美国 Arslan Akhmedkhanov[109]报道，对 14 000余名女性进行调查研究证实，每天约需 300mg，连续 6 个月每周服用 3 次阿司匹林的女性与没有服用阿司匹林的女性相比，前者发生上皮卵巢癌的风险减少 40%。许红等[110]研究发现，阿司匹林能抑制卵巢癌细胞的增殖，且能诱导其凋亡，而阿司匹林诱导卵巢癌 SK-OV-3 细胞凋亡是通过下调 Bcl-2 表达和上调 Bax 基因表达，从而达到抗卵巢癌效果的。

3. 前列腺癌

Cheng 等[111]研究发现，在前列腺癌小鼠中，NO-阿司匹林是可显著性地抑制前列腺癌肿瘤的生长和血管形成，起到抗癌作用的。Salinas 等[112]研究报道，研究分析了 2002 年 1 月 1 日至 2005 年 12 月 31 日间的 1 001例前列腺癌患者及 942 名年龄接近者的资料，发现当时服用阿司匹林者与不服用者相比前列腺癌发病危险下降 21%（95%CI：0.65～0.96）。长期服用阿司匹林（>5 年，OR=0.76，95%CI：0.61～0.96）和日服小剂量阿司匹林（OR=0.71，95% CI：0.56～0.90）均能降低前列腺癌的危险。可见，阿司匹林有抗前列腺癌的作用。

（四）其他

1. 头颈癌

美国的一项科学研究表明，对 10 名患不能手术治疗的进行性头颈癌的患者给予阿司匹林类似物——炎痛康后，通过观察其免疫系统，显示患者体内激发了对癌细胞有效的抵抗力，更重要的是患者的临床状况得到了明显改善，显示传统药物阿司匹林能加强癌症患者被减弱的免疫功能。因此，美国的许多医院采用了这种治疗方案，且在某些病例中证实其临床效果是令人满意的。国外近年来的研究方向已转向于手术、放疗或化疗有复发的癌症病人，给予阿司匹林及类似物治疗，结果表明，早期使用阿司匹林及类似物能减少继发性肿瘤的扩散，直至消失[113]。

2. 皮肤癌

澳洲人用阿司匹林来治疗头痛，不但有降低心脏病风险的功效，而且还能治疗皮肤癌和晒斑，其主要是阿司匹林封闭了环氧酶的蛋白质，因为环氧酶能使某些皮肤癌的酶刺激血细胞[114]。于新蕊等[115]报道，阿司匹林可降低鳞状细胞癌（SCC）发病危险并影响其分子亚型；长期使用阿司匹林或 NSAIDs，尤其是阿司匹林可显著降低皮肤发生黑色素瘤的危险。

第七节　阿司匹林预防和治疗帕金森病的临床研究与应用

如同阿司匹林在防治其他认知障碍类疾病的研究与应用一样，现有的体外及实验动物模型的研究结果显示，阿司匹林对于帕金森病的发生与发展，有积极的作用；然而在人群内的大规模调查研究显示，应用阿司匹林及其他非甾体抗炎药，对于降低帕金森病的风险没有积极作用。其中的原因，可能与帕金森病病因的复杂性，受调查人群用药的开始时间及持续时间等有关。

截至 2018 年 5 月，以帕金森病和阿司匹林或乙酰水杨酸为主题词，检索中国知网，未搜索到阿司匹林应用于人群防治帕金森病的相关研究报道。而国外的调查研究报道，也多以证据不足以支持降低帕金森病的风险为结论。以下简述两则相关报道，以供参考。

加州大学洛杉矶分校的 Manthripragada AD 和 Ritz B 等[116]分析了丹麦健康与药房登记系统（Danish health and pharmacy registries）的数据，进行了基于人群的病例对照研究，以分析阿司匹林及对乙酰氨基酚与帕金森病的风险关系。分析了 2001—2006 年期间经过诊断的 1 931例帕金森病患者的住院及门诊病例记录，并从丹麦人口登记部门（Danish population register）获取了 9 651例年龄和性别匹配的对照病例。从药房数据库中获取了所有参与者自 1995 年以来的所有处方药使用情况。

除去诊断前 5 年内的处方药使用情况外，对年龄、性别、心血管疾病药物的使用情况，慢性阻塞性肺部疾病，伴发疾病的查尔森打分（Charlson comorbidity scores）等因素进行调整后的分析结果显示，无论使用强度如何，阿司匹林或者非阿司匹林的使用，与帕金森病的发生之间没有关联，其中使用阿司匹林的优势比（odds ratios，OR）为0.97，95%置信区间为0.82~1.14，非阿司匹林的非甾体抗炎药的优势比为0.97，95%置信区间为0.86~1.09；而且布洛芬或对乙酰氨基酚的使用，与帕金森病的发生之间也没有关联。

该研究的结果表明，现有证据不支持在帕金森病发病前，短期使用非阿司匹林和阿司匹林的非甾体抗炎类处方药，能够提供保护作用的观点。

瑞士巴塞尔大学的 Becker C 等学者[117]使用全科医师研究数据库（General Practice Research Database）开展了病例对照的统计分析。收集1994—2009年期间诊断出的，且患者年龄≥40岁的新发帕金森病例。对于每一个帕金森病例都进行了4重标准的病例匹配，其中包括年龄、性别、全科医学和数据索引（index date）等。对于帕金森病例及对照病例，依据使用非甾体抗炎药阿司匹林和对乙酰氨基酚的持续时间进行分类。使用条件逻辑回归（conditional logistic regression）计算优势比（odds ratios，OR）。对于附加分析，数据索引分别向后顺延1年、2年和3年。

其共收集到经诊断的自发帕金森病患者4 026例，以及15 969例匹配病例。相比于没有使用任何非甾体抗炎类处方药的对照病例，之前使用了非甾体抗炎药的帕金森病确诊患者的风险并没有增加，其优势比为1.07，95%置信区间为0.99~1.16；长期使用者（≥15次处方）的帕金森病风险稍低，其调整后的优势比为0.94，95%置信区间为0.83~1.07。相比于未使用者，阿司匹林或对乙酰氨基酚使用者也没有显示出更高的帕金森病相对风险；阿司匹林长期使用者的风险，经调整后的优势比为1.16，95%置信区间为1.03~1.30，对乙酰氨基酚的分别为1.15、1.02~1.30。在随后的转移数据索引（shifted index dates）分析中，风险评估消减趋近于零。

对于源自英国基层医疗（the UK primary care）数据的大规模调查研究，其结果显示长期使用非甾体抗炎药，如阿司匹林或对乙酰氨基酚，与帕金森病进展风险的实质性改善没有关联。

第八节 阿司匹林对阿尔茨海默病的临床研究与应用

众多临床研究表明，阿尔茨海默病作为一种慢性的、进展性的、不可逆的神经退行性疾病，药物对其治疗作用仅限于减缓轻中度患者的疾病进程。阿司匹林对于AD的预防或者对轻度认知障碍治疗具有一定的作用，而对典型的AD患者治疗效果可能有限。

一、有促进和改善作用的研究

众多流行病学资料显示，长期服用阿司匹林的人群中AD的患病率明显低于未服用者[118-122]。最初人们在服用非甾体类抗炎药（Nonsteroidal Anti-inflammatory drugs，NSAIDs）的关节炎患者中发现，其AD的患病率低于普通人群。其后人们进行了多次流行病学调查，发现长期服用阿司匹林的人群中，AD患病率较未服用人群显著下降。纽约艾伯塔·爱因斯坦医学院查德·利普顿博士发现：颅内炎症加重对老年痴呆症患者病情起恶化作用，而按时服用抗炎药物（如ASP）防治其他疾病（如关节炎、心脏病等）的患者，老年痴呆症的概率大大降低了。迈阿密大学医学院博士查利斯·翰尼肯斯表明：服用阿司匹林不仅有益于改善老年痴呆症的症状，而且对老年健忘症也有一定治疗作用[123]。特别是2003年一篇荟萃分析文章综合了6个队列研究（共13 211人参加）和3个病例对照研究（1 443人），指出服用阿司匹林的人群较未服用人群的AD发病相对危险系数为0.87，同时服用阿司匹林时间较长者，相对危险度明显降低[124]。

研究报道表明阿司匹林和其他NSAIDs可能具有防治阿尔茨海默病和/或血管型痴呆的作用。然而，伴发疾病和阿司匹林的剂量是关键的问题。低剂量阿司匹林的主要适应症之一是预防中风和短暂性缺血，这些可能会掩盖阿司匹林等药物的抗痴呆作用。如果抗痴呆的作用是由于抗炎机制的缘故，那么低剂量的阿司匹林可能是不足的。因此，Nilsson SE等[119]评估了高剂量和低剂量的阿司匹林对80岁及以上老人罹患阿尔茨海默病（AD）的保护作用。同时，选取对乙酰氨基酚（paracetamol）和D-丙氧酚（D-propoxyphene）作为对照。对1991—2000年期间的702位80岁及以上老人（351对同性双胞胎）的临床资料、认知功能和药物治疗等数据，进行全面的流行病学分析；这些老人在数据分析时全部健在，其平均年龄为83.9岁（80~99岁）。对数据进行年龄、性别和心脑血管疾病等因素的调整后，采用回归逻辑算法对不同NSAIDs的应用与认知功能间的关联进行计算。结果显示，相比于不用药的情况，高剂量的阿司匹林能够显著降低阿尔茨海默病的患病率。低剂量阿司匹林和其他NSAIDs也表现出相类似但不显著的关联。而对乙酰氨基酚和D-丙氧酚的分析结果，则没有显示出相关的关联性。因此认为，阿司匹林可能具有抗AD的作用，但是需要开展进一步的对照试验。

之前的许多研究结果认为，使用NSAIDs有助于预防AD。但是，还有很多结果是相互矛盾的。在前瞻性的基于人群的队列研究中，in t′ Veld BA等[125]将6 989名55岁及以上尚未表现出痴呆症状的受试者纳入调查，以研究非甾体抗炎药的使用与AD及血管性痴呆之间的关系。AD风险的评估采用药房的NSAIDs正式记录。共有4种相互排外的分类依据，即没有使用的，短期使用的（1个月或累计使用低于1个月的），中长期使用的（累计使用超过一个月，但是不足24个月的），长期使用的（累计使用超过24个月的）。采用Cox回归分析，对年龄、性别、受教育程度，吸烟、水杨酸盐、组胺H_2受体拮抗剂、降血压药、降血糖药的使用与否等进行调整校正。结果显示，平均的随访期为6.8年，共有394名受访者出现痴呆表现，其中294名为阿尔茨海默病，56名为血管性痴呆，45名为其他类型的痴呆。AD的相对风险，短期使用者为0.95（95%置信区间为0.70~1.29），中长期使用者为0.83（95%置信区间为0.62~1.11），长期使用的为0.20（95%置信区间为0.05~0.83）不同年龄段的风险没有区别。NSAIDs的使用与血管性痴呆的减少之间没有关联。以上结果说明，长期使用NSAIDs可能对AD而非血管性痴呆具有保护作用。

Rich JB等[126]对约翰霍普金斯阿尔茨海默病研究中心（the Johns Hopkins Alzheimer's Disease Research Center）记录的AD患者的报告进行了分析，以研究NSAIDs对AD的临床表现及进程的影响。其中32名患者服用了NSAIDs或阿司匹林，177名患者则未服用相关药物，两组间对比的指标包括临床表现、认知能力和精神病指标等。结果显示，在研究开始时（at study entry）NSAIDs 能够显著缩短疾病的持续期。在随后的研究中，NSAIDs 组的细微精神状态检查（Mini-Mental State Examination）、波士顿命名测试（Boston Naming Test）、延迟条件下的本顿视觉保持测验（the delayed condition of the Benton Visual Retention Test）等结果也较好。而且，超过 1 年的纵向变化分析结果显示，在语言流畅程度、空间识别和方位等指标方面，NSAIDs 组的下降程度要轻于非 NSAIDs 组。以上结果支持 NSAIDs 可能对 AD 具有预防作用的观点。

Wang J 等[127]检索了 Pubmed、荷兰医学文献数据库（Embase）和考克兰图书馆数据库（Cochrane Library Databases）截至 2014 年 3 月的数据，分析评估抗炎药物的使用与 AD 风险之间的关联。使用随机效应模型（Random Effects Models）对相对风险（Relative Risks，RRs）及其 95%的置信区间（95% CI）进行了荟萃分析，并根据抗炎药物的类型和服用时间等进行分组。结果显示，相比于未使用 NSAIDs 的对照组，NSAIDs 的使用与 AD 风险的降低显著相关，其 RR 为 0.72，95% CI 为 0.62~0.84，长期使用 NSAIDs 的 RR 为 0.36，95% CI 为 0.17~0.74；阿司匹林或非阿司匹林 NSAIDs 使用者的 AD 风险，相比于未使用的对照者，也明显降低；阿司匹林的 RR 为 0.77，95% CI 为 0.63~0.95；非阿司匹林的 NSAIDs 的 RR 为 0.62，95% CI 为 0.26~1.46。在单一随机对照实验中（the single randomized controlled trial），对于无痴呆的个体，NSAIDs 的使用与 AD 的风险无显著关联（$p>0.05$）。上述观测结果认为，NSAIDs 对 AD 具有预防作用，但是单一随机对照实验则不同。在进一步阐明 NSAIDs 与 AD 准确关系时，需要精心设计方案和改进研究方法。另外，还需要考虑合理的给药剂量和用药持续时间等。

周伯荣等[128]采用随机单盲法，观察了非类固醇类抗炎药物（肠溶阿司匹林）对 AD 的疗效。分别将 39 例 AD 患者分为石杉碱甲组、石杉碱甲加肠溶阿司匹林治疗组和安慰剂组。应用简易精神状态检查表（MMSE）、日常生活功能（ADL）量表于治疗的开始、第 2、第 12、第 24 和第 36 周评定认知行为功能。结果显示，自第 12 周起，两种药物治疗组较安慰剂组的认知功能明显改善或衰退延迟（$t=3.65\sim8.34$，$P<0.001$）。在第 36 周，石杉碱甲加肠溶阿司匹林较石杉碱甲组的 MMSE 增加分（0.35±1.26，1.45±1.62）、ADL（-1.40±1.50，-5.10±3.23）明显改善（$t=2.53\sim2.68$，$P<0.05$）。上述结果说明，肠溶阿司匹林对延缓痴呆的进展可能是有效的，可以作为 AD 的辅助治疗药物。

二、无促进和改善作用的研究

尽管上述调查研究表明，阿司匹林以及其他 NSAIDs 能够降低 AD 的风险。但是，也有与之相当数量的调查研究报道，不支持这一观点。

AD 的神经病理学过程中伴随着炎症反应，被认为可以加重神经损伤。因此，各国学者开展了一系列的随机试验以验证抗炎治疗对 AD 是否有效。在这些研究当中，有些是在正常人群[129]，有些是在患有轻度认知障碍的人群［12］，有些是在诊断出患有 AD 的人群中开展的[130-132]，所用药物有非选择性的 NSAIDs，如萘普生和强的松，也有选择性的 COX-2 抑制剂如塞来昔布（celecoxib）、罗非考昔（rofecoxib）[129,130]，以及一些其他的抗炎药物[129,131]，但是这些研究均未显示出实际有益的证据。抗炎药物的大部分治疗方案，特别是包含 NSAIDs，都有严重的胃肠道反应如出血的风险。因此，在没有充足证据表明抗炎治疗对 AD 的防治有益之前，应该避免使用。其他的替代治疗方案仍在寻找，美国乔治城大学医学中心（Georgetown University Medical Center）的 Aisen PS 认为[133]，正在形成的共识是抗炎治疗对于 AD 无效。

心血管疾病的风险因子和血管性疾病史能够增加 AD 的风险。在服用阿司匹林的人群当中，其 AD 的发病率较不服用人群的低；其中貌似可信的生理学机制，即阿司匹林或许可以减缓血管性或 AD 痴呆的病理学进程。AD2000 协作组（AD2000 Collaborative Group）评估了阿司匹林对 AD 患者的防治作用[134]。

310 名在社区居住的 AD 患者被纳入该项随机非盲研究，这些患者对于阿司匹林没有潜在的缺陷，或者特定的禁忌症；其中阿司匹林组 156 名患者，每天服用阿司匹林肠溶片 75mg，对照组为 154 名患者，不服用阿司匹林。首先分别采用细微精神状态检查（mini-mental state examination，MMSE）和布里斯托日常活动评分表（the Bristol activities of daily living scale，BADLS），对调查参与者认知和活动能力进行主要评估。其次，对调查参与者的正式居家时间或机构护理时间、失去自理能力的进程、行为症状、护理者的感受、护理时间等也进行评估。参与者每年评估一次，期间间隔 12 周。采用治疗意向（intention to treat）对作为主要评估指标的认知和行为能力进行分析。该研究被注册为国际标准化随机对照试验（International Standard Randomised Controlled Trial），注册号为 ISRCTN96337233。

调查者的年龄中值为 75 岁，156 名患者为轻度 AD，154 名为中度，其中 18 名伴有血管性痴呆。经过 3 年的随机试验，阿司匹林治疗组的平均 MMSE 评分较不服用阿司匹林的对照组高 0. 10（95% CI 为-0. 37～0. 57，p=0. 7），平均 BADLS 评分较对照组低 0. 62（95% CI 为-1. 37～0. 13，p=0. 11）。其中，在阿司匹林治疗组有 3 名患者出现了致命的大脑出血。

尽管阿司匹林在痴呆患者中普遍使用，但是对典型 AD 患者给予低剂量的阿司匹林 2 年，结果显示相比于不服用阿司匹林的对照组，对于主要评估指标的认知和行为能力，阿司匹林没有显示出显著的改善，而且增加了严重出血的风险。

Henderson AS 等[135]对居住于澳大利亚堪培拉社区的老年人，开展了持续期为 3. 6 年的双波纵贯性研究（a two-wave longitudinal study），以期验证阿司匹林和非甾体抗炎药（NSAIDs）可能具有预防痴呆或认知障碍作用的假说。

研究之初共纳入 1 045名年龄在 70 岁的老年人，双波认知评估后共有 588 名。采用细微精神状态检查（Mini-Mental State Examination）、情景记忆测试（episodic memory test）、神经反应速度测试（test of mental speed）和国家成年人阅读试验（the National Adult Reading Test）等进行认知功能评测。使用堪培拉老年人采访（the Canberra Interview for the Elderly）进行痴呆评估。

对剖面数据而言，在排除其他混杂变量后，服用 NSAIDs 或阿司匹林的受访人员，在认知测试方面并未表现出有益差异；与载脂蛋白 E 的基因型也不相关。对于纵向数据而言，NSAIDs 或阿司匹林的服用与否，在认知能力下降和痴呆的发生率方面，并没有显著差异。

上述结果，对于服用阿司匹林或 NSAIDs 对认知障碍或痴呆发生的假说，不能够提供支持。然而不同来源的测试误差可能会减弱不同药物的临床表现，因此，需要进一步开展前瞻性研究以获得决定性证据。

通过随机对照的源自多伦多大学的 Jaturapatporn D 等[136]学者检索到的 604 篇相关研究报道，其中纳入了 14 种研究（15 种干预）。阿司匹林、甾体类抗炎药和 NSAIDs 组参与者分别为 352 名、138 名和 1 745名。其中的一项研究包含两种独立的干预。在这些研究中，干预的种类包含 4 种，即阿司匹林（3 种）、甾体类（1 种）、传统的 NSAIDs（6 种）以及 COX-2 选择性抑制剂（5 种）。采用偏差风险评估工具（a risk of bias assessment tool）对所有研究的内在效力（internal validity）进行评估。其中 5 项研究的偏差风险低，7 项研究的偏差风险高，2 项研究的偏差风险不明确。阿司匹林、甾体类抗炎药、传统 NSAIDs 和 COX-2 选择性抑制剂等对认知下降没有明显的改善。相比于对照组，阿司匹林组参与者存在较高的出血风险；甾体类抗炎药物组的参与者更多地承受着高血糖、实验室检查结果的异常和面部水肿等；NSAIDs 组承受着恶心、呕吐，肌酸酐升高，肝功能指标升高和高血压。相比于安慰剂组，传统 NSAIDs 组的患者中间存在死亡率较高的趋势，而且 COX-2 选择性抑制剂组的死亡率也略高于 NSAIDs 组。

基于上述的分析调查结果，阿司匹林、甾体类抗炎药、传统的 NSAIDs 和 COX-2 选择性抑制剂等对 AD 没有效果。因此，在 AD 的治疗中也不推荐使用上述药物。

之前的观察性研究和最近的系统性综述认为，NSAIDs 的使用与 AD 风险的降低之间存在关联；然而，对于这一观点，仍然存在争议。因此，Zhang C 等[137]开展了最新的荟萃分析，以再次评估上述关联。

检索从初始至 2017 年 4 月间，PUBMED、荷兰医学文摘数据库（Embase）和考克兰图书馆（Cochrane Library）等数据库的所有相关数据。根据预先设定的关键词，选取合格的队列研究。采用随机效应模型（Random-Effects Model）对获取的数据进行荟萃分析，以计算使用 NSAIDs 与 AD 风险之间关联的相对风险（Relative Risks，RRs）。发表于 1995—2016 年间的 121 篇相关报道，被纳入该系统性的回顾分析中，其中包含 16 项队列研究共计 236 022名参与者。荟萃分析的结果显示，相比于未使用 NSAIDs 的参与者，当下和之前使用了 NSAID，与 AD 风险的降低之间存在显著关联（RR 0. 81，95% CI 0. 70~0. 94）。这种相关性存在于所涉及所有 NSAIDs 类型中，但是不包含阿司匹林（RR 0. 89，95% CI 0. 70~1. 13），对乙酰氨基酚（RR 0. 87，95% CI 0. 40~1. 91）或非阿司匹林类的 NSAIDs（RR 0. 84，95% CI 0. 58~1. 23）。

现有的证据认为，NSAIDs 的使用，与 AD 风险的降低之间存在显著关联。但是仍然需要进一步的大规模的前瞻性研究再次评估两者间的关联，特别是单一 NSAIDs 类型的关联。

关于阿司匹林防治 AD 的研究报道，存在着较大的不一致性。由于 AD 属于退行性神经疾病，发病原因复杂。因此，综合现有的研究报道可以看出，针对健康人群开展的前瞻性研究，较多的认为阿司匹林具有降低 AD 风险的作用；而对于已经发病的观察报道，则更多的认为阿司匹林及其他抗炎药物对于 AD 病状的改善与延缓，没有显著的作用。因此，对于阿司匹林是否有益于 AD 的防治，仍然需要开展更大规模、随访时间更长、设计更为精细的观察研究；同时密切关注胃肠道及出血等不良反应的发生。

第九节　阿司匹林抗抑郁的临床研究与应用

虽然在细胞水平及实验动物体内的研究表明，阿司匹林单独使用或配伍其他药物，对神经细胞炎症因子的分泌具有调节作用，对于不同原因诱导的实验动物抑郁症，也有显著的改善作用，但是在国内外临床上，阿司匹林单独使用或配伍其他药物使用，预防和治疗原发性和继发性抑郁症的报道相对较少；特别是国外的很多应用研究结果显示，常规使用阿司匹林不能有效降低抑郁症的发病风险。

一、阿司匹林预防和治疗抑郁症的国内临床研究报道

解放军第422医院心理卫生康复中心（广东湛江）曾干等[138]评价了选择性5-HT再摄取抑制剂（SSRI），联合大剂量阿司匹林对重度抑郁症患者短期自杀风险的影响。

将C-反应蛋白（CRP）水平≥1mg·L^{-1}的重度抑郁症患者随机分为两组，治疗组接受标准SSRI治疗的基础上，口服拜阿司匹林（拜耳医药）300mg，每日一次；对照组接受标准SSRI治疗加安慰剂治疗。治疗21d后，停用阿司匹林和安慰剂。治疗前及治疗后第3天、第1周、第4周和第8周采用Beck自杀意念量表、汉密顿抑郁量表和蒙哥马利抑郁评定量表进行评分。

治疗组和对照组分别有16例和18例患者参与疗效分析，两组基线匹配。治疗3d和治疗1周后，治疗组CRP水平相比对照组显著下降，同时Beck自杀意念量表评分和汉密顿抑郁量表评分也显著下降；治疗第4周后，两组CRP水平无显著差异，但治疗组相比对照组Beck自杀意念量表评分和汉密顿抑郁量表评分仍显著下降，两组第8周各项评分差异无统计学意义。

上述结果表明，SSRI联合大剂量阿司匹林治疗能显著降低重度抑郁症患者短期内的自杀风险。

由于该研究旨在初步探讨阿司匹林联合SSRI的治疗效果，因此，阿司匹林的使用为短程（不超过21 d），通过两组患者不良药物反应监测，均未观察到明显的药物不良反应，考虑可能与受试者人群的选择和阿司匹林疗程较短有关。另外，研究中有6例患者失访，其原因是否为产生了某些不良反应，也不得而知。另外，该研究观察时间较短，研究样本较少，故而限制了该研究结论的推广，今后需要在更大规模的研究中进行更长时间的验证。

朱玉萍等[139]分析了中老年抑郁障碍与脑白质疏松（LA）的相关性，并探讨阿司匹林干预对抑郁障碍的改善作用。

选择2014年8月至2015年4月间，上海市浦东新区人民医院收治的中老年抑郁障碍患者80例，根据MRI检查结果，将患者分为非LA组和LA组，LA组再分为干预组和对照组。评估LA的发病情况及程度，观察不同程度LA患者的HAMD-24评分。所有患者均给予盐酸舍曲林片50mg·d^{-1}，干预组同时给予阿司匹林肠溶片（拜耳公司）0.1g·d^{-1}口服。分别在治疗前、治疗后6个月、12个月进行HAMD-24量表、血清学检测，如胆

固醇、空腹血糖（FBG）、同型半胱氨酸（Hcy）、C 反应蛋白（CRP）等；于治疗前、治疗后 12 个月进行头颅 MRI、颈动脉超声等检测，并记录脑卒中及不良心血管事件（MACE）情况。

结果显示，中老年抑郁障碍患者 LA 的发生率为 60.0%，随着 LA 程度的增加，HAMD-24 评分显著升高（$P<0.05$）；非 LA 组 HAMD-24 评分、颈动脉粥样斑块评分显著低于干预组和对照组（$P<0.05$）；治疗后 6 个月、12 个月，干预组（伍用阿司匹林）HAMD-24 评分、C 反应蛋白、同型半胱氨酸、稳定和不稳定颈动脉粥样斑块积分均显著低于对照组（$P<0.05$）；干预组随访 12 个月内脑卒中、MACE 的总发生率明显低于对照组（$P<0.05$）。

上述结果说明，中老年抑郁患者 LA 的发生率较健康人群明显增加，且与 LA 程度关系密切，对合并 LA 患者给予阿司匹林干预可减缓甚至逆转 LA 病变的发展，同时改善抑郁症状。

二、阿司匹林预防和治疗抑郁症的国外临床研究报道

低水平的慢性炎症与抑郁症及心血管疾病发病率增加之间的关联，已经得到确认。阿司匹林和他汀类药物均具有抗炎作用，因此，可用于心血管疾病的预防。然而之前的研究显示，阿司匹林和他汀类药物对于抑郁症是否具有潜在的预防作用，仍然存在争议。国外关于阿司匹林对于抑郁症防治的临床研究报道，其结论也多以消极结果为主。

Almeida OP 等[140]针对 5 556位老年人调查研究显示，使用阿司匹林与抑郁症的发病之间没有关联；尽管相比于没有服用阿司匹林的老年人而言，期间中断服药的老年人的抑郁症的优势比（odds ratio）较高。对 70 位抑郁症患者的治疗干预研究中，相比于氟西汀单独用药组，阿司匹林和氟西汀联合给药组的氧化应激参数降低了[141]。

瑞士学者 Glaus J 等[142]评估了常规使用阿司匹林和他汀类药物，与抑郁症发病率之间的关系。从城市社区的普通人群中选取 1 631人开展前瞻性群组研究（prospective cohort study），平均年龄为 51.7 岁，其中女性占比为 43.6%。在研究开始之初以及随后的研究进程中（平均为 5.2 年），被调查者接受了完整的体质检查，以及关于 DSM-IV 精神障碍的半结构式访谈（semi-structured interviews investigating DSM-IV mental disorders）。最终进行了潜在混杂因子（confounders）的广义数组（wide array）校正的数据分析。结果显示，在调查的年龄段内常规使用阿司匹林或他汀类药物，不能降低所有参与调查者随后的重度抑郁症的发病率（危险率，阿司匹林 1.19，95%可信限为 0.68~2.08；他汀类 1.25，95%可信限为 0.73~2.14）。然而本研究不是随机的临床试验，而且不能对所有潜在的混杂因子进行校正；仅收集了调查评估前 6 个月的阿司匹林和他汀类的信息；而且也仅限于 35~66 岁的受访者。以上结果说明，来自城市社区的年龄为 35~66 岁的参与者的数据，不支持大规模使用阿司匹林或他汀类药物来预防抑郁症的发生。

关于细胞因子水平与抑郁症之间的关联，以及阿司匹林在抑郁症治疗过程中的作用，有很多相互矛盾的报道。伊朗学者 Ghanizadeh A 等[143]开展了成年抑郁症门诊收治患者的双盲随机安慰剂对照试验。通过当面 DSM-IV 测试确定参与试验的患者；同时精神科医生对其进行汉密尔顿抑郁等级量表（Hamilton depression rating scale）打分。

10 名参与试验的患者接受每天 160mg 阿司匹林和 20mg 西酞普兰（citalopram，选择性 5-羟色胺再摄取抑制）的治疗方案。其中的 8 名患者在试验早期就表现出严重的焦虑和静坐恐惧（akathesia）。只有 2 名患者坚持完成试验设计的治疗方案，在 14d 的试验中，8 名患者中断了治疗，其中 3 名患者因为焦虑和静坐恐惧进行了住院治疗，2 名患者在试验开始后报告了自杀行为。

本研究结果显示，阿司匹林作为抑郁症的辅助治疗是不可靠的，并且存在严重的不能忍受的副反应。本研究的结果与之前阿司匹林对于抑郁症的治疗可能是有效的假定不相符。在抑郁症辅助治疗过程中，阿司匹林对于促炎因子和抗炎因子的平衡是负面的影响。阿司匹林对于西酞普兰的抗抑郁治疗可能是起反作用的。

第十节　阿司匹林防治糖尿病的临床研究与应用

一、糖尿病概述

据世界卫生组织估计，2003 年全世界约有 1.94 亿人患糖尿病，到 2025 年，将增加到 3.33 亿[144]人。近年来国内外的许多研究显示，2 型糖尿病及其相关的并发症与糖尿病患者高血糖引起的氧化应激增强，体内抗氧化剂水平降低有关[145,146]，脂质过氧化的终末产物丙二醛含量明显升高，导致小动脉纤维性病变、动脉硬化和心血管疾病，易于诱发血栓形成，致微循环障碍，进而导致机体损伤，这可能是糖尿病血管病变的原因之一[147]。控制血糖是控制糖尿病慢性并发症的重要手段，但是单纯地控制血糖并不能完全阻断糖尿病慢性并发症的发生和发展，这其中很大的原因就是糖尿病患者的高氧化应激状态，导致这种应激状态的最主要原因就是高血糖介导的糖的自身氧化和蛋白质的糖基化，体内自由基的增加使得体内大分子物质氧化产物增多，通过各种途径加速糖尿病并发症的发生发展[148]。寻找有效降低糖尿病氧化应激损伤的干预措施具有重要的意义。

二、阿司匹林防治糖尿病的作用机制研究

1. 降低血糖

服用 0.5~10mg · kg^{-1} · d^{-1}的阿司匹林，可明显降低糖尿病人的血糖水平，提高患者糖耐量和对胰岛素的敏感性，抑制高血糖对眼晶状体和视网膜的损害，可预防糖尿病病人视网膜微血管的血栓形成和视网膜病变病情恶化所造成的失明[149]。蒋晓真等[150]研究，82 例糖尿病患者分成试验组和对照组，在常规糖尿病治疗的同时，试验组加服阿司匹林 100mg · 次$^{-1}$ · d^{-1}，观察 1 年，分别于开始和 1 年后测空腹血糖（FBG），胰岛素（FINS），糖化血红蛋白（HbA_{1c}）和血清 hs-CRP（高敏 C 反应蛋白），IL-6，TNF-α 等水平。结果显示，两组病人 FBG 和 HbA_{1c} 均明显下降，与治疗前相比差异非常显著（$P<0.01$），其中试验组 FBG 下降幅度大于对照组（$P<0.01$）。试验组 FINS 和胰岛素抵抗指数也下降，而对照组无显著变化，两组有非常显著差异（$P<0.01$），结论：阿司匹林能降低 2 型糖尿病病人的炎症因子水平，抗炎治疗可作为预防和治疗 2 型糖尿病的一种方法。

2. 抑制血小板形成血栓素

初诊糖尿病患者大多数都存在血脂异常，半数患者存在心血管疾病，小部分也患有高血压，糖尿病患者死于心血管疾病的概率更高，是正常人的2~4倍。糖尿病人群心血管事件发生、死亡率高的原因在于动脉粥样硬化和血栓形成，体外研究显示，糖尿病患者血小板对促血小板聚集剂反应性极高，主要的一个原因是其产生的血栓素明显增高。阿司匹林通过阻断环氧物水解化酶，进而抑制血小板形成血栓素，防止了血栓的形成。2006年ADA指南也充分肯定了阿司匹林在糖尿病患者心脑血管防治中的重要地位，小剂量阿司匹林可阻止凝血素在体内合成，从而对抗血小板聚集，能防治糖尿病引发的心脏病[151]。

3. 抑制凝血素的合成

阿司匹林可促进肝糖元分解及胰岛素分泌，抑制肠道对糖的吸收，而达到控制血糖的目的。糖尿病的并发症中心血管病是最主要的，阿司匹林通过乙酰化血小板的环氧酶阻止了凝血素在体内的合成，而起到防治糖尿病引起的心血管方面的并发症。因此，国际糖尿病协会建议：若没有出血性禁忌病的情况下，非糖尿病人群预防心脏病可服用小剂量阿司匹林，而对于高风险的糖尿病患者来说，小剂量的阿司匹林更是预防心血管疾病的主要措施[152]。2型糖尿患者的β细胞功能减退及体内凝血素分泌增多，是诱发动脉病变的基础，而小剂量的阿司匹林通过乙酸化血小板的环氧化酶，可阻断凝血素的生成。因此，成年糖尿病患者应长期服用小剂量阿司匹林，以减少患心脏病的风险[153]。凝血素具有促进血小板凝集的作用。研究人员发现，糖尿病患者体内凝血素的分泌量明显增高，阿司匹林之所以能够防治糖尿病引发的心脏病，部分原因在于阻止凝血素在体内的合成。迈阿密大学医学院的翰尼肯斯博士指导的一项临床试验显示，服用阿司匹林的男性心脏病发生率减少了44%，而患有糖尿病的男性，其心脏病发生率的下降更明显。因此，美国糖尿病协会建议成年糖尿病患者应服用小剂量阿司匹林，以减少心脏病的发生概率[154]。

4. 减弱β细胞功能

β细胞功能减退和凝血素分泌增多是导致糖尿病患者动脉病变的主要原因，小剂量阿司匹林可以将血小板中环氧化酶乙酰化，有效阻止患者体内生成凝血素。长期的高糖会使患者的血小板始终处于高凝状态，导致其功能异常，尤其是2型的糖尿病患者中淀粉沉淀的毒素作用可以使其β细胞的功能退化，而阿司匹林可以有效减慢患者β细胞功能退化的进度[155]。

三、阿司匹林在糖尿病治疗中的临床研究与应用

糖尿病是由遗传因素、免疫功能紊乱、微生物感染及其毒素、自由基毒素、精神因素等等各种致病因子作用于机体导致胰岛功能减退、胰岛素抵抗而引发糖、蛋白质、脂肪、水和电解质等一系列代谢紊乱综合征。目前我国成人糖尿病患者总数达9 240万。高血压患病率18.8%，患者达2亿。2010年糖尿病防治指南指出糖尿病防治策略强调抗血小板治疗的重要性。2006年英国糖尿病学会指南进一步肯定了阿司匹林在糖尿病患者心、脑血管事件防治中的重要地位。早在20世纪中期，科研工作者就发现短期使用阿司匹林可以有效帮助病人控制其血糖。早期的学者认为阿司匹林在某种程度上可促进胰岛素的分泌。哈佛大学糖尿病中心Steven博士带领下的科研人员给对胰岛素不敏感的肥胖老鼠注

射大剂量阿司匹林和水杨酸钠后3~4周，老鼠的血糖浓度和对胰岛素不敏感都得到了改善，血脂水平也降到了危险数值以下。

1. 阿司匹林在糖尿病治疗中的临床研究

2003年，Diabetes Care发表了对1 031名糖尿病患者的一级预防方案，结果显示服用小剂量阿司匹林可使糖尿病患者心血管事件危险降低10%。女性健康研究（WHS）是阿司匹林针对女性最大规模的随机、双盲、安慰剂对照研究。治疗组口服阿司匹林100mg，隔天1次，随访10年。结果显示，阿司匹林使健康女性首次卒中发生率降低17%，其中缺血性卒中下降24%，短暂性脑缺血发作下降22%，而出血性卒中的风险未增加。其中，糖尿病亚组卒中发生率降低54%（P=0.01），脑梗死发生率降低58%（P=0.01）[156]。阿司匹林对糖尿病动脉粥样硬化一级预防研究是第一项在亚洲人群中进行的大规模阿司匹林一级预防研究，共纳入2 539例30~85岁无动脉粥样硬化性疾病史的2型糖尿病患者，同步进行降糖、调脂、降压等治疗，平均随访4.73年。结果显示，小剂量阿司匹林（81~100mg·d^{-1}）可使2型糖尿病患者首次致死性心脑血管事件风险发生率降低90%［HR=0.10，95%CI（0.01~0.79），P=0.0037］，使≥65岁的糖尿病患者亚组的主要终点事件发生率降低32%（P=0.047）[157]。早期治疗糖尿病性视网膜病变研究（ETDRS）的目的是观察阿司匹林在早期糖尿病（DM）视网膜病变患者中对心血管事件（CVE）发生率和死亡率的影响。该项研究共涉及22个临床中心的3 711例DM患者，年龄18~70岁，其中30%确诊为1型DM（T1DM），31%为2型DM（T2DM），39%为其他类型DM。给予患者阿司匹林1d 650mg，平均随访5年。结果发现，在整个研究期间，阿司匹林可使致死性和非致死性心肌梗死的发生率降低17%（RR=0.83）[158]。

国内相关研究表明，短期使用阿司匹林获益不大，长期坚持服用小剂量阿司匹林可以减少糖尿病患者冠心病事件的发生。小剂量阿司匹林（100mg）在有心血管疾病危险因素的糖尿病患者中使用，与不用阿司匹林的对照组比较，1年内心血管事件发生情况差异无统计学意义（χ^2=0.84，P>0.05）；随访3年后，2组比较有显著性差异（χ^2=4.18，P<0.05）；随访5年后，2组比较有显著性差异（χ^2=5.33，P<0.05）。JPAD研究纳入163个中心的2 539例无冠状血管、脑血管和其他动脉性疾病的T2DM患者，随机分为阿司匹林组（1d 81mg或100mg）和对照组，平均随访4.4年。一级终点为动脉粥样硬化事件，包括致死性或非致死性缺血性心脏病、致死性或非致死性脑卒中和外周动脉疾病。二级终点为动脉粥样硬化的复合终点以及任何原因所致死亡。结果显示，既往无心血管疾病的DM患者每天服用低剂量阿司匹林4年以上，对于血管疾病的复合终点无显著影响[159]。预防动脉病和糖尿病（POPADAD）研究是一项随机、多中心、双盲、安慰剂对照研究，旨在确定阿司匹林和抗氧化疗法，联用或单用，在DM和无症状外周动脉病患者中减少CVE发生方面是否比安慰剂更有效。该研究共纳入1 276例40岁以上T1DM和T2DM的成年患者，随机分为阿司匹林（1d 100mg）组、抗氧化剂组、两者联用组及对照组。一级终点是：①冠心病或脑卒中引起的死亡，非致死性心肌梗死或脑卒中，严重肢体缺血造成的脚踝以上的截肢。②冠心病或脑卒中引起的死亡。结果显示，一级终点事件发生率，阿司匹林组与安慰剂组无显著差异[160]。

2. 阿司匹林在糖尿病治疗中的应用现状

阿司匹林作为效价比最高的一级预防用药，是减少心脑血管事件负担的关键措施。不同国家心血管疾病一级预防阿司匹林使用率为20.8%～50.0%。2012年周颖等人为了解阿司匹林在糖尿病患者心血管疾病一级预防的现状，对213例糖尿病无心血管疾病患者进行病史询问并完成相关检查，了解其使用阿司匹林的情况。结果表明：213例糖尿病患者中服用阿司匹林29例，占13.6%，糖尿病患者心血管疾病一级预防人群阿司匹林使用率过低[161]。2014年王敬丽等对糖尿病高血压患者阿司匹林服药现状分析，调查214例糖尿病患者、703例高血压患者，了解阿司匹林的用药现状。结果214例糖尿病患者中阿司匹林规律足量用药仅73例（34.1%）、703例高血压患者中阿司匹林规律用药83例（11.8%），151例高血压早期肾脏损害患者中规律足量服用阿司匹林肠溶片仅42例（27.8%），与指南要求差距较大[162]。

《美国糖尿病联合会（ADA）指南》（2008年）和《中国2型糖尿病防治指南》（2007年）进一步肯定了阿司匹林一级预防在糖尿病患者心脑血管事件防治中的重要地位。对于40岁以上、无禁忌证的糖尿病患者推荐使用阿司匹林；对于30～40岁合并任一心血管疾病危险因素的糖尿病患者，也推荐使用阿司匹林。然而我国指南推荐阿司匹林的一级预防人群中服用阿司匹林的人数占不到总人数的30%，可见糖尿病、高血压患者的阿司匹林规范用药还不理想，临床和指南之间的差距较大。近期发布的《中国2型糖尿病防治指南》（2013年版）也明确指出，当前我国的阿司匹林应用率偏低，临床上应更积极地筛查和治疗心血管危险因素并提高阿司匹林的治疗率。导致糖尿病患者服用阿司匹林不规范的原因主要有：患者方面，害怕阿司匹林的副作用不服药，尤其有慢性胃炎、高尿酸血症和哮喘患者。医生方面，对指南不熟悉，不熟悉指南推荐指征，害怕药物副作用。中国在阿司匹林的宣传教育不够，也是它在临床上的使用范围不广的原因之一。由于医师对阿司匹林应用重视不够，患者担心长期服药会有副作用，因此，仍有相当一部分能从阿司匹林治疗中获益的糖尿病高危患者未服用阿司匹林，故加强患者阿司匹林用药知识的教育、提高公众对小剂量阿司匹林预防作用的认知及扩大阿司匹林适用人群的用药率成了国内小剂量阿司匹林应用的重要任务。

3. 阿司匹林在糖尿病治疗中的合理应用

阿司匹林的抗血小板作用在人群中的反应并不一致，在口服常规剂量阿司匹林的患者中，部分患者仍发生血栓栓塞事件，称之为阿司匹林抵抗（aspirin resistance，AR）[163]。李慧娟等的研究发现，在服用常规剂量阿司匹林的2型糖尿病患者中，AR的发生率为5.8%，合并脂代谢异常的糖尿病患者易发生AR[164]。因此，合理使用阿司匹林在糖尿病事件的治疗过程中发挥着重要的作用。在阿司匹林使用过程中应注意与一些降糖药的配伍禁忌，如阿司匹林和与降糖药D860同用，易致低血糖反应。

虽然近些年来已经有大量的临床研究表明，阿司匹林用于预防糖尿病患者心血管事件的发生是有效的，但针对DM患者心血管事件预防的临床研究及循证证据仍较少，阿司匹林应用于DM病人心血管事件的一、二级预防的年龄、有效剂量及安全性还有待更多临床研究证据阐明。

四、阿司匹林防治糖尿病伴发病

1. 血脂代谢紊乱

2 型糖尿病患者除血液高凝外，普遍存在胰岛素抵抗现象，可导致游离脂肪酸浓度增加而引起血脂代谢紊乱，最终导致冠状动脉硬化，可见脂质代谢紊乱亦是导致糖尿病患者继发心脑血管疾病的独立危险因素[165]，故有效调节脂质代谢紊乱有助于预防心血管疾病的发生。阿托伐他汀具有消炎、增强免疫及有效抑制胆固醇形成的作用，进而逆转并稳定动脉粥样硬化斑块，达到预防心血管疾病的目的[166]。冯爱敏等[167]研究报道，对观察组采取阿托伐他汀钙片联合阿司匹林肠溶片治疗 2 型糖尿病预防心血管疾病，完全符合最新指南的精神。结果发现，观察组血脂改善程度显著优于仅用阿司匹林对照组，继发心血管疾病发病率明显低于对照组，充分表明 2 型糖尿病患者应用阿托伐他汀联合阿司匹林肠溶片口服治疗，对血脂有较好的改善作用，从而减少继发心血管疾病的发生，近期预防效果较好。

2. 血管疾病

周萍等[168]研究报道，阿托伐他汀联合拜阿司匹林用药方案，能够明显提高 HDL-C 和 APN 表达水平，缓解炎症症状和改善血脂水平，进而有效预防糖尿病继发血管疾病的发生，且不良反应无明显增加，表明该用药方案疗效显著，且安全性好。Beat 等[169]研究表明，水蛭和阿司匹林能加速富含血小板的血栓溶解，在一定程度上使阿司匹林抵抗（AR）患者从抑制凝血酶的方面减少血小板的活化，降低血小板聚集率，减少血栓形成，从而达到降低心脑血管血栓栓塞事件发生率的目的，而且无出血现象，患者耐受率高。Dalen[170]随机入选糖尿病患者 1 534 例，随机双盲分成治疗组 767 例，口服阿司匹林 $160mg \cdot g^{-1}$；对照组 767 例服用安慰剂，两组共同服用观察 5.5 年，结果是治疗组每年心脑血管事件发生率为 4.0%，对照组每年心脑血管事件发生率 12.1%，两者相比差异极显著。由此可见阿司匹林能非常有效地预防糖尿病患者心脑血管事件的发生。

3. 糖尿病肾病

李正芳等[171]研究报道，肠溶阿司匹林、厄贝沙坦、川芎嗪对糖尿病肾病（Diabetic nephropathy，DN）患者均有不同程度的肾脏保护作用，且三者联用有协同作用。试验证实，三药联合治疗 DN 可使患者全血比黏度（ηb）（高、低切）、红细胞集聚指数（EAI）、血尿素氮（BUN）、血清肌酐（Scr）、24h 尿蛋白定量、甘油三酯（TG）、血浆总胆固醇（TC）各指标明显降低，更好地改善患者的高凝状态，减轻肾小球细胞外基质过度凝集状态和肾间质单核巨噬细胞浸润所引起的炎症过程，减少尿蛋白，延缓肾功能损害。三药联合治疗 DN 的疗效更优于厄贝沙坦、肠溶阿司匹林的联合治疗。

4. 高血压

目前来看，越来越多的糖尿病患者继发心血管疾病，与单纯的心血管疾病患者比较，糖尿病并发心血管疾病的预后较差并且严重影响生活质量[172]，所以基本可以认为糖尿病和心血管疾病是相互伴随的，解除糖尿病患者的心血管危险因素势在必行[173]。研究观察，磺脲类联合他汀类药物治疗的患者，血清脂质相关指标值和胰岛素抵抗较单服磺脲类降糖药的患者降低，继发高血压、动脉粥样硬化和急性心肌梗死的发生率减少，联合拜阿司匹林后效果更加明显，可能是因为在糖尿病患者中，存在着很强的炎性反应，而且凝血系统和炎性反应有很强的相关性，他汀类药物除了有降脂的效果外还有减轻炎症反应，改善糖尿病患者内皮功能的疗效，而拜阿司匹林可以很好地改善高凝状态，保护血管内皮细胞，两者联合使用能改善患者的高血脂状态和胰岛素抵抗，明显降低高血压和动脉粥样硬化的发生率[174]。

5. 心绞痛

氯吡格雷可以有效降低血浆纤维蛋白原及 D-二聚体指标水平，抑制血栓形成，稳定斑块。董海平等[175]研究报道，氯吡格雷联合阿司匹林治疗糖尿病后心绞痛发作次数、ST 变化、纤维蛋白原水平与治疗前相比，差异均有统计学意义。治疗后氯吡格雷联合阿司匹林组较阿司匹林组心绞痛发作次数、纤维蛋白原水平相比，差异均有统计学意义。研究表明，氯吡格雷联合阿司匹林不仅能提高其治疗糖尿病临床疗效，还能有效缓解心绞痛次数，降低纤维蛋白原水平。总之，氯吡格雷联合阿司匹林治疗稳定型心绞痛伴糖尿病疗效明显，具有较高的安全性。

6. 动脉粥样硬化（AS）

赵通洲等[176]研究报道，通过对糖尿病（DM）伴发动脉粥样硬化（AS）患者经脑心通（由黄芪、丹参、当归、川芎、红花、乳香、全蝎、地龙等组成）合并阿司匹林治疗 2 年后分析认为，随着 DM 病程的延长，血管的损害在所难免，颈动脉口径缩小，颈动脉中层厚度（IMT）增加呈进一步加重趋势，但治疗组病变进展与治疗前比较无统计学意义，与对照组比较血管损害进程明显变缓（$P<0.05$）。新生斑块数，斑块稳定率及积分等改变明显优于后者，且观察期内心脑血管事件的发生率显著少于对照组，结果比较差异均有统计学意义（$P<0.05$）。提示脑心通配伍用阿司匹林，一方面抗凝，另一方面调脂，保护内皮功能，二者作用协同互补，能够抑制或延缓 AS 的进程，疗效优于单用阿司匹林。近 5~10 年来，随着对动脉粥样硬化形成过程认识不断深入，人们逐渐发现阿司匹林对动脉粥样硬化的各个环节都有干预作用。动脉粥样硬化的各个时期都有炎症反应，炎症与血栓紧密相连，炎症可激活凝血机制，而凝血又会加重炎症反应。研究提示，阿司匹林能抑制 TNF-α 诱导的 T 细胞滚动和黏附，降低细胞因子和其他炎症标志物如 CRP、IL-6 等的水平，抑制炎症的进展和恶化[177,178]，从而改善病人的炎症反应和胰岛素抵抗，延迟或减少糖尿病及并发症的发生、发展。阿司匹林还有增强胰岛素释放和增强降糖药物的作用[178]。

7. 眼科疾病

糖尿病患者眼球微血管闭塞的概率比正常人高 4 倍，如情况严重，最后将阻止血液流至视网膜，逐渐导致失明，新研究发现，若能在患病初期每日服用指定剂量的阿司匹林，即可防止失明[179]。班春梅[180]报道，其将 112 例糖尿病视网膜病变的病例分成试验组和对照组，两组在常规降糖治疗和给予羟苯磺酸钙的基础上试验组加服拜阿司匹林进行观察研究及统计学分析显示，2 组疗效有显著差异（$P<0.01$）。试验结论表明：阿司匹林对血小板聚集有抑制作用，可预防血栓形成，从而改善血液黏稠度及细胞缺氧状况，因此，对治疗糖尿病伴视网膜病变有较好的疗效，且安全可靠。研究显示，每天服用小剂量阿司匹林，可明显降低糖尿病患者心肌梗死的发生率，减少视网膜病变，防止白内障形成，预防

一过性脑缺血发作等。从而明显地降低病残率和病死率[154]。

参考文献

[1] 唐其柱．类风湿关节炎患者冠心病一级预防中阿司匹林使用的临床调查［J］．实用临床医药杂志，2015（13）：134-136.

[2] Rylance HJ，Chalmers TM，Elton RA. Clinical trials of intra-articular aspirin in rheumatoid arthritis［J］．*Lancet*，1980，2（8204）：1099-1102.

[3] Fries JF，Ramey DR，Singh G，et al. A reevaluation of aspirin therapy in rheumatoid arthritis［J］．*Archives of internal medicine*，1993，153（21）：2465-2471.

[4] 卢向东，吕镇从，张成丈，等．阿司匹林铜治疗关节炎80例临床研究［J］．亚太传统医药，2005（2）：124-126.

[5] 陆萌萌，庄晓华，高益鸣．阿司匹林对牙周炎患牙拔牙创凝血的影响［J］．口腔颌面外科杂志，2014，24（1）：39.

[6] 潘志远．胆碱和阿司匹林协同抗炎作用及其药理学机制的研究［D］．北京：中国人民解放军军事医学科学院，2014.

[7] 赵鑫．高浓度阿司匹林通过抑制 NF-κB 和 p-38 激活蛋白的活性降低小鼠 RAW264.7 细胞中 LPS 诱导的促炎细胞因子的表达［D］．吉林：延边大学，2013.

[8] 张斌，苏东凯．眼用阿司匹林药膜及其抗炎效应的实验研究［J］．实用眼科杂志，1991（08）：65-66.

[9] 刘毅．口服阿司匹林治疗小腿慢性溃疡［J］．青岛医药卫生，1995（09）：56.

[10] 李有跃，华伟，刘福文，等．泼尼松、环磷酰胺、阿司匹林治疗狼疮性肾炎的临床研究［J］．四川医学，2011（04）：573-575.

[11] 王吉耀．内科学［M］．北京：人民卫生出版社，2007.

[12] 赵重辉．肠溶阿司匹林、双密达莫、维生素E、复方丹参及丙酸氯倍他素外用治疗银屑病50例体会［J］．吉林医学，2010（17）：2614.

[13] 齐晓平．阿司匹林治疗复发性口腔溃疡［J］．北京军区医药，1999（02）：106.

[14] 潘文军，池澈，潘兆英．阿司匹林锌的抗炎作用［J］．沈阳药科大学学报，1995（04）：297-298.

[15] 许彦芳，许新民，王永利，等．消炎痛与阿司匹林合用的毒理与药理学研究［J］．河北医学院学报，1995（06）：321-323.

[16] 印嘉骏．阿司匹林和扑热息痛解热作用的比较［J］．中国药学杂志，1987（06）：384.

[17] 叶得河．阿司匹林丁香酚酯的高效解热作用及作用机制［J］．中国药理学与毒理学杂志，2011（02）：151-155.

[18] 刘开琦．早期阿司匹林外用配合 TDP 照射在治疗老年带状疱疹中的效果观察

与护理 [J]. 右江民族医学院学报，2011 (04)：588-589.
[19] 聂文博. 非处方类 NSAIDs 对于原发性痛经患者疼痛缓解的网状 Meta 分析 [D]. 吉林：吉林大学，2015.
[20] 周懿. 冠心病心绞痛治疗中阿司匹林肠溶片联合氯吡格雷的应用研究 [J]. 中国社区医师，2017 (01)：29-30.
[21] 魏立业. 氯吡格雷联合阿司匹林治疗稳定型心绞痛伴糖尿病的疗效及安全性研究 [J]. 实用医学杂志，2011 (03)：502-503.
[22] 任晓兰，段霄燕，王淑琴，等. 氯吡格雷联合低分子肝素和阿司匹林治疗不稳定型心绞痛的疗效观察 [J]. 四川医学，2011 (08)：1261-1263.
[23] 赵朝霞，黄爱国，郭希让，等. 非甾体激素治疗巩膜扣带术后后睫状神经痛 [J]. 眼外伤职业眼病杂志，附眼科手术，2004 (06)：396-398.
[24] 胡兴国. 术前口服阿司匹林防止琥珀胆碱引起的术后肌痛 [J]. 国外医学-麻醉学与复苏分册，1989 (04)：253.
[25] 尹燕令，曹建秋，刘颖，等. 阿司匹林石膏汤加减治疗牙疼 50 例 [J]. 辽宁中医杂志，2006 (01)：67.
[26] Hansson L，Zanchetti A，Carruthers SG. et al. Effects of intensive blood pressure lowering and low-dose aspirin in patients with hypertension [J]. *Lancet*，1998，351：1755-1762.
[27] Ridker PM，Cook NR，Lee IM，et al. A randomized trial of low-dose aspirin in the primary prevention of cardiovascular disease in women [J]. *N Engl J Med*，2005，352 (130)：1293-1304.
[28] Amado GE，Pujol RE，Pacheco HV，et al. Knowledge and adherence to antihyper-tensive therapy in primary care：results of a randomized trial [J]. *Gac Sanit*，2011，25 (1)：62-67.
[29] 中华医学会神经病学分会脑血管病学组缺血性脑卒中二级预防指南撰写组. 中国缺血性脑卒中和短暂性脑缺血发作二级预防指南 2010 [J]. 中华神经科杂志，2010，43 (2)：154-160.
[30] Hermida RC，Ayala DE，Mojon A et al. Ambulatory blood pressure control with bedtime aspirin administration in subjects with prehypertension [J]. *Am J Hypertents*，2009，22 (8)：896-903.
[31] 中国高血压防治指南修订委员会. 中国高血压防治指南 2010 [J]. 中华心血管病杂志，2011，39 (7)：579-616.
[32] 任珊. 睡前服用阿司匹林对高血压患者血压的影响 [J]. 临床和实验医学杂志，2007 (01)：111.
[33] 唐熠达，陈纪林，阮英茆，等. 不同剂量阿司匹林对兔动脉粥样硬化斑块进展的抑制作用 [J]. 中华心血管病杂志，2003 (08)：52-55.
[34] 潘丽婷，陈桢玥，陆国平. 阿司匹林在动脉粥样硬化中的抗炎作用 [J]. 上海交通大学学报 (医学版)，2012 (04)：519-523.

[35] 黄广勇，谢忠忱，李春海，等．阿司匹林对小型猪动脉粥样硬化的影响［J］．中国动脉硬化杂志，2007（08）：603-605．
[36] 姜昕，左彦方，王启章，等．阿司匹林对兔动脉粥样硬化及其炎性过程的影响［J］．华中科技大学学报（医学版），2008（04）：486-489．
[37] 郎艳松，秘红英，刘红利，等．通心络联合阿托伐他汀、阿司匹林对家兔动脉粥样硬化早期血管外膜滋养血管新生的干预作用［J］．中国药理学通报，2015（01）：71-76．
[38] 陈锦雄，陈炳星，陈国新，等．阿托伐他汀联合阿司匹林治疗高血压伴发动脉粥样硬化的临床研究［J］．中国临床药理学杂志，2015（13）：1236-1238．
[39] 顾晴，陈纪林，阮英茆．阿司匹林、氯吡格雷及合用对兔动脉粥样硬化病变进展的抑制作用［J］．中国医学科学院学报，2005（01）：141-142．
[40] 边莹，杜菊梅，田千庆．辛伐他汀联合阿司匹林治疗颈动脉粥样硬化斑块的临床观察［J］．中国实用神经疾病杂志，2010（13）：91-92．
[41] 蒋美媛，庞明，黄东挺，等．普罗布考联合阿司匹林、阿托伐他汀治疗老年颈动脉粥样硬化的临床观察［J］．广西医学，2012（10）：1325-1326，1328．
[42] 李英，朱榆红．普罗布考、阿托伐他汀钙与阿司匹林合用对动脉粥样硬化的疗效［J］．临床医学，2010（05）：12-14．
[43] 陈彩华，郑志雄，彭友敬．弗伐他汀、藻酸双酯与阿司匹林合用对颈动脉粥样硬化斑块的影响［J］．现代医院，2011（07）：27-29．
[44] 冯翠花．分析阿托伐他汀联合阿司匹林治疗高血压伴发动脉粥样硬化的临床效果［J］．世界最新医学信息文摘，2018（64）：67-72．
[45] 叶创新，杜中红．脑心清片联合阿司匹林治疗脑动脉粥样硬化的临床观察［J］．中国现代药物应用，2018，12（13）：96-97．
[46] 孟庆玲，郝强．氯吡格雷联合阿司匹林对急性脑梗死患者血小板活化功能和颈动脉硬化斑块的影响［J］．世界最新医学信息文摘，2018，18（48）：106-109．
[47] Collaborative meta-analysis of randomised trials of antiplatelet therapy for prevention of death，myocardial infarction，and stroke in high risk patients［J］．*BMJ*，2002，324（7329）：71-86．
[48] 马瑞敏．辛伐他汀与阿司匹林对脑血栓的治疗效果及对患者神经功能的影响分析［J］．中国医学工程，2018，26（06）：81-82．
[49] 裘树艳．阿司匹林联合他汀类治疗脑血栓患者疗效观察［J］．中国城乡企业卫生，2018，33（05）：142-143．
[50] 张海萍．阿司匹林联合他汀类药物对脑血栓的治疗价值探究［J］．中国处方药，2018，16（01）：90-91．
[51] 胡恩慈，熊长明．阿司匹林预防静脉血栓形成的研究进展［J］．中国循环杂志，2014，29（12）：1057-1060．
[52] 赵梦华，田洪森，石建平，等．阿司匹林预防再发静脉血栓栓塞症的研究

[J]. 现代医学，2014，42（04）：388-391.
[53] The Coronary Drug Project Research Group Serum uric acid：its association with other risk factors and with mortality in coronary heart disease [J]. *J Chron Dis* 1976，29：557-569.
[54] ISIS-2（Second International Study of Infarct Survival），Collaborative Group randomized trial of intravenous Streptokinase，oral aspirin，both，or neither among 17187 cases of suspected acute myocardial infarction ：ISIS-2 [J] . *J Am Coll Cardiol*，1988 ，12（6 Suppl A）：3A-13A .
[55] 刘泉清．冠心病二级预防现状分析 [J]. 实用诊断与治疗杂志，2007，21（10）：800-801.
[56] The Medical Research Council's General Practice Research Framework. Thrombosis prevention trial：randomised trial of low-intensity oral anticoagulation with warfarin and low-dose aspirin in the primary prevention of ischaemic heart disease in men at increased risk [J]. *Lancet* 1998；351：233-241.
[57] Hayden M，Pignone M，Phillips C，et al. Aspirin for the primary prevention of cardiovascular events：a summary of the evidence for the US Preventive Services Task Force [J]. *Ann. Intern. Med.* 2002，136，161-172.
[58] Wai KH，Graeme JH，John WE. Prevention of coronary heart disease with aspirin and clopidogrel：efficacy，safety，costs and cost-effectiveness. [J]. *Expert opinion on pharmacotherapy*，2004，5（3）：493-503.
[59] Collaborative overview of randomised trials of antiplatelet therapy-Ⅱ：Maintenance of vascular graft or arterial patency by antiplatelet therapy. Antiplatelet Trialists' Collaboration. [J]. *BMJ*（Clinical research ed.），1994，308（6922）：159-68.
[60] 乔华，何胜虎．阿司匹林与冠心病研究进展 [J]. 中华实用诊断与治疗杂志，2010，24（09）：837-839.
[61] 史尔兰，李忠东，孙健，等．阿司匹林单用及联合活血化瘀中成药治疗冠心病疗效的 Meta 分析 [J]. 中国老年学杂志，2015，35（05）：1245-1249.
[62] Mark S，Brent B. Recent trends in the prevalence of low-dose aspirin use for primary and secondary prevention of cardiovascular disease in the United States，2012-2015 [J]. *Preventive Medicine Reports* 5（2017）183-186.
[63] 叶幼珠，吕于谋．试谈我国抗癌药物发展态势 [J]. 海峡药学，1995（03）：63-64.
[64] Ferlay J，Shin H R，Bray F，et al. Estimates of worldwide burden of cancer in 2008：GLOBOCAN 2008 [J]. *Int J Cancer*，2010，127（12）：2893-2917.
[65] 刘升云．阿司匹林对胃癌细胞增殖及血管生成相关因子作用的研究 [J]. 河南医学研究，2005，14（3）：237.
[66] 鲁昌盛，刘长慧．浅谈阿司匹林的临床应用 [J]. 卫生职业教育，2006，24（22）：156.

[67] 滑卫红，张国栋．探讨阿司匹林肠溶片的药物研究新进展［J］．中国医药指南，2013，11（13）：61.
[68] Anderson K E，ohnson T W，Lazovich D，et al. Association between nonsteroidal anti-inflartmatory drug use and the incidence of pancreatic cancer［J］. *J NatI Cancer Inst*，2002，94（15）：1168-1171.
[69] Sandler R S，Halabi S，Baron JA，et al. A randomized trial of aspirin to prevent, colorectal adenomas in patients with previous colorectal cancer［J］. *N EngI J Med*，2003，348（10）：883-890.
[70] Schreineroachers D M，Everson R B. Aspirin use and lung，colon，and breast cancer incidence in a prospective study［J］. *Epidemiology*，1994，5（2）：138-146.
[71] 杨勤．阿司匹林对乳腺癌细胞株的抑制作用［J］．贵阳医学院学报，2001（02）：120-121.
[72] 汤丽平，唐承薇，王春晖．阿司匹林抑制肝癌生长的实验研究［J］．中华肝脏病杂志，2002（04）：51-54.
[73] 翟静，曹奇志，侯盼飞．阿司匹林抗癌作用研究进展［J］．泰山医学院学报，2007（01）：73-75.
[74] 王艳，侯利民，郑建华，等．阿司匹林联合顺铂与单纯顺铂抗卵巢癌效应的体外对比研究［J］．中华妇产科杂志，2004（04）：54-55.
[75] Redondo S，Santos-Gallego C G，Ganado P，et al. Acetylsalicylic acid inhibits cell proliferation by involving transforming growth factor-beta［J］. *Circulation*，2003，107（4）：626-629.
[76] 马薇．Bcl-2 及其相关基因 Bax 与肿瘤［J］．广西医学，2002（05）：644-647.
[77] 孟庆超，王禾，于磊，等．Bag-1 及 Bcl-2 在前列腺癌组织中的表达及意义［J］．现代肿瘤医学，2007（03）：366-368.
[78] 李小安，房殿春，司佩任，等．肿瘤坏死因子相关配体与阿司匹林合用对肝癌 SMMC-772 细胞凋亡的影响［J］．中华肝脏病杂志，2003（11）：38-41.
[79] Tatsuguchi A，Matsui K，Shinji Y，et al. Cyclooxygenase-2 expression correlates with angiogenesis and apoptosis in gastric cancer tissue［J］. *Hum Pathol*，2004，35（4）：488-495.
[80] Denkert C，Winzer K J，Hauptmann S. Prognostic impact of cyclooxygenase-2 in breast cancer［J］. *Clin Breast Cancer*，2004，4（6）：428-433.
[81] Rao M，Yang W，Seifalian A M，et al. Role of cyclooxygenase-2 in the angiogenesis of colorectal cancer［J］. *Int J Colorectal Dis*，2004，19（1）：1-11.
[82] Mohammed S I，Knapp D W，Bostwick D G，et al. Expression of cyclooxygenase-2（COX-2）in human invasive transitional cell carcinoma（TCC）of the urinary bladder［J］. *Cancer Res*，1999，59（22）：5647-5650.

[83] Bamba H, Ota S, Kato A, et al. High expression of cyclooxyeenase-2 in macrophages of human colonic adenoma [J]. *Int J Cancer*, 1999, 83 (4): 470-475.

[84] 王刚，刘彦生，王海鹏．阿司匹林的临床药理学作用 [J]. 中国医药导报，2008 (19): 174.

[85] 徐世文．三氧化二砷抗鸡如肿瘤效应及其机理的研究 [D]. 东北农业大学，2001.

[86] Tsujii M, Kawano S, Tsuji S, et al. Cyclooxygenase regulates angiogenesis induced by colon cancer cells [J]. *Cell*, 1998, 93 (5): 705-716.

[87] 汪显阳．一氧化氮合酶抑制剂的研究进展 [J]. 海峡药学，2001 (04): 1-5.

[88] 孙振华．阿司匹林抑制 ErbB2 诱导宫颈癌细胞凋亡 [D]. 湖南师范大学，2009.

[89] Martinez M E, Brien T G, Fultz K E, et al. Pronounced reduction in adenoma recurrence associated with aspirin use and a polymorphism in the ornithine decarboxylase gene [J]. *Proc Nat I Acad Sci USA*, 2003, 100 (13): 7859-7864.

[90] 刘国华，黄建安．阿司匹林对肺癌细胞增殖的影响及机制探讨 [J]. 肿瘤防治杂志，2005, 12 (11): 824.

[91] 刘文娟．阿司匹林新的临床应用 [J]. 山西医药杂志，2003, 32 (5): 465.

[92] 郜恒骏．NSAIDs 化学预防胃肠道癌症研究的新进展 [J]. 国外医学-消化系疾病分册，2001, 21 (2): 86-87.

[93] 姚红波，李永金，陶燕，等．阿司匹林对胃癌细胞 SGC-7901 增殖及核因子κB p65 (NF-κB p65) 表达的影响 [J]. 江苏大学学报 (医学报), 2009, 19 (1): 40-43.

[94] 苗海霞．阿司匹林的临床应用及不良反应 [J]. 黑龙江医学，2005, 29 (1): 53.

[95] 柴文亮，范瑞荣，田相中．阿司匹林对降低胃癌发病率的作用 [J]. 中国现代药物应用，2012, 6 (5): 86-87.

[96] 王美荣，戚之琳．阿司匹林对 SMMC-7721 人肝癌细胞增殖的影响 [J]. 皖南医学院学报，2010, 29 (4): 243-245.

[97] 王镀津，赵菁．阿司匹林诱导肿瘤细胞凋亡促进钙网蛋白表达的研究 [J]. 新疆医学，2015, 45 (3): 289.

[98] 鲁昌盛，刘长慧．浅谈阿司匹林的临床应用 [J]. 卫生职业教育，2006, 24 (22): 155-156.

[99] 左喜云．阿司匹林在临床应用的新用途 [J]. 内蒙古科技与经济，2001 (4): 143.

[100] 孟毅．阿司匹林的临床应用进展 [J]. 中国社区医师，2007, 159 (6): 4.

[101] 郑艳彬，印杰，钱莉敏．阿司匹林临床应用新进展 [J]. 上海医药，2004, 25 (6): 273.

[102] Zubiaurre L, Bujanda Fernandez de Fierola L. Aspirin in the prevention of

colorectal cancer [J]. *Gastroenterol Hepatol*, 2011, 34 (5): 337-345.
[103] Giovannucci E, Chan AT. Role of vitamin and mineral supplementation and aspirin use in cancer survivors [J]. *J Clin Oncol*, 2010, 28 (26): 4081-4085.
[104] Chan AT, Giovannucci EL, Meyerhardt JA, et al. Long-term use of aspirin and nonsteroidal ant-infammatory drugs and risk of colorectal cancer [J]. *JA-MA*, 2005, 294 (8): 914-923.
[105] Avivi D, Moshkowitz M, Detering E, et al. The role of lowdose aspirin in the prevention of colorectal cancer [J]. *Expert Opin Ther Targets*, 2012, 16 (Supp l): 51-62.
[106] Harma, Jin Lee, Jianliang Zhou, et al. Chemopreventive Efficacy and Mechanism of Licofelone in a Mouse Lung Tumor Model via Aspiration heela [J]. *Steele Cancer Prevention Research*, Aug 2011, 4: 1233-1242.
[107] 孟毅. 阿司匹林的临床应用进展 [J]. 中国社区医师, 2007, 159 (6): 4.
[108] 新华. 阿司匹林又现新用途——可能预防乳腺癌 [N]. 医药经济报, 2004 (6): 4.
[109] 胡安新, 路清华. 阿司匹林临床应用新进展及配伍 [J]. 中国煤炭工业医学杂志, 2005 (4): 323.
[110] 许红, 安翠平, 陈瑞敏. 阿司匹林对卵巢癌细胞凋亡及Bcl-2/Bax 基因 mRNA 表达的影响 [J]. 河北医药, 2009, 31 (4): 404-406.
[111] Cheng JW, Meng QW, Lu HW, et al. Inhibitory effect of nitric oxide-donating aspirin against prostatic cancer angio-genesis in tumor-bearing Mice [J]. *Academic Journal of Second Military Medical University*, 2010, 31 (5): 504-507.
[112] Salinas CA, Kwon EM, FitzGerald LM, et a1. Use of aspirin and other nonsteroidal antiinflammatory medications in relation to prostate cancer risk [J]. *Am J Epidemio*1, 2010, 172 (5): 578-590.
[113] 程社静. 中国医院药学, 1991: 47.
[114] 张晓冬. 阿司匹林的药理特性及其临床应用 [J]. 黑龙江科技信息, 2011, 30.
[115] 于新蕊, 周立颖. 阿司匹林与癌症预防 [J]. 中国肿瘤, 2012, 21 (7): 5.
[116] Manthripragada AD, Schernhammer ES, Qiu J, et al. Non-steroidal anti-inflammatory drug use and the risk of Parkinson's disease [J]. *Neuroepidemiology*, 2011, 36 (3): 155-161.
[117] Becker C, Jick SS, Meier CR. NSAID use and risk of Parkinson disease: a population-based case-control study [J]. *European journal of neurology*, 2011, 18 (11): 1336-1342.
[118] in't Veld BA, Launer LJ, Breteler MM, et al. Pharmacologic agents associated with a preventive effect on Alzheimer's disease: a review of the epidemiologic evidence [J]. *Epidemiologic reviews*, 2002, 24: 248-268.

[119] Nilsson SE, Johansson B, Takkinen S, et al. Does aspirin protect against Alzheimer's dementia? A study in a Swedish population-basedsampleaged > or = 80 years [J]. *European journal of clinical pharmacology*, 2003, 59 (4): 313-319.

[120] Landi F, Cesari M, Onder G, et al. Non - steroidal anti - inflammatory drug (NSAID) use and Alzheimer disease in community-dwelling elderlypatients [J]. *The American journal of geriatric psychiatry*, 2003, 11 (2): 179-185.

[121] Pomponi M, Di Gioia A, Bria P, et al. Fatty aspirin: a new perspective in the prevention of dementia of Alzheimer's type? [J]. *Current Alzheimer research*, 2008, 5 (5): 422-431.

[122] Marwan N. Drug development for Alzheimer's disease: where are we now and where are we headed? [J]. *The American journal of geriatric pharmacotherapy*, 2009, 7 (3): 167-185.

[123] 郑书成，乔宝安，陈学风，等．阿司匹林新用途与不良反应 [J]．中国新医药，2003，6：69-70.

[124] Etminan M, Gill S, Samii A. Effect of non-steroidal anti-inflammatory drugs on risk of Alzheimer's disease: systematic review and meta-analysis of observational studies [J]. *British Medical Journal*, 2003, 327 (7407): 128-131.

[125] in t' Veld BA, Ruitenberg A, Hofman A, et al. Nonsteroidal Antiinflammatory Drugs and the Risk of Alzheimer's Disease [J]. *The New England Journal of Medicine*, 2001, 345 (21): 1515-1521.

[126] Rich JB, Rasmusson DX, Folstein MF, et al. Nonsteroidal anti - inflammatory drugs in Alzheimer's disease [J]. *Neurology*, 1995, 45 (1): 51-55.

[127] Wang J, Tan L, Wang HF, et al. Anti - inflammatory drugs and risk of Alzheimer's disease: an updated systematic review and meta - analysis [J]. *Journal of Alzheimer's Disease*, 2015, 44 (2): 385-396.

[128] 周伯荣，许治强，匡永峰，等．肠溶阿司匹林可能延缓阿尔茨海默病进展的疗效研究 [J]．中国临床康复，2004，8 (16)：3020-3021.

[129] ADAPT Research Group, Lyketsos CG, Breitner JC, et al. Naproxen and celecoxib do not prevent AD in early results from a randomized controlled trial [J]. *Neurology*, 2007, 68 (21): 1800-1808.

[130] Aisen PS, Davis KL, Berg JD, et al. A randomized controlled trial of prednisone in Alzheimer's disease. Alzheimer's Disease Cooperative Study [J]. *Neurology* 2000; 54: 588-93.

[131] VanGool WA, Weinstein HC, Scheltens PK, et al. Effect of hydroxychloroquine on progression of dementia in early Alzheimer's disease: an 18-month randomised, double-blind, placebo - controlled study [J]. *Lancet*, 2001, 358 (9280): 455-460.

[132] Aisen PS, Schafer KA, Grundman M, et al. Alzheimer's Disease Cooperative

Study. Effects of rofecoxib or naproxen *vs* placebo on Alzheimer disease progression：a randomized controlled trial［J］. *JAMA*，2003，289（21）：2819-2826.

［133］ Aisen PS. An aspirin a day for Alzheimer's disease?［J］. *The Lancet Neurology*，2008，7（1）：20-21.

［134］ AD2000 Collaborative Group，Bentham P，Gray R，et al. Aspirin in Alzheimer's disease（AD2000）：a randomised open-label trial［J］. *The Lancet. Neurology*，2008，7（1）：41-49.

［135］ Henderson AS，Jorm AF，Christensen H，et al. Aspirin，anti-inflammatory drugs and risk of dementia［J］. *International journal of geriatric psychiatry*，1997，12（9）：926-930.

［136］ Jaturapatporn D，Isaac MG，McCleery J，et al. Aspirin，steroidal and non-steroidal anti-inflammatory drugs for the treatment of Alzheimer's disease［J］. *The Cochrane database of systematic reviews*，2012，（2）：CD006378.

［137］ Zhang C，Wang Y，Wang D，et al. NSAID Exposure and Risk of Alzheimer's Disease：An Updated Meta-Analysis From Cohort Studies［J］. *Frontiers in aging neuroscience*，2018，10：83.

［138］ 曾干，焦娟．选择性 5-HT 再摄取抑制剂联合大剂量阿司匹林对重度抑郁症患者短期自杀风险影响的初步研究［J］．中华临床医师杂志：电子版，2015，9（11）：2042-2045.

［139］ 朱玉萍，赵晓晖，沈健，等．中老年抑郁障碍与脑白质疏松的相关性及阿司匹林干预研究［J］．临床和实验医学杂志，2016，15（21）：2099-2102.

［140］ Almeida OP，Alfonso H，Jamrozik K，et al. Aspirin use，depression，and cognitive impairment in later life：the health in men study［J］. *Journal of the American Geriatrics Society*，2010，58：990-992.

［141］ Galecki P，Szemraj J，Bienkiewicz M，et al. Oxidative stress parameters after combined fluoxetine and acetylsalicylic acid therapy in depressive patients［J］. *Human psychopharmacology clinical and experimental*，2009，24：277-286.

［142］ Glaus J，Vandeleur CL，Lasserre AM，et al. Aspirin and statin use and the subsequent development of depression in men and women：Results from a longitudinal population - based study［J］. *Journal of affective disorders*，2015，182：126-131.

［143］ Ghanizadeh A，Hedayati A. Augmentation of citalopram with aspirin for treating major depressive disorder，a double blind randomized placebo controlled clinical trial［J］. *Anti-inflammatory & anti-allergy agents in medicinal chemistry*，2014，3（2）：108-111.

［144］ KING H，AUBERT R E，HERMAN W H. Global burden of diaberes 1995-2025：prevalence，numerical estimates，and prejections［J］. *Diabetes Care*，1998，21（9）：1414-1431.

[145] Ahmed FN, Naqvi FN, Shafiq F. Lipid peroxidation and serum antioxi-dant enzymes in patients with type 2 diabetes mellitus [J]. *Ann N Y Acad Sci*, 2006, 1084: 481-489.

[146] 陈文华，郭欣，邢燕，等．糖尿病及其视网膜病变患者氧化应激状态的评价[J]．中国全科医学，2010，13（4）：1173.

[147] 顾江涛，吴宗贵，沈茜，等．普罗布考对过氧化氢诱导平滑肌细胞增殖的影响[J]．第二军医大学学报，2000，21（4）：362.

[148] Hui YY, Mc Am is WC, Baynes JW, et al. Effect of advanced glycation end products on oxidative stress in endothelial cells in culture awaming on the use of cells studied in serum - free media [J]. *Diabeto logia*, 2001, 44 (10): 1310-1317.

[149] 胡美娜．"老"阿司匹林与"新"阿司匹林[J]．社区用药指导，2011，15（13）：11.

[150] 蒋晓真，顾哲，周斌，等．阿司匹林对2型糖尿病病人炎症因子的影响[J]．中国新药与临床杂志，2009，28（4）：297-230.

[151] 耿雪清．阿司匹林的不良反应与临床应用[J]．药物与临床，2012，4：109.

[152] 夏路风，付德兴．阿司匹林的不良反应与合理应用[J]．首都医药，2006，13（20）：48-50.

[153] 丁鲜艳．阿司匹林的临床应用[J]．临床合理用药，2011，4（7B）：28.

[154] 冯婉玉，徐冬辉．阿司匹林的临床应用进展[J]．辽宁医学杂志，2007，6（21）：346-347.

[155] 陈刻．阿司匹林在心脑血管疾病中的作用[J]．实用心脑肺血管病杂志，2013，（7）：60-61.

[156] Sacco M, Pellegrini F, Roncaglioni MC, et al. Primary prevention of cardiovascular events with low-dose aspirin and vitamin E in type 2 diabetic patients: results of the Primary Prevention Project (PPP) trial [J]. *Diabetes Care*, 2003, 26 (12): 3264-3272.

[157] Ogawa H, Nakayama M, Morimoto T, et al. Low-dose aspirin for primary prevention of atherosclerotic events in patients with type 2 diabetes: a randomized controlled trial [J]. *J Am Med Assoc*, 2008, 300 (18): 2134-2141.

[158] ETDRS Investigators. Aspirin effects on mortality and morbidity in patients with diabetes mellitus. Early treatment diabetic retinopathy study report [J]. *J Am Med Assoc*, 1992, 268 (10): 1292-300.

[159] Butalia S, Leung AA, Ghali WA, et al. Aspirin effect on the incidence of major adverse cardiovascular events in patients with diabetes mellitus: a systematic review and metaanalysis [J]. *Cardiovasc Diabetol*, 2011, 10: 25.

[160] Belch J, MacCuish A, Campbell I, et al. The prevention of progression of arterial disease and diabetes (POPADAD) trial: factorial randomised placebo controlled

trial of aspirin and antioxidants in patients with diabetes and asymptomatic peripheral arterial disease [J]. *Br Med J*, 2008, 337: a1840.

[161] 周颖，包明丽，黄森权，等．糖尿病患者使用阿司匹林的情况分析 [J]．中国医药指南，2012，10 (16)：176-177.

[162] 王敬丽，高俊岭，周晨，等．糖尿病高血压患者阿司匹林服药现状分析 [J]．中国实用医药，2014，9 (31)：1-3.

[163] 谢昊，朱语眉，郝海平，等．糖尿病状态下阿司匹林抵抗的研究进展 [J]．中国临床药理学与治疗学，2014，19 (02)：233-240.

[164] 李慧娟，成兴波．2 型糖尿病患者的阿司匹林抵抗现象 [J]．苏州大学学报 (医学版)，2007，27 (3)：446-448.

[165] 杨薇，黎小妍，钱兴国，等．磺脲类联合他汀类药物和阿司匹林对 2 型糖尿病患者心血管并发症的预防作用 [J]．广东医学，2013，34 (18)：2868-2870.

[166] 王春雨，王海鹏，刘洁．脑梗死患者应用阿司匹林联合他汀类药物对颈动脉斑块的影响评价 [J]．中国实验诊断学，2014，18 (7)：1087-1089.

[167] 冯爱敏，唐晓华．阿托伐他汀联合阿司匹林肠溶片用于预防 2 型糖尿病继发心血管疾病的效果探讨 [J]．临床研究，2015，33 (13)：142-143.

[168] 周萍，刘秀红，程向红，等．阿托伐他汀联合拜阿司匹林预防糖尿病继发心血管疾病的效果分析 [J]．海南医学院学报，2014，20 (12)：1653.

[169] Beat JM, Zuan JB, James H, et al. Dissolution of mural thrombus By specific thrombin inhibition with Hirudin [J]. *Circulation*, 1998, 7: 681-685.

[170] Dalen J E. Aspirin in the prevention of cardliovascular disease in women [J]. *N Engl JM* 2005, 352 (26): 2751-2752.

[171] 李正芳，谭扬．厄贝沙坦、阿司匹林、川芎嗪联合治疗早期糖尿病肾病的临床观察 [J]．中国药房，2010，21 (12)：1114.

[172] KARASU C. Glycoxidative stress and cardiovascular complications in experimentally-induced diabetes: effects of antioxidant treatment [J]. *Open Cardiovasc Med J*, 2010, 4: 240-256.

[173] TONKIN A M, CHEN L. Effects of combination lipid therapy in the management of patients with type 2 diabetes mellitus in the Action to Control Cardiovascular Risk in Diabetes (ACCORD) trial [J]. *Circulation*, 2010, 122 (8): 850-852.

[174] 杨薇，黎小妍，钱兴国，等．磺脲类联合他汀类药物和阿司匹林对 2 型糖尿病患者心血管并发症的预防作用 [J]．广东医学，2013，34 (18)：2869-2870.

[175] 董海平，吴中生．氯吡格雷联合阿司匹林治疗稳定型心绞痛伴糖尿病的疗效及安全性研究 [J]．实用药物与临床，2013，16 (8)：749.

[176] 赵通洲，王桂珍，郑军，等．脑心通合用阿司匹林对糖尿病患者颈动脉粥样斑块的影响 [J]．陕西医学杂志，2011，40 (3)：349-351.

[177] KHAJEHDEHI P, ROOZBEH J, MOSTAFAVI H. A comparative randomized and placebo-controlled short-term trial of aspirin and dipyridamole for overt type 2 diabetic nephropathy [J]. *Scand J Urol Nephrol*, 2002, 36 (2): 145-148.

[178] 张雪勇，刘颖妍，张敏，等．罗格列酮联合阿司匹林治疗 2 型糖尿病伴胰岛素抵抗人鼠的疗效 [J]．中国新药与临床杂志，2008，27（9）：646-651.

[179] 刘文娟．阿司匹林新的临床应用 [J]．山西医药杂志，2003，32（5）：465.

[180] 班春梅．拜阿司匹林对糖尿病视网膜病变 56 例临床观察 [J]．中外医疗，2012，1：82-83.

第七章　阿司匹林制剂及其应用

第一节　阿司匹林药物制剂概述

一、药物剂型与药物制剂

任何药物运用于临床都必须制备成一定的剂型。药物剂型是药物存在的形式，是根据不同给药方式和不同给药部位等要求将药物制成的不同“形态”，即一类药物制剂的总称，如片剂、注射剂、口服液等。在很多情况下，除了药物本身的性质和药理作用外，某个药物的剂型也直接影响着该药的临床效果。通过对药物剂型的优化，可改善药物的某些体内药物动力学特性，改变药物的给药途径，提高药物的生物利用度，降低给药剂量，患者根据病情可以选择合适的剂型进行治疗[1]。优良的药物剂型既保证药物充分发挥疗效，又可减少药物的不良反应，还便于贮运和使用。

药物制剂是指药物的具体品种，如罗红霉素片、罗红霉素胶囊、罗红霉素颗粒等，可以理解为带有药物名称的剂型[2]。药物制剂是医药产业链的最终产品，其研究和应用在医疗卫生实践和工业实践中占据着极其重要的地位。在一定程度上，药物制剂水平能够反映一个国家的医药和医疗科学水平。

二、现代药物新剂型的发展

药剂学界习惯把药物剂型划分为：传统剂型（第一代）包括膏、丹、丸、散，主要供口服与外用；常规剂型（第二代）包括普通片剂、胶囊剂、注射剂及气雾剂等；缓控释剂型（第三代），它们不需要频繁给药，可以长时间维持有效的血药浓度；靶向剂型（第四代），包括控释制剂、前体药物制剂，利用单克隆抗体、脂质体、微球等药物载体，将药物聚集于靶器官、靶组织、靶细胞，可以提高疗效并降低全身不良反应；时间脉冲释药剂型（第五代）；正在孕育的随症调控个体化给药剂型可称之为第六代。第三代至第六代剂型统称为控制给药系统（drug delivery system，DDS），可分为速度性控释、方向性控释、时间性控释和随症调控式个体化给药系统[3]。

按给药途径不同，新型制剂主要包括口服缓、控、速释制剂，注射缓、控释制剂，植入剂及外用制剂等，外用制剂的研究与开发主要以经皮给药制剂、腔道给药制剂、口腔黏附制剂、气雾剂为重点。缓释制剂中运用水溶性或疏水性材料，使药物在体内的释放速度减慢；控释技术中应用物理或化学方法，使口服药物在体内缓慢地恒速释放，且每日用药次数与相应普通制剂比较至少一次或用药间隔时间有所延长；靶向给药一般把药物制备成微球、纳米粒、脂质体、微囊、纳米球等形式，用载体将药物有目的地传输至某特定组织或部位；可降解型载体材料的研究发明，使现代植入剂所涉及的药物范围也越来越广，植入剂独特的缓控释特点不仅可以达到全身治疗作用，还可定点缓慢释放以提高局部药物浓度；经皮给药制剂可以不经过肝脏的“首过效应”和胃肠道的破坏，不受胃肠道酶、消化液、pH 等诸多因素的影响，可提高生物利用度，提供可预定的和较长的作用时间，降低药物毒性和副作用，维持稳定而持久的血药浓度，提高疗效，使用方便，操作简单，减少给药次数等[4]。

剂型的开发和利用在医药工业和医疗卫生实践中发挥着越来越重要的作用，尤其是近30 年来开发的新剂型药物，应用现代科学理论和新材料、新技术进行系统设计、科学研制、规范审批，为高效、安全、合理用药提供了可靠的依据，受到全社会的重视。新剂型研究已成为高科技多学科相互渗透的系统工程，是面向生物材料、电子计算机等相关学科领域的大舞台。近年来，各学科各取所长，从不同角度和层次设计创造出独具优势的新剂型，更加有力地促进新剂型研究开发总体水平的提高[5]。

三、阿司匹林药物制剂概述

阿司匹林（aspirin）作为一种经典的非甾体抗炎药具有多种药效，包括解热、镇痛、抗风湿、抑制血小板聚集、抗血栓、抑制白血病细胞增殖、改善原发性高血压患者的血管内皮功能，防治老年痴呆[6-12]等。目前，已成为临床应用中较为行之有效的常用药之一，预计在未来很长一段时间内，阿司匹林还将在临床实践中继续发挥其不可替代的作用[13,14]。

然而，伴随着阿司匹林的广泛应用，其不良反应也引起了广泛关注。尤其在使用阿司匹林治疗各种疾病时，要严密监视其不良反应[15,16]，并且要使用其最小有效剂量。由于阿司匹林同时抑制了 COX1 和 COX2 的活性，在抗炎的同时也减弱了对胃黏膜的保护作用[17]，因此，胃肠道症状是阿司匹林最常见的副反应，口服阿司匹林的不良反应多表现为上腹疼痛、恶心、消化不良，长期大剂量服用易造成胃、十二指肠糜烂、溃疡，胃肠穿孔和出血等[18,19]。这可能与阿司匹林制剂不稳定，易水解生成水杨酸有关，故建议饭后服用。由于阿司匹林进入体内容易被水解，导致制剂中阿司匹林溶出度小，生物利用度低。其分子结构中的乙酰基能使复方中的某些药物发生乙酰化，进而导致药物配伍反应的发生。此外，有报道称阿司匹林服用过多容易引起耳鸣及肾损害，特异性体质者服用阿司匹林后可引起一些明显的过敏反应等。

为了降低其不良反应，充分发挥其药效，国内外学者就阿司匹林相关制剂研究开发出了很多产品，目前国内外市场上阿司匹林制剂以片剂为多见，有泡腾片（商品名为巴米尔）、咀嚼片、肠溶片、缓释片（商品为塞宁、醋柳酸）等，单拜耳公司的阿司匹林单方制剂就有胶囊型片剂、咀嚼片、缓释肠溶片、胶囊控释片、胃内缓冲片等 10 多种。美国市场上各种阿司匹林单、复方制剂品种有 60 余种，上百种规格，占解热镇痛药制剂的46.5%，剂型有片剂（普通片、肠衣片、制酸片、泡腾片、加味可嚼片、多层片、缓释片）、胶囊、栓剂、散剂、膜剂、微囊、外用擦剂、注射剂等。现有阿司匹林和水杨酸衍生物的药物有阿司匹林赖氨酸、阿司匹林精氨酸、双水杨酸酯、氟苯水杨酸等。日本市场上阿司匹林加解酸剂的复方制剂（主要成分为阿司匹林和甘氨酸铝）大受患者欢迎，药房零售额居解热镇痛药前列。与国外相比，我国阿司匹林制剂品种较少，质量和国外相比也有一定差距，尚不能满足市场要求[21]。截至2018年5月，在国家食品药品监督管理总局药品评审中心上市药品目录中，我国国产含有阿司匹林的上市药品共有1 086条，其中，阿司匹林单方药品共有582个，主要为口服制剂，如阿司匹林肠溶片（320个）和阿司匹林片（205个）等，外用制剂有阿司匹林散（2个）和阿司匹林栓（2个）。阿司匹林复方药物种类繁多，有多种药物剂型，共有504个，其中复方乙酰水杨酸片有250个，见表7-1。国外进口含有阿司匹林的上市药品虽然仅有4种（表7-2），但市场占有率和年销售额均超过国产阿司匹林制剂。这也表明我国药物制剂的研发和生产水平与国外相比还有较大的差距，今后应在新剂型研发中加大力度，创出中国阿司匹林的名牌产品。此外，截至2018年5月，我国国产含有阿司匹林的兽药产品仅有阿司匹林片12个，见表7-3。

表7-1　截至2018年5月我国国产含有阿司匹林的上市药品统计[22]

药品名称	产品个数	药品名称	产品个数
阿司匹林肠溶片	320	阿司匹林锌	2
阿司匹林肠溶胶囊	14	阿司匹林锌肠溶胶囊	1
阿司匹林	11	阿司匹林锌胶囊	1
阿司匹林片	205	阿司匹林维C肠溶片	13
阿司匹林泡腾片	9	阿司匹林维C肠溶胶囊	1
阿司匹林分散片	1	阿司匹林维生素C泡腾片	2
阿司匹林咀嚼片	1	阿司匹林维生素C分散片	1
阿司匹林缓释片	5	阿司匹林维生素C咀嚼片	1
阿司匹林肠溶缓释片	1	铝镁匹林片	2
阿司匹林缓释胶囊	1	铝镁匹林片（Ⅱ）	1
阿司匹林双嘧达莫片	6	菊蓝抗流感片	1
阿司匹林双嘧达莫缓释片	3	氨酚咖匹林片	2
阿司匹林双嘧达莫缓释胶囊	5	氨酚匹林咖啡因片	1
复方阿司匹林片	15	复方聚维酮碘搽剂	2
复方阿司匹林双层片	1	复方对乙酰氨基酚片	27
阿司匹林可待因片	2	复方单硝酸异山梨酯缓释片	6
小儿复方阿司匹林片	1	复方乙酰水杨酸片	250
小儿氨酚匹林片	6	精氨酸阿司匹林	3
小儿氨酚匹林咖啡因片	19	精氨酸阿司匹林片	1
阿苯糖丸	3	注射用精氨酸阿司匹林	7

（续表）

药品名称	产品个数	药品名称	产品个数
阿苯片	23	阿司可咖胶囊	1
阿咖片	4	金羚感冒胶囊	1
阿咖酚胶囊	2	金羚感冒片	1
阿咖酚散	58	速克感冒胶囊	5
阿酚咖片	2	速克感冒片	1
阿酚咖敏片	8	复方阿魏酸钠阿司匹林胶囊	1
复方忍冬野菊感冒片	5	阿司匹林散	2
复方忍冬藤阿司匹林片	5	阿司匹林栓	12
复方贯众阿司匹林片	1		

表 7-2　截至 2018 年 5 月我国进口含有阿司匹林的上市药品统计[22]

药品名称	公司名称	注册证号	国家
阿司匹林咀嚼片	Bayer Vital GmbH	H20181144	德国
阿司匹林肠溶片	Bayer S. p. A.	国药准字 J20171021	意大利
阿司匹林肠溶片	Bayer S. p. A.	H20160684	意大利
阿司匹林肠溶片	Bayer S. p. A.	H20160685	意大利
阿司匹林肠溶片	Bayer Vital GmbH	H20130339	德国
阿司匹林肠溶片	Bayer Vital GmbH	H20130340	德国
阿司匹林双嘧达莫缓释胶囊	Boehringer Ingelheim Pharma GmbH & Co. KG	H20150459	德国
阿司匹林维生素 C 泡腾片	Bayer Vital GmbH	国药准字 J20140076	德国
阿司匹林维生素 C 泡腾片	Bayer Vital GmbH	国药准字 J20140076	德国
阿司匹林维生素 C 泡腾片	Bayer Vital GmbH	H20130401	德国

表 7-3　截至 2018 年 5 月我国国产含有阿司匹林的兽药产品统计[23]

药品名称	企业名称	批准文号
阿司匹林片	秦皇岛摩登狗生物科技有限公司	兽药字 031801191
阿司匹林片	内蒙古联邦动保药品有限公司	兽药字 050301192
阿司匹林片	四川新家园动物保健科技有限公司	兽药字 220821192
阿司匹林片	四川新辉煌动物药业有限公司	兽药字 220771192
阿司匹林片	四川城邦药业有限公司	兽药字（2016）221261191

（续表）

药品名称	企业名称	批准文号
阿司匹林片	四川康而好动物药业有限公司	兽药字（2014）220561192
阿司匹林片	哈尔滨三马兽药业有限公司	兽药字（2013）080231192
阿司匹林片	广东省天宝生物制药有限公司	兽药字（2013）190651192
阿司匹林片	四川巴尔动物药业有限公司	兽药字（2013）220421192
阿司匹林片	四川永久畜牧药业有限公司	兽药字（2013）220751192
阿司匹林片	四川吉星动物药业有限公司	兽药字（2011）220121192
阿司匹林片	四川新辉煌动物药业有限公司	兽药字（2011）220771192

结合阿司匹林的理化性质及药物作用特点，目前，阿司匹林各类制剂中片剂仍为临床应用中最主要的剂型。普通阿司匹林片在胃和小肠上段被迅速吸收，30min左右达到血浆峰浓度，血浆半衰期为15min左右，对于需要长期服药的心血管疾病的患者来说，每天需要多次给药，非常不便，加之消化道副反应发生率较高。普通片剂难以满足高效、速效、低副作用、控制药物释放和发挥定向给药作用等多方面实际要求，因此，现在临床使用中已少用普通片剂。已研发出肠溶剂、缓释与控释剂、复方制剂、泡腾剂、环糊精包合物等多种剂型，以缩短生产周期、增强药物稳定性、提高生物利用度、减少胃肠道不良反应[20]。

传统的阿司匹林片剂采用湿法制粒工艺生产，工序繁多，生产周期长，有水分参与生产过程，而阿司匹林具有极强的吸湿性，遇水不稳定，析出游离水杨酸。此外，针对阿司匹林制剂生产工艺中存在的问题，如流动性差，压缩成型性不好，尤其当阿司匹林用水做介质进行包衣或造粒时，常常在操作过程中发生水解。研究人员通过不同途径优化生产工艺以解决上述问题，例如，在不添加任何辅料的情况下，利用流化床技术直接将阿司匹林原料药粉末进行造粒包衣，并对产品的粉体学性质和压缩性质进行分析，以及利用人工智能网络系统对阿司匹林的粉末包衣工艺进行优化等。因此，选择、开发合适的辅料，优化制备工艺，降低生产成本是阿司匹林制剂研发和生产的重要任务。此外，国内外研究人员积极探索开发阿司匹林的其他剂型，如外用制剂、注射剂等，以满足不同的临床应用需求。

药物剂型分类方法有多种，本书依据给药途径及药物特性对阿司匹林制剂处方、制备工艺及其应用情况进行分类介绍。

第二节　阿司匹林口服制剂

一、缓释制剂

缓释制剂可使药物缓慢释出，其血药浓度在较长时间内不会出现大的波动，从而克服血药浓度的峰谷现象，延长药物作用时间，改善药效，提高生物利用度，减少给药次数。同时，可降低对胃肠道黏膜刺激性，降低不良反应的发生率，有效改善患者的依从性，适用于长期服用阿司匹林的患者[24]。

（一）缓释片

1. 阿司匹林缓释片

【处方一】

阿司匹林	25.00g
淀粉	9.00g
十二烷基硫酸钠	2.00g
微晶纤维素	0.75g
羟丙甲纤维素（K15M）	5.25g
滑石粉	1.00g
3%聚乙烯吡咯烷酮醇溶液	适量

【制备工艺】

按照处方比例将淀粉、十二烷基硫酸钠、微晶纤维素、羟丙甲纤维素（K 15M）混合均匀，再将此混合物与粉碎、过筛后的阿司匹林慢速混合，于搅拌下加入黏合剂，制软材，过 20 目筛制成湿颗粒，于 55℃ 通风干燥，过 18 目筛整粒，称量，加入滑石粉后混合均匀，压片，制成阿司匹林缓释片 500 片片芯，包肠溶衣。

【适应症及用法】

临床作为缺血发作、心肌梗死的急救药物[25]。

【处方二】

阿司匹林微囊	517.3mg
淀粉	48.0mg
滑石粉	34.7mg

【制备工艺】

（1）微胶囊的制备：采用溶剂蒸发技术制备微胶囊。将阿司匹林粉（粒径<200 μm）与乙基纤维素以 29∶1 悬浮于 50mL 乙酸乙酯，搅拌速度为 800 转/分，药物/聚合物的混悬液用注射器 12 号针头以 10 滴/min 逐滴加入分散相中，制得的分散介质为一种新饱和的恒温阿司匹林溶液。蒸干乙酸乙酯后，过滤产品，再用阿司匹林饱和溶液冲洗，然后纯净水清洗 3 次。风干制得阿司匹林微胶囊，并于室温下保持干燥。

（2）片剂的制备：用混合机将阿司匹林微囊与淀粉混合 10min，再加入滑石粉继续混合 5min。按处方直接压片成片剂，每片直径 12mm，片重 600.0mg[26]。

【处方三】

10kg 药物（重量比）

阿司匹林	89%
微晶纤维素（Avicel）	2.67%
邻苯二甲酸乙酸纤维素	2.67%
塑化剂（聚乙二醇 8000）	1.78%

玉米淀粉	2.88%
滑石粉	1%
丙酮	2 000mL
二氯甲烷	1 000mL

【制备工艺】

将阿司匹林、微晶纤维素和玉米淀粉置于霍巴特搅拌机中搅拌，使其混合均匀。用丙酮溶解邻苯二甲酸乙酸纤维素，并将聚乙二醇8000置于二氯甲烷中搅拌溶解，制成均质黏稠混合液作为黏合剂。将黏合剂缓慢加入阿司匹林混合物中，不断搅拌制成软材，用制粒机制备湿颗粒，再将其倒入托盘中，于52℃下，干燥1~2h。整粒，混合滑石粉，用旋转式压片机压片。每片药物含阿司匹林650mg，平均片重为735mg[27]。

2. 阿司匹林肠溶缓释片

【处方一】

缓释部分：

阿司匹林细粉	0.19g
乙基纤维素	适量
丙烯酸树脂	适量

速释部分：

阿司匹林细粉	0.11g
淀粉	0.027g
12%淀粉	适量
稳定剂	适量
滑石粉	适量

【制备工艺】

（1）缓释部分。取乙基纤维素和丙烯酸树脂的细粉混匀，用适量浓度的乙醇溶解后，加入阿司匹林细粉，制成软材，过筛，制湿颗粒，干燥，过筛整粒。

（2）速释部分。称取阿司匹林细粉、淀粉混匀，加入12%淀粉浆适量，混匀，制成软材，过筛制湿粒，干燥，过筛整粒，将缓释与速释颗粒充分混匀，称重，加适量滑石粉混匀，压片[28]。

【处方二】

层1（持续释放珠1）

洛伐他汀	1 000g
氢化蓖麻油	350g
硬脂酸	350g
微晶纤维素	300g
总计	2 000g

层2（持续释放珠2）

依托普利	1 000g
氢化蓖麻油	350g

硬脂酸	350g
微晶纤维素	300g
总计	2 000g
层 3（即刻释放基质）	
阿司匹林	810g
维生素 B_6	500g
维生素 B_{12}	10g
叶酸	30g
微晶纤维素	950g
二氧化硅	20g
硬脂酸镁	80g
总计	2 400g
压缩片剂组合物/片	
洛伐他汀	80mg
依托普利	40mg
阿司匹林	81mg
维生素 B_6	50mg
维生素 B_{12}	1mg
叶酸	3mg

【制备工艺】

将每种珠制剂和基质层的粉末成分分别混合。在制造各种珠制剂时，将纯化水（700g）加入到上面成分的粉末中，将混合物揉成团并从挤压制粒机中挤压出来而获得杆状颗粒。然后通过球星造粒将颗粒变圆，并在 55℃下干燥 3h。将这样配制所得的珠过筛获得持续释放的珠，这种珠通过 14 目筛但不通过 26 目筛。然后将所述持续释放的珠和基质制剂混合，压缩塑形成片剂。

【适应症及用法】

口服施用，降低高心血管风险及个体心血管事件的风险，包括患有系统性红斑狼疮的个体。还可用于发生心肌梗塞期间或刚刚发作的病人[29]。

（二）骨架型缓释制剂

缓释骨架片是通过特定工艺将药物与骨架材料及其他辅料加工制造而成的固体制剂。Frisbee 等[30]以丙烯酸酯/甲基丙烯酸酯共聚物、羟丙基甲基纤维素、氯化钠和滑石粉包覆阿司匹林制成了一种水溶性阿司匹林包衣颗粒，通过压片得到以 5~15mg·h^{-1}速度恒速释药的控释片剂，可以使药效持续 5~8h，疗效更为稳定。羟丙基甲基纤维素（HPMC）是典型的亲水凝胶骨架材料，遇水发生膨胀，形成凝胶屏障从而控制药物的溶出，以达到延长药物释药时间的目的。

阿司匹林包衣小丸骨架片

【处方】

片芯：

阿司匹林颗粒	33kg
HPMC2910（6CPS）	1. 238kg
氯化钠	0. 2475kg
滑石粉	适量
Eudragit NE30D（丙烯酸树脂-E30D）	12. 38kg
HPMC2910（15CPS）	3. 0kg
乳糖	55. 2kg
微晶纤维素	14. 4kg
Avicel RC581	4. 0kg
预胶化淀粉 1500	6. 4kg
甘醇酸酯淀粉钠	5. 44kg
硬脂酸镁	2. 72kg
包衣：	
PEG800	522g
HPMC2910（6CPS）	2. 68kg
二氧化钛	912g

【制备工艺】

（1）阿司匹林包衣小丸的制备：10%羟丙基甲基纤维素（HPMC）溶液制备方法：取4. 952 L 蒸馏水，加热至70℃，加入1. 238 kg HPMC2910（6CPS），搅拌。再加入4. 952 L 冷水，继续振摇，直到产生均匀而不含团块的溶液，冷却至室温。再取0. 2475 kg 氯化钠加至12. 10 L 水中，待溶解后加入2. 475 kg 滑石粉（USP3 μm）并振摇，得到一种均匀的混悬液。另取12. 38 kg 的 Eudragit NE30D（丙烯酸树脂-E30D）过40目筛，置一适当容器并除去空气，加入上述10% HPMC 溶液，中速搅拌，再加入滑石粉/氯化钠混悬液，继续搅拌至形成均匀混合物。使用前，此混合物至少振摇30min。在使用过程中不间断地中速搅拌。

使用 Glatt CPCG60 流化床包衣机，装有一个 Wurster 柱。使用前预热至45℃。Wurster 柱内盛有20~30目的阿司匹林颗粒33 kg，使之流化到适宜程度（500~600 $in^3 \cdot min^{-1}$）。上述制备的38. 35 kg 包衣混悬液，通过1. 2 mm 喷嘴喷雾，流速160~200g · min^{-1}，流化室内维持在25℃。当混悬液喷完后，喷嘴温度维持55℃、干燥60min。取出颗粒（小丸）通过16目筛整粒后，贮存备用（$lin^3 = 1.63871 * 10^{-5} m^3$）。

（2）填充颗粒的流化床制备：取30 kg 水加热至70℃，加入3. 0kg HPMC2910（0. 015Pa · s），迅速搅拌。加入10 kg 冷水继续搅拌均至 HPMC 全部分散溶解，得到7%的 HPMC 溶液。静置除去气泡冷至35℃以下。将55. 2kg 乳糖、14. 4 kg 微晶纤维素、4. 0kg Avicel RC58（含有11% CMC-Na 的微晶纤维素）和6. 4kg 预胶化淀粉1 500分别通过20目筛（不锈钢）除去大颗粒。将流化床制粒机（Glatt GPCG-60）加热至40℃，加入乳糖、微晶纤维素、Avicel RC581 和淀粉。使混合物料流化2min，通过1. 8mm 喷嘴，将 HPMC 溶液喷入，速率650~850g · min^{-1}，喷入口空气温度35~50℃。喷完后产品80℃干燥，直到干燥失重小于3%。干粒通过14目筛整粒，贮存备用。

（3）压片：将 5.44kg 的甘醇酸酯淀粉钠通过 30 目筛除去团块，然后与 37.5kg 包衣阿司匹林小丸和 88.9kg 的填充颗粒混合均匀，加入 1.36kg 滑石粉（已过 60 目筛）充分混匀。取 2.72kg 的硬脂酸通过 60 目筛加入上述混合物，再混合均匀。将此混合物压片，片重（335±10）mg，厚度（0.175±0.005）mm。

（4）片心的包衣：取 12.8 L 水加热至 70℃，加入 522g PEG 800，搅拌，再加入 2.68 kg HPMC 2910（$6*10^{-3}$Pa·s），继续搅拌，加入 25.7L 冷水，搅匀。取部分溶液与 912g 二氧化钛混合并通过匀浆磨，使成为均匀的混合物。将此混合物与上述剩余部分溶液混合均匀。包衣锅（122.92 cm）预加热至 40～50℃，投入 132 kg 片心，用双枪喷入包衣液，喷嘴规格 0.109cm、尖部 0.084cm，喷速 175～225g·min^{-1}，包衣锅转速 9～12r·min^{-1}，入口温度 50～65℃。每片包衣膜重 10mg，最后成品片重（345±10）mg[31]。

（三）缓释胶囊

阿司匹林缓释胶囊系将阿司匹林首先制成包衣小丸，再将小丸装入胶囊而成。小丸的制备方法是：先将阿司匹林泛制成小丸，使其含量达 40%～50%，再由高分子材料、水溶性致孔剂、增塑剂等的有机溶液包衣。该胶囊的达峰时间比普通阿司匹林片延长，血药浓度明显下降，而血药浓度曲线下的面积无明显差异。杜江波等[32]对阿司匹林在人体内的药物代谢动力学及生物利用度进行了考察，实验数据显示肠溶缓释胶囊与肠溶片比较，其相对生物利用度为 103.9%，达峰时间具有显著差异（$P<0.05$），其他药动学参数未见明显差异，结果表明缓释胶囊和肠溶片剂基本为生物等效制剂。

阿司匹林缓控释胶囊

本品的胃释放度很小，在胃中几乎不释放阿司匹林，肠液释放度较好。从而可以降低副作用，并提高疗效。

【处方】

微丸：

空白丸心	13～18kg
阿司匹林	6～10kg
淀粉（或微晶纤维素）	1.4kg
蔗糖（或乳糖）	1～4kg
30%～66%蔗糖浆	5～7kg
（或 1～3%羟丙甲基纤维素、3～10%聚维酮或 3～10%聚乙二醇）	0.1～0.5kg

包衣：

含阿司匹林微丸	30kg
丙烯酸树脂（或羟丙基甲基纤维素、邻苯二甲酸酯）	0.9～3kg
吐温 80（或聚乙二醇或蓖麻油）	0.15～0.45kg
75%～100%乙醇	35～45kg
滑石粉	0.45～0.9kg

【制法】

（1）制备微丸：将阿司匹林粉碎过 150 μm 筛，淀粉（或微晶纤维素）过 150 μm 筛，蔗糖（或乳糖）粉碎过 150 μm 筛，按处方比例制成混合粉。将蔗糖浆（蔗糖加处方量纯化水加热溶解或按浓度配制 1.3%羟丙基甲基纤维素、3.10%聚维酮、3.10%聚乙二醇混合液）过 150 μm 筛。将空白丸心加入包衣机或经改造后的糖衣锅中，调整进出风量、温度、转速等参数，使空白丸心处于适当的运动状态，然后将黏合剂经喷枪喷入，待空白丸心润湿后，将混合粉置于供粉装置均匀地散布至空白丸心上制得微丸。经干燥后筛选适宜直径的微丸即得含阿司匹林的微丸。然后按包衣处方进行包衣。

（2）包衣：将处方量丙烯酸树脂（或羟丙基甲基纤维素、邻苯二甲酸酯）、吐温 80（或聚乙二醇或蓖麻油）用75%~100%乙醇溶解，放置 24h 后过 150μm 筛。将含阿司匹林微丸加入远心式包衣机、流化床包衣机或经改造后的糖衣锅中，调整进出风量、温度、转速等参数，使含阿司匹林微丸处于适当的运动状态，然后将包衣液经喷枪喷入，同时控制喷液速度以控制回收率和外观。干燥后经筛选即得。所述的胶囊含有 50~150g 的阿司匹林。

【适应症】

预防血栓[33]。

二、定位释药制剂

阿司匹林定位释药制剂主要为肠溶制剂、微囊、微球及胃内滞留漂浮型控释制剂。

（一）肠溶制剂

肠溶制剂系将阿司匹林用肠溶材料包衣后，借助肠溶包衣在酸性条件下不溶解的特性，使药物在到达肠液后开始溶解释放，从而达到治疗的目的，因此，可有效防止阿司匹林在胃中分解失效，增加药物在体内的生物利用度的同时，减轻其对胃黏膜的损害作用，减少胃出血或胃溃疡及其他不良反应发生的概率。

1. 阿司匹林肠溶片

肠溶片是阿司匹林剂型中研究最多，应用最广的一种剂型。将阿司匹林原料药过 80 目筛，与淀粉、微晶纤维素、羧甲基淀粉钠过 40 目筛后混合均匀。加入预先配置好的黏合剂 2% HPMC 醇水溶液（含酒石酸或枸橼酸）制软材，过 18 目筛制粒，于 50~60℃烘箱中干燥 30min 后取出，过 18 目筛整粒，加入滑石粉混合均匀后压片，用适宜的肠溶材料（如丙烯酸树脂Ⅱ号）进行包衣即可[34]。另有肠溶阿司匹林片将阿司匹林片用羟丙基甲基纤维素邻苯二甲酸酯（hydroxypropyl methyl cellulose phthalate）与乙基纤维素（用量为前者的 15%~25%）混合液包肠溶衣，在 pH 值>4.5 的缓冲液中阿司匹林即开始释放。崩解时限仅 30s[35]。目前，阿司匹林肠溶片中最为著名的有德国拜耳公司生产的阿司匹林肠溶片。

【处方】

	重量（1 片量）	含量（%）
阿司匹林	100mg	80.0%
淀粉	12mg	9.6%
微晶纤维素	12mg	9.6%
2%羟丙甲基纤维素溶液	适量	0.32%
滑石粉	0.6mg	0.48%

【制备工艺】

（1）混合空白辅料。

（2）对（1）进行制粒、干燥，得辅料颗粒。

（3）混合阿司匹林与（2）得总混颗粒。

（4）对总混颗粒干法制粒，得中间体颗粒。

（5）对中间体颗粒进行压片。

（6）对压片后获得的片芯进行包衣，制得包衣片。

（7）对包衣片进行晾片。

所述步骤（1）通过湿法制粒机混合，Ⅱ搅拌Ⅰ剪切，共计2~5min；为所述步骤（2）通过湿法制粒机制粒，Ⅰ搅拌Ⅱ剪切，共计2~5min，干燥通过箱式干燥箱或沸腾制粒干燥机，干燥温度50~90℃；所述步骤（3）通过混合机混合，参数：500~800mA，25~45min；所述步骤（4）通过干法制粒机制粒，参数：压力3~6kg·cm^{-2}，速度500~900mA；所述步骤（5）通过压片机和Φ7浅凹冲具进行，10片为一组进行压片，每30min检测一次片重；为所述步骤（6）通过高效包衣机进行，包衣液的配制方法为：肠溶水分散体材料加适量水，温和搅拌，备用；将增塑剂和抗黏剂加入适量水，用高剪切均浆机充分均化5~10min，完成后将其缓慢加入到备用并搅拌的肠溶水分散体中，继续温和搅拌20~40min，最后将包衣液用100目筛网过滤；所述步骤（7）晾片温度30~50℃，时间2~8h[34]。

2. 阿司匹林肠溶咀嚼片

阿司匹林肠溶片中添加一定的赋形剂和甜味剂等制成咀嚼服用的阿司匹林肠溶片，可方便患者的服用，其在3h左右达到血浆最高浓度。

【处方】

肠溶包衣液：

柠檬酸三乙酯	7.4%
丙烯酸树脂L-30D（30%固体分散相）	92.6%

压片组分：

原料	质量百分比	含量（mg/片）
包衣阿司匹林（药物含量65%）	16.36	126.00
邻磺酰苯甲酰亚胺	0.52	4.00
交聚维酮	1.65	12.70
橙味香精	0.52	4.00
硬脂酸	1.97	15.20
水合葡萄糖	78.90	607.50
色淀染料	0.08	0.60
合计	100.0	770.00

【制备工艺】

（1）肠溶包衣液的制备：将甲基丙烯酸和甲基丙烯酸酯（丙烯酸树脂L-30D）制备的阴离子共聚物与柠檬酸三乙酯在室温下分散制备成肠溶包衣液，分散体系中包衣材料占31.6%。

（2）阿司匹林包衣：用步骤（1）制备的肠溶包衣液对阿司匹林微粉 5000.0g 进行包衣。GlattGPCG-5/9 流化床单元采用顶部喷雾法进行包衣，喷雾速率为 70~83g · min^{-1}，温度为 32~35℃，雾化空气压力为 3 bar。肠溶包衣约占肠溶包衣阿司匹林总干重的 35%。

（3）肠溶咀嚼片的制备：将处方材料分别过 30 目筛，然后加入搅拌机中搅拌 5min。用旋转式压片机压片，药物片重 770mg，硬度范围为 3~9N · mm^{-2}。

【适应症】

临床作为缺血发作、心肌梗死的急救药物[36]。

3. 肠溶胶囊

肠溶胶囊是指用适宜的肠溶材料制备的硬胶囊或软胶囊，或将经过肠溶材料包衣的颗粒或小丸填充于胶囊壳内制成的胶囊剂。肠溶胶囊不溶于胃液，但能在肠液中崩解而释放活性成分。目前，小剂量阿司匹林肠溶胶囊制剂被广泛应用于心血管疾病的预防。该类制剂作为临床长期预防性用药如预防血栓形成、降低血小板黏附[37,38]和抗动脉粥样硬化[39]等。

阿司匹林肠溶微丸胶囊

【处方一】

肠溶微丸：

阿司匹林	100g
空白丸芯	39.36g
羧甲基淀粉钠	3.2g
低取代羟丙甲基纤维素	4g
异丙醇	160mL
纯化水	20mL
Eudragit L30D	37.3g
甘油醋酸酯	2.24g
纯化水	35mL

【制备工艺】

将低取代羟丙基纤维素溶于异丙醇和纯化水中，形成结合剂；将阿司匹林和羧甲基淀粉钠粉碎；将空白丸芯置于包衣锅内，将结合剂喷入，再加入粉碎后的阿司匹林及羧甲基淀粉钠至操作完成。持续送风干燥 3~4h，形成包有药物的微丸。

将 Eudragit L30D 与甘油醋酸酯和纯化水混合均匀，形成肠溶衣溶液；将包有药物的微丸置于包衣锅中，喷入肠溶衣溶液，操作至完成，持续送风干燥 3~4h，形成肠溶衣微丸，微丸粒径为 0.5~1.85 mm。将肠溶微丸填充至胶囊中，形成肠溶胶囊[40]。

【处方二】

微丸：

空白基丸	15kg
阿司匹林	9kg
淀粉	2.2kg
蔗糖	6.5kg

聚维酮	4.1kg
L-酒石酸	0.28kg
肠衣：	
丙烯酸树脂Ⅱ号	1.75kg
聚山梨醇80	0.29kg
95%乙醇	38.95kg
滑石粉	1.5kg

【制备工艺】

（1）含药微丸的制备：用20kg丙酮：乙醇（1：1）混合液溶解聚维酮，制成黏合剂。将处方量其他物料粉碎，混合均匀。称取处方量的药用微丸丸芯于流化床中，喷雾的入口空气温度为22℃，压力为0.2MPa，蠕动泵速率为30rpm。润湿后，开启供粉机加入主药粉，进行基丸放大。完成后筛取13~30目小丸，25℃真空干燥9h。

（2）包肠溶衣按处方量配置肠溶衣包衣液，需提前一天配置。将放大后小丸放入流化床中，喷雾的入口空气温度为20℃，压力为0.3MPa，蠕动泵速率为30rpm。结束后，25℃，真空度≤-0.01Mpa进行真空干燥9h[41]。

4. 阿司匹林肠溶滴丸

滴丸可将药物高度分散于不同的基质中，不仅可以提高药物的溶出度，还可减小药物对胃肠道的刺激。

顾莉群等[42]选用水溶性混合物PEG4000：PEG6000=1：1作为基质，将阿司匹林原料药高度分散于其中，另选用Eudragit L100-55作为包衣材料，选用NaOH溶液调节pH，另添加PEG6000、滑石粉，将其制备成滴丸。与阿司匹林肠溶片相比，阿司匹林肠溶滴丸在15min内的释放度达50%以上，45min基本释放完全，具有速释、高效的特点。

（二）微囊

微囊是利用囊材（天然的或合成的高分子材料）作为囊膜壁壳，将囊心物（固态或液态药物）包裹而成的小药库型胶囊。其直径为1~5 000μm，多采用喷雾干燥法进行制备。微囊剂型的优点是既可以延长释药时间，又可以靶向给药。

1. 阿司匹林-乙基纤维素微囊

将乙基纤维素溶解于醋酸乙酯中，然后取阿司匹林微晶（直径<300 μm）混悬于乙基纤维素溶液内，将此混悬液倾入氢化氧乙烯蓖麻油中，然后将混合液喷雾干燥使醋酸乙酯挥散，得圆球形阿司匹林微囊。再按一般工艺压片，成品在人工胃液中释放缓慢[43]。

取阿司匹林结晶粉20g，混悬于乙基纤维素（1.5g）的乙酸乙醋溶液中，加适量水稀释，在不断搅拌下蒸发除去乙酸乙酯，即得阿司匹林微囊（直径0.6~0.8 mm）[44]。

取阿司匹林结晶（2~500 μm）9g，混悬于溶有1g乙基纤维素的50mL乙酸甲酯溶液中，将此混悬液滴入300mL饱和$(NH_4)_2SO_4$溶液内，制成微型胶囊，颗粒直径为0.3~1.5mm[45]。

阿司匹林结晶（直径为0.3~1.0mm）作囊心物质置沸腾床中，用包囊材料配成的溶液（乙基纤维素黏滞度为20厘泊）100g，二氯甲烷1 500mL，加环己烷适量至10L，液温为20℃）沸腾包衣。制成的微囊进行药物释放度试验，在人工胃液中作用2h释放

47.2%，在人工肠液中作用4h释放87.8%，而用乙基纤维素的乙醇溶液包衣者，相对释放度为63.3与98.7% [46]。

2. 阿司匹林其他微囊

将壳聚糖与另一种成膜材料作为辅料复合包裹阿司匹林成微囊也是研究热点之一，壳聚糖-阿拉伯胶[47]、壳聚糖-海藻酸钠[48]、壳聚糖-聚丙烯酸共聚物等都可以作为囊材包覆阿司匹林，壳聚糖-聚丙烯酸共聚物包覆阿司匹林，包封率甚至达到94%[49]。

【制备工艺】

用1%醋酸溶液溶解壳聚糖，配制0.6%的壳聚糖溶液。向壳聚糖溶液中加入无水氯化钙，使氯化钙在壳聚糖-醋酸溶液中的浓度为3%。另配制6%阿拉伯胶水溶液，向25mL阿拉伯胶水溶液中加入阿司匹林0.20g，速度为200r·min^{-1}，水浴60℃，搅拌均匀得混悬液。将混悬液缓慢滴加到等体积的壳聚糖氯化钙溶液中，调整pH值至4.5，继续搅拌，15min后移开水浴，加入60℃蒸馏水100mL，不断搅拌，自然冷却5min后，加戊二醛0.6mL，固化90min，再用40%氢氧化钠调pH值为7，继续搅拌30min，得微囊溶液。将其以转速3 600r·min^{-1}，离心15min，弃去上清液，用水洗后再离心，将离心得到的沉淀物于45℃烘箱中烘干即得微囊粉末[50]。

（三）微球

微球系指药物溶解或分散在辅料中形成的微小球状实体。直径在1~250μm。药物制成微球的主要目的一是缓释长效，二是靶向作用。制备微球的载体多数是生物降解材料。壳聚糖是一种极有发展潜力的新型药物制剂辅料，生物降解性与相容性好，具有很强的亲水性，在酸性介质中膨胀形成胶体黏稠物质而阻滞药物扩散及溶出，被广泛应用于制备缓释微球、缓释微囊、缓释片等[51,52]。

1. 阿司匹林-磁性壳聚糖微球

结合微球的两大特点，通过静脉注射或动脉栓塞的方式将磁性微球在外加磁场作用下引向靶区的磁性微球制剂是当前研究的热点。周永国等[53]采用质量分数为10%的壳聚糖溶液通过乳液法与戊二醛交联，合成了壳聚糖微球（CM），在其表面吸附一层Fe_3O_4制得磁性壳聚糖微球（MCM）。MCM包封阿司匹林（AS）得到的阿司匹林磁性聚壳糖微球（MCM-AS）表面粗糙。但是磁性壳聚糖微球（MCM-AS）较阿司匹林壳聚糖微球（CM-AS）大大延长释药时间，而且实验还表明在外磁场作用下能够实现靶向给药。

2. 阿司匹林脂微球

脂微球是将药物溶于脂肪油中经磷脂乳化分散于水相制成的一种制剂，平均粒径为200nm。脂微球是可将药物直接运送到人体病变部位的新型靶向制剂，如一些抗癌药和抗炎症药物、微循环障碍治疗药物制剂。

【处方一】

阿司匹林	0.05g
大豆油	100.0g
蛋黄卵磷脂	12.0g
甘油	25.0g
油酸钠	0.5g

【制备工艺】

（1）取蛋黄卵磷脂 50mg，加入乙醇溶解，加入阿司匹林 0.05g，搅拌使溶解，一边搅拌，一边用氮气挥干乙醇，得 A 品备用。

（2）油相的制备：将精制注射用大豆油加热至 70~80℃，分别加入剩下的蛋黄卵磷脂、油酸钠和 A 品，搅拌使其溶解，得到油相。

（3）水相的制备：将甘油加入水中，搅拌使其溶解，加热至 70~80℃，得到水相。

（4）初乳的制备：将油相加入到水相中，温度 70~80℃，高速剪切分散，剪切速度 8 000rpm，时间 10min，形成初乳，快速降温至 15~30℃，用氢氧化钠调节 pH 值为 4.0~6.0，得到 B 品。

（5）接着可以采用 a 步骤高压匀化或 b 步骤挤压过膜：

a 步骤为：将 B 品经高压均质机匀化 2~6 次，压力为 500~2 500bar，温度 12~35℃，得到 C 品。

b 步骤为：将 B 品高速剪切之后挤压过膜，膜孔径为 50~400nm，过膜次数为 2~6 次，得到 D 品。

（6）冷冻干燥：将 C 品或者 D 品加注射用水后，再采用冷冻干燥的方法制备成冻干粉针剂，即得成品，亦可采用常规工艺制成其他剂型。以冻干粉针剂为例，临用前用 50~1 000mL 的注射用水稀释后使用。且注射方法为一天 1 次，每次用量 5~50mL，下同。

（7）步骤（1）至（6）均在氮气保护下操作。

【处方二】

阿司匹林	0.05g
精制注射大豆油	50.0g
中链甘油三酯	12.0g
蛋黄卵磷脂	12.0g
甘油	25.0g
油酸钠	0.5g

【制备工艺】

（1）取蛋黄卵磷脂 50mg，加入乙醇溶解，加入阿司匹林 0.05g，搅拌使其溶解，减压挥干乙醇，得 A 品。

（2）油相的制备：将精制注射用大豆油和中链甘油三酯加热至 70~80℃，分别加入剩下的蛋黄卵磷脂、油酸钠和 A 品，搅拌使其溶解，得到油相。

（3）水相的制备：将甘油加入水中，搅拌使其溶解，加热至 70~80℃，得到水相。

（4）初乳的制备：将步骤（2）的油相加入到步骤（3）的水相中，温度 70~80℃，高速剪切分散，剪切速度 8 000rpm，时间 10min，形成初乳，快速降温至 15~30℃，用氢氧化钠调节 pH 值为 4.0~6.0，得到 B 品。

（5）接着可以采用 a 步骤高压匀化或 b 步骤挤压过膜：

a 步骤为：将 B 品经高压均质机匀化 2~6 次，压力为 500~2 500bar，温度 12~35℃，得到 C 品。

b 步骤为：将 B 品高速剪切之后挤压过膜，膜孔径为 50~400nm，过膜次数为 2~6 次，得到 D 品。

（6）冷冻干燥：将 C 品或者 D 品加注射用水后，再采用冷冻干燥的方法制备成冻干粉针剂，即得成品。临用前用 50~1 000mL 的注射用水稀释后使用。

（7）步骤（1）至（6）均在氮气保护下操作。

【处方三】

阿司匹林	0.05g
玉米油	100.0g
蛋黄卵磷脂	15.0g
蔗糖	10.0g
氢氧化钠	适量
油酸钠	6.25g

【制备工艺】

（1）取蛋黄卵磷脂 50mg，加入乙酸乙酯溶解，加入阿司匹林，搅拌使其溶解，一边搅拌，一边用氮气挥干乙醇，得 A 品。

（2）油相的制备：将玉米油加热至 60~80℃，分别加入剩下的蛋黄卵磷脂、油酸钠和 A 品，搅拌使其溶解，得到油相。

（3）水相的制备：将蔗糖加入水中，搅拌使其溶解，加热至 60~80℃，得到水相。

（4）初乳的制备：将步骤（2）的油相加入步骤（3）的水相中，温度 60~80℃，高速剪切分散，剪切速度 6 000rpm，时间 40min，形成初乳，快速降温至 15~30℃，用氢氧化钠调节 pH 值为 4.0~6.0。

（5）接着可以采用 a 步骤高压匀化或 b 步骤挤压过膜：

a 步骤为：将 B 品经高压均质机匀化 2~6 次，压力为 800~2 000bar，温度 12~35℃，得到 C 品。

b 步骤为：将 B 品高速剪切之后挤压过膜，膜孔径为 50~400nm，过膜次数为 2~6 次，得到 D 品。

（6）无菌过滤：将步骤（5）制得的 C 品或者 D 品经 0.22 μm 微孔滤膜过滤除菌，无菌灌封，冷冻干燥，即得成品。

（7）步骤（1）至（6）均在氮气保护下操作。

【处方四】

阿司匹林	0.05g
精制注射用大豆油	50.0g
中链甘油三酯	50.0g
大豆磷脂	12.0g
油酸钠	0.5g
海藻糖	50.0g
氢氧化钠	适量

【制备工艺】

（1）取大豆卵磷脂50mg，加入二氯甲烷和乙醇混合溶剂（体积比1∶1）溶解，加入阿司匹林，搅拌使溶解，减压挥干二氯甲烷和乙醇，得到A品。

（2）油相的制备：将精制注射用大豆油和中链甘油三酯混合加热至50~60℃，分别加入大豆卵磷脂、油酸钠溶解，再加入A品，搅拌使其溶解，得到油相。

（3）水相的制备：将海藻糖加入水中溶解，加热至50~60℃，得到水相。

（4）初乳的制备：将步骤（2）的油相加入步骤（3）的水相中，温度50~60℃，高速剪切分散，剪切速度4 000rpm，时间50min，形成初乳，快速降温至15~30℃，用氢氧化钠调节pH值为4.0~6.0，得到B品。

（5）可以采用a步骤高压匀化或b步骤挤压过膜：

a步骤为：将B品经高压均质机匀化2~6次，压力为800~1 200bar，温度12~35℃，得到C品。

b步骤为：将B品高速剪切之后挤压过膜，膜孔径为50~400nm，过膜2~6次；得到D品。

（6）无菌过滤：将步骤（5）制得的C品和D品经0.22 μm微孔滤膜过滤除菌，无菌灌封，冷冻干燥，即得成品。

（7）步骤（1）至（6）均在氮气保护下操作。

【适应症】

该脂微球制剂有抑制血小板聚集、血栓素A2生成、动脉粥样脂质斑块形成及脏器纤维化的作用，并能扩张外周和冠脉血管，对心脑血管微循环障碍的治疗、动脉粥样硬化斑块的缓解、多种因素导致的血管内皮细胞损伤、抑制血管内血栓的形成及脏器纤维化起到了积极的作用[54]。

（四）胃内定位释药制剂

胃内定位释药制剂的常规制法系将药物与亲水性辅料［羟丙基甲基纤维素（HPMC）、羧甲基纤维素钠（CMC-Na）等］和疏水性辅料［硬脂酸镁、乙基纤维素（EC）、十八醇、十六醇等］共同混匀，用适宜浓度的乙醇作润湿剂，或用低浓度的丙烯酸Ⅱ号树脂、HPMC、乙基纤维素（EC）等辅料做黏附剂，制软材，湿粒干燥、压片。根据用量可将片剂相对密度调节到小于1（比胃液相对密度小）。漂浮片与胃液接触时，亲水胶体开始产生水化作用，并在片剂表面形成一层不透水性胶体屏障膜，这一胶体界面层控制了制剂内药物进入胃液的扩散速率，并维持密度小于1。因而制剂在胃液中保持漂浮状态，不致在胃排空时与胃内食物一同经幽门排至小肠而滞留于胃，直至所有负荷剂量药物释放为止。

袁今才等[55]将阿司匹林与亲水性高分子材料羟丙基甲基纤维素、羧甲基纤维素钠和其他辅料制成了阿司匹林胃漂浮片，并验证了具有缓释作用，可减少阿司匹林与胃壁接触而产生的刺激性。李晓芳等[56]以乙基纤维素为载体材料，采用乳化-溶剂扩散法制得阿司匹林乙基纤维素胃漂浮型微球，该法所制微球形态圆整，大小较均匀，在0.1mol·L^{-1}的盐酸介质中呈现较好的漂浮性能与缓释特性。

1. 阿司匹林漂浮片

【处方】

颗粒A：

阿司匹林 500mg

HPMC400 mPa·s 125mg

HPMC15 mPa·s 3mg

颗粒 B：

沉降碳酸钙 65mg

碳酸镁 20mg

甘露醇 10mg

羧甲基纤维素 2mg

【制备工艺】

将上述两种颗粒混合，用滑石粉 5mg 作润滑剂，以胶囊型冲头压片制得（压力 5～6 $kgf \cdot m^{-2}$），不可超过 $11kgf \cdot m^{-2}$。

阿司匹林在胃内环境下水解成水杨酸而起作用。本制剂为产气漂浮片，能长时间驻留于胃而不黏附于胃壁，达到控释阿司匹林而不刺激胃的效果[5]。

2. 小剂量阿司匹林胃漂浮胶囊

羟丙基甲基纤维素（HPMC）与卡波姆（Carbopol）在药物制剂上多用作薄膜包衣材料、缓释骨架材料、溶液和混悬剂的增稠剂、助悬剂等。此外，卡波姆与 HPMC 均可吸水膨胀形成水凝胶骨架材料，且本身密度较小。将 ASP 与其制成胶囊后，能使胶囊长时间滞留在胃中。

随着处方中 HPMC K15M 用量的增加，药物的释放速度逐渐减慢，可能由于 HPMC 在释放液中逐渐吸水膨胀，膨胀层增厚，药物扩散到片剂表面，进而溶于释放液中的速度降低。不同黏度 HPMC 的用量会影响难溶性药物 ASP 的释放速度。

【处方】

阿司匹林 50mg

HPMCK4M 115mg

HPMCK15M 35mg

将原料药和辅料粉碎后分别过 80 目筛，直接填充装入胶囊中，胶囊内容物重 200mg[57]。

三、泡腾制剂

（一）泡腾片

泡腾片是以适宜的酸和碱反应释放出二氧化碳，使片剂崩解并溶解而形成泡沫的片剂。泡腾片的赋形剂中主要为酸源、二氧化碳源。酸源包括枸橼酸、酒石酸、富马酸、苹果酸、水溶性氨基酸、酸式盐类（枸橼酸二氢钾、酒石酸氢钾）等；二氧化碳源包括碳酸钠、碳酸氢钠、碳酸钾、碳酸钙、碳酸氢钾等。此外，赋形剂中加入适量的黏合剂、甜味剂、润滑剂、矫味剂等。该类型片剂的酸度近于中性，避免了对消化道的刺激，此类药物在溶解后服用，加速了吸收过程，作用起效非常迅速，生物利用度高，比液体制剂携带方便，尤其适用于儿童。

1. 阿司匹林泡腾片

【处方一】

阿司匹林（细粉）	300mg
无水枸橼酸	30mg
碳酸钙	100mg
糖精钠	3mg
乳糖	433mg
10% PVP 醇溶液	适量
苯甲酸钠	片重的 5%

【制备工艺】

取阿司匹林、无水枸橼酸、碳酸钙、糖精钠、加乳糖，混匀后，用 10% PVP 醇溶液作黏合剂制粒，干燥后，加苯甲酸钠 5%作润滑剂压片。测定崩解度为 2. 5min[58]。

【处方二】

碳酸氢钠（细颗粒）	2. 050g
枸橼酸（细粒）	0. 520g
富马酸（细粒）	0. 305g
阿司匹林（20 目筛）	0. 325g

【制备工艺】

取处方中各种成分混合 20min，压制成片，过 16 目筛制粒，再混合 5min，平面卵蛋形冲压片，压片车间空气控制在相对湿度 30%以下[5]。

2. 阿司匹林维生素 C 泡腾片

【处方一】

阿司匹林	1 400mg
维生素 C	2 240mg
枸橼酸	600mg
碳酸氢钠	1 100mg
乳糖	900mg
5%～10% PVP 乙醇溶液	适量
吐温 80	适量
甜味剂	适量
聚乙二醇 6000	适量

【制备工艺】

将主药阿司匹林和维生素 C 分别过 100 目尼龙筛，然后以等量递增的方法混合后再过 100 目筛，并混合均匀，以 5%～10% PVP 乙醇溶液（内加适量吐温 80 和甜味剂）制软材，以 20 目尼龙筛制粒，40℃烘干，整粒，加入适量聚乙二醇 6000 做润滑剂，压片，即得[59]。

【处方二】

阿司匹林片芯（以 5 万片计）

阿司匹林	16.5kg
维生素 C	10kg
甘露醇	10kg
甘氨酸	2.5kg
枸橼酸	41kg
碳酸氢钠	80kg

【制备工艺】

（1）粉碎、过筛：分别粉碎枸橼酸、阿司匹林、甘氨酸和甘露醇后过筛网，维生素 C 和碳酸氢钠过筛网。

（2）制粒干燥：把枸橼酸加入湿法制粒锅中，取无水乙醇制软材，用尼龙筛网在摇摆颗粒机上制粒，然后用沸腾干燥机干燥，冷风干燥，出料；把碳酸氢钠加入湿法制粒锅中，取无水乙醇制软材，用尼龙筛网在摇摆颗粒机上制粒，然后用沸腾干燥机干燥，冷风干燥，出料。

（3）混合：将阿司匹林、甘氨酸、甘露醇、维生素 C 和制粒后的枸橼酸、碳酸氢钠加入三维运动混合机中混合。

（4）压片：将混合后的物料放入压片机中压片[60]。

（二）泡腾颗粒

【处方】

阿司匹林	100g
枸橼酸	1 500g
碳酸氢钠	1 500g
乳糖	750g
环拉酸钠	100g
淀粉	1 150g
5%的羟丙甲基纤维素无水乙醇溶液	适量

【制备工艺】

采用湿法制粒，将主药和各种辅料分别研磨，并过 80 目筛备用，依次加入枸橼酸、阿司匹林充分混合，再加入相应处方项下的辅料混匀，5%羟丙基纤维素钠无水乙醇溶液制备软材，过 20 目筛制成颗粒，(45±5)℃干燥，18 目筛整粒。制粒，制备 1 000袋。单袋剂量为 5g，每袋含主药阿司匹林 100mg。

【适应症】

用于预防血栓[61]。

四、分散片

分散片是指在水中短时间内可迅速崩解并均匀分散的片剂，具有崩解快，生物利用度高，服用方便，便于贮藏和运输等优点[62]。其处方主要组分为药物、崩解剂和遇水可溶胀的辅料等。辅料选择的特点是至少选用一种崩解剂及遇水形成高黏度的溶胀性辅料。崩解剂可选用预凝胶淀粉、海藻酸钠、葡聚糖、多糖类、亲水性纤维素衍生物（如羧甲基纤维素钙、羟丙基甲基纤维素）等。黏合剂可采用甲基纤维素和聚乙烯吡咯烷酮（PVP）等。片剂处方中添加表面活性剂可加快药物释放。其要求遇水后在3min内崩解成很小的颗粒，并形成均匀的混悬液，主要适用于吸收差、溶解度小或者生物利用度低的药物，用来改善和提高崩解速度、溶出度等，使这类药物迅速发挥药效，但不适合应用于安全性低或者毒性大的药物。此外，分散片对质量要求较高，质量标准控制有一定难度。

分散片的生产工艺与普通片剂类似，较之普通片剂又有一些特殊的要求。如微粉化处理药物等[63]。大部分分散片是采用药物与辅料混合，进行制粒，然后压片；也有一些中药分散片，采用中药材或提取物的细粉与辅料混合，进行全粉末直接压片。针对阿司匹林制备分散片，多采用直接压片工艺，以缩短生产周期，增加阿司匹林的稳定性。辅料多采用交联聚乙烯吡咯烷酮、乳糖、微晶纤维素、聚乙烯醇缩丁醛[64]、聚乙烯戊酯钠[65]等。

阿司匹林分散片

【处方】

阿司匹林	250g
交联聚乙烯吡咯烷酮	200g
乳糖	800g
微晶纤维素	400g
黏合剂水	600g

【制备工艺】

药物及辅料过80目筛，按处方比例称取，置于快速混合制粒机内进行湿法制粒，搅拌时间5min，搅拌速度20HZ，制粒速度20HZ，出料，80℃干燥5h。共制备5 000片分散片，片重0.600g，硬度5kgf，分别混合5min后直接压片，阿司匹林含量为50mg/片[66]。

五、口腔崩解片

口腔崩解片在口腔内遇到唾液就能迅速溶解，服用方便，作用迅速，给一些吞服功能不好，如婴幼儿或取水不便的患者提供了便利。用于镇痛、抗炎、解热、抗风湿、抑制血小板聚集。

（一）阿司匹林肠溶性口腔崩解片

蔡金巧等[67]将阿司匹林制成肠溶性口腔崩解片，既达到了口腔内迅速崩解的要求，又达到药物在胃内不溶或不释药，只在肠内释药的效果，减少了药物对胃的刺激及阿司匹林在胃中不稳定的问题，大大提高了药物的生物利用度。而且制成的口腔崩解片克服了药物本身的苦味，口感良好，方便儿童和老人用药。

【处方】

微囊处方：

丙烯酸树脂Ⅱ	80g
丙烯酸树脂Ⅲ	100g
95%乙醇	3 000g
阿司匹林	1 500g

压片辅料组方（1 000片）：

阿司匹林微囊	56g
甘露醇	56g
微晶纤维素	54g
低-取代羟丙基纤维素	6g
交联聚乙烯吡咯烷酮	12g
碳酸氢钠	5g
枸橼酸	6g
阿司帕坦	2g
硬脂酸镁	2g
微粉硅胶	1g

【制备工艺】

（1）微囊的制备：将高分子肠溶包衣材料丙烯酸树脂Ⅱ80g，丙烯酸树脂Ⅲ 100g 溶于 3 000g 95%乙醇中，通过流化床控制进气温度，先是 35℃（后升高到 39℃），喷雾压力为 0.6Mpa，喷雾速度为 0.04L · min^{-1}。将上述溶液缓慢喷于经微粉化的阿司匹林（1 500g）药物表面，将药物包裹。制得含药微囊。

（2）崩解片的制备：将被包裹的阿司匹林微囊过 60 目筛。将甘露醇、阿斯帕坦、枸橼酸，分别过 80 目筛后，与阿司匹林微囊混合均匀。再将其他辅料微晶纤维素、低-取代羟丙基纤维素、交联聚乙烯吡咯烷酮、碳酸氢钠、硬脂酸镁、微粉硅胶分别过 80 目筛，与含有阿司匹林微囊的甘露醇、阿斯帕坦、枸橼酸粉末混合，过筛，用适量的压力压片即得。制得的小剂量阿司匹林口腔崩解片外观光滑有光泽，口感良好，片硬度为 2.5~3.0kgf，崩解迅速，在 50s 内全部崩解。溶出度检查，在盐酸溶液中，药物几乎不溶出或溶出量很少。在 pH 值为 7.8~8.0 的磷酸盐缓冲溶液中 30min 内溶出量为 85.57%。

（二）阿司匹林口腔崩解片

【处方】

阿司匹林口腔崩解片每片组分：

颗粒 A：

阿司匹林	81.0mg
玉米淀粉	9.0mg
甘露醇	77.0mg
羧甲基纤维素	20.0mg
柠檬酸酐	1.8mg
阿斯帕坦	2.0mg
硬化油	9.2mg

颗粒 B：

甘氨酸铝	11.0mg
碳酸镁	22.0mg
甘露醇	50.41mg
结晶纤维素	5.96mg

HPC-L	3.38mg
颗粒 C：	
兰索拉唑细粒	135.0mg
交聚维酮	14.95mg
阿斯帕坦	2.70mg
结晶纤维素	21.60mg
Neusilin	5.50mg
硬脂酸镁	2.50mg

【制备工艺】

称取阿司匹林预混物（阿司匹林：玉米淀粉=90：10，干法造粒品 Rhodia 公司生产 Rhodine2312）1 080g、甘露醇（Roquette 公司生产 PEARLITOL200SD）924g、羧甲基纤维素 240g、柠檬酸酐 21.6g、阿司帕坦 24.0g、硬化油 110.4g，进行混合，制得颗粒 A。称取甘氨酸铝 88.0g、碳酸镁 176.0g、甘露醇（Roquette 公司生产 PEARLITOL 200SD）403.3g、结晶纤维素 47.7g 装料到流化床干燥机（POWREX 公司生产，LAB-1）中，喷雾 5%羟丙基纤维素（HPC-L）溶液 540.8g 而进行造粒。之后进行干燥得到颗粒。进一步重复同样的操作并将得到的颗粒与之前制备的颗粒进行混合，作为颗粒 B。称取颗粒 B 1 113.0g、兰索拉唑肠溶性细粒 1 620g、交聚维酮 179.4g、阿司帕坦 32.4g、结晶纤维素 259.2g（Asahi Kasei Corporation Ceolus KG-1000）、Neusilin（富士化学公司生产）66.0g、硬脂酸镁 30.0g 混合，作为颗粒 C。在压片压力 11 kN 下用压片机（RIVA 公司生产 PICCOLA）将颗粒 A 与颗粒 C 进行压片，得到直径 11 mm 的叠层片。

【适应症及用法】

可用于预防及治疗脑血管、循环系统疾病（如心绞痛、不稳定性心绞痛）、心肌梗死、缺血性脑血管疾病（一过性脑缺血发作、脑梗死）及川崎病（包括由川崎病引起的心血管后遗症）。冠状动脉旁路移植术或者经皮冠状动脉腔内血管成形术施行后的血栓预防。

口服给药，以阿司匹林计，每日给药量为 240~400mg，2~3 次/日。

此外，用于幽门螺旋杆菌的除菌或者辅助除菌，也可以与青霉素类抗生素（如阿莫西林等）和红霉素类抗生素（如克拉霉素等）等联用。

六、速溶片

速溶片的处方包括主药、基质及其他辅料 3 部分，基质作为主要冻干成型的赋形剂，冻干后使制剂具有一定的形状强度，加入其他辅料的目的是改善其均匀度、色泽、臭味等。

阿司匹林速溶片

【处方】

阿司匹林	30g
无水枸橼酸	3g
碳酸钙	10g

糖精钠	0.36g

【制备工艺】

用丙酮15mL湿润上述组分制成软材，通过10目筛在40℃干燥，再通过12~40目筛，干颗粒混入1%滑石粉作润滑剂，压成100片。在25℃水中平均溶解时间为4min[68]。

七、阿司匹林口腔用制剂

阿司匹林舌下速溶片

【处方】

A份：

阿司匹林（过40目筛）	300g
甘露醇	20g
枸橼酸钠	10g
甘油磷酸钙	3g
B份：结晶糖	550g
矿物油	12g
甘油	3g
非离子亲水性表面活性剂	1g
非离子亲脂性表面活性剂	1g

【制备工艺】

将上述处方A份与B份混合，压片，每片0.9g，含阿司匹林0.3g[69]。

第三节　阿司匹林外用制剂

外用制剂主要是指采用适宜的方法和基质将药物制成专供外用的剂型施于皮肤（患处、外黏膜或相应经穴），通过皮肤（患处、外黏膜）吸收进入体循环或作用于皮肤局部产生药效及通过经穴效应发挥药效，起相应治疗目的的给药系统。主要包括一般意义上的经皮给药制剂和体外腔道黏膜给药制剂。包括溶液剂、洗剂、擦剂、软膏剂和贴剂等，其中，应用最广泛的是贴剂和软膏剂。

外用制剂可以不经过肝脏的首过效应和胃肠道的破坏，不受胃肠道酶、消化液、pH等诸多因素的影响，可提高生物利用度，提供可预定的和较长的作用时间，降低药物毒性和不良反应，维持稳定而持久的血药浓度，提高疗效，另外患者可以自主用药，或按医嘱自行给药，也可以随时中止用药，用药非常方便。经皮给药适合于一些消除半衰期较短的或治疗指数较小的药物给药，口服生物利用度差、口服剂型疗效差的药物。

一、经皮给药制剂

（一）阿司匹林贴剂

贴剂应用时将其贴于皮肤上，药物通过皮肤渗透进入血液循环，从而达到全身治疗作用。与其他剂型相比，它具有一次给药可以在长时间内使药物以恒定的速率释药；维持恒定有效的血药浓度，避免了血药浓度峰谷现象，降低了治疗指数小的药物不良反应；使用方便，容易被病人接受，可随时中断或恢复治疗，特别适合婴儿、老人或不宜口服的病人等优点。因为这种制剂的药物是通过皮肤直接进入血液循环，所以避免了肝脏的首过效应，药物的吸收不受胃肠道因素的影响，减少用药的个体差异，同时减少了对胃肠道的刺激。至今，已开发出多种经皮给药系统，包括膜-贮库控释型经皮给药系统，胶黏剂控释型经皮给药系统，骨架扩散型经皮给药系统和微贮库控释型经皮给药系统。

目前，阿司匹林贴剂还未应用于临床。德国专利 DE4241128[70] 和英国专利 GB9801409[71] 报道了对阿司匹林经皮给药制剂的研究，其中阿司匹林起防止血小板聚集和预防心脏血栓形成的作用。制剂基本结构为背衬层、药库层、胶黏层和防护层。以高分子多聚物为载体，使药物阿司匹林以分子形态分散在多聚物中，制成骨架控释型经皮给药系统，含药物的多聚物骨架起控释作用。

【处方】

	（成分重量比例%）
阿司匹林	10
醋酸乙烯酯-乙烯基吡咯烷酮共聚物（骨架材料）	20
肉豆蔻酸异丙酯（促渗剂）	9
丙二醇（促渗剂）	1
醋酸酐（水解抑制剂）	1
丙烯酸压敏胶（胶黏成分）	40
聚酯膜（背景材料）	适量

【制备工艺】

将多聚物加入到溶剂中，完全溶解后，按比例加入阿司匹林药物及促渗剂等各种辅料，搅拌使其溶解。再加入适量压敏胶，混合均匀后，将含药胶黏剂均匀涂布在高分子膜背衬材料上，待溶剂在常温下挥发一部分后，再放入干燥箱中按程序升温，使溶剂挥发干净。将烘干的黏性药库层与防黏纸复合后，备用。

【适应症及用法】

外用，用于防止血小板的聚集并抗血栓，一次用药可维持 48h 恒定药物释放[72]。

（二）软膏剂

有报道称，以氮酮为促透皮吸收剂制备的20%阿司匹林软膏，对 4 例上感、急性支气管炎患儿进行初步临床试用。结果 4 例患儿均在 2~4h 日内体温降至正常，24h 内无回升现象，说明阿司匹林经透皮吸收可避免或减少幼儿服药次数。

1. 阿司匹林无水软膏剂

把阿司匹林加入到含有烃类胶和/或凡士林（矿脂）的基质中制备成无水的软膏剂，使得阿司匹林具有优越的稳定性并可长期保存。

【处方一】

阿司匹林　0.5g

白凡士林　99.5g

【制备工艺】

按照组份将白凡士林加入真空乳化器中，在55℃下加热熔化。将阿司匹林加入其中，将混合物在真空下，以2 000rpm速度搅拌15min，然后将该混合物冷却到25℃得到含有阿司匹林的软膏剂。

【处方二】

阿司匹林	5.0g
烃类胶（日本药用赋形剂）	99.5g

【处方三】

阿司匹林	25.0g
烃类胶（日本药用赋形剂）	75.0g

【处方四】

阿司匹林	0.5g
烃类胶（日本药用赋形剂）	99.5g

【处方二、三、四制备工艺】

按照组方将烃类胶和阿司匹林放入行星式混合器中，在真空下以130 rpm速度搅拌该混合物20min得到含有阿司匹林的软膏剂。

【适应症及用法】

外用经皮吸收。抗炎、解热、止痛，治疗神经痛[73]。

【处方五】

	（成分重量比例%）
阿司匹林	10
肉豆蔻酸异丙酯	2.5
烃类胶质	87.5

【制备工艺】

通过在水浴上温热使烃类胶质和溶剂（油酸、Tween80、克罗他米通、己二酸二异丙酯或肉豆蔻酸异丙酯）溶解，并向其中加入阿司匹林至溶解或在搅拌下使其完全分散。然后在搅拌下使该混合物冷却，得到软膏。

【适应症及用法】

外用，用于治疗变应性皮炎，包括特应性皮炎、湿疹、接触性皮炎、皮脂溢性皮炎、口周皮炎、神经性皮炎、钱币状湿疹、内务性湿疹（又叫作“家庭主妇手部湿疹”）、光毒性皮炎、被昆虫蛰伤、瘙痒等[74]。

2. 阿司匹林凝胶化软膏剂

【处方一】

阿司匹林	0.5g
聚丙烯酸	0.5g
丙二醇	45.0g
三乙醇胺	0.67g
纯净水	53.33g

【制备工艺】

将聚丙烯酸加到丙二醇中，将该混合物在水浴上加热熔化并搅拌，随后将阿司匹林溶解在该混合物中，再向其中加入三乙醇胺。搅拌该混合物得到凝胶化的软膏剂。

【适应症及用法】

外用。具有抗炎、解热、止痛作用，用于治疗神经痛[73]。

【处方二】

	(成分重量比例%)
阿司匹林	10
克罗他米通	2.5
癸二酸二异丙酯	2.5
鲸蜡醇	9.0
白凡士林	8.0
羟基癸醇	1.0
聚乙二醇一硬脂酸酯	2.0
聚氧（9）月桂基醚	2.8
聚氧（23）鲸蜡基醚	2.0
丙二醇	12.0
对羟基苯甲酸甲酯	0.1
对羟基苯甲酸丙酯	0.1
净化水	48.0

【制备工艺】

在水浴上使固体基质溶解后，将溶解或者分散在溶剂中的阿司匹林加至其中。将水溶性基质溶解在水中，并将其温热的溶液加至混合物中。将该混合物捏和直至其均匀，得到软膏。

【适应症及用法】

外用，用于治疗皮肤瘙痒疾病，例如，特应性皮炎、湿疹、接触性皮炎、皮脂溢性皮炎、荨麻疹、婴儿苔藓、被昆虫蛰咬、皮肤瘙痒、老年性瘙痒，与代谢疾病例如肝硬化、尿毒症、慢性肾炎等有关的瘙痒，与内分泌或内分泌障碍疾病例如糖尿病有关的瘙痒，与皮肤损伤例如割伤、手术后创伤或灼伤有关的瘙痒等[75]。

（三）阿司匹林凝胶剂

【处方】

	(成分重量比例%)
阿司匹林	10
克罗他米通	5
丙二醇	45
聚丙烯酸	25
三乙醇胺	0.7
净化水	14.3

【制备工艺】

在水浴上使水溶性聚合物溶解后，将阿司匹林溶解或者分散在溶剂中，并将这些成分与其他基质搅拌均匀，得到凝胶。

【适应症及用法】

外用，用于治疗变应性皮炎，包括特应性皮炎、湿疹、接触性皮炎、皮脂溢性皮炎、口周皮炎、神经性皮炎、钱币状湿疹、内务性湿疹、光毒性皮炎、被昆虫蛰伤、瘙痒等[74]。

(四) 阿司匹林洗剂

【处方一】

	(成分重量比例%)
阿司匹林	10
克罗他米通	5
角鲨烷	3
鲸蜡醇	3
脱水山梨糖醇倍半油酸酯	0.5
聚氧（20）鲸蜡基醚	1.5
丙二醇	5
三乙醇胺	0.4
净化水	71.6

【制备工艺】

向温热的油层中加入阿司匹林使其溶解或分散。另外将其他成分溶解在预先温热的净化水中，在剧烈搅拌下将油层加至其中。在逐渐冷却下将该混合物混合均匀，得到洗剂。

【适应症及用法】

外用，用于治疗变应性皮炎，包括特应性皮炎、湿疹、接触性皮炎、皮脂溢性皮炎、口周皮炎、神经性皮炎、钱币状湿疹、内务性湿疹、光毒性皮炎、被昆虫蛰伤、瘙痒等[74]。

【处方二】

	(成分重量比例%)
阿司匹林	5
癸二酸二异丙酯	5
角鲨烷	3
鲸蜡醇	3
脱水山梨糖醇倍半油酸酯	0.5
聚氧（20）鲸蜡基醚	1.5
丙二醇	5
三乙醇胺	0.4
净化水	76.6

【制备工艺】

向温热的油层中加入阿司匹林使其溶解或分散。另外将其他成分溶解在预先温热的净化水中，在剧烈搅拌下将油层加至其中。在逐渐冷却下将该混合物混合均匀，得到洗剂。

【适应症及用法】

外用，用于治疗皮肤瘙痒疾病，例如特应性皮炎、湿疹、接触性皮炎、皮脂溢性皮炎、荨麻疹、婴儿苔藓、被昆虫蛰咬、皮肤瘙痒、老年性瘙痒，与代谢疾病例如肝硬化、尿毒症、慢性肾炎等有关的瘙痒，与内分泌或内分泌障碍疾病例如糖尿病有关的瘙痒，与皮肤损伤例如割伤、手术后创伤或灼伤有关的瘙痒等[75]。

（五）阿司匹林带状制剂

【处方】

	（成分重量比例%）
阿司匹林	30
己二酸二异丙酯	5
苯乙烯-异戊二烯-苯乙烯嵌段共聚物	13.4
脂环族饱和烃类树脂	23.5
聚丁烯	11.6
液体石蜡	15.5
二丁基羟基甲苯	1

【制备工艺】

向由丙烯酸酯树脂或苯乙烯-异戊二烯-苯乙烯嵌段共聚物组成的胶黏剂中加入脂环族饱和烃类树脂、液体石蜡、聚丁烯和抗氧化剂等，并在搅拌下将该混合物溶解在有机溶剂（例如甲苯）中，或者通过在搅拌下加热使该混合物熔融。向其中加入阿司匹林，并将所得混合物涂布在释放纸上，如果是溶液型，则将所得混合物涂布在释放纸上并干燥。将释放纸层压在柔韧载体上，并切割成所需的大小，得到带状制剂。

【适应症及用法】

外用，用于治疗皮肤瘙痒疾病，例如特应性皮炎、湿疹、接触性皮炎、皮脂溢性皮炎、荨麻疹、婴儿苔藓、被昆虫蛰咬、皮肤瘙痒、老年性瘙痒，与代谢疾病例如肝硬化、尿毒症、慢性肾炎等有关的瘙痒，与内分泌或内分泌障碍疾病例如糖尿病有关的瘙痒，与皮肤损伤例如割伤、手术后创伤或灼伤有关的瘙痒等[75]。

（六）阿司匹林泥敷剂

【处方】

	（成分重量比例%）
阿司匹林	10.0
聚丙烯酸	8.0
聚丙烯酸钠	4.0
羟基纤维素钠	5.0
酒石酸	1.6
氨基乙酸二羟基铝	0.07
甘油	25.0

克罗他米通	2.0
芝麻油	1.0
净化水	43.33

【制备工艺】

将增黏剂（如聚丙烯酸等）和增稠剂在多元醇（如甘油等）中加热溶解。冷却后，掺入阿司匹林和其他填充剂至均匀，并向其中加入交联剂，得到黏合凝胶基质。将该凝胶基质涂布在合适的载体（如无纺织物）上，切割成所需的大小，得到泥敷剂。

【适应症及用法】

外用，用于治疗皮肤瘙痒疾病，例如特应性皮炎、湿疹、接触性皮炎、皮脂溢性皮炎、荨麻疹、婴儿苔藓、被昆虫蛰咬、皮肤瘙痒、老年性瘙痒，与代谢疾病例如肝硬化、尿毒症、慢性肾炎等有关的瘙痒，与内分泌或内分泌障碍疾病例如糖尿病有关的瘙痒，与皮肤损伤例如割伤、手术后创伤或灼伤有关的瘙痒等[75]。

二、外黏膜给药制剂

黏膜给药是指与生物黏膜表面紧密接触，通过该处上皮细胞进入循环系统的给药方式。黏膜给药的部位可以是口腔、鼻腔、眼、阴道、直肠等，剂型根据需要可以是固体剂型如片剂、膜剂、棒剂，可以是半固体剂型如软膏，也可以是液体剂型如灌肠液等，也可以是气雾剂。

（一）腔道给药制剂

1. 阿司匹林栓剂

将阿司匹林制成栓剂能够避免口服阿司匹林的一些不良反应。在干燥贮存条件下，运输或贮存期间温度变化时栓剂可以保持稳定不融化，当插入直肠时由于腔内的湿度使栓剂变潮湿并使其熔点降低，药物在体腔中能有效释放。阿司匹林栓剂使药物不受胃肠 pH 值或酶的破坏，药物直接从直肠吸收，可以避免口服时肝脏首过作用的破坏，同时，栓剂在体内能生物降解，无残留和毒副作用，还可以减少药物对肝脏的毒性和副作用，提高了药物的安全性。

有研究表明，以半合成椰油脂或半合成脂肪酸酯等为基质，制成每粒含阿司匹林 0.3g 的栓剂。其直肠给药的血药浓度达峰时间 T_m 为 0.5~1h，比普通口服片快 1~1.5h，峰血药浓度 C_m 234~285 $\mu g \cdot mL^{-1}$，比口服 168$\mu g \cdot mL^{-1}$ 高，阿司匹林栓剂优于普通的片剂。

【处方一】

	（1 000 粒）
阿司匹林	150g
羧甲基纤维素钠	100g
聚乙二醇 1000	300g
聚乙二醇 4000	200g
硬脂酸丙二醇酯	200g
硬脂酸	100g

【制备工艺】

（1）将 150g 阿司匹林和 100g 羧甲基纤维素钠粉碎后过 100 目筛，混匀。

（2）将 300g 聚乙二醇 1000 和 200g 聚乙二醇 4000 在 85℃水浴中熔融。

（3）将硬脂酸丙二醇酯与硬脂酸加入（2）中，搅拌均匀。

（4）将（1）加入（3）中搅拌均匀，制得栓剂的膏状填充物。

（5）待（4）温度降到 40℃以下，倒入模具内，冷却固化后，用刀削去溢出的部分，开启栓模，推出。

【处方二】

	（1 000 粒）
阿司匹林	300g
羧甲基纤维素钠	200g
甘油	400g
聚乙二醇 4000	400g
椰油酯	300g
硬脂酸	50g
巴西棕榈蜡	50g

【制备工艺】

（1）将 300g 阿司匹林和 200g 羧甲基纤维素钠粉碎过 100 目筛并混合均匀。

（2）将聚乙二醇 4000 和甘油各 400g 在 85℃水浴熔融。

（3）将椰油酯与硬脂酸和巴西棕榈蜡加入（2）中，搅拌均匀。

（4）将（1）加入（3）中搅拌均匀，制得栓剂的膏状填充物。

（5）待（4）温度降到 40℃以下，倒入模具内，冷却固化后，用刀削去溢出的部分，开启栓模，推出。

【处方三】

	（1 000 粒）
阿司匹林	150g
羧甲基纤维素钠	110g
聚乙二醇 1000	400g
明胶	300g
山仓子油酯	300g
硬脂酸	100g

【制备工艺】

（1）将 150g 阿司匹林和 110g 羧甲基纤维素钠粉碎过 100 目筛并混合均匀。

（2）将 400g 聚乙二醇 1000 和 300g 明胶在 85℃水浴熔融。

（3）将山仓子油酯与硬脂酸加入（2）中，搅拌均匀。

（4）将（1）加入（3）中搅拌均匀，制得栓剂的膏状填充物。

（5）待（4）温度降到 40℃以下，倒入模具内，冷却固化后，用刀削去溢出的部分，开启栓模，推出。

【处方四】

	(1 000粒)
阿司匹林	200g
羧甲基纤维素钠	120g
聚乙二醇1000	300g
聚乙二醇4000	450g
棕榈酸酯	200g
硬脂酸	70g

【制备工艺】

（1）将200g阿司匹林和120g羧甲基纤维素钠粉碎过100目筛并混合均匀。

（2）将750g聚乙二醇类（300g聚乙二醇1000和450g聚乙二醇4000）在85℃水浴熔融。

（3）将棕榈酸酯与硬脂酸加入（2）中，搅拌均匀。

（4）将（1）加入（3）中搅拌均匀，制得栓剂的膏状充填物。

（5）待（4）温度降到40℃以下，倒入模具内，冷却固化后，用刀削去溢出的部分，开启栓模，推出。

【处方五】

	(1 000粒)
阿司匹林	200g
羧甲基纤维素钠	100g
聚乙二醇1000	200g
聚乙二醇4000	200g
硬脂酸丙二醇酯	200g
硬脂酸	100g

【制备工艺】

（1）将200g阿司匹林和100g羧甲基纤维素钠粉碎过100目筛并混合均匀。

（2）将400g聚乙二醇类（聚乙二醇1000和聚乙二醇4000各200g）在85℃水浴熔融。

（3）将硬脂酸丙二醇酯与硬脂酸加入（2）中，搅拌均匀。

（4）将（1）加入（3）中搅拌均匀，制得栓剂的膏状填充物。

（5）待（4）温度降到40℃以下，倒入模具内，冷却固化后，用刀削去溢出的部分，开启栓模，推出。

【处方六】

	(1 000粒)
阿司匹林	180g
羧甲基纤维素钠	90g
聚乙二醇1000	300g
聚乙二醇4000	300g

硬脂酸丙二醇酯	240g
硬脂酸	100g

【制备工艺】

（1）将180g阿司匹林和90g羧甲基纤维素钠粉碎过100目筛并混合均匀。

（2）将600g聚乙二醇类（聚乙二醇1000和聚乙二醇4000各300g）在85℃水浴熔融。

（3）将硬脂酸丙二醇酯与硬脂酸加入（2）中，搅拌均匀。

（4）将（1）加入（3）中搅拌均匀，制得栓剂的膏状填充物。

（5）待（4）温度降到40℃以下，倒入模具内，冷却固化后，用刀削去溢出的部分，开启栓模，推出。

【适应症及用法】

腔道给药。本制剂能够缓解轻至中度疼痛，防治心血管疾病（如动脉血栓和心肌梗死等）[76]。

2. 阿司匹林微型灌肠剂

阿司匹林微型灌肠剂是以阿司匹林及适量的吐温-80和聚乙烯醇（PVA）17-88制成的混悬液。阿司匹林以溶液状态通过直肠给药，具有容积小、给药方便、吸收好、无胃肠道刺激副反应等优点。

3. 阿司匹林鼻腔给药制剂

随着对鼻腔给药系统的深入研究，通过鼻腔给药而达到全身治疗作用的给药方式已日益受到关注。除传统的滴鼻剂、喷鼻剂外，微球制剂也逐步在鼻腔给药系统中得到广泛研究和应用。其中淀粉微球作为一种新型鼻黏膜吸收剂型具有生物可降解性、生物相容性、生物黏附性、取材方便、价格低廉等优点，可延长药物与鼻黏膜的接触时间，保护药物免受鼻腔中酶的降解，提高药物的稳定性，从而进一步提高药物的生物利用度[77]。

何文等[78]以羧甲基淀粉钠为原料，对苯二甲酰氯为交联剂，采用界面缩聚法制备空白微球，用吸附载药法制备阿司匹林淀粉微球，并对其形态、载药量、包封率、体外释放度等进行了研究，所得微球形态圆整，大小均匀，粒径在20~100 μm，平均粒径为53.54 μm，载药量16.65%，包封率92.5%，符合鼻腔给药的微球要求。

【处方】

空白微球：

羧甲基淀粉钠	0.3g
牛血清白蛋白	0.1g
pH值7.4磷酸盐缓冲液	3mL
0.5mol·L^{-1}氢氧化钠溶液	适量
蓖麻油	30mL
单油酸酯80	1mL
对苯二甲酰氯的饱和氯仿溶液	4mL
5%聚山梨酯80	适量
95%乙醇溶液	适量

阿司匹林淀粉微球：

空白微球	100mg
阿司匹林	18mg
2.0%三乙醇胺	5mL

【制备工艺】

（1）空白微球制备工艺。称取羧甲基淀粉钠 0.3g 和牛血清白蛋白 0.1g，用 3mL pH 值 7.4 磷酸盐缓冲液溶解，用 0.5mol · L^{-1} 氢氧化钠溶液调至 pH 值为 9.7，以此作为水相。另取蓖麻油 30mL 加 1mL 单油酸酯 80 混匀，以此作为油相。在电动搅拌下将水相滴加至油相中，不断在光学显微镜下观察，当在形成均匀的乳滴后加入交联剂对苯二甲酰氯的饱和氯仿溶液，转速 700 r · min^{-1}，继续搅拌 2h。静置，离心，弃去上层油相，下层微球依次用含 5%聚山梨酯 80 的 95%乙醇溶液，95%乙醇各洗涤 3 次，最后冷冻干燥 24h 即得。

（2）阿司匹林淀粉微球制备工艺。称取空白微球 100mg，加入 10mg 阿司匹林，2.0%三乙醇胺水溶液 5mL，95%乙醇 5mL，磁力搅拌 2h 使其充分吸附，离心分离微球。分别用 2.0%三乙醇胺水溶液和 95%乙醇洗去微球表面残留药物，冷冻干燥得阿司匹林淀粉微球。

【适应症及用法】

鼻腔给药。可解热、镇痛、抑制血小板聚集、防治血栓形成[78]。

（二）眼膏剂

阿司匹林眼膏局部给药能够有效治疗春季性结膜炎。应用本制剂治疗的 38 例中，只有 12 例复发。

第四节　阿司匹林注射制剂

由于阿司匹林微溶于水（约 0.3%），而其口服对胃肠道具有较强的刺激性，甚至导致胃肠出血。为了减少其不良反应，将阿司匹林与碱性氨基酸制成可溶性盐，如注射用精氨酸阿司匹林、阿司匹林 DL-赖氨酸盐注射剂等。注射剂的药理作用与阿司匹林基本相同，具有解热、镇痛、抗炎作用。

（一）注射用精氨酸阿司匹林

【处方一】

阿司匹林	Amol
L-精氨酸	Amol
甲醇	适量
水	适量
0.5%活性炭	适量
异丙醇	4 倍量
甘氨酸	适量

无菌注射用水或0.9%氯化钠注射液	适量

【处方二】

阿司匹林	Amol
精氨酸	Amol
乙醇	适量
蒸馏水	适量
$10mL \cdot L^{-1}$盐酸	适量
无菌注射用水	适量

【制备工艺一】

取等克分子的阿司匹林和L-精氨酸溶于甲醇和水中，将两溶液混合，搅拌，加0.5%活性炭煮沸15~30min，除炭得粗滤液，精滤得精滤液，再加四倍量异丙醇，此混合液在10℃静置24h，过滤，沉淀用异丙醇洗涤，减压真空干燥，得率为90.5%~92.6%。将真空干燥所得阿司匹林L-精氨酸再和甘氨酸混合均匀并研成细粉，在无菌室内分装制备成粉针剂，每瓶内装有阿司匹林L-精氨酸0.9g（含有0.5g阿司匹林），甘氨酸0.1g。临用时，每瓶内加入无菌注射用水或0.9%氯化钠注射液2~4mL，溶解后立即使用[79]。

【制备工艺二】

（1）阿司匹林精氨酸盐的制备。按克分子比1∶1称取阿司匹林、精氨酸（稍过量）原料，将阿司匹林置于50mL圆底烧瓶中，冰浴条件下（0~5℃）用30mL乙醇搅拌溶解。另取精氨酸，以少量蒸馏水溶解，缓缓加入上述阿司匹林乙醇溶液中，10min后用$10mL \cdot L^{-1}$的盐酸调节pH至中性，继续搅拌3h，反应完毕，得澄清溶液。经冷冻干燥，得阿司匹林精氨酸盐的白色结晶性粉末。本品味甜，易溶于水，微溶于醇，不溶于乙醚等有机溶剂。

（2）阿司匹林精氨酸盐注射液的制备。称取阿司匹林精氨酸盐2g，溶于适量注射用水中，再加注射用水使成100mL，搅匀，用垂熔玻璃漏斗过滤，分装于2mL安瓶中，100℃流通蒸汽灭菌30min[80]。

【适应症及用法】

用于发热、头痛、神经痛、牙痛、月经痛、肌肉痛、活动性风湿病、类风湿关节炎以及创伤疼痛、手术后疼痛。

肌内注射，成人：一次0.5~1.0g，一日1~2次；儿童：每天10~25$mg \cdot kg^{-1}$[79]。

（二）阿司匹林赖氨酸注射剂

【处方】

阿司匹林	616mg
L-赖氨酸	500mg
乙醇	适量

【制备工艺】

阿司匹林赖氨酸盐（lysine acetylsalicylate）又称赖氨匹林，系用阿司匹林与碱性氨基酸（克分子量比为1∶1）经酰胺化反应制得，为白色粉末。取阿司匹林616mg的乙醇溶液与L-赖氨酸500mg（与阿司匹林等克分子量），在0~5℃下搅拌，溶液pH值控制在

5.4，将过滤所得滤液冷冻干燥并粉碎，得阿司匹林L-赖氨酸盐的白色粉末110mg。本品的溶解度可达40%以上。

【适应症及用法】

本品具有强烈的镇痛解热作用，对于感冒、发热、风湿痛、手术后疼痛、癌症疼痛等具有明显效果[81]。可代替麻醉性的镇痛药品（如哌替啶等），已有报道称本品具有良好的抗血小板聚集作用[82]。可供配制注射液用作肌注或静脉滴注。取本品0.9g（相当于0.5g阿司匹林），甘氨酸0.1g。分装于小瓶中（使用时用5mL注射用水溶解，溶液的pH值为5.5±0.5）[83]。

肌注或静注，成人每日2次，每次0.9~1.8g。儿童每日10~25mg·kg^{-1}。

第五节　阿司匹林前体药物制剂

阿司匹林前体制剂是将阿司匹林导入另一种载体基团（或者与另一种母体药物结合）形成的一种新的化合物。再将此化合物制成适当的制剂应用于临床。这种化合物在人体经生物转化，释放出阿司匹林而增强疗效，降低副作用，防止药源性疾病[84]。

已有报道将阿司匹林制成烟酸-乙酰水杨酸-铝复合物、扑热息痛乙酰水杨酸酯、速效阿司匹林-水杨酸胆碱、乙酰水杨酸铜、阿司匹林丁香酚酯、阿司匹林-Arg-Gly-Asp-Val缀合物给药体系等前体药物。此外，20世纪70年代，法国、西德、日本等国家将阿司匹林制成氨基酸盐，制成注射剂，解决了阿司匹林的水溶性和稳定性问题。包括Egic公司（法国）的Aspegic，Bayer公司（西德）的Asposol，绿十字公司（日本）Venopirin等产品。另有L-精氨酸乙酰水杨酸盐、L-组氨酸乙酰水杨酸盐的报道。给药途径的改变不仅避免了口服给药引起的胃肠道副作用，而且能耐受较大给药剂量，增强解热镇痛作用。在临床上，对于喉癌，肝、肾绞痛，术后疼痛以及活组织穿刺，窥镜检查等引起的疼痛均取得良好的止痛效果，可避免或推迟使用麻醉性的镇痛药品[85]。

1. 烟酸-乙酰水杨酸-铝复合物

烟酸-乙酰水杨酸-铝复合物（hydroxy aluminum nicotinate acetyl salicylate）为长效制剂，口服后在消化道水解，形成水杨酸、烟酸与Al（$OH)_3$。烟酸可扩张周围血管，使解热镇痛作用增强；Al（$OH)_3$保护胃黏膜，可防止水杨酸的刺激性。本品用于治疗偏头痛、美尼尔综合征、紧张性头痛及风湿性关节炎。

取异丙醇铝204g，溶于400mL无水异丙醇，温度维持在30~35℃。缓慢搅拌下加入烟酸123g，在68~70℃加热20min，使反应完全，至溶液颜色为微乳白色。将反应液冷却至40~45℃，于快速搅拌下加入乙酰水杨酸180g，搅匀后，再加热至55℃约15min，至溶液颜色呈乳白色。溶液冷却至30℃，然后搅拌加入水20mL与异丙醇275mL的混合液，精制后，即析出烟酸乙酰水杨酸羟基铝346g，然后用水20mL与异丙醇275mL的混合液，搅拌40min~1h，用抽滤法收集析出的结晶，分别用异丙醇和乙醚洗涤精制，自然干燥，得到产物364g[86]。

2. 扑热息痛乙酰水杨酸酯

本品国外商品名为 benorylate，特点是吸收慢、维持高血药浓度，退热作用可维持 2~6h，婴儿使用比阿司匹林安全，镇痛消炎作用比阿司匹林强，对胃肠的刺激性小于阿司匹林。有人认为扑热息痛能消除合成前列腺素时产生的对胃有损害的游离基，并减少脂过氧化物，从而减弱了对胃的损害[87]。

3. 速效阿司匹林-水杨酸胆碱

速效阿司匹林-水杨酸胆碱（cholinesalicylate）的解热镇痛作用比阿司匹林强 5 倍，口服后血药浓度高峰在 10min 内达到，而同样剂量的阿司匹林需 120min 内达到。两者毒性相似，但本品对胃无刺激作用，而且不会引起胃出血等不良反应。

取 99%异丙醇 1L 煮沸，加水杨酸钠 160g，然后徐徐加入氯化胆碱 140g，混合液加热回流 1h，放冷至 25℃，析出的 NaCl 过滤除去，滤液真空蒸发至干，残渣溶于干燥丙酮 350mL 与无水乙醚 650mL 混合溶媒中，溶液在冰浴上放置过夜，析出结晶，过滤，结晶干燥后，得水杨酸胆碱收率约为 65%。本品亦可用等克分子量碳酸胆碱（choline bicarbonate）与水杨酸及少量水作用制备[88]。

4. 乙酰水杨酸铜

【制备工艺一】

将 $CuSO_4$水溶液加到乙酰水杨酸钠的水溶液中，克分子比为 1∶2，收集产生的亮蓝色结晶沉淀，这一结晶性沉淀为 Cu^{2+}被乙酰基和羧基对称包封的螯合产物，将结晶制成乙酰水杨酸铜（copper acetylsalicylate）片剂或包衣片剂。

【适应症及用法】

本品可用于治疗风湿类疾病，口服剂量为每日 120mg[89]。

【制备工艺二】

取 3.60g 乙酰水杨酸，溶解于 2.02g $KHCO_3$与 30mL 水配制成的溶液中。再向该溶液中在匀速搅拌下缓慢加入 2.50g $CuSO_4 \cdot 5H_2O$ 与 20mL 水配制的溶液，生成蓝绿色沉淀，溶液的 pH 值由 5.3 降至 4.3。收集沉淀，水洗，经氯化钙干燥得四乙酰水杨酸盐-μ-二铜复合物，得率为 79%。该复合物能够有效降低角叉菜胶所致的足趾炎症，能够有效抑制乳酪分支杆菌介导的佐剂性关节炎，此外，其口服致胃肠道溃疡剂量为 1 200$mg \cdot kg^{-1}$，而阿司匹林致胃肠道溃疡剂量为 100~300$mg \cdot kg^{-1}$[90]。

【制备工艺三】

按照古法用大米醋与铜反应生成属于醋酸铜类的漳州吕氏杏园铜青，再与阿司匹林晶体反应制成阿司匹林铜，然后用阿司匹林铜粉剂 20g，洁净猪油 80g，共放入容器中混合拌匀制成乳膏。

【适应症及用法】

用于治疗活动期风湿性关节炎和活动期类风湿性关节炎。外用，用纱布贴敷患处，1d 1 换，连续贴敷 3d[91]。

5. 阿司匹林丁香酚酯

依据前药原理，将阿司匹林和丁香酚进行结构拼合合成出药用化合物阿司匹林丁香酚酯。在降低阿司匹林和丁香酚的刺激性、易氧化性和不稳定性的同时未改变发挥临床作用的结构部位。在体内经酶作用释放出阿司匹林和丁香酚两种原药协同发挥作用，具有更好的药理学活性。此外，本品制备方法成熟可靠，制备过程绿色环保，产物产率高，后处理简单。

药理学研究表明，本品不仅具有显著的抗炎、解热、镇痛、抑菌作用，还具有降血脂、预防动脉粥样硬化和血栓作用。有望开发成降血脂、预防动脉粥样硬化和血栓的药物[92-96]。

【处方】

阿司匹林	18.02g
氯化亚砜	10mL
N，N-二甲基甲酰胺	适量
氢氧化钠水溶液	适量
四氢呋喃	20mL
丁香酚	16.42g
四丁基溴化铵	1.61g
蒸馏水	适量
甲醇	适量

【制备工艺】

在装有电热磁力搅拌器、回流装置的圆底烧瓶中加入0.1mol阿司匹林18.02g，10mL氯化亚砜，滴入10滴N，N-二甲基甲酰胺，缓慢加热到70℃保温反应2h，用氢氧化钠水溶液中和反应释放的酸性气体，减压（-0.08 Mpa）蒸除未反应的氯化亚砜，将生成的酰氯溶于20mL新蒸的四氢呋喃（THF）中待用；在500mL三口圆底烧瓶中加入0.1mol丁香酚16.42g，0.005mol相转移催化剂四丁基溴化铵1.61g和0.12mol氢氧化钠水溶液300mL，搅拌混匀，冰浴条件下滴加（约$2s \cdot ml^{-1}$）上述酰氯溶液；滴加完毕后继续反应0.5h，滴加期间不断补充氢氧化钠（0.04mol）水溶液，使反应液保持碱性（$pH \approx 10$）；反应完毕后抽滤得白色固体，然后分别用$0.1mol \cdot L^{-1}$氢氧化钠水溶液和蒸馏水洗涤得白色粗产物，粗产物烘干后用甲醇重结晶得白色结晶即为阿司匹林丁香酚酯[97]。

6. 阿司匹林-美托洛尔杂交分子

将阿司匹林与异山梨醇-5-硝酸盐或异山梨醇-2-硝酸盐反应生成阿司匹林异山梨醇硝酸盐，生成化合物2-甲基-1，2-（异山梨醇酯-2-硝酸-5-氧）1，3-苯并对二氧环己酮和2-甲基-1，2-（异山梨醇酯-5-硝酸-3-氧）1，3-苯并对二氧环己酮。还可将阿司匹林与美托洛尔或阿替洛尔等β-肾上腺素能受体阻断剂反应生成化合物2-甲基-1，2-（美托洛尔-氧）-1，3-苯并对二氧环己酮或2-甲基-1，2-（阿替洛尔-氧）-1，3-苯并对二氧环己酮。亦可将阿司匹林与血管紧张素转化酶抑制剂甲巯丙脯酸反应生成化合物2-甲基-1，2-（羟甲基-甲巯丙脯酸-硫）-1，3-苯并对二氧环己酮，用于心血管疾病的治疗。上述酯化物进入体内可被水解为阿司匹林或水杨酸以及相应的抗心绞痛有机硝酸盐、β-肾上腺素能受体阻断剂或血管紧张素转化酶抑制剂药物，进而发挥药效作用。

【制备工艺】

（1）制备叔丁氧羰基美托洛尔。将美托洛尔（40.11g，0.15mol）溶于200mL叔丁醇

-蒸馏水（叔丁醇：蒸馏水=10：1）混合液中。二碳酸二叔丁酯（32.74g，0.15mol）溶于200mL叔丁醇-蒸馏水混合液，再于室温下将其逐滴加入美托洛尔溶液中，将反应混合液于室温下搅拌20h后，将反应液倒入蒸馏水中。在40~60℃下，用石油醚将反应产物萃取数次，用无水硫酸钠干燥，浓缩，即得到无色油状化合物-叔丁氧羰基美托洛尔（51.94g，95%）。

（2）制备2-甲基-1，2-（叔丁氧羰基美托洛尔-氧）-1，3-苯并对二氧环已酮。将乙酰水杨酸（1.0g，5.5mmol）混悬于二氯甲烷10mL，再用三氟醋酸酐（1.15g，0.77mL，5.5mmol）于室温下处理30min。称取叔丁氧羰基美托洛尔（1.6g，4.36mmol），逐滴加入二氯甲烷溶液将其溶解，将其加入上述反应液，并将溶液搅拌15min，再加入100mL二氯甲烷，然后倒进50mL碳酸氢钠饱和水溶液中。收集有机相，经无水硫酸钠干燥，经真空干燥得到无色透明油状化合物对二氧环已酮的粗产物。再用石油醚：二乙醚（2：1）进行硅胶柱层析纯化，得到标题化合物对映体混合物（1.8g，64%）。

（3）制备2-甲基-1，2-（美托洛尔-氧）-1，3-苯并对二氧环已酮。在冰浴下，将2-甲基-1，2-（叔丁氧羰基美托洛尔-氧）-1，3-苯并对二氧环已酮（0.4g，0.8mmol）溶于5mL二氯甲烷，反应液中逐滴加入三氟醋酸，搅拌2h。用20mL二氯甲烷稀释反应液，在将反应液倒入30mL碳酸氢钠饱和水溶液中。收集有机相，用无水硫酸钠干燥。旋蒸法除去挥发性成分，得到的灰黄色残留物经快速制备色谱法进行纯化（石油醚：二氯甲烷=1：1），得到2-甲基-1，2-（美托洛尔-氧）-1，3-苯并对二氧环已酮（0.15g，47%）。

【适应症】

用于心绞痛、心率失常等心血管疾病的治疗[98]。

7. 阿司匹林-Arg-Gly-Asp-Val缀合物载药体系

一种新型阿司匹林-Arg-Gly-Asp-Val（A-RGDV）缀合物在血液中能够以纳米颗粒选择性地转运，到达血栓形成部位之后与被激活的血小板表面的GPIIb/IIIa受体作用，释放阿司匹林。而在没有活化血小板的血液循环中，A-RGDV缀合物不发生任何分解。因此，A-RGDV是阿司匹林具有抗血栓活性的靶向给药体系。

【制备工艺】

（1）制备Boc-Arg（NO_2）-Gly-OBzl。用100mL无水四氢呋喃（THF）溶解10.0g（31.3mmol）Boc-Arg（NO_2），冰浴冷却，向得到的溶液中加入4.3g（31.3mmol）N-羟基苯并三氮唑（HOBt）和6.4g（31.3mmol）二环已基羰二亚胺（DCC），将此反应液在冰浴下搅拌10min。加入10.6g（31.3mmol）Tos·Gly-OBzl和3.5g（31.3mmol）N-甲基吗啉（NMM），室温搅拌24h。反应混合物过滤，滤除二环已基脲（DCU）。滤液减压浓缩，残留物用150mL乙酸乙酯溶解。得到的溶液依次用5%$NaHCO_3$水溶液、饱和NaCl水溶液、5%$KHSO_4$水溶液及饱和NaCl水溶液洗涤。有机相用无水Na_2SO_4干燥，过滤，滤液减压浓缩至干，残留物经柱层析纯化（氯仿/甲醇，30：1），得到12.84g（88%）油状化合物Boc-Arg（NO_2）-Gly-OBzl。

（2）制备Boc-Arg（NO_2）-Gly。将11.85g（25.4mmol）Boc-Arg（NO_2）-Gly-OBzl溶解在50mL甲醇中，冰浴冷却，加入12mL氢氧化钠-甲醇溶液（1M），搅拌1h，

反应液用2mol·L^{-1}盐酸中和至pH值为7，减压浓缩除去甲醇，残留物用2mol·L^{-1}盐酸酸化至pH=2，减压浓缩除去水。残留物用100mL乙酸乙酯溶解。得到的溶液用饱和NaCl水溶液洗。有机相用无水Na_2SO_4干燥，过滤，滤液减压浓缩至干。加少量石油醚将残留物研磨成8.9g（93%）化合物Boc-Arg（NO_2）-Gly。

（3）制备Boc-Asp（OBzl）-Val-OBzl。按照第一项制备工艺由7.7g（23.7mmol）Boc-Asp（OBzl）和9.0g（23.7mmol）Tos. Val-OBzl制得10.7g（89%）油状化合物Boc-Asp（OBzl）-Val-OBzl。

（4）制备Asp（OBzl）-Val-OBzl。将10.7g（20.9mmol）Boc-Asp（OBzl）-Val-OBzl溶解在100mL氯化氢-乙酸乙酯溶液（6mol·L^{-1}）中，冰浴下搅拌反应2h，TLC（氯仿/甲醇，5∶1）监测反应。减压浓缩，残留物加100mL乙酸乙酯溶解，水泵抽干以除去游离HCl，重复3次。加100mL乙醚将残留物研磨得化合物Asp（OBzl）-Val-OBzl。

（5）制备Boc-Arg（NO_2）-Gly-Asp（OBzl）-Val-OBzl。按照第一项制备工艺由8.9g（23.5mmol）Boc-Arg（NO_2）-Gly和9.7g（23.5mmol）Asp（OBzl）Val-OBzl制得15.9g（88%）化合物Boc-Arg（NO_2）-Gly-Asp（OBzl）-Val-OBzl，为无色粉末。

（6）制备Arg（NO_2）-Gly-Asp（OBzl）-Val-OBzl。按照第四项制备工艺由2.0g（2.6mmol）Boc-Arg（NO_2）-Gly-Asp（OBzl）-Val-OBzl制得1.7g（96%）化合物Arg（NO_2）-Gly-Asp（OBzl）-Val-OBzl，为无色粉末。

（7）制备N-（2-乙酰氧基苯甲酰基）-Arg（NO_2）-Gly-Asp（OBzl）-Val-OBzl。按照第一项制备工艺由322mg（1.8mmol）阿司匹林和1.2g（1.8mmol）Arg（NO_2）-Gly-Asp（OBzl）Val-OBzl制得262mg（21%）化合物N-（2-乙酰氧基苯甲酰基）-Arg（NO_2）-Gly-Asp（OBzl）-Val-OBzl，为无色粉末。

（8）制备N-（2-乙酰氧基苯甲酰基）-Arg-Gly-Asp-Val（A-RGDV）。将200mg（0.2 mmo1）N-（2-乙酰氧基苯甲酰基）-Arg（NO_2）-Gly-Asp（OBzl）-Val-OBzl溶解在25mL甲醇中，加入1.0g Pd/C，搅拌混悬。0.02 Mba氢气环境中反应5h至反应完成。制得131mg（90%）化合物N-（2-乙酰氧基苯甲酰基）-Arg-Gly-Asp-Val（A-RGDV），为无色粉末。

【适应症】

用于血栓性疾病的治疗[99]。

8. 单甘氨酸乙酰水杨酸钙

取1mol·L^{-1}甘氨酸，加水2.17L，加热至50℃溶解，加1mol·L^{-1}水合乙酰水杨酸钙与异丙醇5.42L，搅拌均匀，混合液冷冻24h，滤取结晶，先用80%异丙醇洗，再用无水异丙醇洗，干燥，制得单甘氨酸乙酰水杨酸钙（calcium monoglycine acetylsalicylate），含量约为82.5%。

本品不吸湿，水中溶解度大（25℃，25g·100mL^{-1}）而且稳定，熔点160.5℃（170~175℃分解），新产品中只含0.2%的游离水杨酸，如在25℃贮存1年或在50℃存放5d仅增加0.03%[100]。

9. 阿司匹林β-环糊精包合物

阿司匹林是最广泛的解热、镇痛和抗炎药，对胃肠道黏膜具有强刺激性。β-环糊精（β-cyclodextrin，β-CD）口服无毒，作为碳水化合物易被人体吸收，具有无顶圆锥状空腔结构，易与药物分子形成复合物，β-CD选择性地与阿司匹林形成环糊精包合物（ASP-β-CD），能提高阿司匹林的稳定性、溶解性和生物利用度，改善阿司匹林的胃肠道刺激性。

张晓云[101]将阿司匹林制成了阿司匹林与β-环糊精包合物，并采用研磨法、饱和水溶液法及超声波法3种方法通过正交试验，以包合物的包合率为指标筛选最佳包合工艺，结果表明，以研磨法、阿司匹林与β-环糊精物质的量比为1∶5、60℃包合1h为最佳工艺，平均包合率为（70.4±1.7）%，RSD为1.4%。制得的阿司匹林β-环糊精包合物溶解度比同温度阿司匹林的溶解度提高了约28倍，并且显著延长了释放时间。

王慧竹等[102]以阿司匹林与β-环糊精用量比为1∶2，取适量β-环糊精置于三颈瓶中，在恒温水浴中加入蒸馏水制成饱和溶液，磁力搅拌，称取阿司匹林适量，加入少量无水乙醇溶解后，缓慢滴入三颈瓶中，搅拌到指定时间，4℃冷藏24h后，减压抽滤，用少量无水乙醇洗涤滤饼，滤饼在60℃下真空干燥至恒重，即得疏松状包合物粉末。

10. 聚乙交酯-阿司匹林复合制剂

将阿司匹林结合于聚乙交酯重复单元中制备聚乙交酯-阿司匹林复合制剂，该制剂进入体内后，伴随着聚乙交酯的降解，逐渐释放出阿司匹林，发挥抗炎、止痛的作用。

【处方】

聚乙交酯细粉	58g
阿司匹林细粉	180g

【制备工艺】

将聚乙交酯细粉和阿司匹林细粉混合均匀，在沙浴或油浴中加热至熔化为清澈液体，液体冷却凝固后制成细粉[103]。

11. 基于阿司匹林的碳量子点

碳量子点在高盐浓度和生理pH条件下非常稳定，可保持蓝色荧光，并可进入细胞核，对细胞进行有效示踪；阿司匹林碳量子点是一种保留了阿司匹林抗炎功效的纳米材料，具有诊治双重功效。

【处方】

阿司匹林	2g
98%的水合肼水溶液	1.08mL

【制备工艺】

（1）阿司匹林碳量子点的制备。将2g阿司匹林加入到含有1.08mL质量浓度为98%的水合肼水溶液中，整个体系的总体积为10mL。微波功率为100 W，时间为8min，微波加热得到具有蓝色荧光的基于阿司匹林的碳量子点。

（2）碳量子点的分离提纯。向制备的碳量子点中加入80mL去离子水，超声分散后，用截留分子量为3 500的渗析袋分离提纯所制备的碳量子点，渗析7d后，用粒径为0.22μm的水系滤头过滤所得产物，经过旋转蒸发后浓缩至10mL后，冻干得到基于阿司匹林的碳量子点粉末（棕黄色），产量约为50mg[104]。

第六节　阿司匹林复方制剂

复方制剂能够利用有效成分间的相互作用，发挥药物的协同治疗效果和/或减少药物的毒副作用，以便更好地发挥药物的治疗效果[105,106]。随着药物制剂技术日新月异的发展，阿司匹林复方制剂研究也得到了长足的发展。很多解热镇痛复方药物中均含有阿司匹林[107]，并且阿司匹林的含量在复方中通常比较高[108]。研究人员将阿司匹林和多种药物配合制成片剂、胶囊、微囊、颗粒等复方制剂。例如，扑热息痛、阿司匹林都有解热镇痛作用，两种药物混合可以减少剂量，但不改变疗效，并与咖啡因制成片剂，可提高镇痛的功效1.4~1.6倍[109]。阿司匹林可与中药配合制成复方制剂，林庆平[110]将绵马贯众、板蓝根、阿司匹林按一定重量比例制成复方贯众阿司匹林，结合中西药之所长，互相取长补短，充分发挥中药治本、西药治标且药性快的特点，克服了中药药性慢、西药产生不良反应的弊端，利于对感冒病症快速起效、标本兼治。

本节主要介绍阿司匹林几类常见的复方制剂。

一、复方阿司匹林/双嘧达莫缓释制剂

以阿司匹林为速释部分，缓释部分以羟丙基甲基纤维素（HPMC）为填充剂，十八醇为阻滞剂，乳糖为稀释剂制备了复方阿司匹林/双嘧达莫缓释片，片剂释放度符合要求，均一性和重复性良好。研究报道，双嘧达莫与阿司匹林片剂发挥整体协同作用，不仅能显著改善双嘧达莫在胃肠液中的溶解性与吸收程度，提高其生物利用度，而且使得阿司匹林优先快速在肠部释放发挥作用，避免了阿司匹林对胃部的刺激性，改善胃功能较弱患者的生物利用度[111]。双嘧达莫缓释发挥长效缓释作用，从而达到两者缓、速释协同给药的治疗目的[112]。

1. 阿司匹林/双嘧达莫复方缓释片剂

【处方一】

双嘧达莫缓释部分：

双嘧达莫	200g
富马酸	190g
羟丙基甲基纤维素（型号100LV）	10g
硬脂酸	0.80g
滑石粉	60g

阿司匹林部分：

阿司匹林	25g
富马酸	7.5g
聚乙二醇4000	5g
丙烯酸树脂L100	5g

片剂外层部分：

羟丙基甲基纤维素 17B 型包衣粉　15g

【制备工艺】

（1）制备双嘧达莫片芯。

①取处方量的双嘧达莫、酸性添加剂、20%的缓释阻滞剂过 80 目筛并混合均匀，物料备用；②将剩余 80%的缓释阻滞剂配制成缓释阻滞剂重量百分比为 10%的 70%乙醇水溶液，溶液备用；③将步骤①所得物料与步骤②所得溶液混合制软材，过 20 目筛网后，置于烘箱中 40℃干燥 4h，使水分降至 2%以下，与处方量抗黏润滑剂经筛网振荡器混匀整粒；④将步骤③所得颗粒压片，硬度为 5~7 $kg \cdot cm^{-2}$；

（2）制备阿司匹林微丸。

①取处方量的阿司匹林、酸性添加剂、骨架载体混合过 60~80 目筛，物料备用；②将步骤①所得物料用 10%PVP k30 乙醇溶液制软材，过 20 目筛制粒，40℃烘干 2h。颗粒备用；③将步骤②所得颗粒经挤出滚圆机制备微丸，微丸直径为 0.5~2.5 mm，微丸备用；④将步骤③所得微丸置于流化床中，包肠溶衣，至增重 6%时，继续烘干 2h，流化床的热风温度维持在 40~50℃。

（3）制备复方双嘧达莫阿司匹林片剂。

①取步骤（1）所得双嘧达莫片芯与步骤（2）所得阿司匹林微丸经双层片压片机压制成双层片，硬度为 7~10 $kg \cdot cm^{-2}$；②将步骤①所得双层片包胃速溶性薄膜衣，增重 3%~10%（W/W），40℃烘干 2h 后，制得复方双嘧达莫阿司匹林片剂[112]。

【处方二】

双嘧达莫	200mg
阿司匹林	25mg
乙基纤维素	52mg
微晶纤维素	72mg
淀粉	35mg
1.5%乙基纤维素乙醇溶液	适量
羧甲基淀粉钠	13.5mg
硬脂酸镁	2.80mg

【制备工艺】

将双嘧达莫、阿司匹林、乙基纤维素、微晶纤维素和淀粉分别过 80 目筛后混合均匀。以 1.5%乙基纤维素乙醇溶液为黏合剂，将上述混合物制成软材，再将其过 16 目筛制成湿颗粒。将制备的湿颗粒于 50℃通风干燥，经 16 目筛整粒，80 目筛筛细粉后，加入已过 80 目筛的羧甲基淀粉钠 13.5mg，硬脂酸镁 2.80mg，混合均匀，压片即得[113]。

【适应症】

用于防治血栓形成及中风。

【处方三】

片芯：

双嘧达莫	200g

羟丙甲纤维素	35g
乳糖	75g
糊精	25g
20%乙醇	适量
滑石粉	12g
隔离衣：	
明胶	2g
单糖浆	50mL
滑石粉	12g
阿司匹林层糖衣：	
阿司匹林	25g
枸橼酸	0.25g
单糖浆	100g
滑石粉	适量
外层薄膜衣：	
薄膜包衣	10g
85%乙醇	150mL

【制备工艺】

将双嘧达莫、羟丙甲纤维素、乳糖、糊精混合均匀，加入适量20%乙醇作黏合剂，混合制成颗粒，于60℃干燥，并加入12g滑石粉做润滑剂，然后压片制成片芯。

将片芯按糖衣包衣操作法包衣，包衣步骤如下：

（1）包隔离衣。将2g明胶溶解过滤，并与50mL单糖浆混匀，然后进行包衣，包衣控制温度为35~50℃，包衣锅转速为20~30r·min^{-1}，片温达到50℃时，每次加入胶糖浆10mL，稍干，撒适量的滑石粉，干燥约10min，然后同样包第二、第三……层衣层，直到上完计算量的胶糖浆。然后待包衣阿司匹林糖衣。

（2）包阿司匹林层糖衣。将阿司匹林25g、枸橼酸0.25g混于100g单糖浆中，乳匀，制得阿司匹林乳液，然后进行包衣，包衣控制温度为35~50℃，包衣锅转速为20~30r·min^{-1}，片温达到45℃时，每次加入胶糖浆10~20mL，稍干，撒适量的滑石粉，干燥约10min，然后同样包第二、第三……层衣层，直到上完计算量的阿司匹林糖浆。然后待包外层薄膜衣。

（3）包外层薄膜衣。将10g薄膜包衣预混剂加入150mL的85%乙醇中，乳匀，制得外层薄膜衣，然后进行包衣，包衣控制温度为35~50℃，包衣锅转速为20~30r·min^{-1}，喷液完毕干燥10min。即得该复方制剂。

【适应症】

该缓释片剂用于防治血栓形成、中风[114]。

2. 阿司匹林/双嘧达莫复方缓释胶囊

【处方】

阿司匹林薄膜衣片（每片）：

阿司匹林	12.5mg
预胶化淀粉	10~20mg
微晶纤维素	20~40mg
酒石酸	1~3mg
聚维酮 K30	0.5~1.5mg
羟丙甲纤维素	0.5~1.5mg
滑石粉	0.3~0.9mg

双嘧达莫缓释微丸（每个胶囊）：

双嘧达莫	100mg
酒石酸	20~80mg
淀粉	20~40mg
微晶纤维素	35~75mg
羟丙甲纤维素（HPMC）	4.0~12.0mg
甲基丙烯酸-丙烯酸乙酯共聚物水分散体	3.0~9.0mg
聚乙二醇 4000	1.0~6.0mg
十二烷基硫酸钠	0.2~2mg
滑石粉	3.0~15.0mg

【制备工艺】

（1）制备阿司匹林薄膜衣片。

①将阿司匹林、酒石酸分别粉碎并过 100 目筛，将预胶化淀粉、微晶纤维素过 100 目筛，将酒石酸、预胶化淀粉按等量稀释法混合均匀，再取滑石粉与上述物料混合均匀，并过 2 遍 60 目筛网，按每片含阿司匹林 12.5mg 的规格压片，得阿司匹林片；②将聚维酮 K30 加无水乙醇使其溶解，加滑石粉制成每 100mL 乙醇中含滑石粉 2g、聚维酮 K30 5g 的混悬液，作为 1 号包衣液；另取羟丙甲纤维素，加 85%乙醇使其溶解，加滑石粉制成每 100mL 85%乙醇液中含滑石粉 2g、羟丙甲纤维素 5g 的混悬液，作为 2 号包衣液；将阿司匹林素片置于包衣锅内，调节包衣锅角度及转数，在吹热风干燥下，用 1 号包衣液包衣，直至素片增重 2%~3%；待片剂干燥后，在上述条件下继续用 2 号包衣液包衣，增重 2%~3%，包衣干燥后，待用。

（2）制备双嘧达莫缓释微丸。

①取微晶纤维素，以 5%羟丙甲纤维素水溶液作黏合剂，用旋转包衣造粒机制备空白丸芯；将双嘧达莫、酒石酸、淀粉分别粉碎，过 100~160 目筛后充分混合均匀，并将混合粉经旋转包衣造粒机，以含 5%羟丙甲纤维素，2%滑石粉的水混悬液作黏合剂，将上述空白丸芯制成含药微丸，40℃烘干，备用；②取上述含药微丸，用 10%甲基丙烯酸-丙烯酸乙酯共聚物水分散体进行包衣，10%甲基丙烯酸-丙烯酸乙酯共聚物水分散体中含聚乙二醇 4000、十二烷基硫酸钠及滑石粉，包衣后，40℃烘干，备用。

（3）胶囊制备。

将步骤（1）得到的阿司匹林薄膜衣片与双嘧达莫缓释微丸装于同一胶囊中，得产品，每个胶囊中包括一片阿司匹林薄膜衣片，每个胶囊中双嘧达莫缓释微丸含双嘧达莫 0.1g。

【适应症】

本品为抗血小板聚集与冠状动脉扩张药，适用于已有短暂脑缺血发作或血栓形成所致的缺血性脑卒中患者，降低脑卒中或脑卒中再发的风险[115]。

二、含有降低胆固醇的药物、肾素-血管紧张素抑制剂和阿司匹林的联合剂型

【处方】

持续释放珠 1：	
洛伐他汀	1 000g
氢化蓖麻油	350g
硬脂酸	350g
微晶纤维素	200g
硬脂酸镁	2mg · 片$^{-1}$
持续释放珠 2：	
依托普利	1 000g
氢化蓖麻油	350g
硬脂酸	350g
微晶纤维素	300g
即刻释放基质：	
阿司匹林	810g
维生素 B_6	500g
维生素 B_{12}	10g
叶酸	30g
微晶纤维素	950g
二氧化硅	20g
硬脂酸镁	80g

【制备工艺】

将每种珠制剂和基质层的粉末成分分别混合。为了制造每种珠制剂，将纯化水（700g）加入到上面成分的粉末中，将混合物揉成团并从挤压制粒机中挤压出来而获得杆状颗粒。然后通过制药丸机将颗粒变圆并在 55℃ 下干燥 3h。将这样配制所得的珠过筛获得持续释放的珠，这种珠通过 14 目筛但不通过 26 目筛。然后将所述持续释放的珠和基质剂混合，压缩塑形成片剂。所述持续释放的珠和基质混合，然后压缩进片剂中制造下面的组合物/片：

洛伐他汀	80mg
依托普利	40mg
阿司匹林	81mg
维生素 B_6	50mg
维生素 B_{12}	1mg

叶酸	3mg

【适应症及用法】

口服。用于降低发生心血管事件、周围血管疾病、冠心病、再狭窄或动脉粥样硬化的风险，包括患有红斑狼疮的个体[29]。

三、复方单硝酸异山梨酯/阿司匹林缓释胶囊制剂

【处方】

丸芯：	
单硝酸异山梨酯	60g
微晶纤维素（稀释剂）	120g
羧甲基淀粉钠（黏合剂）	20g
1%羧甲基纤维素钠10%乙醇溶液	适量
缓释衣：	
乙基纤维素N100	30g
聚维酮K30	3g
乙醇	1 000mL
薄膜衣：	
欧巴代胃溶型包衣粉	12g
水	88g
阿司匹林肠溶颗粒：	
阿司匹林	75g
肠溶衣处方	
聚丙烯酸树酯Ⅱ	5g
柠檬酸三乙酯	1g
滑石粉	2g
乙醇	100mL

【制备工艺】

（1）单硝酸异山梨酯缓释制剂的制备。

①1%羧甲基纤维素钠10%乙醇溶液的配制：称取处方量的羧甲基纤维素钠置处方量的10%乙醇中分散均匀，再加入处方量的水，搅拌溶解，即得。②称取处方量的单硝酸异山梨酯、微晶纤维素和羟丙纤维素稀释剂混合均匀，加入1%羧甲基纤维素钠10%乙醇溶液制软材，采用挤出滚圆机制备丸芯，流化床中干燥，筛分，得单硝酸异山梨酯丸芯。③缓释衣包衣液的配制：称取处方量的乙基纤维素N100和聚维酮置处方量的乙醇中，搅拌溶解，即得。④薄膜衣包衣液的配制：称取处方量的欧巴代胃溶型包衣粉置处方量的水中，搅拌均匀，即得。⑤将筛分后的丸芯取出70%置流化床中包缓释衣，得单硝酸异山梨酯缓释微丸；30%的丸芯置流化床中包薄膜衣，得单硝酸异山梨酯速释微丸。混合，得单硝酸异山梨酯缓释制剂。

（2）阿司匹林肠溶颗粒的制备。

①称取处方量的优特奇 L100 置处方量的乙醇中，搅拌溶解，再加入处方量的柠檬酸三乙酯和滑石粉，搅拌均匀，得肠溶包衣液。②称取处方量的阿司匹林置流化床中包衣，得阿司匹林肠溶颗粒。

（3）将上述制备的单硝酸异山梨酯缓释制剂与阿司匹林肠溶颗粒，按照处方量混合灌装生产 1 000粒胶囊。

【适应症】

用于治疗不稳定性型心绞痛，总有效率达 90%以上。单硝酸异山梨酯与阿司匹林合用具有协同作用，可以减少副作用的发生[116]。

四、含有硫酸氢氯吡格雷与阿司匹林活性成分的复方制剂

1. 阿司匹林与硫酸氢氯吡格雷片剂

【处方】

（每 1 000 片）

硫酸氢氯吡格雷	98g
阿司匹林	100g
甘露糖醇 200SD	67g
玉米淀粉	45g
微晶纤维素	70g
聚乙二醇 6000	5g
氢化蓖麻油	3. 3g
硬脂酸	5g
微粉硅胶	10g
低取代羟丙基纤维素	20g

【制备工艺】

采用干法制粒压片：

（1）原辅料预处理：将硫酸氢氯吡格雷原料粉碎后过 100 目筛，阿司匹林原料粉碎后过 60 目筛，甘露糖醇、微晶纤维素、玉米淀粉过 80 目筛，备用。

（2）称量：按处方量称取原辅料。

（3）制备颗粒：将硫酸氢氯吡格雷与其内加辅料混合均匀后 20 目筛干法制粒，再将阿司匹林与其内加辅料混合均匀后 20 目筛干法制粒。

（4）计算干法制粒后颗粒的收率，再向硫酸氢氯吡格雷颗粒中加入折算后的崩解剂、助流剂等外加辅料混合均匀，然后向阿司匹林颗粒中加入折算后的崩解剂、润滑剂等外加辅料混合均匀。

（5）中间体检验［含量，水分（不得高于 2. 0%）］。

（6）调整装量与压力，用双层压片机压片。

（7）包衣：包衣液用醇水溶剂（醇类/纯水：80/20）配制到 5%~8%的固含量，包衣增重 3%~4%。

【适应症】

用于缺血性脑卒中的预防，有急性冠状动脉疾病（例如不稳定性型心绞痛，无Q波心肌梗死）或近期实施支架置入术，及经皮冠状动脉介入术（PCI）患者的后治疗[117]。

2. 阿司匹林与硫酸氢氯吡格雷的复方骨架缓释片

【处方】

阿司匹林	75mg
氯吡格雷	75mg
羟丙甲基纤维素	150mg
乳糖	50mg
硬脂酸镁	3~6mg
羟丙甲纤维素乙醇溶液	适量

【制备工艺】

将阿司匹林、氯吡格雷、骨架缓释材料羟丙甲基纤维素，粉碎过筛。称取处方量阿司匹林、硫酸氢氯吡格雷分别与羟丙甲基纤维素及乳糖混合均匀，再分别加羟丙甲纤维素的乙醇溶液，混合制软材，用24~30目尼龙筛制粒，在40~50℃的温度下通风干燥1.5~2.5h，整粒，然后将阿司匹林缓释颗粒和硫酸氢氯吡格雷缓释颗粒混合，加硬脂酸镁，压片即得。

【适应症及用法】

口服。用于治疗急性非致残性脑血管病[118]。

五、阿司匹林-质子泵抑制剂复方制剂

质子泵抑制剂（PPI）对各种原因引起的胃酸分泌具有强而持久的抑制作用，埃索美拉唑为奥美拉唑的S-光学异构体，能通过特异性靶向作用于酸性较高的壁细胞，并在此较高酸性环境下浓集、活化和共价性抑制质子泵。埃索美拉唑及艾普拉唑钠均属于质子泵抑制剂，作用时间长，生物利用度高，对基础分泌的胃酸和刺激分泌的胃酸均有抑制作用。

1. 阿司匹林和艾普拉唑钠的复方肠溶微丸胶囊剂

该肠溶微丸胶囊复方制剂主要活性成分为阿司匹林和艾普拉唑钠，由空心胶囊、阿司匹林微丸和艾普拉唑钠微丸组成。

【处方】

阿司匹林微丸：	
阿司匹林	100mg
微晶纤维素	35mg
羧甲基淀粉钠	3mg
酒石酸	6mg
2%羟丙基甲基纤维素水溶液	0.23mL
艾普拉唑钠微丸：	
微晶纤维素	58mg

羧甲基淀粉钠	17mg
10%艾普拉唑钠的 80%乙醇溶液	0.2mL
2%羟丙基甲基纤维素水溶液	0.14mL
肠溶空心胶囊	95mg

【制备工艺】

（1）将粉碎过 80 目筛后的阿司匹林、微晶纤维素、羧甲基淀粉钠、酒石酸混合均匀后，以水为黏合剂利用挤出滚圆机或离心造粒机制备成含药丸芯。

（2）采用 2%HPLC 的水溶液利用流化床包衣机对丸芯进行包衣。

（3）将微晶纤维素、羧甲基淀粉钠混合均匀后，以水为黏合剂制备空白丸芯。

（4）采用溶液上药法利用流化床包衣机在空白丸芯外层包上 10%艾普拉唑钠的 80%乙醇溶液作为药物层。

（5）采用 2%HPLC 的水溶液利用流化床包衣机在艾普拉唑钠药物层外再包衣。

（6）将制备好的阿司匹林肠溶微丸和艾普拉唑钠肠溶微丸按照处方量灌装到肠溶空心胶囊中，即制备成阿司匹林艾普拉唑钠肠溶微丸胶囊。

【适应症】

该复方制剂可以用于预防或治疗因血小板凝集诱导的病症，所述病症主要包括血栓性疾病及由其诱导的心血管疾病[119]。

2. 阿司匹林和埃索美拉唑镁复方肠溶微丸胶囊剂

将阿司匹林和埃索美拉唑镁制成复方肠溶微丸胶囊剂，应用埃索美拉唑镁抑制胃酸分泌，拮抗阿司匹林的副作用，更好地发挥阿司匹林抗血栓的作用。采用流化包衣技术制备复方肠溶微丸胶囊剂。

【处方】

阿司匹林含药丸芯：	
阿司匹林（ASA）	40.05g
微晶纤维素（MCC）	40g
低取代羟丙基纤维素（L-HPC）	1.6g
酒石酸（TA）	2.4g
蒸馏水	适量
隔离层Ⅰ：	
羟丙基甲基纤维素（HPMC）E5	5g
滑石粉	0.06g
蒸馏水	100mL
埃索美拉唑镁含药层：	
埃索美拉唑镁	10g
碳酸氢钠	0.4g
波洛沙姆	2.1g
3%羟丙基甲基纤维素 E5 溶液	63mL
隔离层Ⅱ：	

羟丙基甲基纤维素 E5	5g
滑石粉	0.06g
二氧化钛	1.17g
蒸馏水	100mL
肠溶层：	
优特奇 L30D-55	10g
聚乙二醇 6000	0.25g
滑石粉	1.25g
蒸馏水	50mL

【制备工艺】

（1）阿司匹林含药丸芯的制备。将阿司匹林与辅料过 80 目筛并混合均匀，以蒸馏水做黏合剂制备软材。将所制软材置于挤出滚圆机中，挤出速度为 18 Hz，滚圆速度为 21 Hz，滚圆时间为 3min。将所制微丸在 50℃中干燥 3h。

（2）包隔离层Ⅰ。将 HPMC E5 缓慢加入到搅拌状态下热蒸馏水中，放冷溶解后加入滑石粉，待用。将所制阿司匹林含药丸芯置于流化床中，将隔离层流化包衣。控制温度在 40℃左右；雾化压力为 0.08~0.12 MPa；鼓风频率为 27 Hz；喷液速度为 2.0mL · min^{-1}；包衣后流化床中干燥 30min。

（3）包埃索美拉唑镁含药层。将处方量的碳酸氢钠、埃索美拉唑镁、泊洛沙姆依次缓慢加入到搅拌状态下的 3% HPMCE5 溶液中，分散均匀后进行流化床包衣上药。控制温度 37~40℃；雾化压力 0.15~0.2 MPa；鼓风频率 28.5 Hz；喷液流速 0.5~1mL · min^{-1}。所制药丸于 40℃流化干燥 30min。

（4）包隔离层Ⅱ。将 HPMC E5 缓慢加入到搅拌状态下热蒸馏水中，放冷溶解后加入滑石粉和二氧化钛，待用。将所制已包埃索美拉唑镁含药层微丸置于流化床中，将隔离层流化包衣。控制温度在 40℃左右；雾化压力为 0.08~0.12 MPa；鼓风频率为 27 Hz；喷液速度为 2.0mL · min^{-1}；包衣后流化床中干燥 30min。

（5）包肠溶层。将处方量的 Eudragit L30D-55 加入到搅拌的水中，继续搅拌状态下加入处方量的 PEG6000、滑石粉，直至完全分散。第一种微丸包肠溶衣为分别将包完隔离层Ⅰ和隔离层 Ⅱ的阿司匹林微丸和埃索美拉唑微丸置于流化床中，以相同的处方包肠溶层。控制温度在 30~35℃；雾化压力为 0.08~0.11MPa；鼓风频率为 29.5 Hz；喷液速度为 1.0mL · min^{-1}；包衣后流化床中干燥 30min。即得阿司匹林肠溶微丸和埃索美拉唑肠溶微丸，然后按预定剂量进行组合灌装于胶囊中。第二种微丸为将包完隔离层Ⅱ的阿司匹林-埃索美拉唑微丸置于流化床中，包肠溶层，包衣参数同前。所得微丸即为所述复方阿司匹林-埃索美拉唑肠溶微丸[120]。

然而，对这类阿司匹林+质子泵抑制剂（PPI）有研究者进行Ⅲ期临床试验，结果显示并未观察到埃索美拉唑对胃溃疡并发症（穿孔、出血、梗阻）发生率的影响。2010 年，美国心脏病学会基金会/美国胃肠病学会/美国心脏协会（ACCF/ACG/AHA）专家共识[121]及 2012 年抗血小板药物消化道损伤的预防和治疗中国专家共识[122]均建议，使用阿司匹林的患者中，只有胃肠道出血高危人群年龄>65 岁、消化道溃疡或出血病史、合并幽门螺杆菌（Hp）感染、联合抗血小板治疗或抗凝治疗、联合使用 NSAIDs、糖皮质激素类药物治疗的患者可联合使用质子泵抑制剂，而且 PPI 使用时间不超过 6 个月，对于上消化道出血风险较低者，不建议常规预防性应用 PPI。长期使用 PPI 的不良反应较多，包括胃肠道癌变趋势增加，增加其他细菌相关感染风险，髋骨骨折，低镁血症，贫血，影响二甲双胍的吸收等。因此，对于有适应症的患者应坚持长期抗血小板治疗，同时采取适当措施避免和减少消化道损伤发生，对于长期服用抗血小板药物的高危人群应筛查并根除 Hp，可联合应用 PPI 或 H2RA 进行防治，首选 PPI，使用不超过 6 个月。服用氯吡格雷的患者需联合使用 PPI 时，尽量避免使用奥美拉唑及埃索美拉唑[123]。

六、三氟柳和阿司匹林的药物组合物

【处方】

三氟柳	300g
阿司匹林	81g
微晶纤维素	150g
交联聚乙烯吡咯烷酮	10g
羧甲基淀粉钠	10g
阿司帕坦	2g
硬脂酸镁均匀混合	30g

【制备工艺】

将三氟柳和阿司匹林均匀混合后加入微晶纤维素及交联聚乙烯吡咯烷酮，粉碎，乙醇软化，过 60 目筛后制粒，50℃干燥，过 60 目筛整粒，加入羧甲基淀粉钠，阿司帕坦及硬脂酸镁，均匀混合，压制成 1 000片即得。

【适应症及用法】

口服。用于治疗因血小板凝聚诱导的病症，包括心血管系统疾病和脑血管系统疾病[124]。

七、阿司匹林钠/普伐他汀钠药物组合物固体制剂

阿司匹林钠/普伐他汀钠脂质体片剂

【处方一】

	（1 000 片）
阿司匹林钠	20g
普伐他汀钠	81g
氢化大豆卵磷脂	300g
胆固醇	80g
帕洛沙姆 188	150g
乳糖	60g
微晶纤维素	90g
交联羧甲基纤维素钠	30g

羟丙基纤维素	6g
硬脂酸镁	7g
滑石粉	10g

【制备工艺】

（1）将氢化大豆卵磷脂、胆固醇和泊洛沙姆 188 溶于 10 000mL 体积比为 1∶3的三氯甲烷和正丁醇的混合溶剂中，得类脂溶液。

（2）将上述类脂溶液置于梨形瓶中，于 55℃恒温水浴中，旋转蒸发除去混合溶剂，形成均匀类脂膜。

（3）将阿司匹林钠和普伐他汀钠分散于 900mL 水中，加入梨形瓶中轻摇，使类脂膜洗脱并分散到水合介质溶解，即得脂质体混悬液。

（4）将上述混悬液置于超声仪中超声至半透明胶体溶液。

（5）将上述的混悬液喷雾干燥，得到阿司匹林钠普伐他汀钠脂质体粉末。

（6）将上述制备的阿司匹林钠-普伐他汀钠脂质体粉末和乳糖、微晶纤维素、交联羧甲基纤维素钠混合，过 80 目筛混合均匀，加入 2%羟丙基纤维素 60%乙醇溶液制备软材，过 20 目筛制湿粒，50℃干燥，18 目筛整粒。

（7）干颗粒加入硬脂酸镁和滑石粉，混合均匀。

（8）压片，制得阿司匹林钠普伐他汀钠脂质体片剂。

【处方二】

	（1 000 片）
阿司匹林钠	20g
普伐他汀钠	81g
氢化大豆卵磷脂	600g
胆固醇	200g
帕洛沙姆 188	300g
乳糖	90g
微晶纤维素	150g
交联羧甲基纤维素钠	70g
羟丙基纤维素	12g
硬脂酸镁	15g
滑石粉	30g

【制备工艺】

（1）将氢化大豆卵磷脂、胆固醇和泊洛沙姆 188 溶于 20 L 体积比为 1∶3 的三氯甲烷和正丁醇的混合溶剂中，得类脂溶液。

（2）将上述类脂溶液置于梨形瓶中，于 45℃恒温水浴中，旋转蒸发除去混合溶剂，形成均匀类脂膜。

（3）将阿司匹林钠和普伐他汀钠分散于 900mL 水中，加入梨形瓶中轻摇，使类脂膜洗脱并分散到水合介质溶解，即得脂质体混悬液。

（4）将上述混悬液置于超声仪中超声至半透明胶体溶液。

(5) 将上述的混悬液喷雾干燥，得到阿司匹林钠普伐他汀钠脂质体粉末。

(6) 将上述制备的阿司匹林钠-普伐他汀钠脂质体粉末和乳糖、微晶纤维素、交联羧甲基纤维素钠混合，过80目筛混合均匀，加入2%羟丙基纤维素80%乙醇溶液制备软材，过30目筛制湿粒，60℃干燥，18目筛整粒。

(7) 干颗粒加入硬脂酸镁和滑石粉，混合均匀。

(8) 压片，制得阿司匹林钠普伐他汀钠脂质体片剂。

【处方三】

	(1 000片)
阿司匹林钠	40g
普伐他汀钠	81g
氢化大豆卵磷脂	450g
胆固醇	140g
泊洛沙姆188	220g
乳糖	60g
微晶纤维素	140g
交联羧甲基纤维素钠	60g
羟丙基纤维素	5g
硬脂酸镁	12g
滑石粉	25g

【制备工艺】

(1) 将氢化大豆卵磷脂、胆固醇和泊洛沙姆188溶于15 000mL体积比为1∶3的三氯甲烷和正丁醇的混合溶剂中，得类脂溶液。

(2) 将上述类脂溶液置于梨形瓶中，于50℃恒温水浴中，旋转蒸发除去混合溶剂，形成均匀类脂膜。

(3) 将阿司匹林钠和普伐他汀钠分散于1 300mL水中，加入梨形瓶中轻摇，使类脂膜洗脱并分散到水合介质溶解，即得脂质体混悬液。

(4) 将上述混悬液置于超声仪中超声至半透明胶体溶液。

(5) 将上述的混悬液喷雾干燥，得到阿司匹林钠普伐他汀钠脂质体粉末。

(6) 将上述制备的阿司匹林钠普伐他汀钠脂质体粉末和乳糖、微晶纤维素、交联羧甲基纤维素钠混合，过80目筛混合均匀，加入2%羟丙基纤维素70%乙醇溶液制备软材，过24目筛制湿粒，55℃干燥，18目筛整粒。

(7) 干颗粒加入硬脂酸镁和滑石粉，混合均匀。

(8) 压片，制得阿司匹林钠普伐他汀钠脂质体片剂。

【适应症及用法】

口服。用于心血管疾病的二级预防[125]。

八、包载阿司匹林的纳米微球复合温敏凝胶缓释剂

将阿司匹林包裹进壳聚糖纳米微球，并将其加入温敏凝胶中制成温敏凝胶缓释制剂。

所述的温敏凝胶为壳聚糖-β甘油磷酸钠聚合物，可在液态下加入治疗性药物阿司匹林，通过注射剂形式植入体内再形成原位凝胶。本品具有良好的生物相容性、生物可降解性，可维持注射部位有效的药物浓度。

【处方】

包载阿司匹林纳米微球：

50mg · mL^{-1}阿司匹林的乙醇溶液	600μL
壳聚糖	0.04g
冰乙酸	20μL
多聚磷酸钠	0.6g
去离子水	适量

包载阿司匹林的纳米微球复合温敏凝胶：

包载阿司匹林纳米微球	60μg
壳聚糖	0.1g
冰乙酸	57μL
β-甘油磷酸钠	0.6g
去离子水	适量

【制备工艺】

（1）药物比重为53%的载阿司匹林纳米微球制备方法。配制浓度为50mg · mL^{-1}的阿司匹林乙醇溶液为储备液。吸取20 μL冰乙酸，用去离子水定容至20mL，制得1%（v/v）乙酸溶液。称量0.04g壳聚糖粉末，加入乙酸溶液中，在烧杯中以800 rpm的速度搅拌10min，使溶液呈均质状态。吸取600μL储备液，加入到壳聚糖乙酸溶液中，速度为800rpm搅拌30min。称量0.6g多聚磷酸钠粉末，溶解在30mL去离子水中，配制成2%多聚磷酸钠溶液。向20mL加入阿司匹林的壳聚糖乙酸溶液中，以2s · 滴$^{-1}$的速率，在800rpm的转速下滴加26mL多聚磷酸钠溶液，溶液由澄清变为乳光色。所得溶液放入50mL离心管，转速1 500rpm下离心30min，弃上清，取沉淀于滤纸上过滤，放入-80℃冰箱冷冻24h，冷冻干燥机干燥8h，得到包载阿司匹林的壳聚糖纳米微球粉末，药物比重为53%。

（2）包载阿司匹林的纳米微球复合温敏凝胶制备方法。吸取冰乙酸57μL，用去离子水定容至10mL，配成0.1mol · L^{-1}乙酸溶液。取4.5mL乙酸溶液，加入药物比重为53%的包载阿司匹林纳米微球，800rpm搅拌30min，使纳米微球粉末均匀悬浮在乙酸溶液中。向溶液中加入0.1g壳聚糖，转速为800rpm，充分搅拌30min，使壳聚糖完全溶解。将β-甘油磷酸钠0.6g溶于0.6mL去离子水，配制成0.9mL 50%β-甘油磷酸钠溶液。在冰浴条件下，分别向4.5mL加入微球的壳聚糖乙酸溶液缓慢滴加0.9mL β-甘油磷酸钠溶液，充分混匀，即得包载阿司匹林纳米微球的壳聚糖-β甘油磷酸钠溶液，药物浓度0.6%（w/v）。

【适应症及用法】

注射给药。注射入牙周袋内，用于治疗牙周炎[126]。

九、长效抗感冒片

【处方】

阿司匹林颗粒	18g
乙基纤维素	适量
乙醇	9mL
盐酸新福林	0.833g
扑尔敏马来酸盐	0.133g
水	2mL
西黄蓍胶	2g
甘油单硬脂酸酯	8g
刺梧桐树胶	8g
滑石粉	0.718g
硬脂酸镁	0.2g

取阿司匹林颗粒结晶18g与乙基纤维素（黏滞度23 CP）混合，加乙醇9mL湿润混匀后，蒸气干燥，过筛。另取盐酸新福林0.833g，扑尔敏马来酸盐0.133g，加水2mL，混入西黄蓍胶2g，甘油单硬脂酸酯8g及刺梧桐树胶（karayagum）8g，充分混匀，所得混合物加于干燥的阿司匹林-乙基纤维素混合物中，搅拌均匀后，通过16目筛，在40℃干燥至少1h。干颗粒用乙基纤维素的醇溶液（0.5835g乙基纤维素溶于7~10mL乙醇中）包衣，包衣颗粒干燥后通过16目筛，加滑石粉0.395g与硬脂酸镁0.1g压成粗片，再将粗片打碎，通过16目筛，颗粒中再加滑石粉0.395g与硬脂酸镁0.1g压成长效片剂[127]。

参考文献

[1] Muir N，Nichols J D，Clifford J M，et al. The influence of dosage form on aspirin kinetics：Implications for acute cardivascular use ［J］. *Current Medical Research and Opinion*，1997，13（10）：547-553.

[2] 崔福德．药剂学（第7版）［M］. 北京：人民卫生出版社，2011，5-14.

[3] 陆彬．药物新剂型与新技术（第2版）［M］. 北京：人民卫生出版社，2005，1-2.

[4] 梁秉文，黄胜炎，叶祖光．新型药物制剂处方与工艺［M］. 北京：化学工业出版社，2008.9，2-3.

[5] 朱盛山．药物新剂型［M］. 北京：化学工业出版社，2003，1-12，116，237.

[6] Smith J. H.，Willis A. L. Aspirin selectively inhibits prostaglandin production in human platelets［J］. *Nature*，1971，231：235-237.

[7] Roth G. J.，Siok C. J. Acetylation of the NH2 - terminal serine prostaglandin synthetase by aspirin［J］. *J Biol Chem*. 1978，253：3782-3784.

[8] 高旭光．2011版美国心脏协会-美国卒中学会卒中预防指南解读［J］. 中国医学前沿杂志（电子版），2011，3（3）：78.

[9] Redondo S, Santos-Gallego CG, Ganado P, et al. Acetylsalicylic acid inhibits cell proliferation by involving transforming growth factor β [J]. *Circulation*, 2003, 107 (4): 626-629.

[10] Klampfer L, Cammenga J, Wisniewski HG, et al. Sodium Salicylate Activates Caspases and Induces Apoptosis of Myeloid Leukemia Cell Lines [J]. *Blood*, 1999, 93 (7): 2386-2394.

[11] 瞿桂兰，祝焕林．小剂量阿司匹林对原发性高血压患者血管内皮功能的干预 [J]．临床心血管杂志，2005，21 (9)：55-61.

[12] 温晓娜，毛静怡．非甾体抗炎药的不良反应 [J]．中国药师，2006，9 (10)：959-960.

[13] Elwood P. C. Aspirin: past, present and future [J]. *Clinical Medicine*, 2001, 1 (2): 132-137.

[14] Elwood P. C. Reducing the risk: Heart disease, stroke and aspirin [J]. *J. Med. Assoc. Thai.* 2001, 84: 1164-1174.

[15] 赖雅敏，朱峰，钱家鸣．小剂量阿司匹林与消化道出血 [J]．胃肠病学，2010，15 (5)：305-306.

[16] 贾安．阿司匹林预防心脑血管疾病的获益与风险 [J]．中国实用医药，2010，5 (5)：236.

[17] 岳红坤，韩娜娜．阿司匹林肠溶缓释制剂的研究 [J]．石家庄学院学报，2009，11 (6)：18-22.

[18] 温晓娜，毛静怡．非甾体抗炎药的不良反应 [J]．中国药师，2006，9 (10)：959-960.

[19] 刘春安，袁孟彪．阿司匹林所致胃黏膜损伤的研究近况 [J]．中华内科杂志，1998，37 (8)：564-565.

[20] 张培培，唐忠锋．药物阿司匹林剂型的研究进展 [J]．中国现代应用药学杂志，2009，26 (7)：542-545.

[21] 张伦．阿司匹林国内外的应用、生产和市场 [J]．中国药房，1997，8 (2)：55-56.

[22] 国家食品药品监督管理总局药品评审中心上市药品目录集，2018 年 5 月.

[23] 中国兽药信息网．国家兽药基础信息查询系统，2018 年 5 月.

[24] 杨玉我，樊以香，张佩杰，等．阿司匹林缓释片的研制 [J]．中国药学杂志，1999，25 (2)：86-87.

[25] 毕铁琳．阿司匹林肠溶缓释片的研究 [D]．吉林：吉林大学，2015：8-9.

[26] Zia H, Falamarzian M, Raisi A, et al. Biopharmaceutical evaluation of a tablet dosage form made from ethyl cellulose encapsulated aspirin particles [J]. *Journal of Microencapsulation*, 1991, 8 (1): 21-8.

[27] James M. Dunn, Englewood, Colo. Sustained released aspirin formulation [P]. US 4, 520, 009. 1985-05-28.

[28] 屠锡德，毛凤斐，李娟．阿司匹林缓释片的研制及体内药物动力学研究［J］．南京药学院学报，1986，17（2）：107-112.
[29] S. 春吉，T. L. 洛罗伊．含有降低胆固醇的药物、肾素-血管紧张素抑制剂和阿司匹林的联合剂型［P］．中国：CN 1575162A. 2005-02-02.
[30] Frisbee S E，Fitzgerald G A，Charman W N. Controlled-release，low-dose aspirin［P］．EP 90100032 A. 1995-09-13.
[31] Frisbee S E，Bullock R. Controlled - release，low - dose aspirin［P］．EP 0377439A3. 1990-02-01.
[32] 杜江波，张媚，陆红，等．阿司匹林肠溶缓释胶囊的人体药代动力学及生物利用度研究［J］．中国药房，1998，9（2）：73-74.
[33] 宋德成. 阿司匹林缓控释胶囊制剂及其制备方法［P］．中国：CN1522702A. 2004-08-25.
[34] 郭朗，朱亚东，陈铮，等．一种阿司匹林肠溶片及其制备工艺［P］．中国：103599085A. 2017-01-04.
[35] Australian 477，515；1976.
[36] Manoj N. Shah，James S. Beahm，Robert S. Chewable enteric coated aspirin tablets［P］．US，8，758，814 B2. 2014-06-24.
[37] Nagatsuka K，Uyama O，Nakabayashi S，et al. A new approach to antithrombic therapy-evaluation of combined therapy of thromboxane synthytase inhibtor and very low dose of aspirin［J］．*Stroke*，1985，16（5）：806-809.
[38] Vanags D，Rodgers SE，Lloyd JV，et al. The antiplatelet effect of daily low dose enteric-coated aspirin in man：a time course of onset and recovery［J］．*Thrombosis Research*，1990，59（6）：995-1005.
[39] Rank C，Hecker H，Creutzig，et al. Dose-dependent effect of aspirin on carotid atherosclerosis［J］．*Circulation*，1993，87（6）：1873-1879.
[40] 李芳全，苏龙，吴保祥．阿司匹林肠溶微丸［P］．中国：101596166B. 2011-08-17.
[41] 郁洋，姜根华，吴佩．一种阿司匹林肠溶微丸胶囊及其制备方法［P］．中国：104606167A. 2016-01-03.
[42] 顾莉群．阿司匹林肠溶滴丸的研制及其体外释药研究［J］．中国药师，2010，13（1）：59-61.
[43] Japan Kokai 74 62，623 18；1974.
[44] Japan Kokai 75 94，112 26；1975.
[45] US 3，307，576 21；1972.
[46] Ger. Offen 2，223，896 29；1973.
[47] 王津，李柱来，赵传春，等．壳聚糖-阿司匹林缓释微囊的制备工艺及体外溶出实验［J］．海峡药学，2005，17（6）：23-26.
[48] 张彦青，张明春，解军波，等．阿司匹林壳聚糖-海藻酸钠微囊处方优化与释

药机制研究 [J]. 中国药房, 2007, 18 (4): 278-280.
[49] Nascimento A, Laranjeira M C, Favere V T, et al. Impregnation and release of aspirin from chitosan /poly (acrylic acid) graft copolymer microspheres [J]. *J Microencapsul*, 2001, 18 (5): 679-684.
[50] 王津, 李柱来, 赵传春, 等. 壳聚糖-阿司匹林缓释微囊的制备工艺及体外溶出实验 [J]. 海峡药学, 2005, 17 (6): 23-26.
[51] Kawashima Y, Lin SY, Kasai A, et al. Preparation of a prolonged release tablet of aspirin with chitosan [J]. *ChemPharm Bull*, 1985, 33 (5): 2107-2113.
[52] 何爱明, 林世明, 赖双光, 等. 阿司匹林壳聚糖微球的研制及药动学参数测定 [J]. 复旦学报 (医学版), 2007, 34 (3): 463-464.
[53] 周永国, 杨越东, 郭学民, 等. 磁性壳聚糖微球的制备、表征及其靶向给药研究 [J]. 应用化学, 2002, 12 (19): 1178-1182.
[54] 沈祥春, 陶玲, 朱娅芳, 等. 阿司匹林脂微球制剂及其制备方法 [P]. 中国: CN 103845296B. 2016-05-25.
[55] 袁今才, 张占达, 张惠泉, 等. 阿司匹林胃漂浮片的实验研究 [J]. 中国药学杂志, 1992, 27 (8): 479-480.
[56] 李晓芳, 洪慧, 何琳. 阿司匹林胃漂浮微球的制备 [J]. 广东药学院学报, 2006, 22 (1): 13-15, 18.
[57] 孙维广, 郝吉福, 孔志峰, 等. 小剂量阿司匹林胃漂浮胶囊的制备及其体外释药特征的研究 [J]. 中国药房, 2006, 17 (13): 972-974.
[58] Elassasy Abd. Elhalim. *Bull Fac Pharm Cairo Univ* 1972; 11 (1): 295.
[59] 马晶, 解万翠, 周英兰, 等. 阿司匹林加维生素 C 泡腾片的制备 [J]. 中国医药工业杂志, 1999, 30 (8): 355-356, 377.
[60] 魏国平, 韦松. 一种阿司匹林维生素 C 泡腾片及其制备工艺 [P]. 中国: 102836165A. 2012-12-26.
[61] 侯春久. 阿司匹林泡腾颗粒剂的处方筛选研究 [J]. 求医问药, 2012, 10 (12): 506.
[62] 冯井庆, 张琼光, 熊富良, 等. 痛风宁分散片的制备及溶出度测定 [J]. 中国药师, 2011, 14 (13): 396.
[63] 卢智玲, 刘华栋, 汪国华. 分散片的处方设计和工艺特点 [J]. 中国药业, 2003, 12 (7): 70-71.
[64] Hung 155, 435 23; 1968.
[65] Brit 1, 297, 130 22; 1972.
[66] 程新德. 复合辅料用于阿司匹林分散片制备的研究 [D]. 济南: 山东大学, 2013: 29.
[67] 蔡金巧, 刘洪林. 阿司匹林肠溶口腔崩解片 [P]. 中国: 1634082A. 2005-07-06.
[68] Georgakopoulos P P. *Pharm Delt Epistem Erdosis*. 1971, 1 (1): 3.

[69] Kracauer D, Paul K. Sublingual aspirin tablet [P]. US 4, 206, 209; 1980-06-03.
[70] Becher Frank. Transdermal aspirin dosage forms-for antithrombotic therapy or cancerprophylaxis [P]. DE 4241128. 1993-06-24.
[71] Byrne William. Transdermal patch containing aspirin [P]. GB 9801409. 1998-05-27.
[72] 侯志芬. 阿司匹林经皮给药制剂的研究 [D]. 北京：北京化工大学，2004：1-79.
[73] 沟渕宪子，长谷川雄一，川田光裕，等. 含有阿司匹林的稳定软膏剂 [P]. 中国：CN 1216606C. 2005-08-31.
[74] 稻本千子，川田光裕，川畑诚一郎，等. 治疗变应性皮肤疾病的外用制剂 [P]. 中国：CN 1414855A. 2003-04-30.
[75] 稻本千子，川田光裕，川畑诚一郎，等. 治疗瘙痒的外用制剂 [P]. 中国：CN 1414856A. 2003-04-30.
[76] 薛世静. 一种阿司匹林栓剂及其制备方法 [P]. 中国：CN 102793659B. 2013-09-04.
[77] 何杰，高永良. 解热镇痛药制剂学研究新进展 [J]. 现代生物医学进展，2009，9 (14)：2785-2788.
[78] 何文，蔡鸿生，罗顺德，等. 阿司匹林鼻黏膜给药淀粉微球的制备工艺及其质量控制 [J]. 中国医院药学杂志，2002，22 (3)：131-134.
[79] 郭祥铃. 阿司匹林 L-精氨酸的制备和临床疗效观察 [J]. 中国医院药学杂志，1984，4 (4)：19-20.
[80] 张晓云，倪京满，王小红，等. 阿司匹林精氨酸盐注射液的制备及其稳定性研究 [J]. 西北药学杂志，2004，19 (2)：71-72.
[81] 赖氨匹林（赖氨酸阿司匹林）[J]. 药学通报，1984，19 (2)：23-24.
[82] 苏红燕，靳维华，王斌，等. 静脉注射阿司匹林赖氨酸盐与口服阿司匹林抑制血小板聚集率的对比研究 [J]. 新医学，2007，38 (2)：85-86.
[83] Japan Kokai 73 56，815 09；1973.
[84] 顾茂健. 阿司匹林制剂的国外专利介绍 [J]. 药学通报，1985，20 (7)：433-436.
[85] 赵景芝，顾茂健，曹玉华. 注射用 L-精氨酸阿司匹林的试制 [J]. 医药工业，1983，(8)：27-31.
[86] James M. H.，Lookout M. T.，Horst W. S.，et al. Hydroxy aluminum nicotinate acetylsalicylate. [P]. US 3，318，892. 1967.
[87] 山东新华制药厂研究室情报组. 山东医药工业 [J]. 1974，(1)：35.
[88] US 3，297，529；1967.
[89] Ger Offen DE 3033，354；1982.
[90] David A W，Donald T W，William O F. Synthesis and Biological Evaluation of Tet-

rakis (acetylsalicylato) -μ-dicopper (Ⅱ) [J]. *Journal of Pharmaceutical Sciences*, 1976, 65 (1): 126-128.

[91] 卢向东，吕慎从，张成文，等．阿司匹林铜治疗关节炎 80 例临床研究 [J]. 亚太传统医药，2005，2：124-126.

[92] Li J. Y. , Yu Y. G. , Wang Q. W. , et al. Synthesis of aspirin eugenol ester and its biological activity [J]. *Medicinal Chemistry Research*, 2012, 21: 995-999.

[93] Karam I. , Ma N. , Liu X. W. , et al. Regulation effect of Aspirin Eugenol Ester on blood lipids in Wistar rats with hyperlipidemia [J]. *BMC Vet Res*, 2015, 11: 217.

[94] Ma N. , Karam I. , Liu X. W. , et al. UPLC-Q-TOF/MS-based urine and plasma metabonomics study on the ameliorative effects of aspirin eugenol ester in hyperlipidemia rats [J]. *Toxicology and Applied Pharmacology*, 2017, 332: 40-51.

[95] Ma N. , Yang Y. J. , Liu X. W. , et al. UPLC-Q-TOF/MS-based metabonomic studies on the intervention effects of aspirin eugenol ester in atherosclerosis hamsters [J]. *Scientific Reports*, 2017, 7: 10544.

[96] Ma N. , Liu X. W. , Yang Y. J. , et al. Preventive Effect of Aspirin Eugenol Ester on Thrombosis in κ-Carrageenan-Induced Rat Tail Thrombosis Model [J]. *PLoS One*, 2015, 10, e0133125.

[97] 李剑勇，刘希望，杨亚军，等．一种药用化合物阿司匹林丁香酚酯的制备方法 [P]. 中国：CN 104151167 B. 2016-04-20.

[98] Byrne William. Cardioactive aspirinates [P]. WO 97/05128, 13. 02. 97.

[99] 彭师奇，赵明，吴建辉，等．阿司匹林-Arg-Gly-Asp-Val 缀合物其合成，纳米结构和作为载药体系的应用 [P]. 中国：CN 104211763 A. 2014-12-17.

[100] US 3, 284, 489; 1966.

[101] 张晓云，乔华，倪京满．阿司匹林 β-环糊精包合物的实验研究 [J]. 兰州大学学报（医学版），2005，31（2）：17-19.

[102] 王慧竹，陈帅，常琳，等．阿司匹林 β-环糊精包合物的制备工艺优化研究 [J]. 吉林化工学院学报，2012，29（9）：55-58.

[103] Pinkus A. G. , Robinson T. Tablets or biologically acceptable implants for long-termanti-inflammatory drug release [P]. US 5, 855, 915. 1999-01-05.

[104] 孙宏晨，徐晓薇，张恺，等．一种基于阿司匹林的碳量子点及其生物应用 [P]. 中国：104555980 A. 2015-04-29.

[105] Chaulet J. F. , Noyn P. , Bevalot F. , et al. Bioeqlvalence evaluation of a fixed combination of chloroquine and proguanil in a capsule formulation versus a standard medication [J]. *Arzneimittelforschung*, 2002, 52 (5): 407-412.

[106] Fricke J. R. Jr. , Karim R. , Jordan D. , et al. A double-blind, single-dose comparison of the analgesic efficacy of tramadol/ acetaminophen combination tablets, hydrocodone/acetaminophen combination tablets, and placebo after oral surgery

[J]. *Clin. Ther*, 2002, 24 (6): 953-968.

[107] Beaver WT. Aspirin and acetaminophen as constituents of analgesic combinations [J]. *Arch. Inter. Med.*, 1981, 141 (3): 293-300.

[108] Santoni G., Fabbri L., Grantteri P., et al. Simultaneous determination of aspirin, codeine phosphate and propyphenazone in tablets by reversed-phase high performance liquid chromatography [J]. *Int. J. Pharm.*, 1992, 80: 263-266.

[109] Bach P H, Berndt W O, Delzell E, et al. A safety assessment of fixed combinations of acetaminophen and acetylsalicylic acid, coformulated with caffeine [J]. *Ren Fail*, 1998, 20 (6): 749-762.

[110] 林庆平. 一种治疗感冒的复方贯众阿司匹林及其制备方法 [P]. 中国: CN 100417393 C. 2008-09-10.

[111] 高声传, 郭涛, 夏维杰, 等. 复方阿司匹林/双嘧达莫缓释片的制备 [J]. 解放军药学学报, 2005, 21 (4): 274-277.

[112] 孙树玲, 赵峰, 田亚平, 等. 双嘧达莫阿司匹林片剂及其制备方法 [P]. 中国: CN 105106225A. 2015-12-02.

[113] 谭载友, 易军. 一种治疗、预防血栓形成及中风的复方制剂及其制备方法 [P]. 中国: CN 1108798C. 2003-05-21.

[114] 倪友洪, 曹勇, 蒲春霞, 等. 一种治疗、预防血栓形成及中风的复方制剂及其制备方法 [P]. 中国: CN 1480144A. 2004-03-10.

[115] 马荣生, 孙长山. 阿司匹林双嘧达莫缓释胶囊及生产方法 [P]. 中国: 101259132B. 2010-09-08.

[116] 刘光权, 吴燕, 张福成. 复方单硝酸异山梨酯阿司匹林缓释胶囊制剂及制备方法 [P]. 中国: CN 103285017B. 2015-11-04.

[117] 徐彬彬, 邹巧根. 一种含有硫酸氢氯吡格雷与阿司匹林活性成分的片剂及其制备方法 [P]. 中国: 104367582A. 2015-02-25.

[118] 王拥军. 一种阿司匹林与硫酸氢氯吡格雷的复方骨架缓释片 [P]. 中国: 102125568B. 2013-09-25.

[119] 侯雪梅, 郭国岭, 金鑫, 等. 一种包含阿司匹林和艾普拉唑钠的复方制剂及其制备方法 [P]. 中国: 103191136A. 2013-07-10.

[120] 黄桂华, 张杰, 孙得峰, 等. 阿司匹林-埃索美拉唑镁复方肠溶微丸制剂及制备方法 [P]. 中国: 103479653B. 2015-04-15.

[121] Abraham N S, Hlatky M A, Antman E M, et al. ACCF/ ACG/ AHA 2010 expert consensus document on the concomitant use of protonpump inhibitors and thienopyridines: a focused update of the ACCF/ACG/AHA 2008 expert consensus document on reducing the gastrointestinalrisks of antiplatelet therapy and NSAID use. A Report of the American College of Cardiology Foundation Task Force on Expert Consensus Documents [J]. *J Am Coll Cardiol*, 2010, 56 (24): 2051-2066.

[122] 抗血小板药物消化道损伤的预防和治疗中国专家共识组. 抗血小板药物消化

道损伤的预防和治疗中国专家共识（2012 更新版）［J］. 中华内科杂志，2013，52（3）：264-270.
［123］ 徐伟仙，陈颖，华尉利，等 . 阿司匹林和质子泵抑制剂固定复方制剂的立体合理性探讨［J］. 中国临床药理学杂志，2016，32（5）：466-468.
［124］ 严洁，李轩 . 一种三氟柳和阿司匹林的药物组合物［P］. 中国：CN 103845344B. 2016-08-24.
［125］ 王明 . 阿司匹林钠普伐他汀钠药物组合物固体制剂［P］. 中国：CN 102204920B. 2013-03-20.
［126］ 肖凌浩，张旭，高平 . 一种包载阿司匹林的纳米微球复合温敏凝胶缓释剂［P］. 中国：105342989 A. 2016-02-24.
［127］ US 3，362，882；1968.

第八章　阿司匹林衍生物

阿司匹林的化学名为2-（乙酰氧基）苯甲酸，其化学结构中有一个羧基和一个酯键。羧基可以与醇、胺等发生酯化和酰胺化反应；酯键水解后可生成水杨酸，其酚羟基也可以发生酯化、醚化等反应。此外，苯环上不同位置可发生取代反应。通过以上反应，化学家们制备了结构各异的阿司匹林衍生物，显示出多种生物活性。为方便起见，本书中将阿司匹林衍生物按化学反应类型分别进行归类，同时对衍生物的制备、理化性质、生物活性、毒性及用途等进行相应的描述。最后，由于阿司匹林水解后活性分子水杨酸与阿司匹林有相似的结构及类似的反应活性，为此我们将水杨酸的衍生物也归到阿司匹林的衍生物当中，便于分类和总结。

第一节　酯化衍生物

阿司匹林和水杨酸作为最古老的非甾体抗炎药物，临床使用广泛。但长期服用时，其化学结构中的羧基会对胃肠产生不良作用，导致溃疡的产生，限制其长期服用。阿司匹林和水杨酸的羧基在碱性条件下，可以与醇，酚等发生酯化反应，生成相应的酯。这些酯化衍生物经口服进入体内后，在胃肠各种酶的作用下发生水解，可释放出阿司匹林和水杨酸，进而发挥其药理作用。此外，通过羧基发生酯化反应，可以将阿司匹林以及水杨酸与不同的结构片段相连接，形成结构各异的酯化衍生物，这些衍生物大都具有与阿司匹林（水杨酸）相似的生物活性，或是具有其他不同的生物活性。

一、羧基与醇羟基成酯

含有醇羟基结构的化合物，在碱性条件下，可与阿司匹林及水杨酸发生酯化反应，以较高的产率制备出各种结构的酯化衍生物。

2001 年，来自韩国全北国立大学的 Rho 等报道了蒽环霉素衍生物的制备[1]。以正定霉素和阿霉素为起始原料，通过酯化反应制备了含有阿司匹林结构片段的蒽环霉素衍生物两个（化合物 1 和化合物 2）。目标产物的结构通过红外光谱（IR）、核磁共振氢谱（^{1}H-NMR）、核磁共振碳谱（^{13}C-NMR）、质谱（MS）、紫外（UV）等波谱手段予以确证，同时还测定了旋光度。考察了目标产物对人胃癌细胞 SNU-16 和人乳腺癌细胞 MCF7 的细胞毒活性。结果显示，与前体药物阿霉素相比，含有阿司匹林结构片段的目标产物对上述两种癌细胞的细胞毒活性均明显下降。

2001 年，法国学者报道了南极假丝酵母酶催化乙酰基的转移反应，进而制备出相应

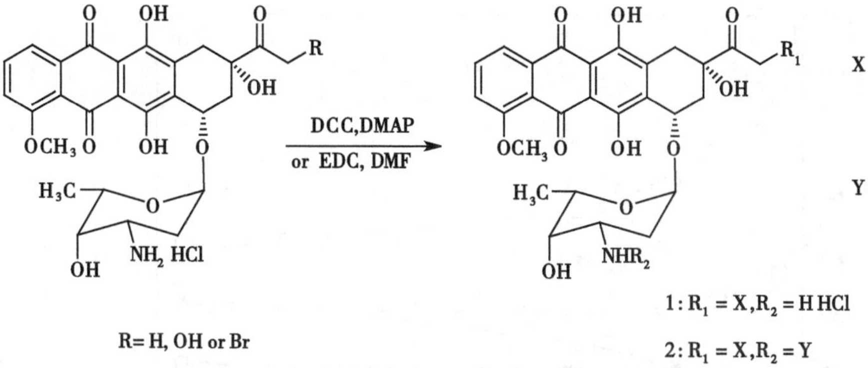

图 8-1 含有阿司匹林结构片段的蒽环霉素衍生物 1 和衍生物 2

的酯化衍生物[2]。南极假丝酵母酶被固定化后，可催化酯交换反应，生成单水杨酸山梨醇酯（化合物 3）和二水杨酸山梨醇酯（化合物 4）。当催化反应时间为 50h 时，二水杨酸山梨醇酯的产率达到最高，之后趋于稳定。随着目标产物二水杨酸山梨醇酯的量增加，水杨酸的含量也不断增加，至 120h 后达到最高。单水杨酸甲酯的产率从一开始就比较低，在整个发酵过程中，其含量没有明显的提升。影响因素考察发现，当水杨酸甲酯与山梨醇的比例为 10∶1 时，酯化转移率为 98%，随着比例的降低，转移率也不断降低。此外，不同的羟基供体，酯交换反应的转化率也不尽相同，其中 N-甲基葡萄糖胺的转化率最高，为 36%，山梨醇次之，为 28%，而葡萄糖作为羟基供体时，转化率仅为 10%。

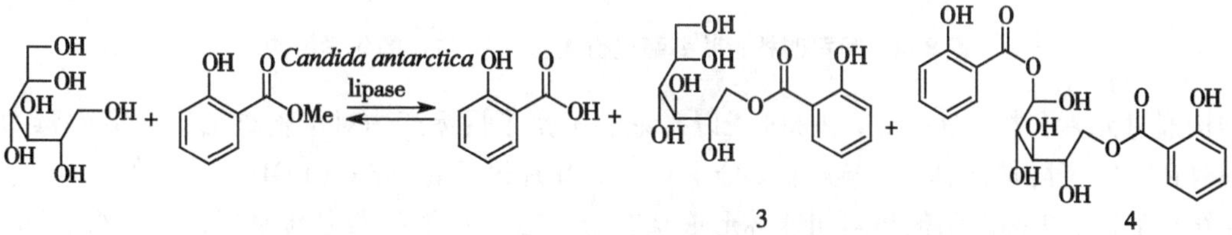

图 8-2 单水杨酸山梨醇酯 3 和二水杨酸山梨醇酯 4 的酶催化合成

2006 年，南非学者 Gerber 等报道了阿司匹林与脂肪醇酯化反应衍生物的合成及其透皮性质研究[3]。以吡啶为缚酸剂和反应溶剂，邻乙酰水杨酰氯与相应的脂肪醇反应，得到目标产物，通过 ^{1}H-NMR、^{13}C-NMR 和质谱确定了其化学结构。目标产物的理化性质研究显示，阿司匹林的水溶性为 6.56mg · mL^{-1}，而其酯化衍生物则介于 1.76×10^{-3} ~ 3.32 mg · mL^{-1}。阿司匹林的脂水分配系数（logP）为-0.85，酯化衍生物则介于-0.25 ~ 1.95。阿司匹林的透皮速率为 263.83nmol · cm^{-2} · h^{-1}，其酯化衍生物的透皮速率则介于 0.12 ~ 136.02nmol · cm^{-2} · h^{-1}。上述研究结果显示，阿司匹林羧基酯化后极性变小，水溶性下降，其经皮的渗透速率也相应下降。

2008 年，国内长江大学的李俊凯等报道了阿司匹林与农用杀菌剂三唑醇和恶霉灵杂交分子的合成（化合物 15、16 和 17）及活性研究[4]。以吡啶为敷碱剂，四氢呋喃或乙腈为溶剂，邻乙酰氧基水杨酰氯与三唑醇和恶霉灵反应得到了相应的杂交分子。目标产物的

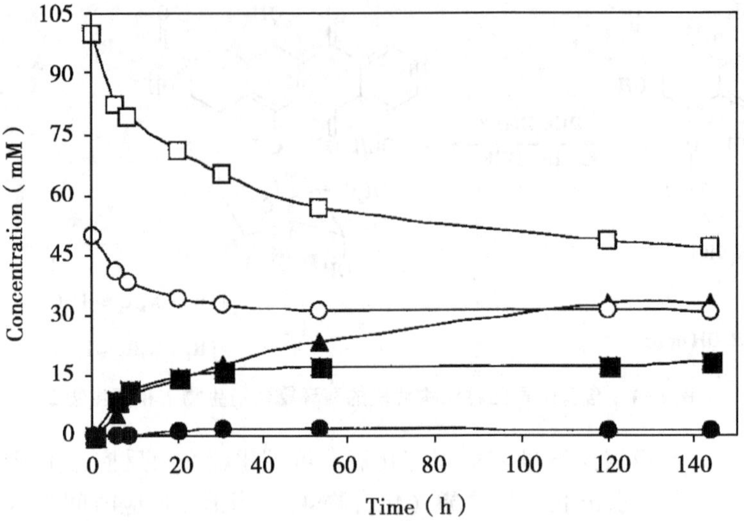

图 8-3　南极假丝酵母酶催化酯交换反应的时间曲线

注：■二水杨酸山梨醇酯；●单水杨酸山梨醇酯；▲水杨酸；□水杨酸甲酯；○山梨醇

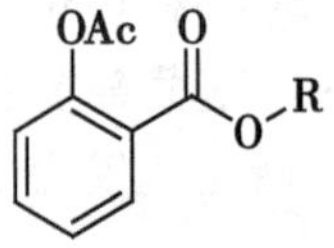

5:R=CH_3　　10:R=$C(CH_3)_3$
6:R=CH_2CH_3　　11:R=$CH_2CH(CH_3)_2$
7:R=n-C_3H_7　　12:R=n-C_5H_{11}
8:R=i-C_3H_7　　13:R=$CH_2CH(CH_3)_2CH_3$
9:R=n-C_4H_9　　14:R=$CH(C_2H_5)_2$

图 8-4　阿司匹林脂肪醇酯化衍生物（5~14）的化学结构

结构通过元素分析、^{1}H-NMR 和 MS 予以确证。考察了目标产物对水稻纹枯病的室内毒力，同时还测定了阿司匹林-恶霉灵杂交分子对大豆叶片过氧化物酶（POD）活性的影响。研究结果显示，2 种杀菌剂与阿司匹林形成杂交分子后，其杀菌毒力与原药相当，没有明显提升，但阿司匹林-恶霉灵杂交分子具有类似水杨酸诱导植物 POD 活性升高的特征。文献同时还报道了阿司匹林与农用杀菌剂噻菌灵形成酯化杂交分子的制备及活性研究。

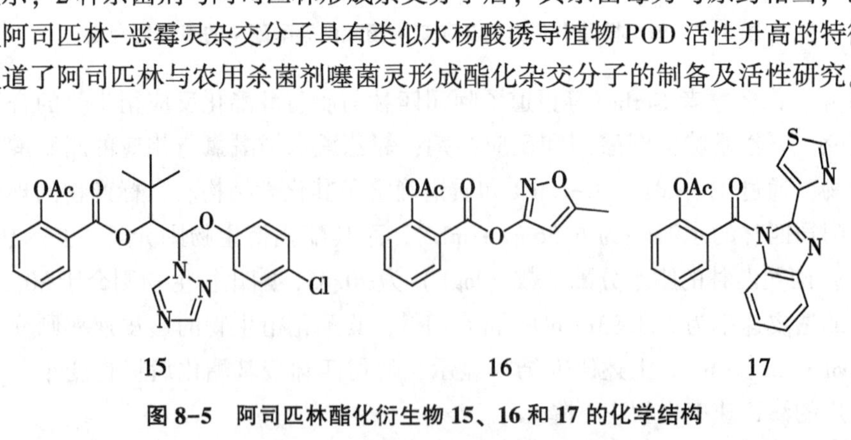

15　　16　　17

图 8-5　阿司匹林酯化衍生物 15、16 和 17 的化学结构

2008 年，德国学者报道了通过［3+3］成环反应制备水杨酸甲酯衍生物的方法学研究[5]。通过 3 步反应，以中等产率合成了系列苯环取代水杨酸甲酯衍生物，通过[1]H-

NMR、^{13}C-NMR、核磁共振氟谱（^{19}F-NMR）、元素分析及高分辨质谱（HR-MS）确证了目标产物的化学结构，还利用X-射线晶体衍射考察了部分化合物的晶体结构。

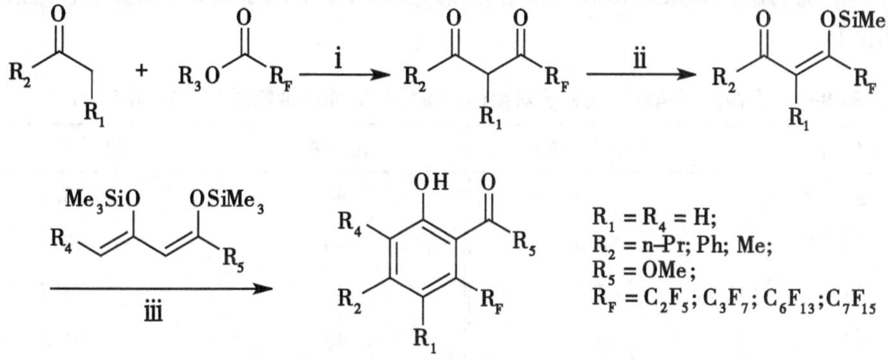

图 8-6 苯环取代水杨酸甲酯衍生物的结构及合成

2009年，来自国内南京大学的朱海亮课题组报道了含有甲硝唑结构片段的水杨酸衍生物的合成[6]。取代水杨酸通过醚键和酯键，与两分子的甲硝唑片段连接起来，合成了含有单甲硝唑片段的水杨酸衍生物6个（3a~3f）和双甲硝唑片段衍生物8个（4a~4h）。目标产物的结构通过^{1}H-NMR、质谱和元素分析予以确证，具体的衍生物结构及合成路线如图8-7所示：

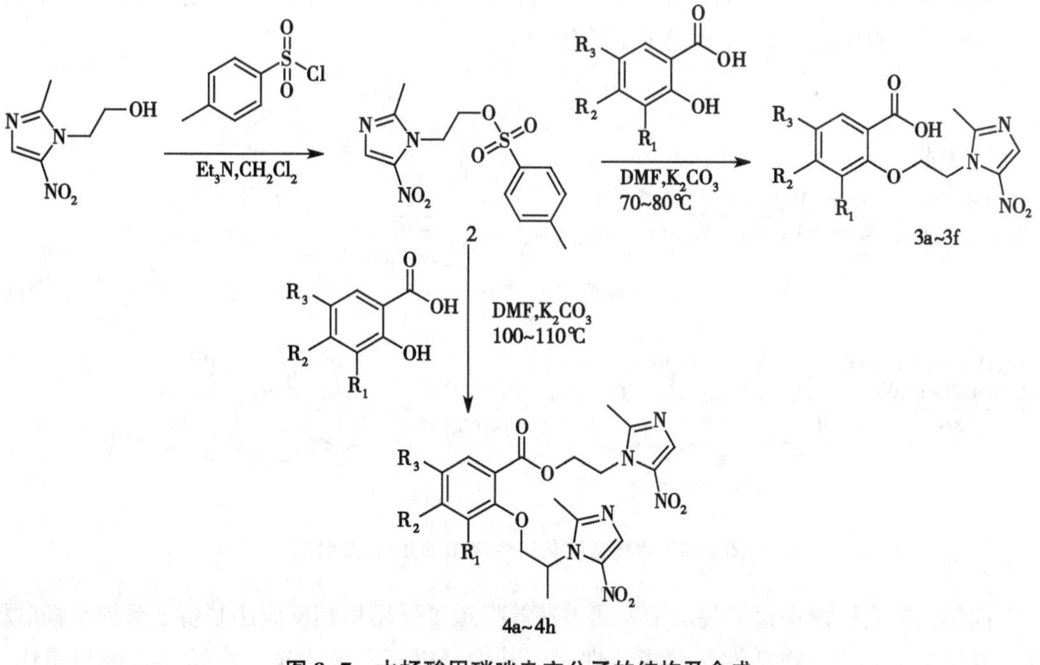

图 8-7 水杨酸甲硝唑杂交分子的结构及合成

体外考察了目标产物对幽门螺旋杆菌脲酶的抑制活性。当浓度为1mmol · L^{-1}时，目标产物对该酶显示出中等至较强的抑制活性，其中化合物4b和4g活性最优，抑制率分别为93.9%和95.3%，高于对照药物乙酰氧肟酸（AHA，91.2%）。最后，应用分子对接软件AUTODOCK 4.0考察了活性最优化合物4g与幽门螺旋杆菌脲酶之间的相互作用，初步揭示了目标产物与幽门螺旋杆菌脲酶活性位点中氨基酸残基的相互作用类型、强度及空间立体结构信息。

表 8-1　水杨酸甲硝唑杂交分子对幽门螺旋杆菌脲酶的抑制活性（1mmol·L^{-1}）

化合物	抑制率（%）	化合物	抑制率（%）
3a	—	4a	38.3
3b	38.3	4b	93.9
3c	41.5	4c	78.7
3d	53.9	4d	61.2
3e	56.1	4e	48.4
3f	56.8	4f	42.1
甲硝唑	—	4g	95.3
AHA	91.2	4h	82.2

2009年，来自爱尔兰的学者报道了反应条件温和、产率较高的合成一种8元环多羟基水杨酸内酯18的制备。通过4步反应，制备了目标产物，测定了其旋光度，通过IR、^{1}H-NMR、^{13}C-NMR及HR-MS确定了其化学结构。

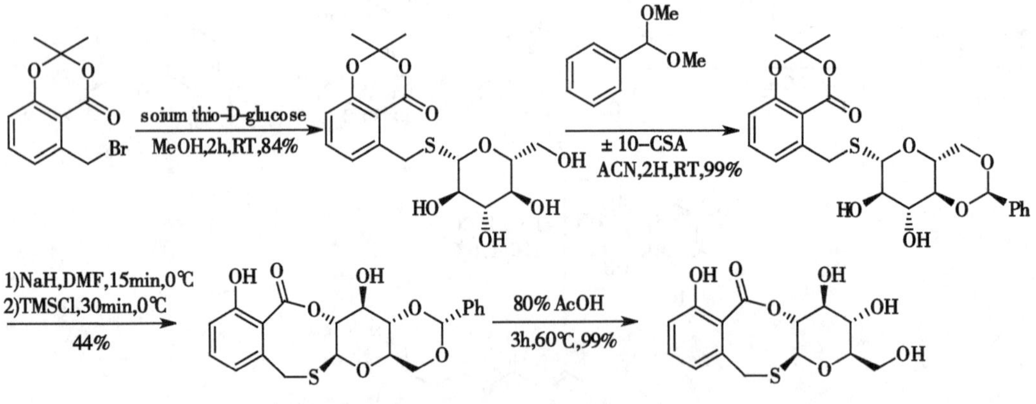

18

图 8-8　水杨酸酯化衍生物18的结构及合成

同年，来自河南中医学院的学者武雪芬等报道了采用均相反应法制备了系列水杨酸糖酯，并考察了其抗凝血活性及镇痛活性[7]。其中，以三乙胺为碱，水杨酸直接与溴代葡萄糖反应，制备了β-构型水杨酸糖酯衍生物19~23。对水杨酸糖酯的酚羟基用乙酸酐乙酰化，可得到相应的阿司匹林糖酯衍生物24。目标产物的结构通过^{1}H-NMR和IR进行了确证。采用小鼠断尾法和扭体试验评价了目标产物的抗凝血活性及镇痛活性，用组织切片法观察了刺激性。结果显示，目标产物的抗凝血活性及镇痛活性与对照药物阿司匹林相当，但其刺激性远小于水杨酸和阿司匹林。

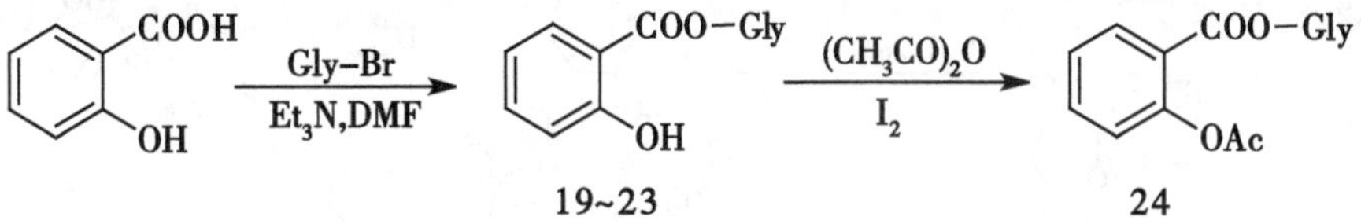

图 8-9 水杨酸糖酯（19~23）及阿司匹林糖酯（24）的合成

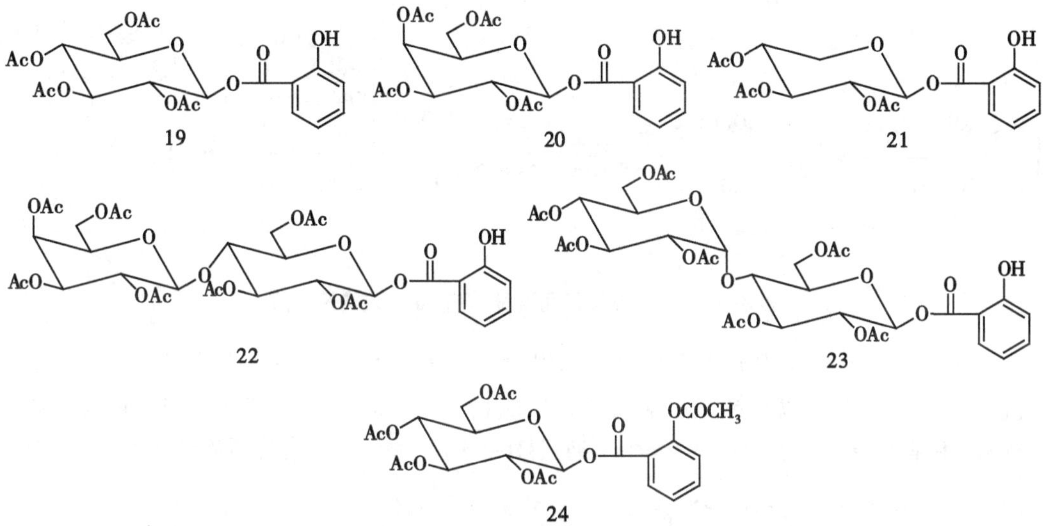

图 8-10 水杨酸糖酯（19~23）及阿司匹林糖酯（24）的化学结构

2012 年，美国学者 Jacob 和 Tazawa 报道了阿司匹林葡萄糖酯（25）的合成及其抗癌活性研究[8]。以阿司匹林和双丙酮葡萄糖为原料，通过两步反应，以 21%的产率制备了阿司匹林葡萄糖酯。目标产物的结构通过^{1}H-NMR、元素分析及 HR-MS 予以确证。与阿司匹林相比，目标产物被人血清蛋白酶的水解速率更低，水溶性更好。体外抗癌活性研究显示，目标产物对乳腺癌细胞 SKBR3、胰腺癌细胞 PANC-1 和前列腺癌细胞 PC3 的抑制活性是阿司匹林的 8~9 倍，对正常细胞 WI38 而言，二者的抑制活性相当。上述研究结果显示，阿司匹林葡萄糖酯作为一种具有显著抗癌活性的阿司匹林代谢产物，值得进一步深入研究。

2014 年，江西农业大学的梅天笑等通过 3 步反应，以水杨酸为起始物，制备了淀粉支载的阿司匹林前药 26[9]。用^{1}H-NMR 确证了其化学结构，用 UV 法测定了阿司匹林的接入率，并在人工胃液和人工肠液中进行体外释放研究。结果表明，阿司匹林成功接入淀粉分子上，接入率为 2.62%，接入率的高低可能与温度有关，同时，接入率也可能会随着乙酰水杨酰氯与淀粉质量比的变化而不同。该复合物在不同介质的体外释放中均呈现零级缓慢释药且释药的开始阶段无突释现象。与阿司匹林相比较，淀粉支载阿司匹林前药的作用时间明显延长，有望显著减轻药物对胃黏膜和肠的刺激作用。

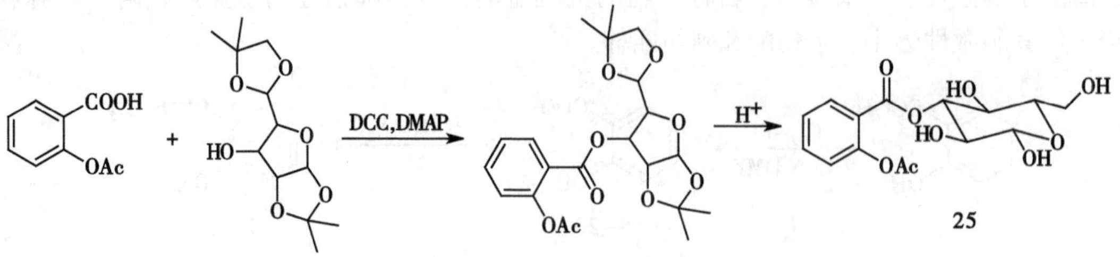

25

图 8-11　阿司匹林葡萄糖酯 25 的结构及合成

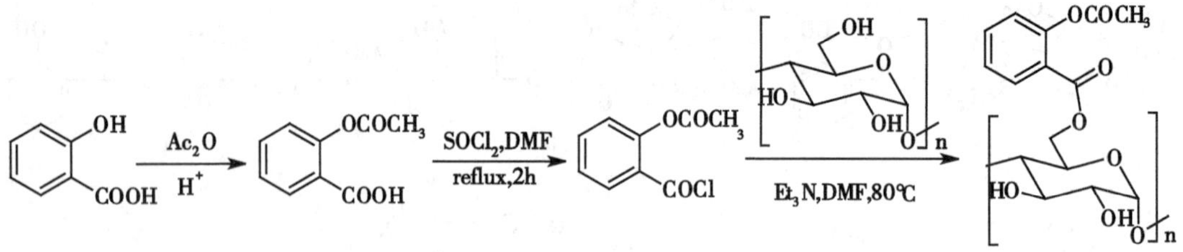

26

图 8-12　淀粉支载阿司匹林前药 26 的结构及合成

2015 年，南京大学朱海亮课题组继续报道了水杨酸与甲硝唑杂交分子衍生物的合成及抗菌活性研究[10]。以水杨酸甲酯为起始反应物，通过醚化、水解和酯交换反应制得了水杨酸-甲硝唑杂交分子衍生物 23 个，通过^{1}H-NMR、MS 和元素分析确证了其化学结构。

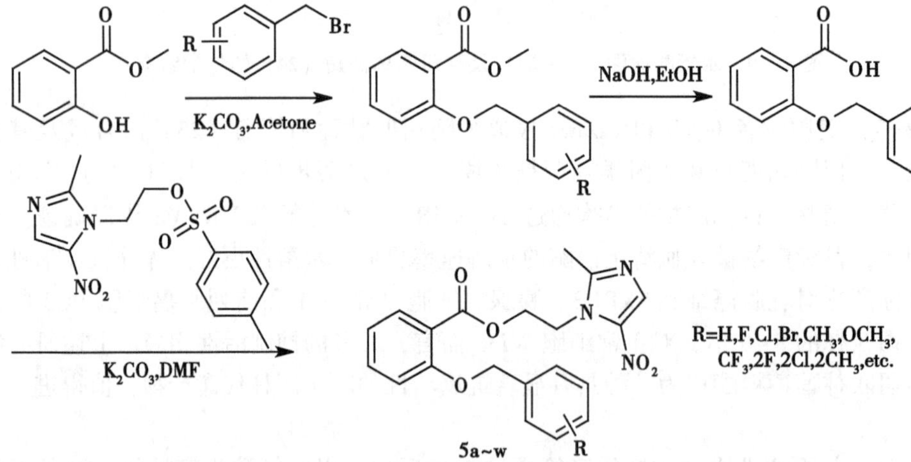

图 8-13　水杨酸甲硝唑酯化杂交分子 5a～5w 的合成

考察了目标产物体外对枯草芽孢杆菌（ATCC 6633）、金黄色葡萄球菌（ATCC 6538）、大肠埃希菌（ATCC 35218）和铜绿假单胞菌（ATCC 13525）的抑菌活性。大部分目标产物对上述 4 种菌显示出中等至较强的抑制作用，MIC 值介于 0.78～12.5 μg·mL^{-1}。部分化合物显示出与对照药物青霉素 G 和氯霉素相当的抑菌活性。在此基础上，进一步考察了目标产物对金黄色葡萄球菌酪氨酰 tRNA 合成酶的抑制作用，大部分目标产物对该酶显示出较强的抑制活性，IC_{50}值介于2~10μmol·L^{-1}。

表8-2　阿司匹林-甲硝唑杂交分子（5a~5w）的体外抑菌活性

化合物		MIC（μg·mL^{-1}）			
		革兰氏阳性菌		革兰氏阴性菌	
序号	R	枯草芽孢杆菌	金黄色葡萄球菌	大肠埃希菌	铜绿假单胞菌
5a	H	12.5	12.5	25	50
5b	2-F	25	12.5	50	50
5c	3-F	25	12.5	50	50
5d	4-F	12.5	12.5	25	25
5e	2-Cl	6.25	6.25	6.25	12.5
5f	3-Cl	6.25	6.25	12.5	12.5
5g	4-Cl	12.5	6.25	25	12.5
5h	4-Br	6.25	6.25	12.5	12.5
5i	4-CH_3	3.13	3.13	12.5	12.5
5j	3，5-CH_3	1.57	3.13	6.25	12.5
5k	4-CH（CH_3）$_3$	3.13	3.13	6.25	6.25
5l	4-OCH_3	0.78	1.57	6.25	6.25
5m	2-CF_3	50	100	100	100
5n	3-CF_3	100	50	100	100
5o	4-CF_3	25	25	50	50
5p	2，6-F	25	25	50	50
5q	3，4-F	50	25	100	100
5r	3，4-Cl	0.78	0.39	3.13	1.57
5s	2，5-Cl	0.78	1.57	3.13	6.25
5t	3-F，4-Cl	3.13	3.13	6.25	6.25
5u	2-F，3-Cl	1.57	3.13	12.5	6.25
5v	3，4，5-F	25	25	100	50
5w	2，3，4，5，6-F	50	50	100	100
Penicillin		0.78	6.25	6.25	6.25
Chloramphenicol		1.57	1.57	6.25	0.78

以活性最优的化合物5r为代表，通过分子对接技术，考察了其与潜在靶标金黄色葡萄球菌酪氨酰tRNA合成酶之间的相互作用。研究结果显示，化合物5r可与靶点蛋白的ARG、LYS、GLN和TYR氨基酸残基产生氢键相互作用。

2016年，白俄罗斯的学者报道了24-表油菜素内酯和24-表油菜素酮与水杨酸酯化衍生物27和28的制备及活性研究[11]。24-表油菜素内酯和24-表油菜素酮分别与苄基保护的水杨酸酐反应，然后在脱去苄基，制得了目标产物。目标产物的结构通过UV、IR、^{1}H-

NMR、^{13}C-NMR 及 HR-MS 予以确证。考察了目标产物对谷芽遭受盐胁迫和热胁迫时的保护作用。谷芽在 47℃热处理 10min 后，目标产物在 10^{-7}mol · L^{-1}浓度时，可显著提高谷芽的存活率，并且存活率高于 24-表油菜素内酯和 24-表油菜素酮。同样，在 500mmol · L^{-1}浓度的盐胁迫时，目标产物也能显著提高谷芽的存活率，并且效果优于其他化合物。

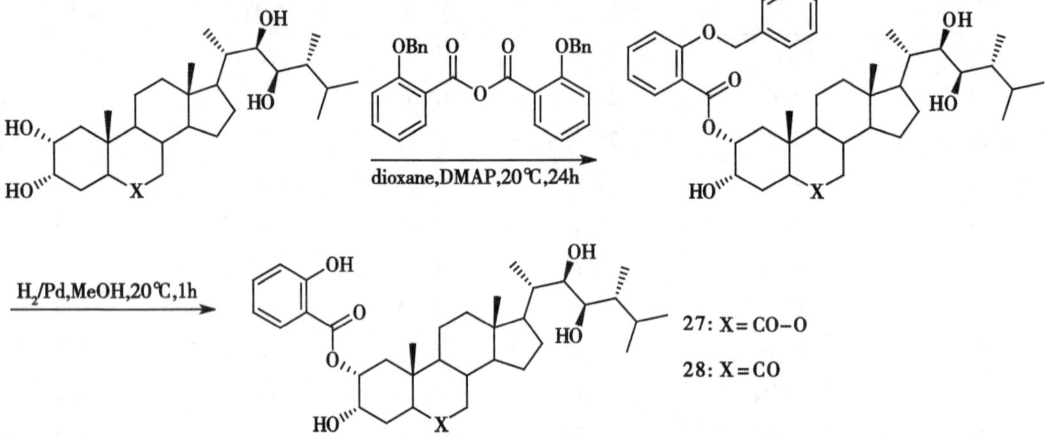

图 8-14　水杨酸甾体酯化衍生物 27 和 28 的合成

表 8-3　水杨酸甾体酯化衍生物 27 和 28 对热应激谷芽的保护作用

化合物	浓度（mol · L^{-1}）		
	10^{-8}	10^{-7}	10^{-6}
		存活率（%）	
空白对照		45. 2±1. 4	
甾体 1（X=CO-O）	50. 4±1. 3	59. 2±1. 2	54. 1±1. 8
甾体 2（X=CO）	51. 5±1. 2	57. 6±1. 5	54. 4±1. 4
水杨酸	50. 2±1. 5	54. 7±1. 3	49. 3±1. 2
甾体 1+水杨酸	47. 9±1. 7	43. 2±1. 2	37. 4±1. 5
甾体 2+水杨酸	48. 0±1. 4	44. 1±1. 7	34. 4±1. 8
27	58. 8±1. 6	66. 9±1. 4	57. 4±1. 6
28	57. 4±1. 4	65. 3±1. 1	53. 8±1. 4

2017 年，来自重庆师范大学的 Zhang 等报道了阿司匹林半乳糖苷酯衍生物的合成及结构表征[12]。通过乙酰化、溴化、脱乙酰化及酯化 4 步反应，合成了相应的阿司匹林半乳糖苷酯化衍生物 29。通过^{1}H-NMR 及 IR 表征了产物的化学结构。

二、羧基与酚羟基成酯

除了醇以外，阿司匹林和水杨酸的羧基还可与酚羟基发生酯化反应，生成相应的酯化衍生物。但是，由于酚羟基的反应活性比较弱，在通常的碱性条件下，阿司匹林和水杨酸

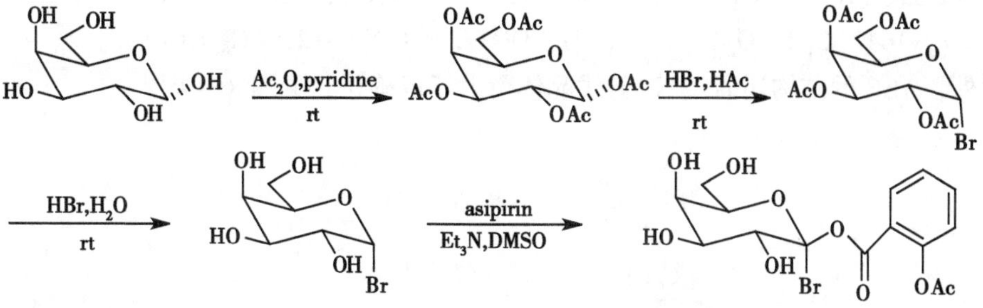

29

图 8-15　水杨酸半乳糖酯化衍生物 29 的合成

的羧基并不能与酚羟基直接发生反应。相反，羧基与酚羟基的反应需要更加严苛的反应条件，常见的途径有 3 条，分别为将羧酸制备为酰氯；加入催化剂（DMAP）和缩合剂（DCC）；与酸酐反应。

阿司匹林丁香酚酯　2012 年，中国农业科学院兰州畜牧与兽药研究所李剑勇课题组报道了阿司匹林丁香酚酯（30，AEE）的合成，将阿司匹林用 $SOCl_2$ 制备成相应的酰氯，在碱的存在下与丁香酚反应生成目标化合物 AEE，见图 8-16[13]。

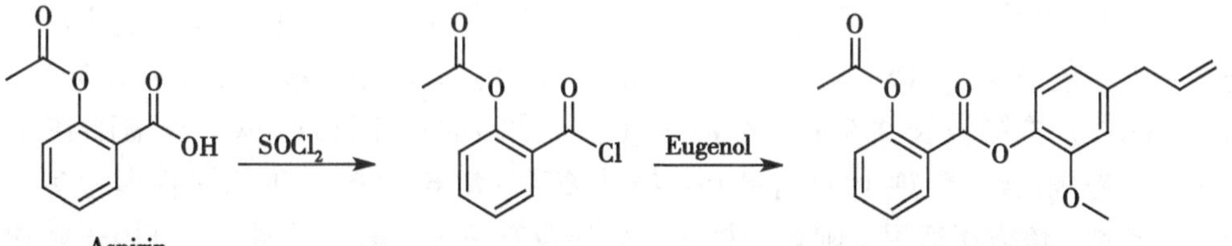

30(AEE)

图 8-16　阿司匹林丁香酚酯（30）的合成

化合物 AEE 的分子量为 326. 34，分子式为 $C_{19}H_{18}O_5$，其化学结构经过元素分析、^{1}H-NMR、^{13}C-NMR、IR、MS 等手段予以确证，具体为：

元素分析（%）为 $C_{19}H_{18}O_5$：Calcd. C，69. 94，H，5. 52，N，24. 54，Found，C69. 93，H5. 53，O24. 54；

^{1}H-NMR（DMSO-d_6）δ8. 126，7. 750，7. 471，7. 306（4H，m，C_6H_4），7. 071，6. 992，6. 813（3H，m，C_6H_3），5. 979（1H，m，-CH=），5. 057-5. 147（2H，m，=CH_2），3. 737（3H，s，OCH_3），3. 387（2H，d，-CH_2-），2. 215（3H，s，OA）；

^{13}C-NMR（DMSO-d_6）δ169. 116（1C，C=O（OAc）），162. 142（1C，C=O），150. 620（1C，2′-C_6H_3），150. 505（1C，2-C_6H_4），139. 220（1C，4′-C_6H_3），137. 435（1C，-CH=），137. 198（1C，1′-C_6H_3），135. 001（1C，4-C_6H_4），131. 727（1C，6-C_6H_4），126. 516（1C，5-C_6H_4），124. 341（1C，6′-C_6H_3），122. 536（1C，3-C_6H_4），122. 159（1C，1-C_6H_4），120. 396（1C，5′-C_6H_3）；116. 070（1C，=CH_2）；113. 010（1C，3′-C_6H_3）；55. 714（1C，OCH_3）；39. 347（1C，-CH_2-）；20. 668（1C，CH_3）；

UV（λmax，nm）210，230，279nm；

IR（υmax（KBr），cm^{-1}）1762.9，1729.3（C=O），1606.05（C=C）；MS（m/z）326（M^+），164（$C_{10}H_{12}O_2$），163（$CH_3COO-C_6H_4CO$），121（C_6H_5COO）。

此外，AEE 的结构还通过 X-射线晶体衍射予以确认，见图 8-17[14]。

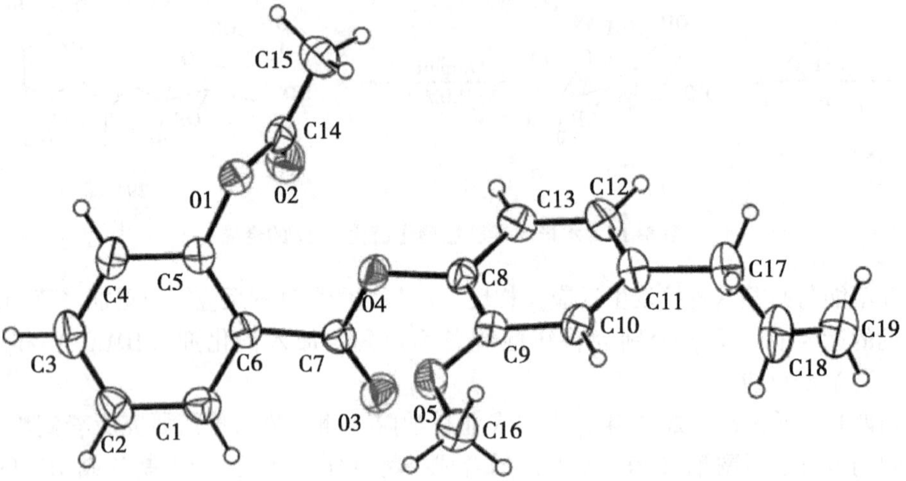

图 8-17　AEE 的晶体结构

AEE 含量测定[15]。该课题组建立了 AEE 原料药的高效液相色谱含量测定方法，具体色谱条件为：色谱柱（ODS，4.6mm×100mm，5μm）；流动相甲醇：水（70：30）；流速 1.0mL·min^{-1}；检测波长 279nm；柱温 30℃。结果表明，阿司匹林丁香酚酯在 1.25～40μg·mL^{-1}范围内浓度与吸收度有良好的线性关系（R^2=0.99），平均回收率为 99.93%±0.84%。因此，该方法适用于阿司匹林丁香酚酯及有关物质的含量测定，可用于阿司匹林丁香酚酯原料药的质量控制。

AEE 解热作用及其作用机制[16]。采用 Wistar 大鼠皮下注射 15%酵母混悬液 10mg·kg^{-1}建立发热模型，分别给予阿司匹林、丁香酚、AEE 高、AEE 中、AEE 低剂量药物，观察给药后 2h、4h 和 6h 后大鼠的体温，6h 后采血取脑，酶联免疫法测定大鼠腹中隔区和血浆中精氨酸加压素（AVP）以及血浆中、下丘脑中环磷酸腺苷（cAMP）的含量。结果见表 8-4 和表 8-5。研究结果表明，AEE 的解热作用明显优于阿司匹林和丁香酚单体，既有阿司匹林解热的速效性，又有丁香酚解热的持久性，具有药效协同性，且明显呈剂量依赖效应。通过对解热机理的初步探究，发现大鼠注射酵母菌后体温升高，下丘脑中 cAMP 和腹中隔区的 AVP 的含量都较正常组高；在灌服 AEE 后大鼠腹中隔区的 AVP 的含量明显减少，而下丘脑中 cAMP 的含量也显著降低，且在给予不同剂量的 AEE 后体温随剂量增加逐渐降低的同时，大鼠腹中隔区的 AVP 的含量和下丘脑中 cAMP 的含量也逐渐降低，血浆中 AVP 的含量则显著增加，而 cAMP 的含量变化则随温度变化不显著。说明和其他解热药类似，降低下丘脑中 cAMP 的含量和释放大鼠腹中隔区的 AVP 是 AEE 解热的机理之一。

表 8-4 AEE 对酵母致热大鼠体温的影响

分组	剂量 (g·kg⁻¹)	基础体温 (℃)	发热后体温 (℃)	给药后体温变化（℃）		
				2h	4h	6h
正常对照组		37.5±0.4	37.5±0.4	0.17±0.22	0.28±0.13	0.40±0.22
发热模型组		37.3±0.3	39.5±0.4※※	-0.35±0.30※※	-0.40±0.38※※	-0.7±0.48※※
阿司匹林	0.27	37.1±0.2	39.2±0.4	-2.19±0.32	-1.80±0.55	-1.78±0.51
丁香酚组	0.24	37.5±0.2	39.3±0.3	-0.94±0.42	-1.11±0.19	-1.21±0.19
AEE 低	0.32	37.3±0.2	39.3±0.4	-1.2±0.28	-1.29±0.32	-1.32±0.34
AEE 中	0.48	37.4±0.4	38.9±0.5	-1.24±0.35	-1.40±0.25#	-1.45±0.41#
AEE 高	0.65	37.4±0.2	39.4±0.2	-2.09±0.45	-2.46±0.47##△△	-2.49±0.49##△△▲□

注：除正常组外其他各组按体重背部皮下注射 15%酵母混悬液制造发热模型，5h 后测温，体温升高 >0.8℃。大鼠按分组灌胃给药。** $P<0.01$，与正常对照组比较；# $P<0.05$，## $P<0.01$，与发热模型组比较；△ $P<0.05$，△△ $P<0.01$，与丁香酚组比较；▲ $P<0.05$，▲▲ $P<0.01$，与阿司匹林组比较；□ $P<0.05$，与同组内 2h 比较

表 8-5 AEE 对酵母菌所致发热大鼠血浆、腹中隔区、下丘脑中 AVP 和 cAMP 含量的影响

分组	给药剂量 (g·kg⁻¹)	AVP 含量		cAMP 含量	
		腹中隔区 VSA（ng·g⁻¹）	血浆 （ng·L⁻¹）	下丘脑 HP（nmoL·g⁻¹）	血浆 （nmoL·L⁻¹）
正常对照组		7.82±2.11	24.41±2.38	0.25±0.08	26.89±1.61
发热模型组		24.60±5.28##	26.27±2.57#	0.45±0.11##	27.74±2.50
阿司匹林	0.27	13.05±4.16	29.79±3.64	0.27±0.05	28.45±3.49
丁香酚组	0.24	16.09±5.11	27.89±3.35	0.32±0.08	27.70±2.43
AEE 低	0.32	10.98±3.75	30.85±5.55	0.25±0.08	26.30±2.54
AEE 中	0.48	15.13±3.32	28.13±4.29	0.29±0.10	27.59±2.46
AEE 高	0.65	17.18±4.15	26.95±4.38	0.34±0.13	28.15±1.85

注：给药 6h 测完体温后，麻醉大鼠股动脉采集血浆后处死大鼠，取下丘脑和腹中隔区，按试剂盒说明用酶标仪测定腹中隔区及血浆中 AVP 含量和下丘脑及血浆中 cAMP 的含量。$P<0.05$，** $P<0.01$，与正常对照组比较；# $P<0.05$，## $P<0.01$，与发热模型组比较

AEE 抗炎作用及其机理研究[17]。采用二甲苯致小鼠耳肿胀模型、小鼠腹腔毛细血管通透性增高模型、角叉菜胶致小鼠足跖肿胀模型及小鼠棉球肉芽肿模型，系统全面考察了 AEE 的抗炎作用。同时测定了血清中一氧化氮（NO）、足爪组织中前列腺素 E2（PGE2），丙二醛（MDA）和 5-羟基色胺（5-HT）的含量。试验结果见表 8-6、表 8-7、表 8-8。结果显示 AEE 对急、慢性炎症都有一定作用，能显著降低由二甲苯引起的小鼠耳肿胀、角叉菜所致的足肿胀、腹腔毛细血管通透性增加、减少肉芽肿形成。通过对抗炎机理分析，发现 AEE 可明显减少炎性介质中组胺、5-羟色胺、MDA、前列腺素和血清中 NO 含量，初步判断抗炎作用可能是通过抑制环氧化酶（COX）、抗自由基，炎症部位炎症因子的合成或释放来发挥作用。

表 8-6　AEE 对二甲苯所致小鼠耳壳炎症的影响

组别	剂量（$g \cdot kg^{-1}$）	耳肿胀度（mg）	抑制率（%）
模型对照	—	7.0±1.2	—
阿司匹林	0.2	3.9±1.2	45.2
丁香酚	0.18	4.7±1.9	32.9
AEE	0.18	3.9±1.9	44.8
AEE	0.36	3.8±1.1	45.9

表 8-7　AEE 对小鼠腹腔毛细血管通透性的影响

组别	剂量（$mmoL \cdot kg^{-1}$）	A_{590nm}
模型对照	—	0.56±0.11
阿司匹林	0.2	0.29±0.15
丁香酚	0.18	0.38±0.08
AEE	0.18	0.35±0.18
AEE	0.36	0.34±0.12

表 8-8　AEE 对角叉莱胶致小鼠足趾肿胀的影响

组别	剂量（$g \cdot kg^{-1}$）	足趾肿胀度（mg）	抑制率（%）
模型对照	—	99±12	—
阿司匹林	0.2	67±11	32.4
丁香酚	0.18	86±12	13.7
AEE	0.18	83±9	16.0
AEE	0.36	94±10	5.1

AEE 镇痛作用研究[18]。采用小鼠扭体模型和小鼠热板法模型考察了 AEE 对小鼠的镇痛作用，同时考察了二乙基二硫代氨基甲酸钠（DDC）、溴隐亭、氟哌啶醇、L-色氨酸和赛庚啶对 AEE 镇痛作用的影响以及对热刺激引起疼痛的小鼠全脑中 PGE2 含量的影响。试验结果显示，AEE 能显著抑制冰醋酸致小鼠疼痛的作用，提高小鼠热板痛阈值，与对照药物相比具有药效强而持久的特点，且呈一定的量效关系。通过分别与 DDC、溴隐亭、氟哌啶醇、赛庚啶、L-色胺酸联合用药后小鼠热板痛阈值的升高或者降低和小鼠热板试验后测定全脑中前列腺素的含量来分析其镇痛机理，表明 AEE 能显著地抑制 DDC、溴隐亭对痛觉的敏感作用；使赛庚啶、氟哌啶醇的镇痛作用增强，减弱 L-色氨酸的镇痛作用；使全脑前列腺素的含量显著降低。以上研究提示 AEE 镇痛作用可能是通过抑制前列腺素的生成来发挥的。

AEE 的抑菌作用[19]。考察了 AEE 对大肠杆菌、金黄色葡萄球菌、鸡白痢沙门氏菌、无乳链球菌的抑制活性。抑菌结果显示 AEE 的 MIC 值为 10~20mg·mL^{-1}，对常见的革兰氏阳性菌、革兰氏阴性菌等无明显的抑制活性。与原型药阿司匹林以及丁香酚相比，AEE 的抑菌活性无明显的增强。

AEE 的抗氧化作用[20]。考察了 AEE 对 D-半乳糖引起的机体氧化损伤的减轻作用。实验结果显示，AEE 与丁香酚一样可以对抗 D-半乳糖对小鼠机体造成的损伤，能够清除体内自由基，抑制丙二醛生成，延缓机体的衰老，具有明显的抗氧化功效。

AEE 抗血栓作用。建立了角叉莱胶诱导的大鼠尾部血栓模型，考察了 AEE 的抗血栓活性。AEE 以 18mg·kg^{-1}、36mg·kg^{-1}和 72mg·kg^{-1}连续灌胃给药 7d 后，腹腔注射 20mg·kg^{-1}角叉莱胶，诱导尾部血栓模型，分别于 24h 后、48h 后测量大鼠尾部血栓长度。研究结果显示，AEE 具有显著的预防血栓活性，高、中、低剂量组大鼠尾部血栓的长度显著小于对照组。与阿司匹林（20mg·kg^{-1}）、丁香酚（18mg·kg^{-1}）以及阿司匹林：丁香酚（1：1）组相比，AEE 高剂量组和中剂量组抗血栓活性更好，其抗血栓活性是因为其显著降低了红细胞数量，血红蛋白含量、红细胞压积和血小板数量。体外抗血小板聚集和抗凝血研究显示，AEE 可显著抑制腺苷二磷酸（ADP）诱导的血小板聚集，并与剂量呈正相关[21]。在此基础上，更深一步的研究显示，AEE 可以降低大鼠血液黏度，下调血栓素 TXB_2，上调 6-keto-$PGF_{1\alpha}$，使 TXB2/6-keto-$PGF_{1\alpha}$ 的比值及大鼠血生化水平趋向正常化[22]。

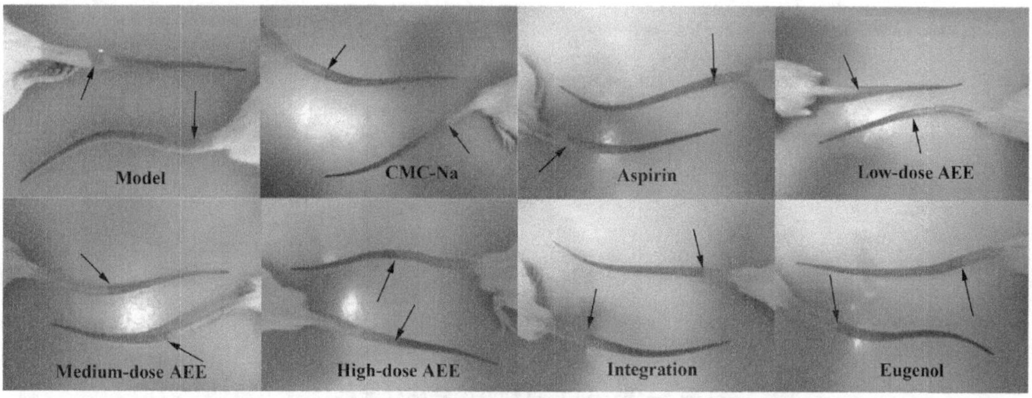

图 8-18　AEE 对角叉莱胶诱导的大鼠尾部血栓的预防作用

AEE 降血脂作用[23]。通过高脂日粮饲喂大鼠 8 周，建立了大鼠高脂血症病理模型，54mg·kg^{-1}灌胃给药 AEE 5 周，能显著降低高脂血症大鼠的甘油三酯（TG）、低密度脂蛋白（LDL）及总胆固醇水平（TCH），提高高密度脂蛋白水平（HDL）。对照药物辛伐他汀也具有降低 TG、LDL 和 TCH 的作用，但不能增加 HDL 水平。此外，AEE 具有比前药阿司匹林和丁香酚更好的抗高血脂活性。借助代谢组学研究手段，筛选、鉴定了差异代谢物，其中血浆中内源性差异代谢物 16 个，尿液中内源性差异代谢物 18 个。这些差异代谢物都与甘油磷脂代谢、脂肪酸代谢、脂肪酸氧化、氨基酸代谢、三羧酸循环、磷脂代谢等代谢过程及肠道菌群相关[24]。

AEE 抗动脉粥样硬化活性[25]。AEE 可以显著地调节血脂水平，使人很容易联想到，AEE 也可能具有抗动脉粥样硬化的活性。同样是采用高脂日粮诱导，成功建立了金黄地鼠动脉粥样硬化疾病模型，对肝脏、主动脉及胃部病理切片进行了比较。研究发现，AEE 能显著降低金黄地鼠主动脉血管壁厚度，具有显著的抗动脉粥样硬化活性。采集了血浆和尿液样本，用高分辨质谱进行了代谢组学研究，通过寻找特异性代谢差异物来揭示 AEE 抗动脉粥样硬化的作用机理。通过数据采集、分析找到了 13 个血浆差异代谢物（溶血磷脂酰胆碱、亮氨酸、缬氨酸等）和 17 个尿液差异代谢物（柠檬酸、苯乙酰甘氨酸等）。这些差异物代谢物同样也都是与甘油磷脂代谢、氨基酸代谢和能量代谢途径相关的代谢物。

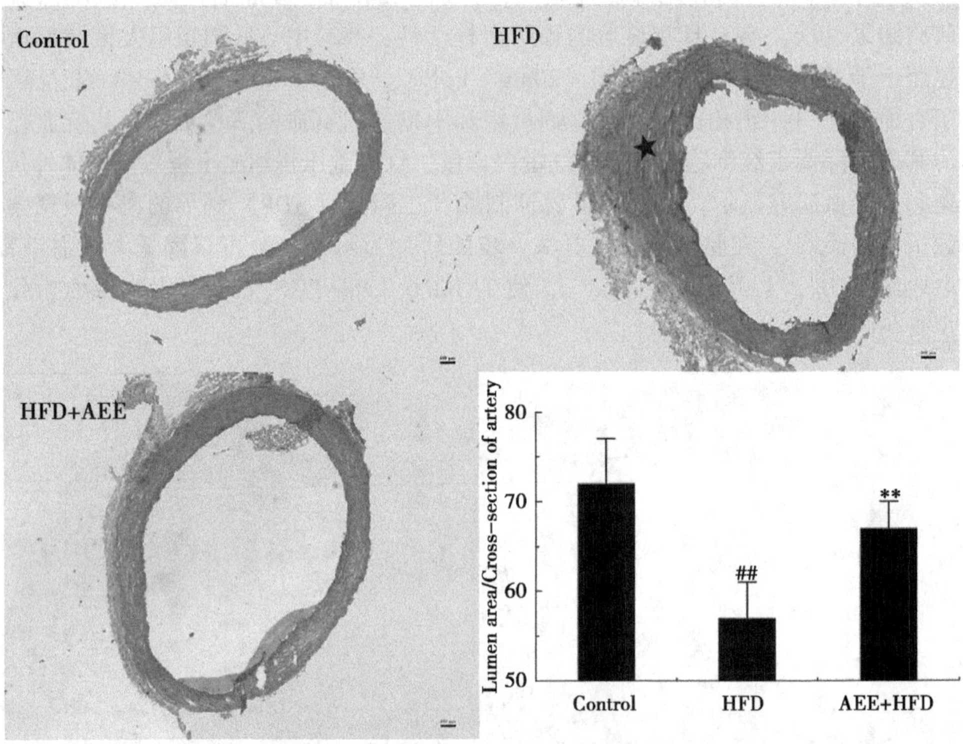

图 8-19　AEE 抗动脉粥样硬化活性

AEE 急性毒性研究[19]。采用灌胃给药，观察小鼠在给药后一周的毒性反应，最后用改良寇氏法计算 LD_{50}。急性毒性研究结果显示 AEE 化合物经小鼠口服半数致死量（LD_{50}）为 10. 94g · kg^{-1}，95%可信区间为 9. 31～12. 85g · kg^{-1}，属实际无毒化合物。

AEE 亚慢性毒性研究[26-27]。40 只 Wistar 大鼠（雌雄各半），随机分为 4 组，分别为阴性对照组、2 000mg · kg^{-1}组、1 000mg · kg^{-1}组、50mg · kg^{-1}组，连续灌服给药 15d 后采血测定血液学指标和生化指标，计算脏器指数，观察药物对器官的影响。结果显示，高剂量组一只大鼠在用药期间死亡，剖检见肠道出血；血液学检查无显著变化，血液生化指标检测高剂量组的碱性磷酸酶、谷草转氨酶有一定的升高，与空白对照组差异较显著，中剂量组与低剂量组无显著性差异；各组的总胆固醇与甘油三酯均显著低于对照组，其他各指标无显著性差异；组织切片观察各剂量组的组织器官无明显的病理变化，胃肠道由于长期灌胃给药造成高剂量组、中剂量组大鼠的胃黏膜上皮有不同程度的脱落；十二指肠与回肠的肠绒毛上皮程度不等变性、坏死、脱落；而低剂量组（临床用药量）的胃肠道上皮黏膜较为完整。从实验结果分析，药物剂量过大可引起肝脏代谢的加强，小剂量则无明显变化，由试验结果判断AEE对肝脏等脏器无明显的毒性作用，但长期口服药物对胃黏膜和肠绒毛有一定的影响。

AEE特殊毒性研究[28]。采用Ames试验、骨髓微核试验、小鼠精子畸形试验、大鼠传统致畸试验考察了AEE的致突变作用、遗传毒性、致畸作用，最终的实验结果显示，AEE无明显的致畸和致突变作用，可安全使用。

AEE的药物代谢研究[29]。①体外代谢。采用犬肝微粒体体外孵育法，利用LC/MS/MS技术，考察了犬肝微粒体在体外对AEE的代谢产物。研究结果显示，AEE在体外犬肝微粒体中代谢生成5种产物，分别是水杨酸、丁香酚和丁香酚的3种氧化产物，表明AEE在犬肝微粒体中主要发生分解和氧化代谢。②体内代谢。通过口服给药，采集血液样品，LC/MS/MS检测代谢产物，考察了AEE在比格犬体内的代谢产物。研究结果显示，AEE在Beagle犬体内代谢生成5种代谢产物。5种体内代谢产物分别是水杨酸、水杨酸的葡萄糖醛酸结合产物、水杨酸的甘氨酸结合产物、丁香酚的葡萄糖醛酸结合产物和丁香酚的硫酸结合产物。研究表明AEE在犬体内主要发生分解和结合代谢。

AEE在犬体内的药代动力学研究[30]。AEE按$20mg \cdot kg^{-1}$单剂量口服给药后，研究AEE、水杨酸、丁香酚和阿司匹林在犬体内的血药浓度变化规律及药代动力学特征。结果显示，AEE在血浆中几乎检测不到，推测其在进入血液循环之前已大部分水解为丁香酚和阿司匹林；游离丁香酚在血液内浓度极低，是以其结合代谢产物丁香酚葡萄糖醛酸化产物存在；阿司匹林在血浆中无法检出，可能的原因是阿司匹林结构中的酯键同样在进入血液循环之前发生水解，生成主要代谢产物水杨酸；水杨酸在血浆中浓度较高，水杨酸的平均达峰时间（T_{max}）为2.06h；平均达峰浓度（C_{max}）为$8.7mg \cdot mL^{-1}$；平均药时曲线下面积（AUC）为$62.90h \cdot mg \cdot mL^{-1}$。AEE代谢产物水杨酸的动力学特征显示，其达峰时间较口服水杨酸的达峰时间晚，印证了AEE的药效持续时间长的特点。

1994年，来自韩国首尔国立大学的Han等报道了阿司匹林麦芽酚酯31的制备及活性研究[31]。以阿司匹林为起始原料，通过二氯亚砜酰氯化制得酰氯，再以三乙胺为缚酸剂，三氯甲烷为溶剂，酰氯与麦芽酚反应制得阿司匹林麦芽酚酯。目标产物的化学结构通过IR和^{1}H-NMR予以确证。考察了阿司匹林麦芽酚酯对体外凝血时间的影响、小鼠体内外抗血小板凝集活性、小鼠体内抗血栓活性、体外抗氧化活性，最后还评价了目标产物对胃肠的刺激性、对小鼠的急性毒性，以及小鼠的6周喂养试验。研究结果显示，与阿司匹林相比，目标产物阿司匹林麦芽酚酯对大鼠尾部凝血时间无显著延长，对抗血小板凝集活性无显著提升。体内抗血小板凝集活性研究显示，对ADP诱导的小鼠死亡模型，$100mg \cdot kg^{-1}$给药剂量可100%保护小鼠免于死亡，效果与阿司匹林相当。抗血栓活性研究显示，对于胶原蛋白诱导的小鼠死亡模型，阿司匹林麦芽酚酯在$20mg \cdot kg^{-1}$给药剂量时，可保护90%的小鼠免于死亡，活性优于对照药物阿司匹林。此外，目标产物阿司匹林麦芽酚酯还具有显著的抗氧化活性，在$200mg \cdot kg^{-1}$剂量时对大鼠胃部的溃疡指数为0，对小鼠

的 LD_{50} 为 2.1g · kg^{-1}。上述研究结果显示，阿司匹林麦芽酚酯具有多种生物活性、毒副作用小，具有广阔的开发前景。

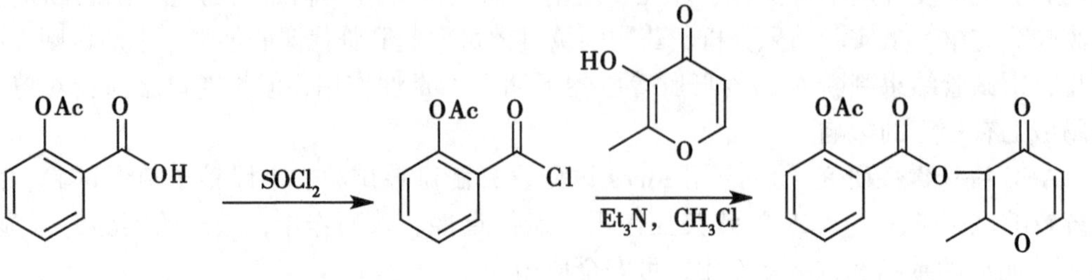

31

图 8-20　阿司匹林麦芽酚酯 31 的合成

表 8-9　阿司匹林麦芽酚酯对大鼠尾部流血时间的影响

化合物	给药剂量（mg · kg^{-1} p. o.）	流血时间（s）				
		给药天数（d）				
		2	4	6	8	10
阿司匹林	15	325±55	372±50	367±37	425±61 *	442±64 **
31	15	338±49	364±50	312±35	518±103 *	482±53 **
	45	—	—	—	—	468±56 ***
空白	—			307±12		

注：* p<0.5；** p<0.05；*** p<0.01

表 8-10　阿司匹林麦芽酚酯对胶原蛋白和 ADP 诱导的小鼠死亡的抑制作用

化合物	给药剂量（mg · kg^{-1}）	胶原蛋白诱导小鼠死亡模型		ADP 诱导小鼠死亡模型	
		死亡率	抑制率（%）	死亡率	抑制率（%）
阿司匹林麦芽酚酯	0	40/51	—	19/25	—
	15	11/15	6.5	—	—
	20	23/44	33 **	—	—
	30	5/15	58 *	—	—
	50	5/18	65 *	—	—
	100	0/13	100 *	19/23	-8.7
	200	—	—	11/14	-3.4
	300	—	—	11/13	-11
阿司匹林	0	26/31	—	—	—
	10	9/13	18	19/25	—
	20	4/12	60 *	—	—
	200	0/9	100 *	15/15	-32

注：* P<0.05；** P<0.01

表 8-11　阿司匹林麦芽酚酯对大鼠胃肠刺激性

化合物	给药剂量（$mg \cdot kg^{-1}$）	动物数量（只）	溃疡指数（mm）
空白		6	0
阿司匹林	200	5	29±6.2
	100	5	0
阿司匹林麦芽酚酯	200	6	0
	800	6	0.70±0.61

1998 年，英国学者 EA Abordo 等[32]报道了 6-取代-2-甲酰苯基阿司匹林酯化产物（13a~13c）和 6-取代-2-乙酰苯基阿司匹林酯衍生物（13d 和 13e）作为前药的合成，同时，也报道了其他非甾体抗炎药物吲哚美辛、酮洛芬及布洛芬酯化衍生物的合成。文献共报道了 5 个阿司匹林酯化衍生物的合成、结构表征及抗炎活性研究。研究结果显示，2-甲酰苯基酯化反应产物对角叉菜胶诱导的大鼠足跖肿胀具有显著的抑肿活性，抑肿率高于前体药物阿司匹林。化合物的具体结构及合成路线如下（图 8-21）。

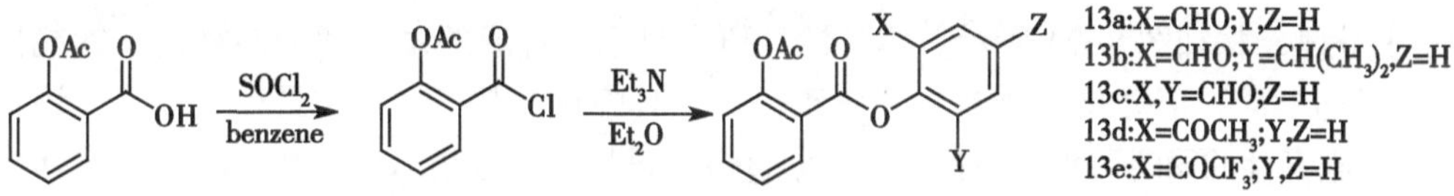

图 8-21　阿司匹林酯化衍生物（13a~13e）的结构及合成

2000 年，韩国科学家合成了 4 个不同结构阿司匹林酯化衍生物（32、33 和 34，以及阿司匹林丁香酚酯 30），并考察了目标产物的抗凝血、抗氧化及抗血小板凝集活性[33]。目标产物的制备是以 DMAP 为催化剂、DCC 为缩合剂，DMF 为溶剂，正己烷：乙醚(1：1）重结晶制得的。具体合成路线及目标产物结构如图 8-22 所示。

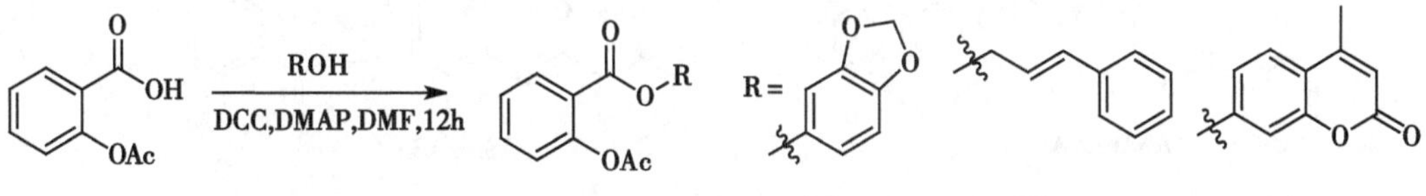

图 8-22　阿司匹林酯化衍生物 32、33 及 34 的结构及合成

4 个不同结构的阿司匹林酯化衍生物的抗氧化活性均强于前体药物阿司匹林，其中以化合物 SJ-101 活性最优。以 $20mg \cdot kg^{-1}$口服灌胃给药，以大鼠尾部流血模型中流血时间为指标，考察了 4 个目标产物的抗凝血活性。其中，化合物 32 活性最优，该组大鼠尾部流血平均时间为（547±66）s，优于对照药物阿司匹林［（521±54）s］，其他 3 个化合物的抗凝血活性较弱。在上述研究的基础上，对化合物 SJ-101 的抗血小板凝集活性进行了进一步的研究。结果显示，在浓度为 $30\mu g \cdot mL^{-1}$时，32 对胶原蛋白诱导的血小板聚集抑制率为 100%，对照药物阿司匹林的抑制率则为 78.8%。

2013 年，湖南中医药大学的李荣东课题组报道了阿司匹林姜黄素酯 35 的合成[34]。以阿司匹林与姜黄素为原料，采用酰氯法经两步反应合成了阿司匹林姜黄素酯，重点考察了原料的配比、反应温度和反应液 pH 值对产物产率及含量的影响并通过^{1}H-NMR、^{13}C-NMR 及 MS 对产物结构进行了表征。研究结果表明，采用该方法合成阿司匹林姜黄素酯的最佳反应条件为：姜黄素：阿司匹林：二氯亚砜：吡啶=1：6：5.5：6，反应温度为-5℃；反应液 pH 值为 5~6，收率达 57.2%，含量达 99.3%（HPLC）。具体合成路线如下（图 8-23）。

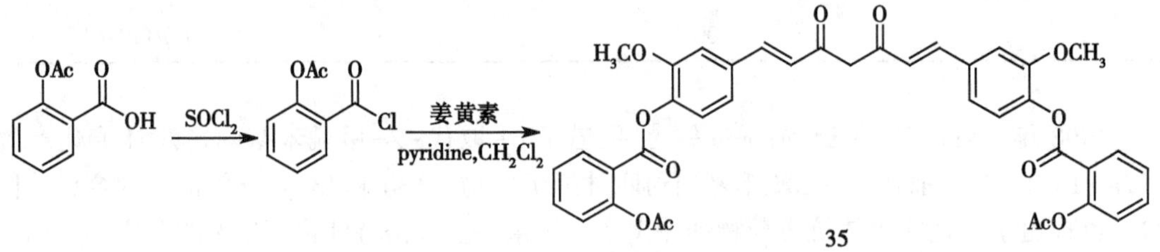

图 8-23　阿司匹林姜黄素酯 35 结构及合成

2015 年，美国伊利诺伊州立大学的研究者报道了一系列阿司匹林酯化衍生物的合成，考察了目标产物对 NF-κB 和乳腺癌干细胞的抑制作用[35]。总共合成了阿司匹林酯化衍生物 8 个，其化学结构如图 8-24 所示。体外活性研究显示，合成的系列阿司匹林衍生物能抑制 NF-κB 信号通路，部分化合物具有细胞毒活性。其中化合物 GTCpFE 最引人注目，该化合物在无细胞毒性的同时可抑制 NF-κB 信号通路。同时，化合物 GTCpFE 可减少微球体的增长，以及减弱细胞相关 $CD44^{+}CD24^{-}$免疫表型特征，进而显示出对癌症干细胞的抑制活性。经过 GTCpFE 预处理的细胞发展成为癌细胞的概率降低，并且当癌细胞生成时，其潜能和生

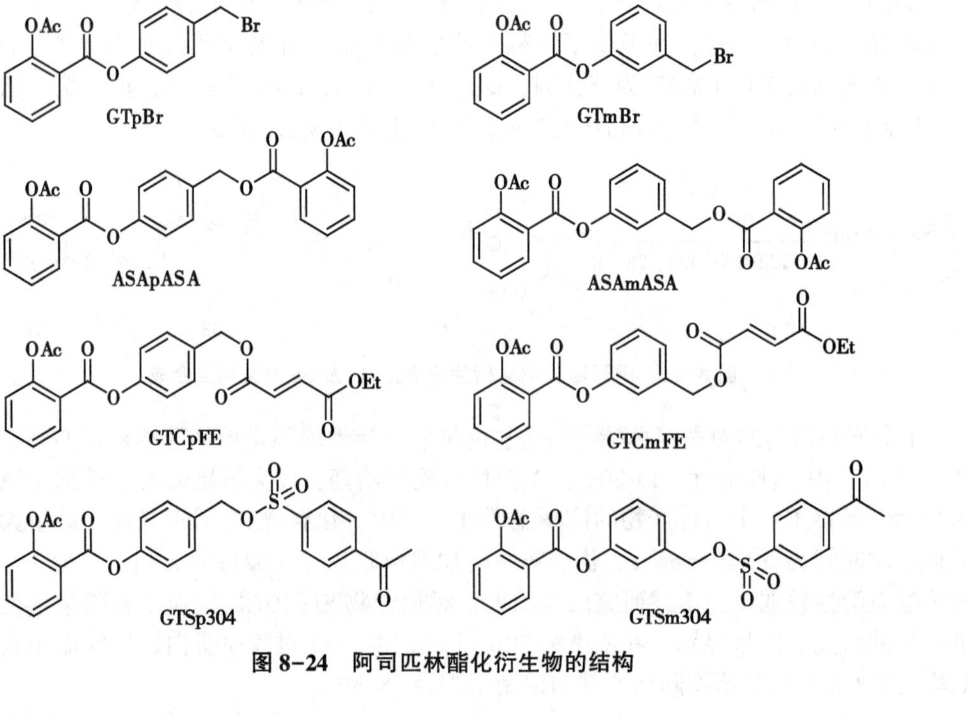

图 8-24　阿司匹林酯化衍生物的结构

长速度受到抑制。构效关系研究显示，延胡索酸结构对 GTCpFE 的 NF-κB 信号通路抑制活性是必需的，该结构片段与阿司匹林一起使化合物显示出微球体抑制活性。

两年后，该课题组又报道了阿司匹林通过苯甲醇与延胡索酸单乙酯相连接形成的酯化衍生物的合成及活性研究[36]。乙酰水杨酰氯与对羟基苯甲醇反应，再与延胡索酸单乙酯酰氯反应，得到了命名为 GTCpFE 的目标产物，通过^{1}H-NMR、^{13}C-NMR 和 LMS 确定了产物结构。体外活性研究显示，GTCpFE 可抑制乳腺癌细胞的 NF-κB 通路，前体药物阿司匹林却缺乏相应的活性，同时还说明 GTCpFE 的 NF-κB 通路抑制活性是由延胡索酸结构的引入所产生的。此外，GTCpFE 可阻断癌细胞微球体的形成，以及减弱癌症干细胞相关 $CD44^{+}CD24^{-}$免疫表型特征，进而产生显著的抗癌活性。上述的研究显示，GTCpFE 有望被开发为一种新型抗癌药物。

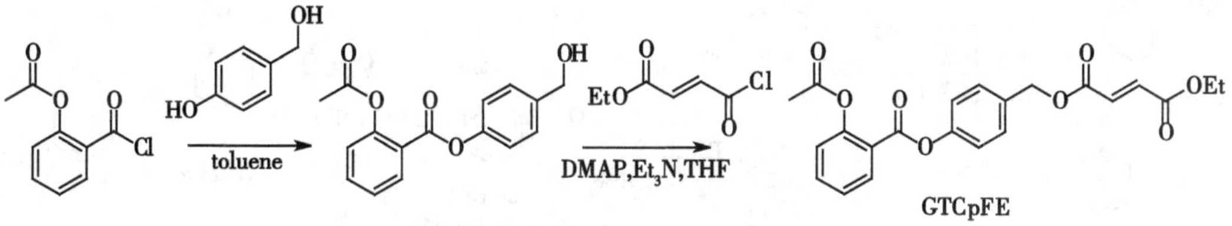

图 8-25　阿司匹林酯化衍生物 GTCpFE 的合成

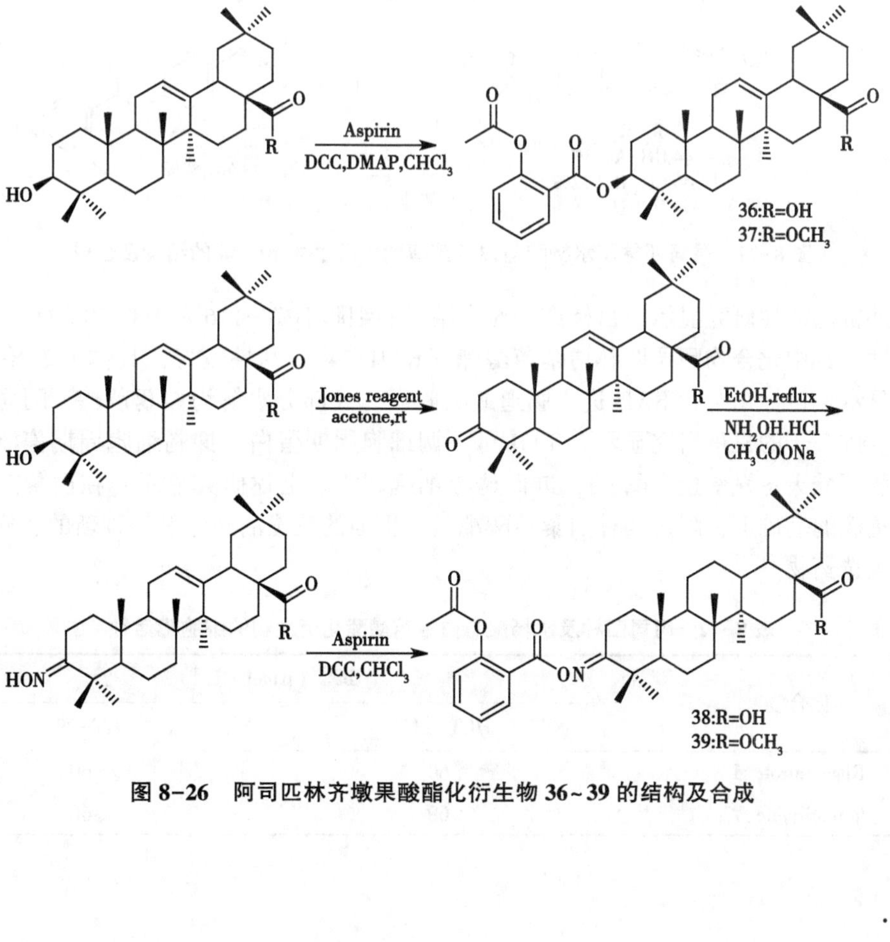

图 8-26　阿司匹林齐墩果酸酯化衍生物 36~39 的结构及合成

2016 年，波兰学者合成了阿司匹林–齐墩果酸酯杂交分子 36 和 37，通过 IR、^{1}H-NMR 及 ^{13}C-NMR 确证了其化学结构[37]。此外，文献中还提及了阿司匹林与齐墩果酸通过肟醚键相连接杂交分子 38 和 39 的制备。采用 PASS 方法预测目标产物的生物活性，结果显示，合成的阿司匹林–齐墩果酸酯杂交分子具有多种潜在的生物活性，但需要进一步的试验进行考察和验证。此外，文献还报道了其他非甾体抗炎药物布洛芬、萘普生和酮洛芬与齐墩果酸杂交分子的合成及结构确证。

2015 年，中国学者 Yingdong Zhu 等[38]报道了阿司匹林白藜芦醇酯的合成、代谢及抗癌活性。通过反应制备了系列阿司匹林、水杨酸与白藜芦醇（Resveratrol）及其类似物的酯化反应杂交分子，具体的化合物结构及合成路线如图 8–27 所示。

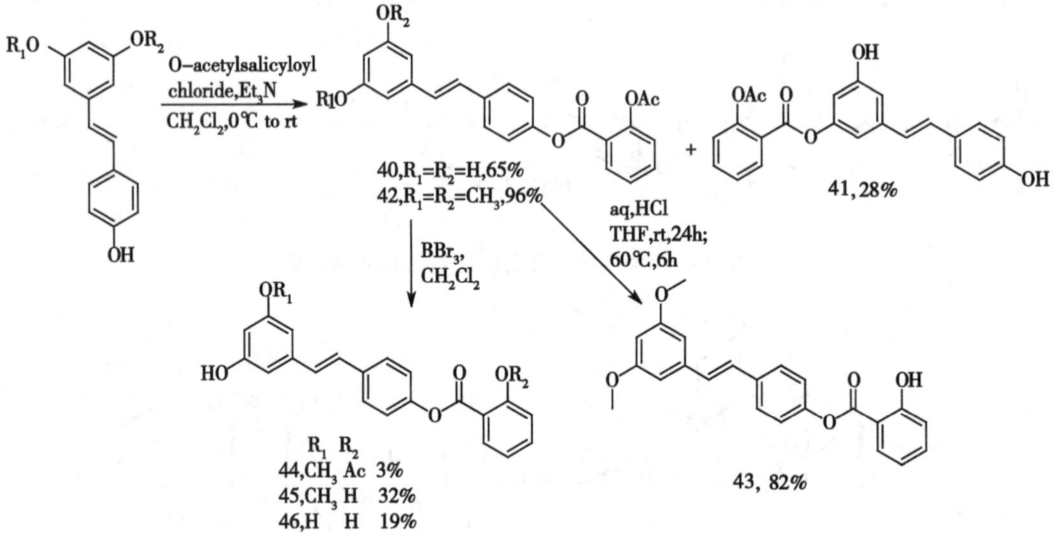

图 8–27　阿司匹林及水杨酸与白藜芦醇酯化衍生物 40~46 的结构及合成

体外抗癌活性研究显示，目标产物对人结肠癌细胞 HCT–116 及 HT–29 均有一定的细胞毒活性，其中化合物阿司匹林白藜芦醇酯（RAH，40）活性较好，具体见表 8–12：代谢研究显示，目标化合物 RAH 进入肠道或吸收后，大部分水解为白藜芦醇、阿司匹林或水杨酸。进一步的机理研究显示，RAH 可下调细胞周期蛋白，抑制细胞周期停滞，还可激活半胱氨酸天冬氨酸蛋白酶–3，进而诱导细胞凋亡。上述研究显示，在白藜芦醇和阿司匹林抗癌的基础上，阿司匹林白藜芦醇酯具有更强的抗癌活性，是一种新的、安全有效的抗癌候选药物。

表 8–12　阿司匹林及水杨酸与白藜芦醇酯化衍生物的细胞毒活性

化合物	IC_{50}（μmol · L^{-1}）	
	HCT–116	HT–29
Resveratrol，1	>60	>60
Pterostilbene，2	>60	>60

（续表）

化合物	IC_{50}（$\mu mol \cdot L^{-1}$）	
	HCT-116	HT-29
Aspirin	>60	>60
RAH，40	39.39±0.55	34.37±0.79
41	55.84±1.34	42.63±1.17
42	<60	<60
43	55.70±1.40	56.98±1.54
44	<60	<60
45	53.59±1.31	50.55±3.27
46	41.51±0.23	35.52±0.69

2016 年，来自中国杭州师范学院的学者[39]合成了系列酚羟基取代的水杨酸甲酯衍生物 M1～M16，并考察了其抗炎、细胞毒活性及 COX-2 抑制活性。化合物的合成路线及活性化合物的结构如图 8-28 所示。

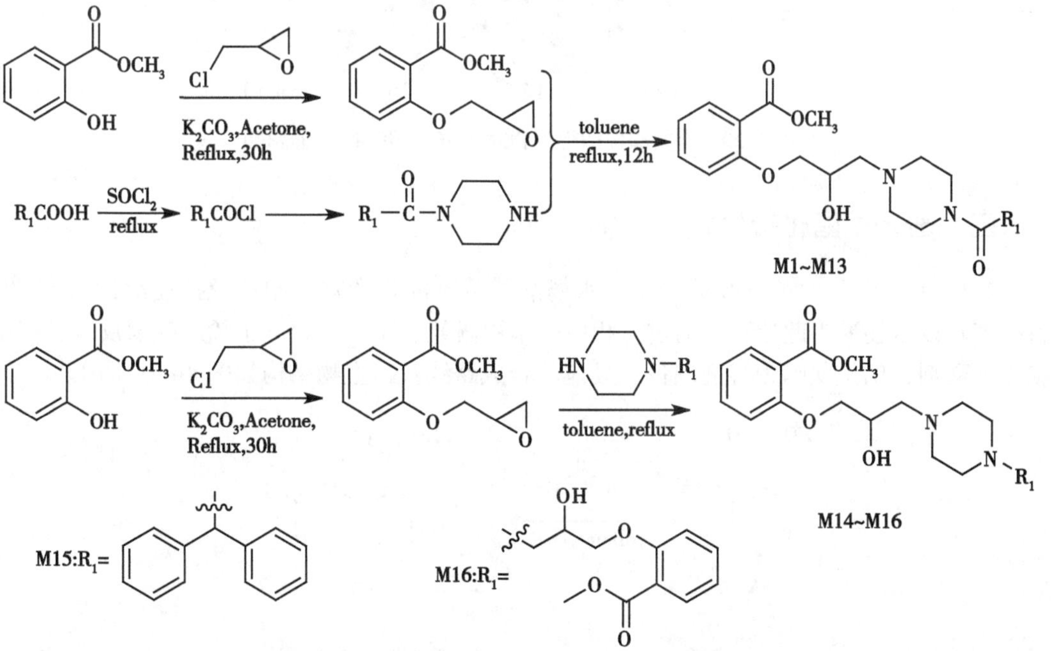

图 8-28　水杨酸甲酯衍生物 M1～M16 的结构及合成

在二甲苯致小鼠耳廓肿胀和角叉菜胶致小鼠足跖肿胀的抗炎模型中，大部分化合物显示出比阿司匹林更强的抑肿率，其中化合物 M16 的活性最强，其对耳廓肿胀和足跖肿胀的抑制率分别为 81.73%和 64.78%，显著强于阿司匹林（41.96%和 29.16%）。对活性较优的 M2、M14、M15 和 M16，考察了其对大鼠巨噬细胞 RAW264.7 的细胞毒性，当浓度为 100μmol · L^{-1}时，M15 的毒性最小，M16 次之，M12 和 M14 细胞毒性相当。进一步的药理活性研究显示，化合物 M15 和 M16 可显著降低脂多糖（LPS）诱导的 α 肿瘤坏死因子（TNF-α）和白介素-6（IL-6）的释放。并且，对 TNF-α 和 IL-6 释放量的影响与剂量成线性相关。

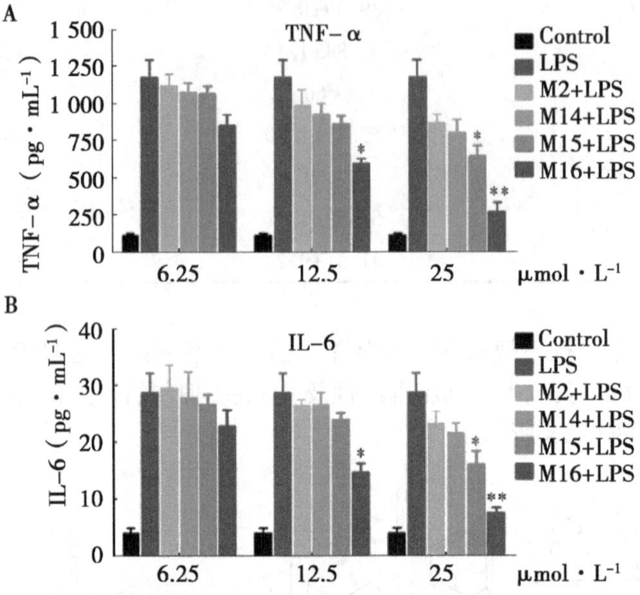

图 8-29　水杨酸甲酯衍生物对 TNF-α 和 IL-6 的影响

三、酚羟基酯化衍生物

2011 年，英国学者 Deb 等报道了水杨酸酚羟基酯化产物的制备及抗癌活性研究[40]。目标产物以水杨酸为起始物，通过与相应的苯甲酰氯、丁二酰氯、丁烯二酰氯反应，以吡啶为缚酸剂、四氢呋喃为溶剂制备。具体的合成路线及衍生物结构如图 8-30 所示。

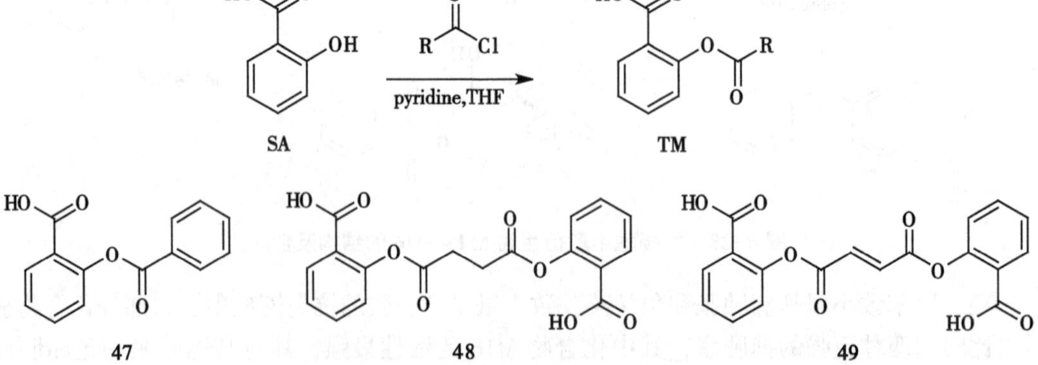

图 8-30　水杨酸酚羟基酯化衍生物的结构及合成

目标产物体外抗癌活性研究显示，二酯化合物47具有较好的抗癌活性。与阿司匹林相比，化合物47对结肠癌细胞抑制活性较高，而对非结肠癌细胞抑制活性不明显。化合物47和阿司匹林可通过诱导坏死或凋亡通路对SW480细胞产生毒性。此外，化合物48和49对SW480细胞的细胞毒活性也明显强于对照药物阿司匹林。

四、NO供体-阿司匹林衍生物

一氧化氮（nitric oxide，NO），是体内重要的小分子信使物质和效应分子，在神经信息的传递、血管以及免疫功能的调节等方面具有重要的生物学功能。在胃肠道系统中，NO发挥着与前列腺素（PGs）相似的调节黏膜完整性和黏膜血流量的作用，从而保护胃肠道黏膜。此外，NO还可以增强巨噬细胞对肿瘤细胞的毒性，抑制肿瘤细胞的增殖，抑制血管生成和肿瘤转移，促进肿瘤细胞凋亡。随着对NO研究的深入，NO与肿瘤生物学的关系，特别是在肿瘤发生、发展过程中的作用引起了人们的关注[41]。

NO供体-阿司匹林衍生物的设计思路是将NO供体与阿司匹林通过一些连接基团相连，当胃肠道黏膜受到阿司匹林的损伤时，在其损伤部位释放出NO，发挥NO保护胃肠道黏膜的作用，从而抵消或减轻服用阿司匹林带来的胃肠道损伤。随着研究的深入，人们发现NO供体-阿司匹林在具有防止胃肠黏膜损伤的同时，有比前药阿司匹林更强的抗癌作用，而且其作用机理显示出多样性。

2001年，来自爱尔兰三一学院的JF Gilmer等[42]制备了阿司匹林与硝基取代异山梨醇形成的酯化衍生物，并考察了其水解动力学和抗血小板凝结活性。化合物50和51的合成路线及化学结构如图8-31所示。

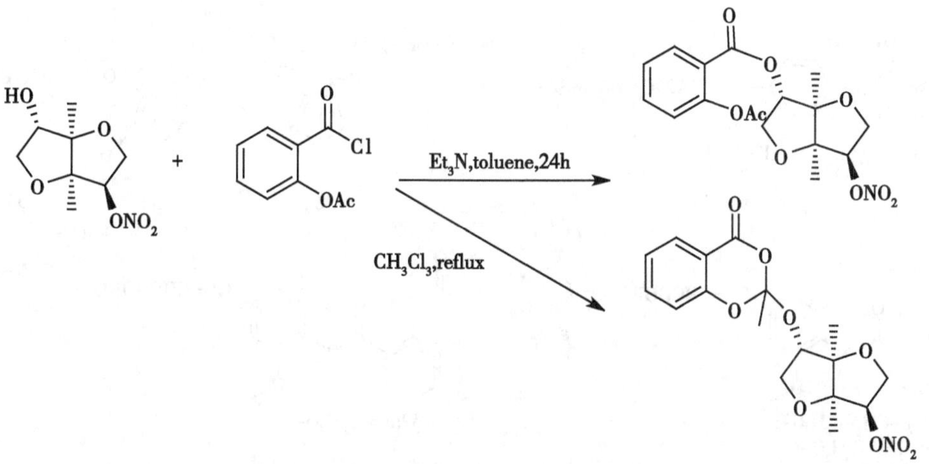

图8-31 阿司匹林异山梨醇酯NO供体衍生物50和51的结构及合成

体外水解动力学研究显示，在10%的大鼠血浆中，目标产物51在20min内基本水解完全，其水解产物阿司匹林的浓度则随着时间的延长快速升高，在15min达到最高，目标产物的水解曲线如图8-32所示。体外抗血小板聚集活性研究显示，目标产物51在0.3μmol·L^{-1}时无明显活性，而对照药物吲哚美辛在相同浓度时的抑制率为100%。

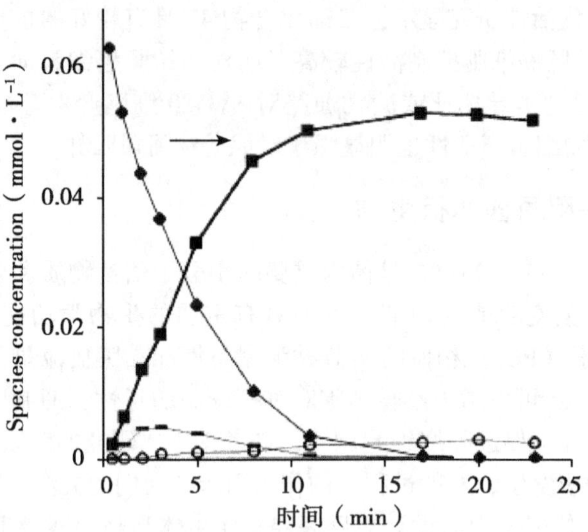

图 8-32　阿司匹林异山梨醇酯 NO 供体衍生物 51 在大鼠血浆中的水解曲线

2006 年，中国药科大学课题组报道了含有 NO 供体的阿司匹林酯衍生物的合成及活性研究[43]。阿司匹林经阿魏酸分别与 NO 供体呋咱氮氧化物和硝酸酯连接得到目标产物，采用 IR、^{1}H-NMR 及 MS 确证了目标产物的化学结构。通过体内、体外血小板聚集试验和大鼠动静脉旁路血栓试验考察了目标产物的抗血栓作用。部分化合物具有较好的抗血栓活性，可作为先导化合物进行更深一步的结构优化与药理毒理研究。

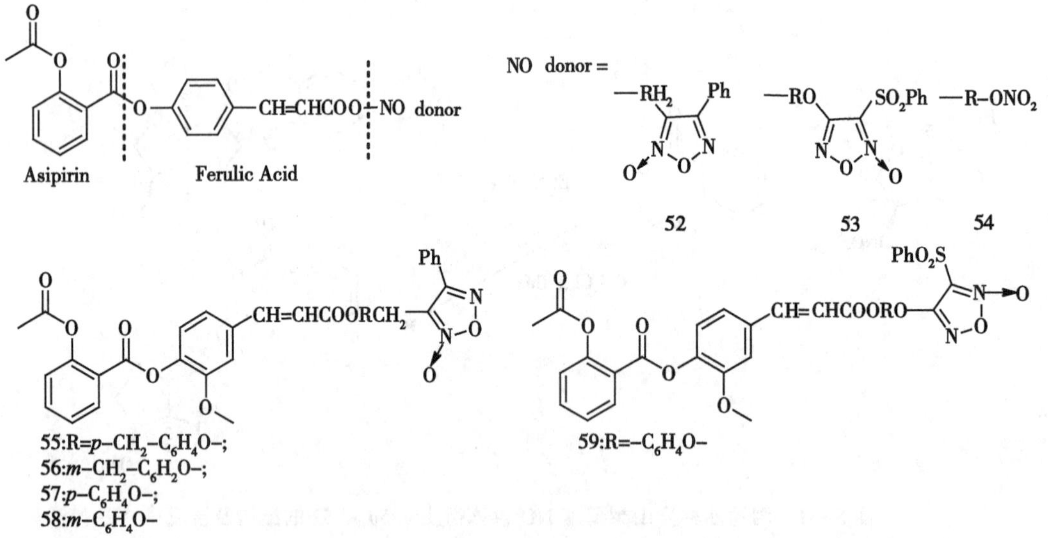

图 8-33　阿司匹林-NO 供体衍生物 52~59 的结构及合成

在此基础上，该课题组还合成了以对羟基桂皮酸为连接体的阿司匹林 NO 供体（呋咱氧化物、硝酸酯）化合物，考察了目标产物在大鼠体内外的抗血栓活性。其中，部分化合物活性与对照药物阿司匹林相当，化合物Ⅱ6 的抗血栓活性强于阿司匹林[44]。

2007年，华中科技大学的学者项亚光等报道了一氧化氮（NO）供体-阿司匹林酯化衍生物及NO供体-水杨酸甲酯衍生物的合成及活性研究[45]。通过两步反应，制备了NO供体-阿司匹林酯化衍生物60~63及NO供体-水杨酸甲酯64和65，目标产物的结构通过^{1}H-NMR和MS予以确证。体外活性研究显示，NO供体-阿司匹林衍生物在L-半胱氨酸存在的条件下，能有效地释放出NO，而NO-供体水杨酸甲酯的NO释放率很低。在二甲苯致小鼠耳廓肿胀抗炎试验中，6种目标产物均可显著抑制小鼠耳廓肿胀，抑制率与原药阿司匹林相当。

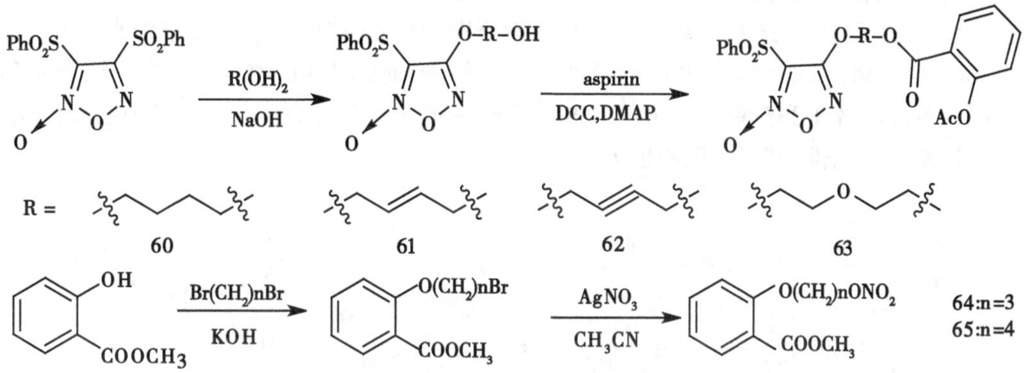

图8-34　阿司匹林-NO供体衍生物60~65的结构及合成

2008年，加拿大阿尔伯塔大学的学者报道了NO供体-阿司匹林前药66的合成及活性研究[46]。以阿司匹林为起始原料，通过两步反应，制备了含有NO供体片段的前药，通过UV、IR、^{1}H-NMR、^{13}C-NMR及元素分析确证了其化学结构。体外活性研究显示，NO供体-阿司匹林前药的抗炎及镇痛活性是原药阿司匹林的2倍。同时，与原药阿司匹林相比，该化合物的胃肠刺激性几乎没有。此外，在报道NO供体-阿司匹林前药的同时，还报道了NO-吲哚美辛前药的制备及活性研究，取得了类似的研究结果。

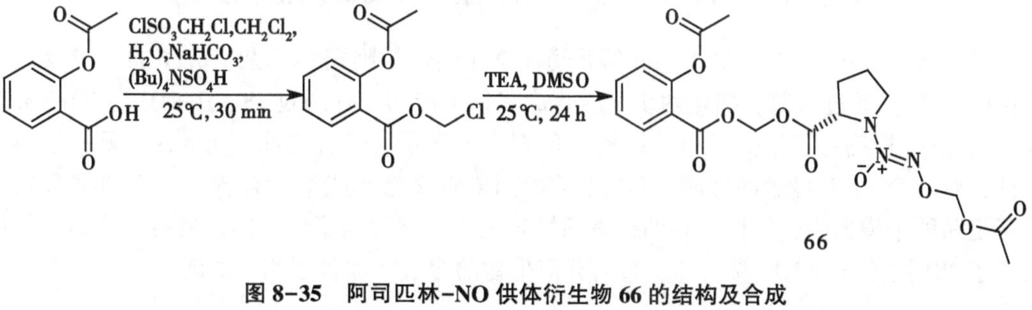

图8-35　阿司匹林-NO供体衍生物66的结构及合成

表8-13　阿司匹林-NO供体衍生物66的生物活性

Compound	AI activity	Analgesic activity			Ulcer Index Assay	
	ED_{50} (μmol·kg^{-1})	Dose (μmol·kg^{-1})	%inhibition at 30min	%inhibition at 60min	Dose (μmol·kg^{-1})	ulcer index
66	314	68	24.6±3.8	65.8±5.5	1.38	0.75±0.87

（续表）

Compound	AI activity ED$_{50}$ (μmol · kg^{-1})	Analgesic activity			Ulcer Index Assay	
		Dose (μmol · kg^{-1})	%inhibition at 30min	%inhibition at 60min	Dose (μmol · kg^{-1})	ulcer index
Aspirin	710	277	56.5±9.8	64.3±13.7	1.38	51.4±9.0

2009 年，来自武汉大学药学院的徐春丽等报道了阿司匹林单硝酸异山梨醇酯孪药 67 和 68 的合成及活性研究[47]。对目标产物的结构通过 IR、^{1}H-NMR、MS 及元素分析进行了确证。孪药 67 和 68 的疏水常数（LogP）P 值分别为 0.89 和 0.45，在血浆中水解 $t_{1/2}$ 介于 2~4min，对二磷酸腺苷（ADP）诱导的血小板聚集抑制率 50.9%~52.4%。综合来看，阿司匹林单硝酸异山梨醇酯孪药 67 和 68 在血浆中迅速水解为原药，其胃肠道刺激性明显减小，抗血小板活性与阿司匹林相当。

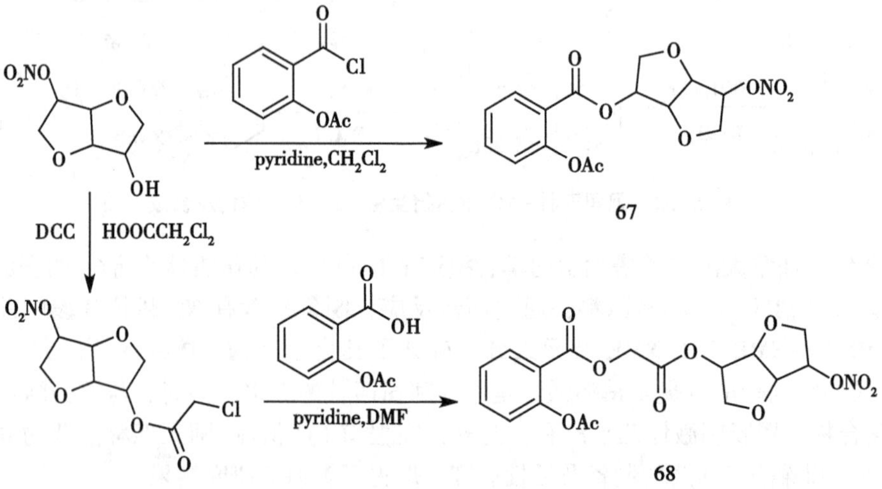

67

68

图 8-36　阿司匹林-NO 供体衍生物 67 和 68 的结构及合成

2009 年，加拿大学者 Abdellatif 等报道了 NO 供体与阿司匹林杂交分子的合成及体外活性研究[48]。通过酰氯、酯化两步反应合成了目标产物，并通过 IR、^{1}H-NMR、^{13}C-NMR、MS 及元素分析确定了目标产物的结构。药理研究显示，目标产物对 COX-1 无明显抑制活性，对 COX-2 有显著的抑制，目标产物的 COX-2 选择指数大幅提高。在角叉莱胶致大鼠足跖肿胀模型中，目标产物的抗炎活性较阿司匹林提高了约 2 倍。最后，该篇文献还报道了 NO 供体分别与吲哚美辛、布洛芬衍生物的合成，取得了相似的活性。

表 8-14　阿司匹林-NO 供体衍生物 69 的生物活性

化合物	IC$_{50}$（μmol）		COX-2 选择指数	NO 释放量（%）			抗炎指数（剂量）
	COX-1	COX-2		PBS	Serum	L-Cysteine	
69	>100	7.7	>13	3.6	—	7.8	30.5（357）
70	>100	2.2	>45	7.4	50.6	—	23.7（357）

（续表）

化合物	IC_{50}（μmol）		COX-2 选择指数	NO 释放量（%）			抗炎指数（剂量）
	COX-1	COX-2		PBS	Serum	L-Cysteine	
Aspirin	0.3	2.4	2.4	—	—	—	50（714）

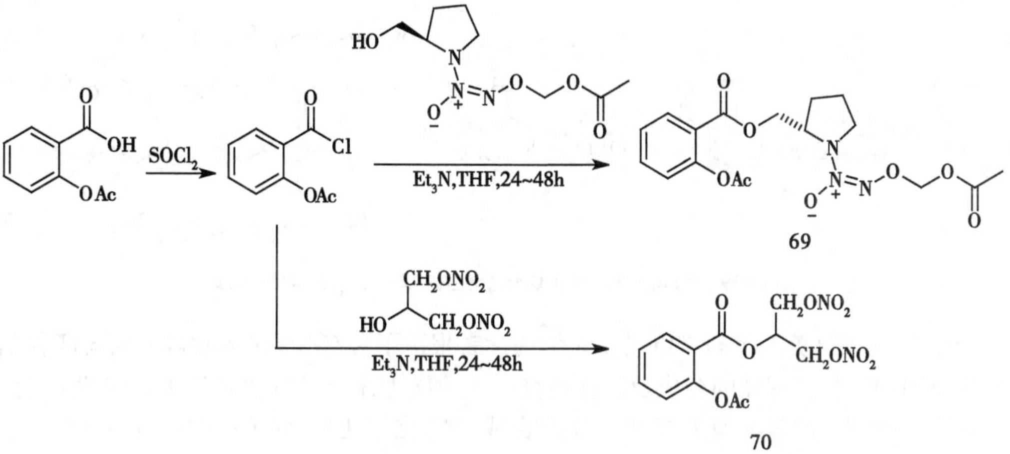

图 8-37 阿司匹林-NO 供体衍生物 69 和 70 的结构及合成

2011 年，美国学者 Williams JL 等报道了阿司匹林-NO 供体衍生物 71 的抗癌活性研究[49]。阿司匹林-NO 酯化衍生物在很低浓度时，就对结肠癌细胞的增长有显著抑制活性，并且这种活性要明显强于对照药物阿司匹林。随后的研究还显示，该化合物具有显著的诱导结肠癌细胞 COX-2 的表达活性。研究还发现在体外培养的 HT-29 结肠癌细胞中，COX-2 酶表达的可被阿司匹林-NO 酯化衍生物诱导，同时前列腺素 2（PGE_2）的含量也显著增加。

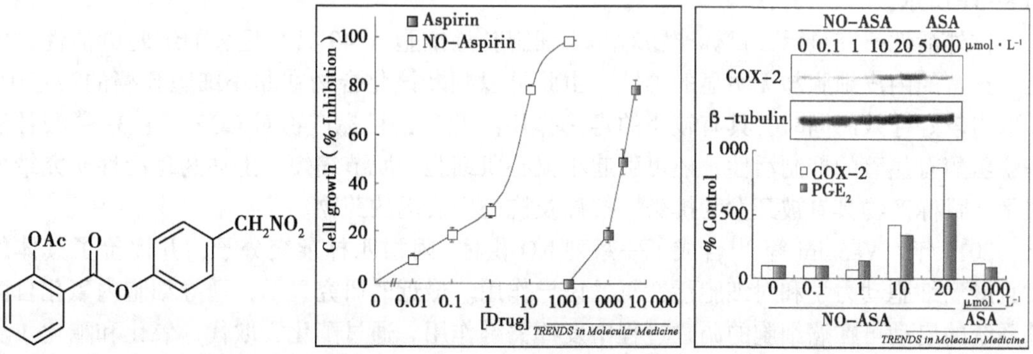

图 8-38 阿司匹林-NO 供体衍生物 71 的结构及对结肠细胞和 COX-2 的抑制活性

2012 年，Borhade 等[50]报道了新的含有 NO 释放基团的阿司匹林酯化衍生物和酰胺衍生物（NO-ASA），同时还合成了其他非甾体抗炎药物双氯芬酸、萘普生、氟比洛芬、卡洛芬、苏灵大、布洛芬及吲哚美辛的杂交分子（NO-NSAIDs）。其中，NO-ASA 衍生物 72 及 74 等口服吸收好，具有显著的抗炎及 NO 释放活性，还可保护大鼠避免非甾体药物常见的胃肠损伤，是一类前景广阔的前药分子。另外，进一步的研究显示，化合物 74 还可抑制 PGE2 的合成，具有镇痛活性，在 2 倍剂量时仍对胃肠无刺激。上述研究均显示，含有 NO 释放基团的 NO-ASA 是一种安全、有效的前药，可用于关节疼痛及炎症的治疗。NO-ASA 衍生物的化学结构及合成路线如图 8-39 所示。

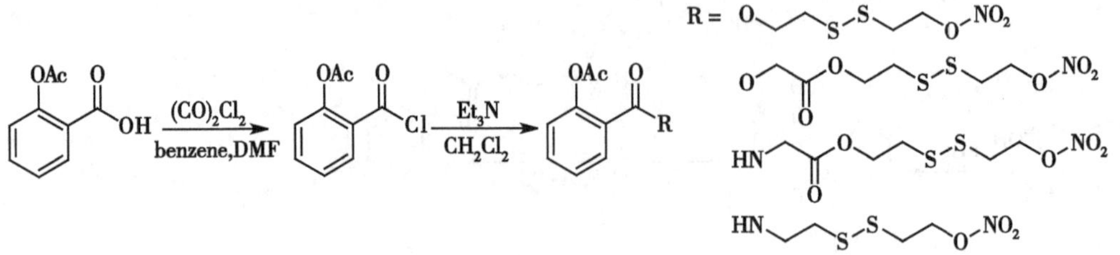

图 8-39　阿司匹林-NO 供体衍生物 72~75 的结构及合成

2012 年，来自美国伊利诺伊州立大学的学者报道了含有 NO 供体片段的阿司匹林酯化衍生物及阿司匹林二聚体的合成及活性研究[51]。阿司匹林与 NO 供体以 DMAP 为催化剂，三乙胺为缚酸剂，四氢呋喃为溶剂，分别合成了酯化衍生物 NCX-4040，*p*（ASA）$_2$及 *o*（ASA）$_2$，并通过^{1}H-NMR、^{13}C-NMR 及 HR-MS 确证了化学结构。与其他阿司匹林-NO 供体杂交分子不同，这 3 种衍生物通过酶解后释放出阿司匹林以及一种醌类中间代谢物（QM）。QM 具有多种生物活性，可与含半光氨酸残基的谷胱甘肽转移酶（GSH）、蛋白质等发生作用，进而产生更多生物活性。此外，这种能释放出醌类中间代谢物的 NO 供体-阿司匹林酯化衍生物有望被制备成化学探针，应用于药物发现。

2013 年，Basudhar 等报道了含有 NO 供体的阿司匹林衍生物的合成及体外活性研究[52]。通过 3 步反应，合成了含有 NO 供体的结构片段，然后与阿司匹林发生亲核取代反应，生成了相应的阿司匹林-NO 供体化合物 76 和 77。具体的合成路线及化合物结构如图 8-41 所示。

体外活性研究显示，目标产物对非小细胞肺癌细胞 A549 具有显著的细胞毒活性，但是对正常的内皮细胞却无明显的毒性。由此可以判断该化合物在非小细胞肺癌的治疗中，在取得较好疗效的同时，具有较小的毒副作用。此外，目标产物对 COX-2、3-磷酸甘油醛脱氢酶有显著的抑制活性，还可引起小鼠心肌细胞的肌节缩短。上述药理活性研究结果提示，目标产物具有被开发为抗炎、抗癌及抗心力衰竭的药物。

2015 年，Vannini 等[53]合成了一系列 NO 供体-阿司匹林杂交分子，并评价了其体外对直肠癌细胞动力学和对细胞活性氧的诱导作用。最近的研究显示，诱导细胞内氧化自由基系统的启动可在癌细胞的凋亡过程中发挥关键作用。通过酯化、取代、氧化和酯化 4 步反应，合成了 9 个 NO 供体-阿司匹林杂交分子。合成的目标产物可释放一氧化氮（NO）和硫化氢（H_2S）。其中，杂交分子 78 活性最强，对结肠癌细胞 HT-29 和 HT 15 的 IC_{50}分别为（48±7）nmol·L^{-1}和（57±5）nmol·L^{-1}。其他杂交分子也显示出了较强的抑制活性，IC_{50}值介于 100~500nmol·L^{-1}。NO-阿司匹林杂交分子的结构及合成路线见图 8-42。

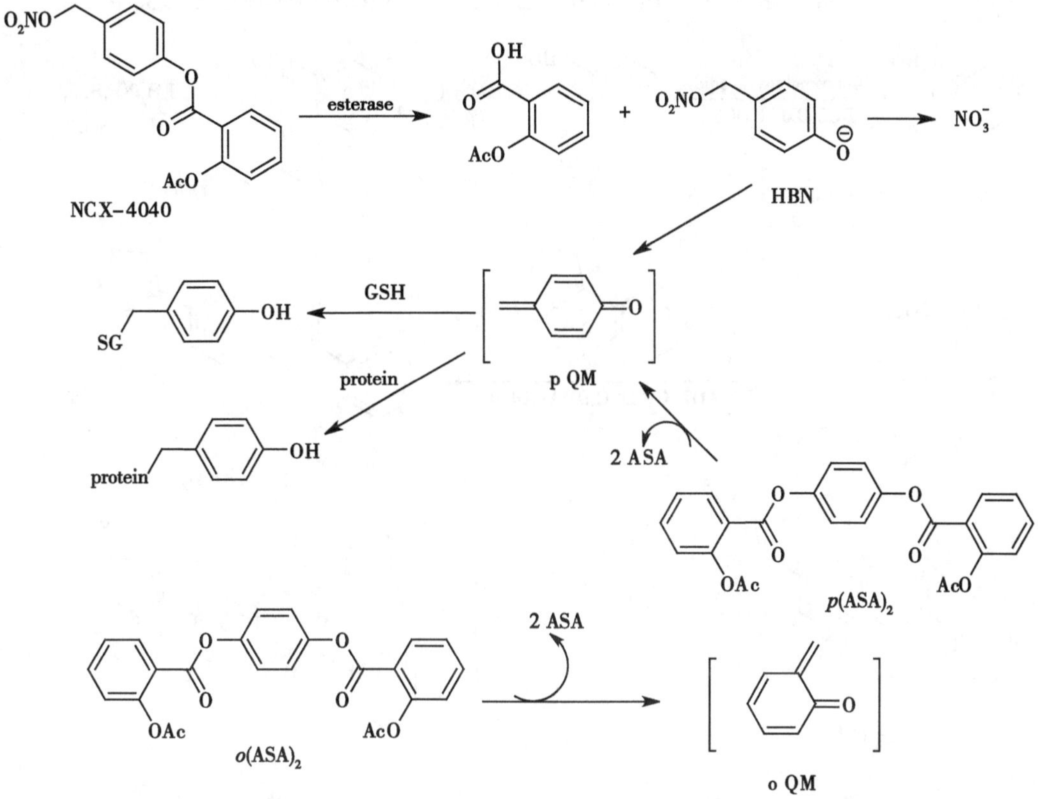

图 8-40　衍生物 NCX-4040、p（ASA）$_2$及 o（ASA）$_2$的结构及释放醌类中间体的过程

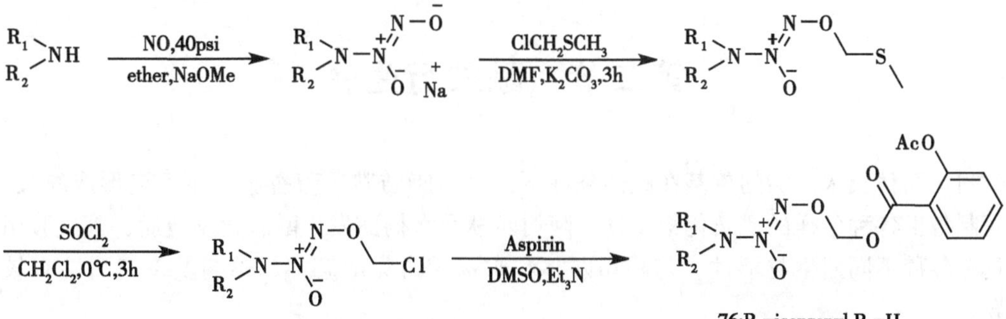

76:R_1=isopropyl,R_2=H
77:R_1,R_2=Et

图 8-41　阿司匹林-NO 供体衍生物 76、77 的结构及合成

在此基础上，该课题组分别制备了 NO 释放基团处于苯环间位和对位的 NO 供体-阿司匹林杂交分子 79 和 80，考察了杂交分子对癌细胞增殖的抑制作用。实验结果显示，杂交分子 78、79 和 80 对结肠癌细胞 HT-29 和 HCT 15 显示出显著的抑制活性。与此同时，还考察了杂交分子对环氧化酶-1（COX-1）和环氧化酶-2（COX-2）的抑制活性，其中杂交分子 78 活性最强，在浓度为 50nmol · L^{-1}时，对 COX-1 和 COX-2 的抑制率分别为

52%和21%，明显优于杂交分子79和80，也优于对照药物阿司匹林和吲哚美辛[54]。

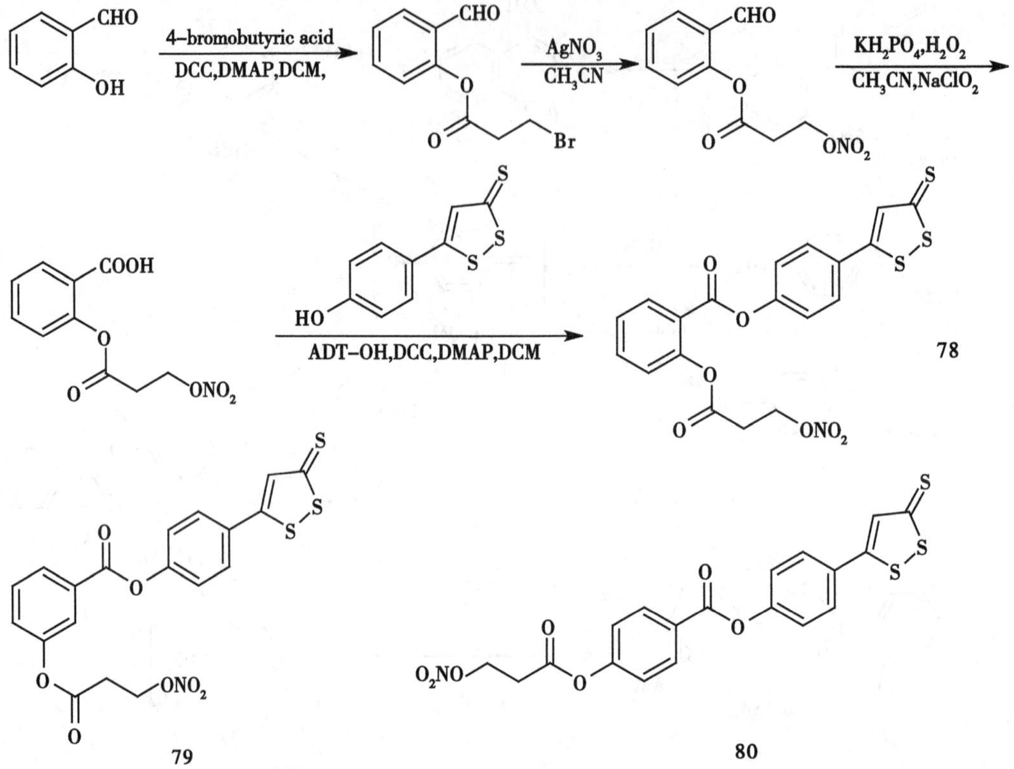

图 8-42 阿司匹林-NO 供体衍生物 78~80 的结构及合成

第二节 酰胺衍生物

阿司匹林及水杨酸的羧基在碱性条件下，可与脂肪胺、芳香胺发生反应形成酰胺键，从而制备出各种各样的酰胺化衍生物。阿司匹林及水杨酸发生酰胺化反应后，其酰胺衍生物具有各种不同的生物活性，与阿司匹林和水杨酸常见的解热、镇痛及抗炎活性有较大差异。

硝唑尼特　硝唑尼特（Nitazoxanide，NTZ，1），是阿司匹林与2-氨基-5-硝基噻唑发生酰胺化反应制备的阿司匹林酰胺衍生物。该化合物的化学名为2-乙酰氧基-N-（5-硝基-2-噻唑基）苯甲酰胺，CAS号为22981-09-4，化学式为 $C_{12}H_9N_3O_5S$，分子量为307.28，熔点为202℃。该化合物呈淡黄色粉末，不溶于水，微溶于乙醇，能溶于DMSO、丙酮等有机溶剂，在生物体内可水解脱去乙酰基而成为替唑尼特（Tizoxanide，TIZ，2）。

1976年，由来自英国Romark实验室的法国科学家Rossignol首次报道了硝唑尼特的合成[55]。由于噻唑环上的硝基具有强烈的吸电子效应，使氨基的反应活性比较弱，需要将阿司匹林首先制备为酰氯，然后再与氨基噻唑发生酰胺反应，制得相应的产物，产率为

55%~70%。该方法的优点是反应速度快，条件温和易控制，分离纯化方便。缺点是酰氯参加反应需要严格的无水环境，因为酰氯会快速水解成为羧酸，从而减少参加酰胺反应的酰氯量，而且由于原料氨基噻唑在四氢呋喃（THF）中溶解度不高，导致所需溶剂量加大，所得产物品质较差。

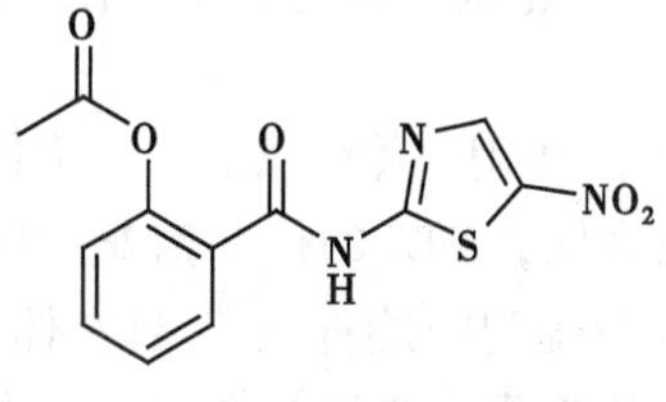

Nitazoxanide,1

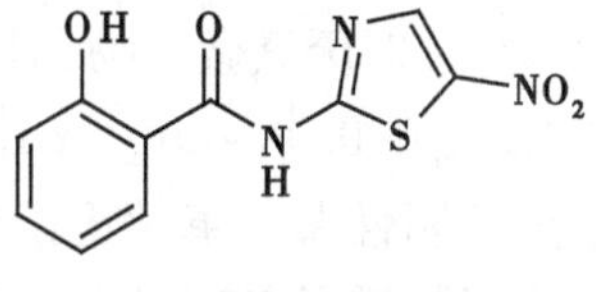

Tizoxanide,2

图 8-43　硝唑尼特（1）及其活性代谢物替唑尼特（2）的化学结构

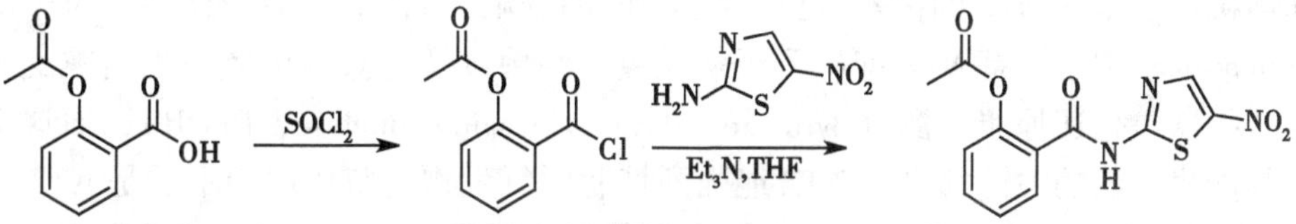

图 8-44　硝唑尼特的合成路线

随后，硝唑尼特很快被发展成为一种兽用驱肠虫药，对牛肉绦虫和短膜壳绦虫蚴有显著的驱除作用[56]。此后，美国 FDA 批准了 NTZ 在临床上治疗儿童及成人隐孢子虫病和贾第鞭毛虫病，同时还可用于神经细胞住肉孢子虫引起的马原虫脑脊髓炎的治疗。此外，NTZ 在中美洲及南美洲作为一种人用广谱抗寄生虫药而被广泛应用。在瑞士和法国，NTZ 已获准在兽医领域应用，用于治疗犬、猫蠕虫感染[57]。随着进一步研究的深入，NTZ 的各种活性被越来越多地报道，包括抗寄生虫、抗菌及抗病毒作用，显示出硝唑尼特良好的应用前景和独特的作用机制。

抗寄生虫活性。目前，有关 NTZ 治疗人寄生虫病的报道相对较多。报道显示，在体外试验中，NTZ 可以有效治疗由细粒棘球绦虫原头蚴和绦虫蚴引起的囊性包虫病[58]。Rossignol 等进行的双盲安慰剂对照实验中，NTZ 对儿童贾第鞭毛虫病治愈率为 91.2%，病原阴转率为 71%，安慰剂组治愈率仅为 36%[59]。对其他寄生虫病如阿米巴病、隐孢子虫病、吸虫病、牛绦虫感染等，NTZ 都具有很好的治疗效果[60-62]。NTZ 在动物寄生虫治疗方面的报道相对较少，Esposito 等报道了 NTZ 及其衍生物在体外能有效地抑制犬新孢子虫的增殖[63]。研究显示，对利什曼原虫感染的小鼠口服给予 NTZ 400mg · kg^{-1}每天，其脾脏和肝的寄生虫数量与对照组相比，可降低 80%以上[64]。

抗病毒活性。报道显示，NTZ 及其活性代谢物替唑尼特在体外对乙肝显示出较好的抑制活性。其中 NTZ、TIZ 及硝基被氯原子取代得到的衍生物对乙肝病毒在体外复制的 EC_{50} 值分别为 0.12μmol · L^{-1}、0.15μmol · L^{-1}及 0.33μmol · L^{-1}[65]。同年，该课题还报道了 NTZ 及 TIZ 对丙肝病毒体外复制的抑制活性分别为 0.21μmol · L^{-1}和 0.15μmol · L^{-1}，其可能的作用机制是 NTZ 抑制了病毒结构蛋白，从而影响了病毒的复制[66]。2006 年，研究人员首次报道 NTZ 对 H1N1 型禽流感病毒具有抑制活性，其作用机制可能是 NTZ 与病毒血凝素相结合，影响了血凝素向宿主质膜的转运和插入[67]。2017 年，澳大利亚学者报道了 TIZ 对人类流感病毒的抑制作用，其对流感病毒 A（H1N1）、A（H3N2）、B（维多利亚株）及 B（山形株）的平均 EC_{50}值分别为 0.48μmol · L^{-1}、0.62μmol · L^{-1}、0.66μmol · L^{-1}及 0.60μmol · L^{-1}[68]。此外，有报道显示，NTZ 对轮状病毒也显示出良好的抑制活性，但其作用机制未知，有待进一步深入研究[69]。

抗菌活性。NTZ 对厌氧微生物也具有强烈的抑制作用，体外试验中，大部分厌氧微生物被抑制，且 MIC_{90}在 0.06~4μg · mL^{-1}[70]。研究表明，NTZ 的抗菌谱非常广谱，对许多厌氧菌包括革兰氏阴性菌、革兰氏阳性菌[71-72]以及幽门螺旋杆菌[73]具有体外抑制活性。2017 年，法国学者报道了 NTZ 衍生物对分枝杆菌及金葡菌的抑菌作用，其中 3 个活性衍生物对分枝杆菌的 MIC 介于 1~5μmol · L^{-1}，2 个活性衍生物对金葡菌的 MIC 为 6.2 μmol · L^{-1}及 2.3μmol · L^{-1}。其可能的作用机制与硝基被还原为羟胺活性中间体有关[74]。

作用机理。至于 NTZ 的抗寄生虫、抗菌作用机制，目前尚未完全清楚。对于厌氧生物，其可能的机理之一是 NTZ 抑制了厌氧原虫、细菌以及为兼性厌氧菌幽门螺旋菌中的丙酮酸盐—铁氧化还原蛋白酶（pyruvate：ferredoxin oxidoreductase，PFOR），而这个酶是上述生物能量代谢的关键酶[57]。NTZ 能强烈抑制厌氧生物增殖作用的本质是 NTZ 抑制了 PFOR 催化的丙酮酸氧化脱羧过程。NTZ 由于硝基的强吸电子作用以及苯环和噻唑环芳香性对负电荷的分散作用，使得 DMSO 溶液中，NTZ 和硝唑尼特负离子（NTZ^-）存在一种平衡，而 NTZ^-也有多种互变异构形式，见图 8-45。当 NTZ^-和 PFOR 辅酶 TPP 结合后，使得厌氧生物体三羧酸循环无法正常完成，而 NTZ 的结构并未发生变化，硝基并未被还原，只是由 NTZ^-结合质子后变为 NTZ，这个结果可以从其最大吸收 418nm 降到 315nm 得到验证[75]。

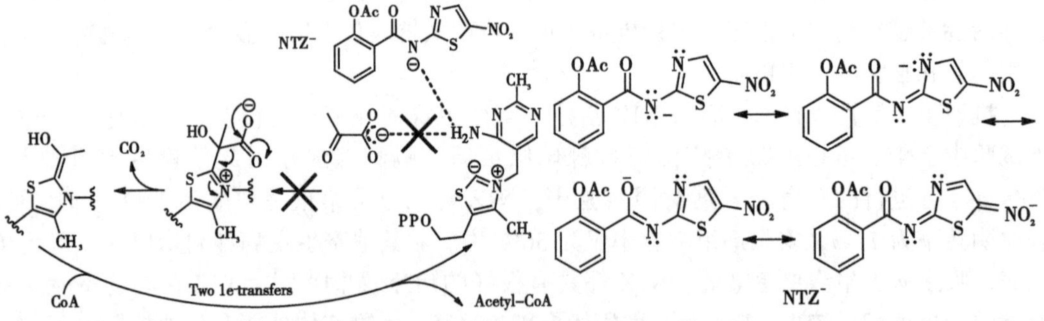

图 8-45 硝唑尼特可能的作用机制及硝唑尼特负离子

构效关系。上述的 NTZ 作用机理可能并非是硝唑尼特的唯一作用机理，在 NTZ 及其衍生物对厌氧菌的体外活性试验中，NTZ 及其活性代谢产物 TIZ、甲硝唑的 MIC_{90}分别为 4.0μg · mL^{-1}、4.0μg · mL^{-1}、2.0μg · mL^{-1}，而硝基被溴原子取代的衍生物 MIC_{90}大于 32μg · mL^{-1}，这说明硝基是抗菌活性的必需基团，这提示 NTZ 可能有其他的作用机理[70]。同样，在硝唑尼特衍生物对犬新孢子虫、棘球绦虫、十二指肠贾第鞭毛虫的活性试验中，有不同的发现。对于细胞外寄生虫（棘球绦虫、贾第鞭毛虫）来讲，只有在硝基存在时才能显示出活性（可能是亚硝化应激或者转变为自由基）。相反对细胞内寄生虫犬新孢子虫而言，硝基并非必需基团，对乙酰水杨酸苯环特定位置的修饰和改变会使其完全丧失杀虫活性。有假设认为苯环片段通过与和硝基噻唑片段连接的蛋白质相互作用进而介入到信号转导途径，从而杀死寄生虫细胞[63]。在对马来丝虫的体内和体外实验中，2.5μg · mL^{-1}的硝唑尼特在体外可以降低 50%的成年虫生存力；令人费解的是在马来丝虫感染的沙鼠体内试验中，硝唑尼特和替唑尼特都不能减少成年虫体和微丝蚴数量[76]。通过计算机模拟分析，建立的 3D-QSAR 模型表明在 R_2、Y 位置引入较大空间位阻的基团，会大大降低化合物的生物活性；在 X、R_4以及酰胺键羰基氧位置引入具有较大空间位阻基团可以提高化合物抗犬新孢子虫的活性[77]。

国内对硝唑尼特的研究相对较少，中国农业科学院上海兽医研究所已将硝唑尼特注册开发为二类新兽药，但其在国内兽医临床上的使用却少见报道。上海兽医研究所及南京农业大学对硝唑尼特及其干混悬剂在狗和山羊体内的药代动力学特征进行了研究[78]。除此之外，吉林农业大学利用硝唑尼特对利什曼原虫进行了体外药效实验，发现其对杜氏利什曼原虫有较好的抑杀作用[79]。不难发现硝唑尼特是一种具有广谱抗寄生虫、抗病毒及抗菌活性的化合物。但是其不同活性的作用机制不明确，构效关系与不同活性的关系之间差异显著。因此，有必要对其抗寄生虫、抗菌、抗病毒作用机制进行深入研究，从而指导化合物的结构优化，为具有相同作用靶点的药物研制提供思路和方法。

1997 年，来自日本东京大学的研究组报道了含有水杨酸结构片段的酪氨酸激酶抑制剂的制备及活性研究[80]。研究者从已知的酪氨酸激酶抑制剂薰草菌素 A 获得启发，从其活性结构片段出发，通过氨基保护、酯化、酰胺化、脱乙酰基、脱保护 5 步反应，制备了含有水杨酸结构片段的目标衍生物。目标产物的结构通过元素分析、^{1}H-NMR 及 HR-MS 予以确证。体外对表皮生长因子（EGFR）酪氨酸激酶的抑制活性研究显示，化合物 4 的抑制活性最强，其 IC_{50}值为 0.9μmol · L^{-1}。化合物 3 和 5 的 IC_{50}值分别为 9.7μmol · L^{-1}和 27.2μmol · L^{-1}。

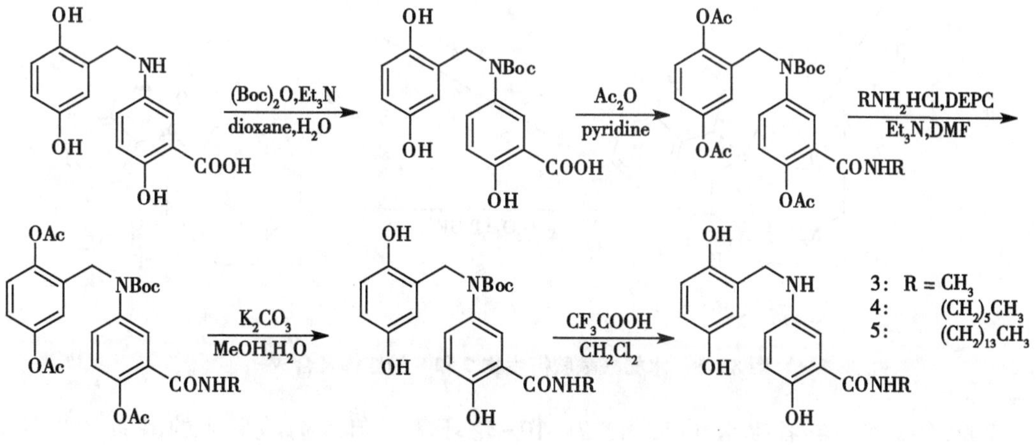

图 8-46　水杨酸酰胺衍生物 3~5 的结构及合成

2003 年，比利时学者从经水杨酸钠给药后鸡的排泄物中分离到一种新的水杨酸鸟氨酸代谢物 6，并通过该代谢物的合成确证了其化学结构[81]。通过 3 步反应，以 2，5-二氨基戊酸和 2-甲氧基-苯甲酰氯为原料，以 89%的高产率合成了水杨酸鸟氨酸代谢产物。目标产物的结构通过^{1}H-NMR、^{13}C-NMR 和 HR-MS 予以确证。

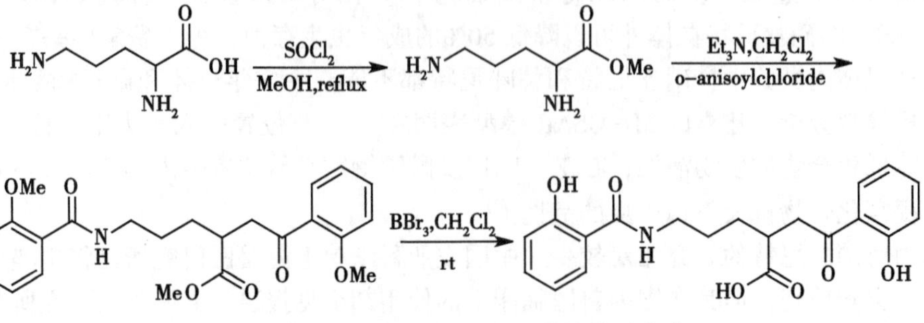

图 8-47　水杨酸酰胺衍生物 6 的结构及合成

2004 年，波兰学者 Skwierawska 等报道了阿司匹林与轮环藤宁形成的酰胺衍生物的合成、表征及应用。通过两种不同的合成方式，分别制备了阿司匹林轮环藤宁衍生物 7 和 8，其合成路线如图 8-48 所示。衍生物 7 和 8 作为一种配体，在 200~450nm 有吸收，最大吸收波长为 281nm。当向 7 和 8 的乙腈溶液中加入钴离子（Co^{2+}）时，其紫外吸收发生显著变化，紫外区吸收显著增加，形成新的吸收谱带。其中配体 7 为 274nm、350nm 和 460nm，配体 8 为 274nm 和 310nm。

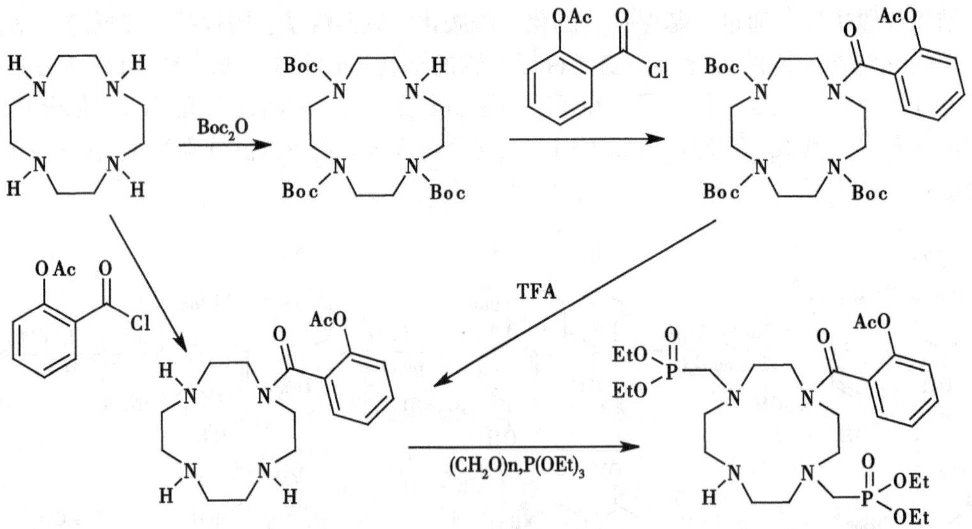

7　　8

图 8-48　水杨酸酰胺衍生物 7 和 8 的结构及合成

2008 年，波兰学者报道了 1，4，7，10-轮环藤宁与水杨酸形成的酰胺产物的制备[82]。1，4，7，10-轮环藤宁与水杨酸对硝基苯酚酯发生酯交换反应，制备了 1，4，7，10-轮环藤宁单水杨酸产物 9 和 1，4，7，10-轮环藤宁双水杨酸产物 10。目标产物的结构通过^{1}H-NMR、^{13}C-NMR 和 X-射线晶体衍射予以确证。

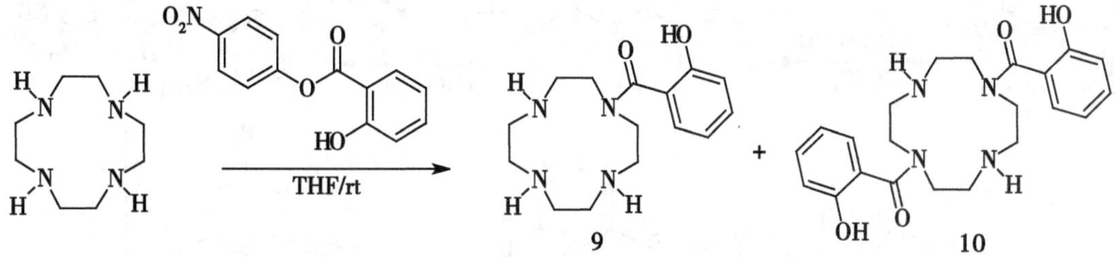

图 8-49 水杨酸酰胺衍生物 9 和 10 的结构及合成

同年，来自国内漳州师范学院的王庆华等报道了水杨酸酰胺衍生物的合成及表征[83]。乙酰水杨酸经酰氯化后分别与邻苯二胺或 4-氨基安替比林反应，合成新化合物水杨酰邻苯二胺 11 和水杨酰 4-氨基安替比林 12，其结构经 UV、IR、MS 和元素分析予以表征。

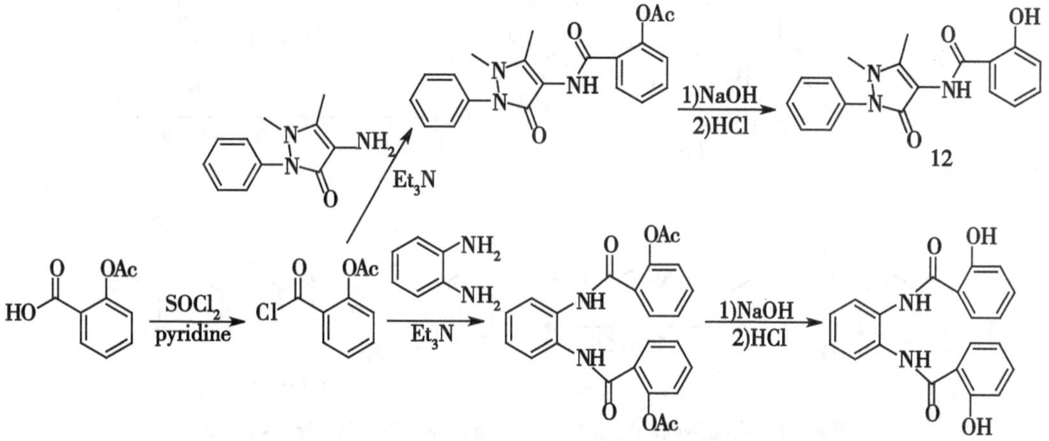

图 8-50 水杨酸酰胺衍生物 11 和 12 的结构及合成

2009 年，南京大学朱海亮课题组又报道了水杨酸酰胺衍生物的合成及抑菌活性研究[84]。以水杨酸为起始原料，首先制得水杨酸乙酯，在脂肪二胺通过酯交换反应制得单酰胺化的产物，再与苯环取代苯甲醛发生曼尼希反应，制得相应的含水杨酸结构片段的希夫碱（1a~1h，2a~2h，3a~3h，4a~4h，5a~6h，1i~4i，1j~4j，1k~4k）。目标产物的结构通过^{1}H-NMR、MS 和元素分析予以确证，对化合物 1c 的晶体结构通过 X-射线晶体衍射进行了测定。考察了目标产物对大肠埃希菌 β-酮酰基-酰基载体蛋白合成酶Ⅲ（ecKAS Ⅲ）的体外抑制活性，其中化合物 1g、2d、3e 的活性最强，其 IC_{50} 值分别为 0.54μg · mL^{-1}、0.33μg · mL^{-1}和 0.65μg · mL^{-1}。进一步的体外抑菌试验与酶抑制试验取得了比较一致的结果。最后，借助分子对接软件，考察了化合物 2d 与潜在靶点蛋白 ecKAS Ⅲ之间的相互作用。

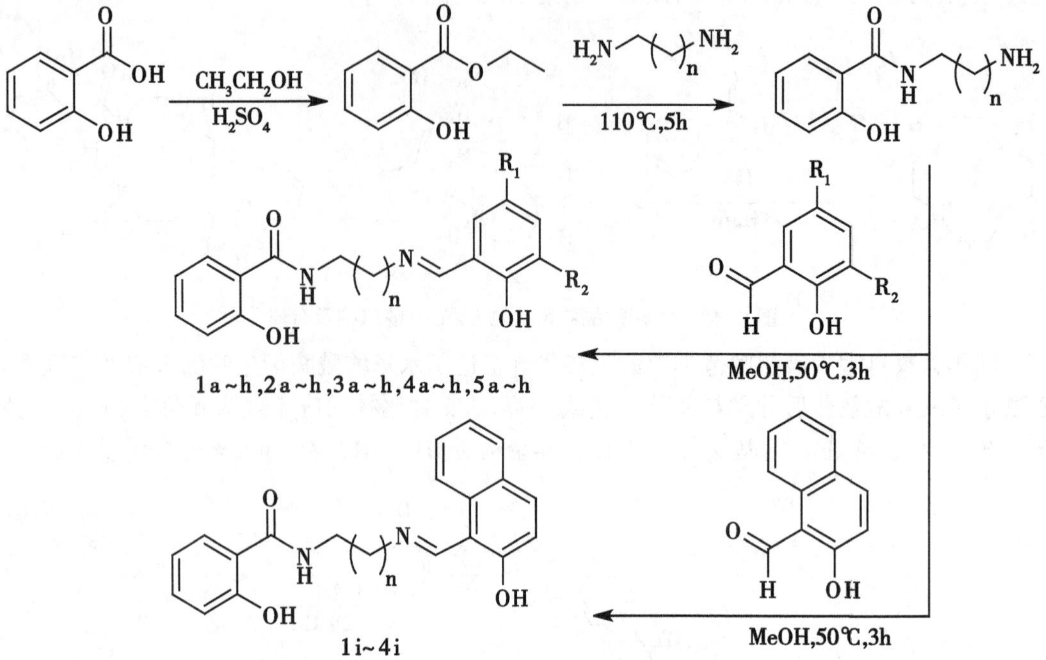

1a~h,2a~h,3a~h,4a~h,5a~h

1i~4i

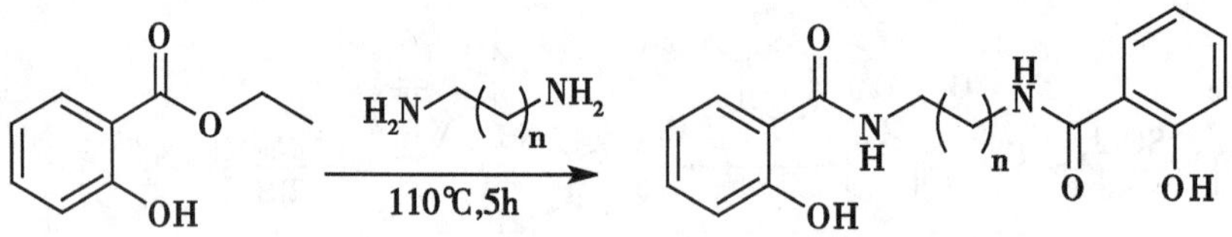

1j~4j

图 8-51　水杨酸酰胺衍生物（1a~1h，2a~2h，3a~3h，4a~4h，5a~6h，1i~4i，1j~4j，1k~4k）的结构及合成

表 8-15　水杨酸酰胺衍生物的体外抑菌活性及酶抑制活性

化合物	MIC（μg · mL⁻¹）				ecKAS Ⅲ IC_{50}（μg · mL⁻¹）
	大肠埃希菌	绿脓假单胞菌	枯草芽孢杆菌	金黄色葡萄球菌	
1e	25. 00	>50. 00	>50. 00	>50. 00	1. 13
1f	1. 56	>50. 00	3. 13	>50. 00	2. 50
1g	6. 25	12. 50	1. 56	12. 50	0. 54
2b	3. 13	1. 56	25. 00	1. 56	1. 76
2c	25. 00	>50. 00	>50. 00	25. 00	1. 64
2d	0. 39	3. 13	1. 56	3. 13	0. 33
2e	3. 13	6. 25	25. 00	>50. 00	1. 50
2i	>50. 00	3. 13	>50. 00	>50. 00	3. 00
3c	>50. 00	12. 50	25. 00	25. 00	2. 32

（续表）

化合物	MIC（μg·mL^{-1}）				ecKAS Ⅲ IC_{50}（μg·mL^{-1}）
	大肠埃希菌	绿脓假单胞菌	枯草芽孢杆菌	金黄色葡萄球菌	
3e	6.25	3.13	1.56	>50.00	0.65
Kanamycin	3.13	3.13	1.56	1.56	—

2013 年，俄罗斯学者报道了水杨酸酰胺衍生物的合成、结构及抗氧化活性研究[85]。取代水杨酸苯酯与伯胺发生酯交换反应，生成了相应的酰胺产物 13 和 14，目标产物的结构通过 UV、IR、^{1}H-NMR 及 HR-MS 予以确证。

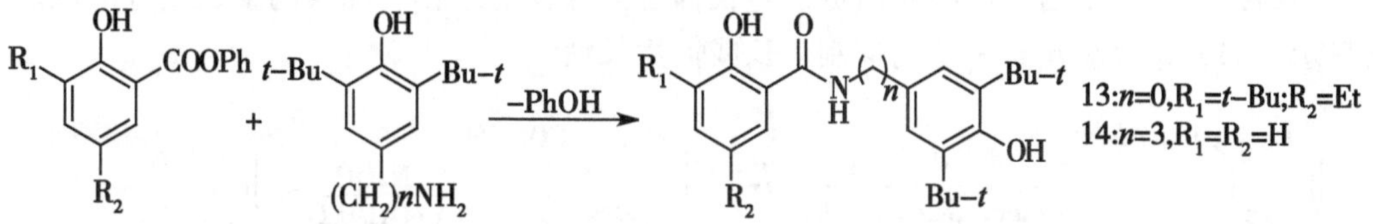

图 8-52 水杨酸酰胺衍生物 13 和 14 的结构及合成

2014 年，来自西华大学的 Gao 等报道了阿司匹林酰胺化衍生物 15～21 的合成及抗真菌活性研究[86]。以二氯甲烷为溶剂、吡啶为缚酸剂，芳香胺与邻乙酰水杨酰氯反应，合成了系列苯环取代酰胺产物 7 个，并通过 IR 和^{1}H-NMR 确定了目标产物的结构。

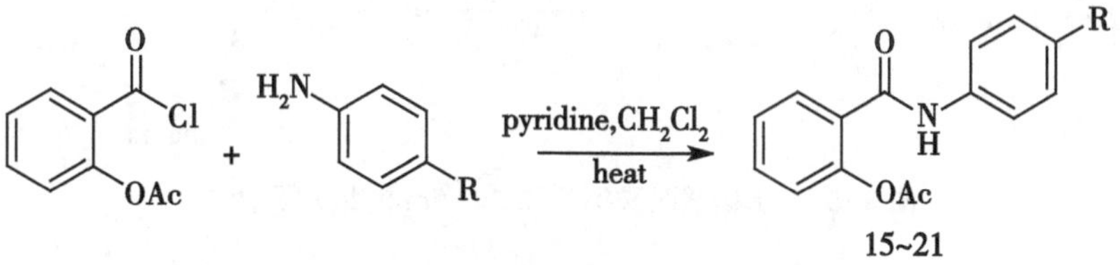

图 8-53 水杨酸酰胺衍生物 15～21 的合成

体外抑菌试验结果显示，部分产物对真菌显示出了中等的抑制活性，具体见表 8-16。

表 8-16 水杨酸酰胺衍生物 15～21 的体外抑菌活性及酶抑制活性

化合物	R	抑菌率（%）			
		核盘菌	小斑病菌	灰霉菌	立枯丝核菌
15	H	87.5	92.5	72.0	88.7
16	4-Cl	93.7	91.6	88.8	63.8
17	4-Br	87.7	72.7	90.6	61.3
18	4-NO2	50.6	67.8	66.4	67.7
19	4-CH3	91.1	78.5	68.2	48.9
20	4-OCH3	91.1	70.4	60.8	46.2

（续表）

化合物	R	抑菌率（%）			
		核盘菌	小斑病菌	灰霉菌	立枯丝核菌
21	4-COCH3	71.7	79.4	77.2	37.1
多菌灵	—	100	87.5	91.3	100

2014 年，国内华中农业大学学者报道了水杨酸硫脲衍生物 5a～5m 的制备及体外活性研究[87]。以水杨酸为起始原料，通过酯化、醚化、酯水解、酰氯化、酰胺化和取代共 6 步反应，制得了水杨酸硫脲衍生物 13 个，通过元素分析、IR、^{1}H-NMR 及 MS 确证了目标产物的结构。考察了目标产物对白苋的生长抑制活性及对水稻、油菜的生长促进活性。结果显示，部分化合物具有一定的抑制生长或促生长活性。

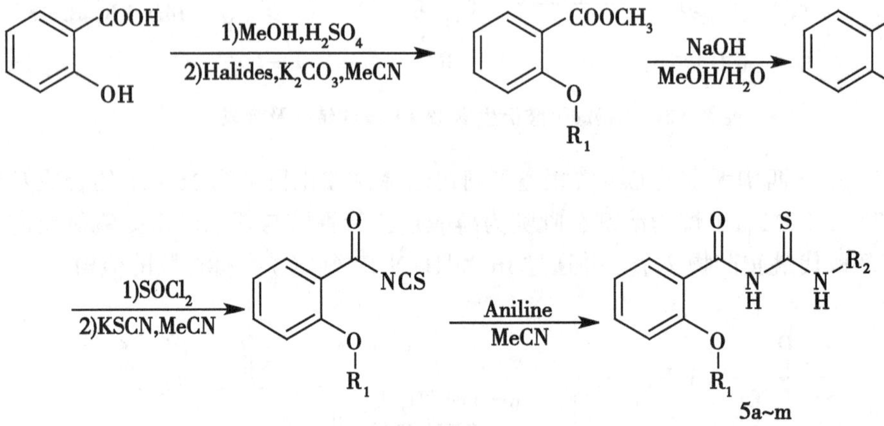

图 8-54　水杨酸酰胺衍生物 5a～5m 的结构及合成

2015 年，捷克学者合成了系列 4-硝基水杨酸酰胺衍生物，并考察了其体外抑菌活性及细胞毒性[88]。4-硝基水杨酸与卤代苯胺以氯苯为溶剂，在三氯化磷的催化下，通过微波反应，以较高的产率制得了相应的水杨酸酰胺衍生物 33 个。通过 IR、^{1}H-NMR、^{13}C-NMR 和元素分析确证了化合物的化学结构。考察了目标衍生物对结核分枝杆菌、鸟型分枝杆菌和堪萨斯分枝杆菌的抑菌活性。其中以化合物 2-羟基-4-硝基-N-［4-三氟甲基苯基］苯甲酰胺 22 活性最强，对结核分枝杆菌 331/88、堪萨斯分枝杆菌 235/80 和堪萨斯分枝杆菌 509/96 的 MIC 值分别为 2μmol · L^{-1}、2μmol · L^{-1}和 4μmol · L^{-1}。对金黄色葡萄球菌、耐甲氧西林金黄色葡萄球菌和表皮葡萄球菌的 MIC 值分为 7.81μmol · L^{-1}、1.95μmol · L^{-1}和 1.95μmol · L^{-1}。对肝细胞的细胞毒性考察显示，该化合物对 HepG2 细胞毒性的 IC_{50}值为 1.2μmol · L^{-1}，治疗结核病的选择性介于 0.3～0.6。

在此基础上，该研究组又合成了一系列苯环卤代水杨酸苯甲酰胺衍生物，并考察了其体外抑菌活性[89]。单卤代水杨酸依次发生苯环取代反应、酯化反应、酯水解反应和酰胺化反应，合成了目标产物卤代水杨酸苯甲酰胺衍生物 32 个。通过红外、氢谱、碳谱及元素分析确证了目标产物的化学结构。体外考察了目标产物对分枝杆菌属结核分枝杆菌

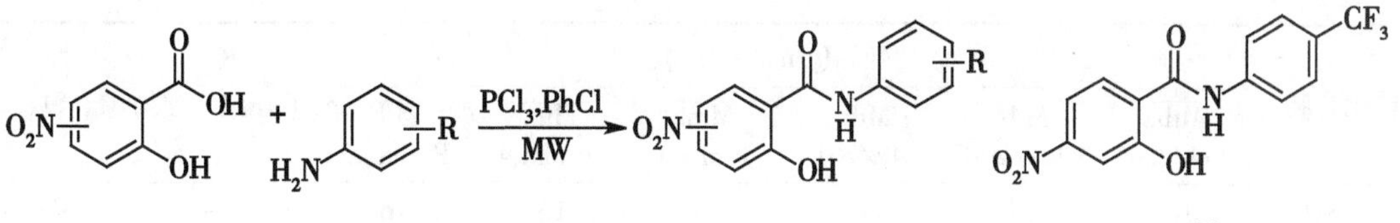

22

图 8-55 水杨酸酰胺衍生物 22 的结构及合成

(*Mycobacterium tuberculosis*)、鸟型分枝杆菌(*Mycobacterium avium*)和堪萨斯分枝杆菌(*Mycobacterium kansasii*)的抑菌活性。结果显示,大部分化合物对结核分枝杆菌和堪萨斯分枝杆菌具有较强的抑制活性,MIC 值介于 1~8μmol · L^{-1}之间,对鸟型分枝杆菌具有较弱的抑制活性,MIC 值大于 16μmol · L^{-1}。选择抑菌活性较强的化合物,进一步考察了其对多重耐药分枝杆菌(multi-drug resistant TB, MDR-TB)和广泛耐药分枝杆菌(extensively drug resistant TB, XDR-TB)的抑菌活性。此外,对上述化合物的细胞毒性也进行了考察。

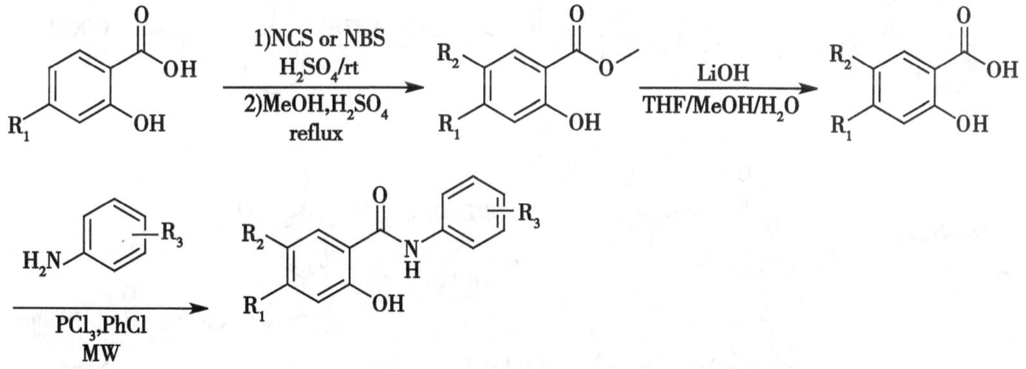

图 8-56 苯环卤代水杨酸苯甲酰胺衍生物的结构及合成

表 8-17 苯环卤代水杨酸酰胺衍生物 23~30 的体外抑菌活性及细胞毒性

化合物	MIC (μmol · L^{-1})						IC_{50} (μmol · L^{-1}) HepG2	SI
	Mtb. 234/2005	Mtb. 9449/2007	Mtb. 242/2015	Mtb. Praha 1	Mtb. Praha 4	Mtb. Praha 131		
23	2	2	2	1	1	2	2.64	0.66
24	1	1	1	1	1	1	15.04	7.52
25	0.5	0.5	0.5	0.5	0.5	0.5	1.89	0.95
26	2	2	2	1	2	2	1.81	1.81
27	2	2	2	2	2	2	6.52	3.26
28	2	2	2	1	2	2	6.25	3.13
29	1	2	1	1	1	1	9.87	4.94
30	2	2	2	2	2	2	11.03	5.52

（续表）

化合物	MIC（μmol·L⁻¹）						IC_{50}（μmol·L^{-1}）HepG2	SI
	Mtb. 234/2005	Mtb. 9449/2007	Mtb. 242/2015	Mtb. Praha 1	Mtb. Praha 4	Mtb. Praha 131		
INH	16	16	16	16	16	16	—	—

注：SI：治疗指数；INH：异烟肼；—：未测定；23：$R_1=Cl$，$R_2=H$，$R_3=4-CF_3$；24：$R_1=Br$，$R_2=H$，$R_3=4-CF_3$；25：$R_1=H$，$R_2=Cl$，$R_3=4-CF_3$；26：$R_1=H$，$R_2=Br$，$R_3=4-CF_3$；27：$R_1=Br$，$R_2=Cl$，$R_3=4-CF_3$；28：$R_1=Br$，$R_2=Br$，$R_3=4-CF_3$；29：$R_1=Cl$，$R_2=Cl$，$R_3=4-CF_3$；30：$R_1=Cl$，$R_2=Br$，$R_3=4-CF_3$

2016 年，来自吉林大学的 Gao 等[90]报道了阿司匹林-益母草碱酰胺衍生物的合成及体外活性研究。从阿司匹林开始，通过 3~4 步反应分别合成阿司匹林益母草碱衍生物 31 和水杨酸益母草碱衍生物 32，具体的化合物结构及合成路线如图 8-57 所示。

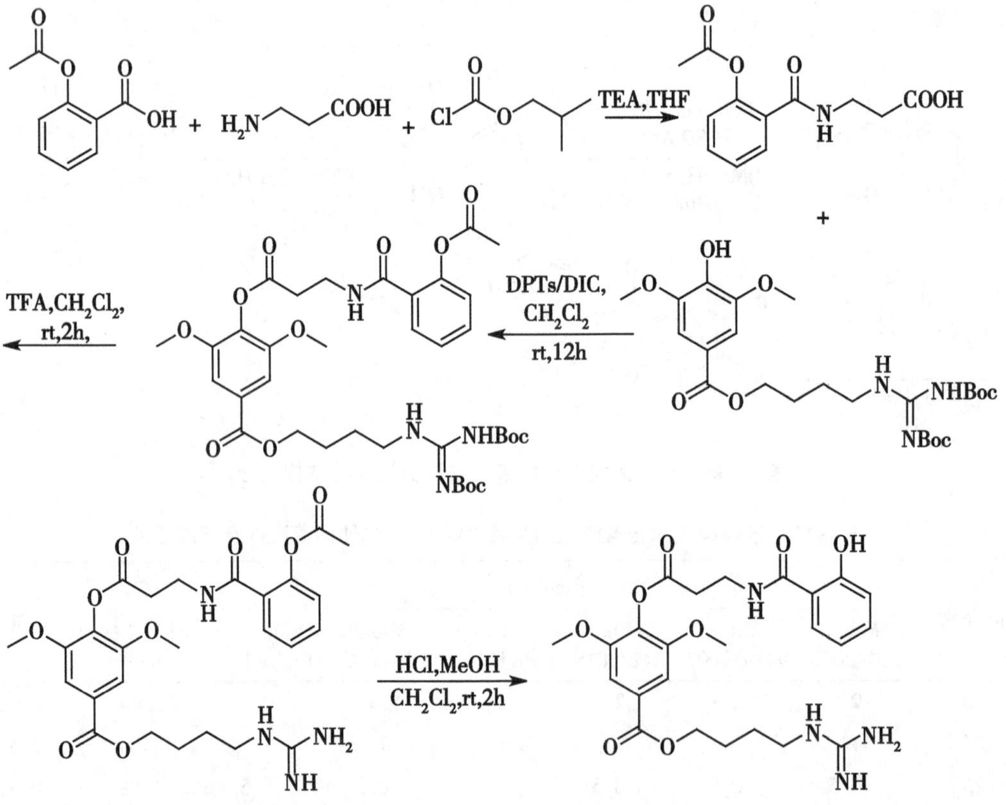

31　32

图 8-57　阿司匹林益母草碱衍生物 31 和水杨酸益母草碱衍生物 32 的结构及合成

初步的体外药理活性研究显示，目标产物 31 和 32 均可增加缺氧诱导的 H9c2 细胞的活力，其中化合物 31 的活性是化合物 32、益母草碱及阿司匹林的 10 倍以上。进一步的机理研究显示，化合物 31 可能通过以下几个方面显示出对心肌的保护作用：①增加 SOD

和 CAT 酶活性，降低 MDA 含量及 LDH 的泄漏率，进而表现出显著的抗氧化活性；②调节缺氧过程中细胞凋亡相关蛋白的表达，显示出抗凋亡活性；③抑制炎症介质，发挥抗炎活性。上述药理学研究均显示，阿司匹林益母草碱衍生物可作为一个新的候选药物并值得进一步深入研究。

2016 年，来自国内南通大学的学者 QB Xu 等报道了阿司匹林与 β-咔啉酰胺化衍生物的合成及体外抗癌活性研究[91]。通过 4 步反应，由 L-色氨酸制得 β-咔啉氨基化产物，再与阿司匹林发生酰胺反应制得阿司匹林-β-咔啉酰胺衍生物，进一步水解反应制得水杨酸-β-咔啉酰胺衍生物。目标产物的结构通过 IR、^{1}H-NMR、^{13}C-NMR 及 MS 予以确证。目标产物在体外对人肝癌细胞（SMMC-7221 和 Hep G2）、人结肠癌细胞（HCT116）、人膀胱癌细胞（EJ）和人肺癌细胞（H460）显示出较高的细胞毒活性，与对照药物 5-氟尿嘧啶和骆驼蓬碱相当，部分化合物的细胞毒活性则优于对照药物，活性最优的化合物为 8h。进一步的研究显示，8h 可选择性地抑制肝癌细胞 SMMC-7221，对正常肝细胞则无抑制作用。流式细胞检测显示，8h 可降低细胞膜电位，同时上调 Bax，下调 Bcl-2，进而引发线粒体/半胱天冬酶诱导的细胞凋亡。上述研究显示，阿司匹林-β-咔啉杂交分子和水杨酸-β-咔啉杂交分子具有潜在的抗癌活性，可作为候选药物进行深入研究。

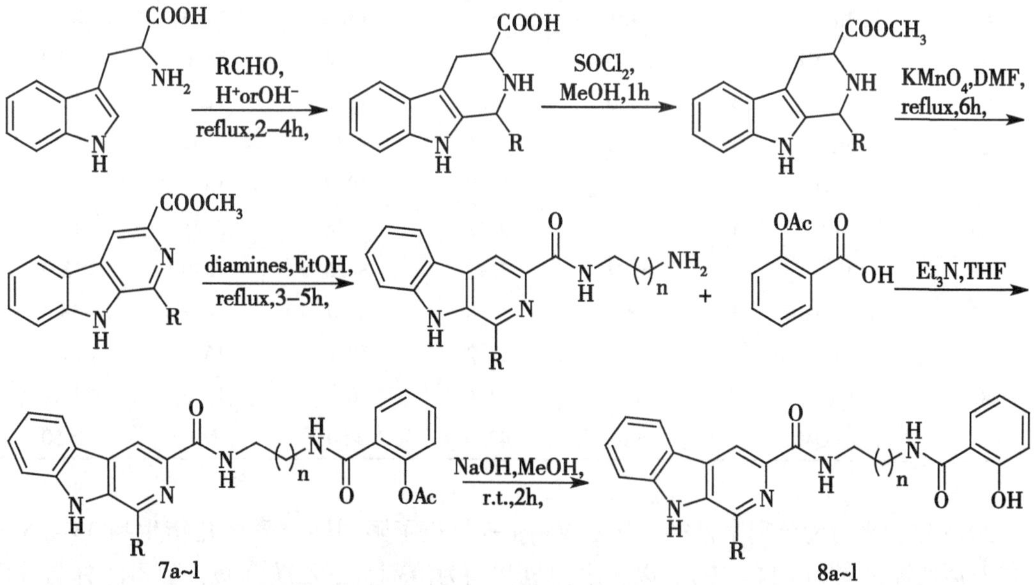

图 8-58 阿司匹林和水杨酸-β-咔啉酰胺衍生物 7a~l 与 8a~l 结构及合成

表 8-18 阿司匹林-β-咔啉酰胺衍生物和水杨酸-β-咔啉酰胺衍生物体外细胞毒活性

化合物	R	n	细胞毒活性（IC_{50}，μmol · L^{-1}）				
			SMMC-7221	Hep G2	HCT116	EJ	H460
5-氟尿嘧啶	/	/	28.7	35.2	19.6	ND	ND
骆驼蓬碱	/	/	49.1	55.3	46.7	ND	ND
7a	H	2	34.7	32.0	36.0	25.3	31.1

（续表）

化合物	R	n	细胞毒活性（IC_{50}，$\mu mol \cdot L^{-1}$）				
			SMMC-7221	Hep G2	HCT116	EJ	H460
7b	Me	2	27.3	23.7	28.9	23.2	30.5
7c	Ph-4-OMe	2	>50	>50	>50	>50	>50
7d	H	3	24.3	19.1	21.4	18.4	23.2
7e	Me	3	17.8	15.2	14.8	13.3	20.1
7f	Ph-4-OMe	3	25.6	31.2	32.6	29.4	38.4
7g	H	4	15.9	14.3	17.1	15.3	19.4
7h	Me	4	12.8	11.3	15.8	12.1	13.2
7i	Ph-4-OMe	4	38.2	>50	45.2	>50	27.5
7j	H	5	23.3	28.0	26.6	18.2	15.3
7k	Me	5	11.3	16.9	15.3	13.7	14.3
7l	Ph-4-OMe	5	>50	ND	>50	ND	>50
8a	H	2	22.6	18.9	20.1	15.9	25.5
8b	Me	2	19.1	ND	13.6	15.3	22.2
8c	Ph-4-OMe	2	36.0	45.8	33.2	38.6	>50
8d	H	3	13.0	11.7	15.9	12.1	15.2
8e	Me	3	7.93	9.26	9.36	9.01	11.9
8f	Ph-4-OMe	3	20.1	17.7	18.2	15.0	22.8
8g	H	4	10.7	9.12	9.18	8.71	12.5
8h	Me	4	6.97	7.12	8.25	7.89	13.1
8i	Ph-4-OMe	4	46.8	30.8	>50	>50	38.5
8j	H	5	13.4	17.2	18.6	16.5	21.5
8k	Me	5	10.1	13.6	10.7	13.2	11.4
8l	Ph-4-OMe	5	>50	42.0	>50	ND	>50

2016年，来自匈牙利塞格德大学G Varga等报道了阿司匹林酰胺化衍生物33~35的合成及活性评价[92]（图8-59）。以无水四氢呋喃为溶剂，三乙胺为碱，阿司匹林与等摩尔量的乙醇胺、2-氨基-1，3-丙二醇及三羟甲基氨基甲烷分别反应，制得相应的阿司匹林酰胺化衍生物。0.55mmol · kg^{-1}灌胃给予SD大鼠阿司匹林及阿司匹林酰胺衍生物，观察了胃黏膜表面结构及浆膜微循环的变化，检测了TNF-α、组织黄嘌呤氧化还原酶、过氧化物酶、肝细胞色素C等指标。研究结果显示，阿司匹林单独灌胃给药，可造成严重的黏膜损伤及细胞减少。酰胺衍生物33和34不会造成肉眼可见的渗血，但炎症激活很明显。35组实验动物无出血、黏膜损伤、微循环障碍等症状。进一步的深入研究显示，35对环氧酶诱导的血小板聚集无显著影响，但在角叉莱胶所致大鼠足跖肿胀模型中，与阿司匹林具有相当的抗炎症活性。上述研究提示，与原药阿司匹林相比，35无明显的胃肠刺

激性副作用，是一种更加安全、有效的抗炎候选药物。

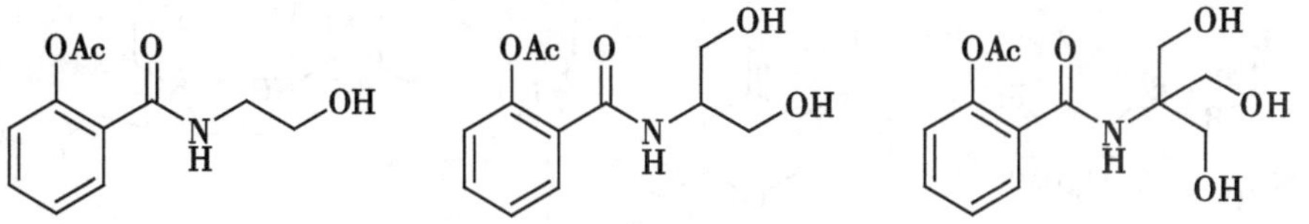

33　　34　　35

图 8-59　阿司匹林酰胺衍生物 33~35 的化学结构

2016 年，美国学者报道了水杨酸与脂肪酸通过二胺连接起来的杂交分子 36 及 37 的制备及活性研究[93]（图 8-60）。以乙二胺为连接子，通过酰胺反应，将水杨酸和脂肪酸分别连接起来，合成了目标产物。通过^{1}H-NMR、^{13}C-NMR 及 HR-MS 确证了其化学结构。其中，化合物 36 在细胞内可释放出水杨酸和二十碳六烯酸（DHA），可对细胞核因子NF-κB 产生协同抑制活性。同时，目标产物 36 已经在开展治疗针对杜氏肌营养不良症的临床前研究。最后，利用 LC-MS 技术，考察了目标产物在大鼠体内的药代动力学特征和组织分布特征。

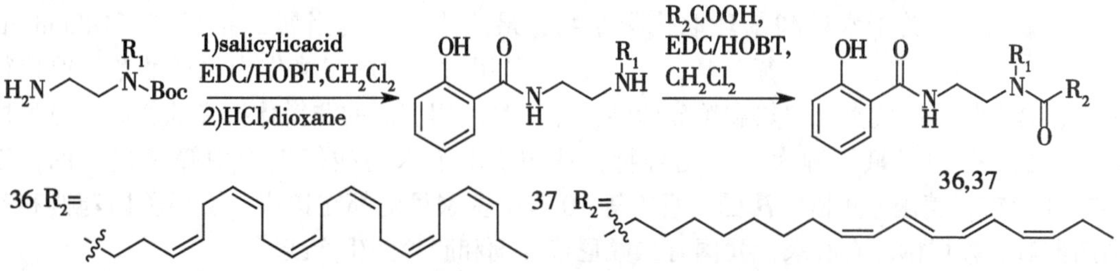

图 8-60　阿司匹林酰胺衍生物 36 及 37 的结构及合成

第三节　醚化衍生物

阿司匹林因为其邻羟基被乙酰化，不能发生醚化反应。但是，阿司匹林的水解产物水杨酸，其酚羟基可在碱性条件下，发生不同的亲核取代反应，连接不同结构的片段，生成不同的衍生物。这些衍生物的生物活性与水杨酸，以及阿司匹林，有着较大的差异。

2006 年，波兰学者报道了轮环藤宁氨基上连有水杨酰胺和水杨酸甲酯的衍生物 1 和 2 的合成及表征[94]（图 8-61）。以水杨酸酰胺和水杨酸甲酯为起始物，与二溴代乙烷发生取代反应，产物再与轮环藤宁发生取代反应，就可以将目标结构连接到轮环藤宁上，高产率制备相应的衍生物。目标产物的结构通过 IR、^{1}H-NMR、^{13}C-NMR、HR-MS 及元素分析予以确证。通过电位滴定，测定目标产物的质子化常数。此外，目标产物还可与碱金属离子（Ca^{2+}，Mg^{2+}，Fe^{3+}，Cu^{2+}，Co^{2+}和 Al^{3+}）形成稳定的复合物。

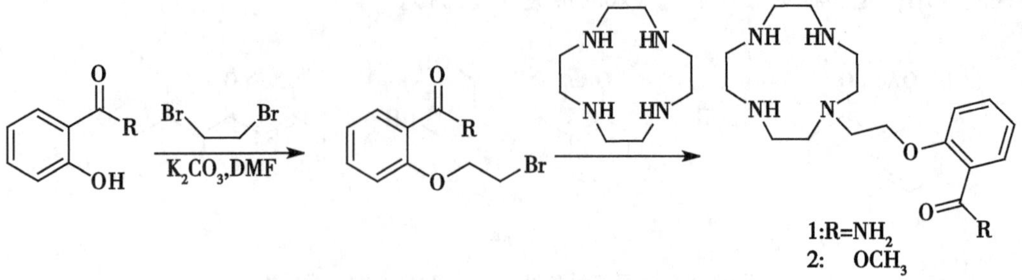

图 8-61 醚化衍生物 1 和 2 的化学结构及合成

第四节 苯环取代衍生物

阿司匹林和水杨酸苯环上不同位置的氢原子可被其他基团取代，进而形成不同结构的苯环取代衍生物。这些苯环取代衍生物往往具有与阿司匹林、水杨酸相似的抗炎、解热、镇痛等生物活性。

二氟尼柳 关于水杨酸苯环取代衍生物，最广为人知的当属二氟尼柳（Diflunisal，1)，化学名为 5-（2，4-二氟苯基）-2-羟基-苯甲酸。二氟尼柳作为水杨酸苯环取代衍生物，具有显著的抗炎、解热和镇痛活性，是一种应用广泛的非甾体抗炎药物。二氟尼柳是默克制药公司以氟尼柳为先导化合物，从 500 多个水杨酸衍生物中筛选出来的，于 1975 年上市，美国、英国、法国、日本等 70 多个多家目前都在销售。历届美国药典和英国药典对二氟尼柳均有收录，我国有二氟尼柳片剂和胶囊剂生产线[95]。

二氟尼柳的制备相对复杂，以 2，4-二氟苯胺为起始原料，通过 5 步反应，制得了二氟尼柳，总收率可达 53.6%[96]。

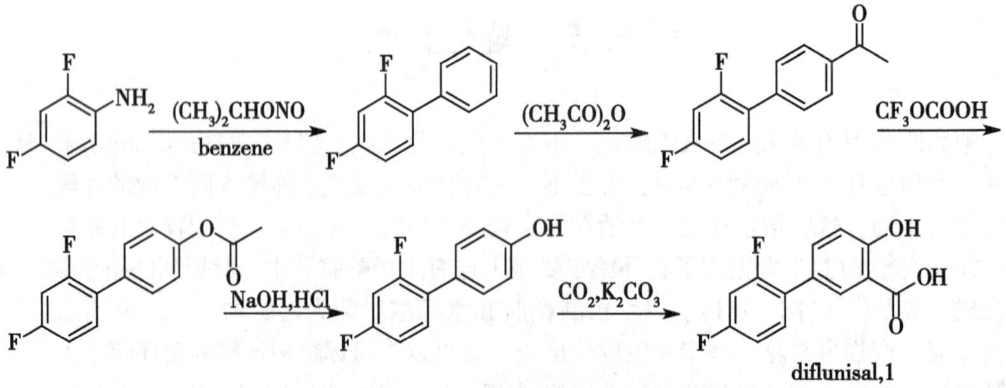

图 8-62 水杨酸苯环取代衍生物二氟尼柳 1 的化学结构及合成

二氟尼柳具有显著的抗炎活性[97]。在角叉莱胶致大鼠足跖肿胀模型中，1~30mg · kg^{-1}的口服剂量均可显示出显著的抑肿率，其半数有效浓度 ED_{50}为 9.8mg · kg^{-1}，而阿司匹林的ED_{50}则为89.2mg·kg^{-1}。在佐剂诱导的关节炎模型中，二氟尼柳的ED_{50}值为10.4mg·kg^{-1}，而阿司匹林的ED_{50}为78.3mg·kg^{-1}。

表8-19 二氟尼柳的抗炎活性

模型	剂量（mg·kg^{-1}）	大鼠数量（只）	抑肿率（%）	ED_{50}（mg·kg^{-1}，口服）
角叉菜胶致大鼠足跖肿胀	1.11	30	27	9.80
	3.33	72	34	
	10.00	78	50	
	30.00	78	65	
佐剂性关节炎模型	6.00	12	35	10.40
	12.00	12	62	
	24.00	12	70	

二氟尼柳具有显著的解热作用[97]。在酵母致大鼠发热模型中，二氟尼柳（ED_{50} = 27.8mg·kg^{-1}）能有效降低实验动物的体温，且活性强于对照药物阿司匹林（ED_{50} = 40.2mg·kg^{-1}）。除解热作用之外，二氟尼柳还具有显著的镇痛作用。其对热刺激或醋酸化学刺激所致小鼠的疼痛均有明显抑制作用，小鼠热板法和醋酸扭体测得的ED_{50}分别为（72±35）mg·kg^{-1}和（27±9）mg·kg^{-1}，对照药物阿司匹林的ED_{50}分别为（204±99）mg·kg^{-1}和（64±20）mg·kg^{-1}，表明二氟尼柳具有显著的镇痛作用。

表8-20 二氟尼柳的解热活性

药物	剂量（mg·kg^{-1}，口服）	大鼠数量（只）	降温值（直肠温度,℃）	有效剂量（mg·kg^{-1}，口服）
二氟尼柳	6.25	6	0.21	27.8
	12.5	18	0.36	
	25	24	1.03	
	50	12	1.31	
阿司匹林	25	60	0.04	40.2
	50	72	1.14	
	100	60	1.75	

二氟尼柳能抑制由二磷酸腺苷、凝血酶诱发的人血小板的聚集。但所需浓度要比阿司匹林高出18~35倍，将本品给饥饿的大白鼠灌胃能引起胃出血，但致大鼠胃与小肠出血的剂量远大于治疗剂量。对大鼠和犬进行亚急性口服毒性试验，结果表明本品具有胃与肾脏毒性，可产生局灶性水肿出血或小溃疡，肾脏病变限于轻度乳头水肿。急性毒性试验结果表明小鼠口服LD_{50}为401.4mg·kg^{-1}，95%可信区间为337.8~477.0mg·kg^{-1}；小鼠静脉注射LD_{50}为94.2mg·kg^{-1}，95%可信区间为86.3~102.7mg·kg^{-1}[97]。

二氟尼柳口服后吸收迅速，2~3h内可达到血浆峰值，与食物同进时，该药的吸收略有延缓，但并不减少。二氟尼柳显示剂量依赖性非线性药代动力学，即剂量加倍时血浆浓度并不加倍，单剂 500mg 的清除率是 8mL·min^{-1}，血浆半衰期为 8~12h，大约 90%的二氟尼柳转化为两种可溶性葡萄糖苷酸结合物形式，由尿排出。该药 99%以上与血浆蛋白结合，血浆中浓度的 2%~7%出现在哺乳妇女的乳汁中[98-99]。

二氟尼柳的化学结构中，由于二氟苯基的引入，增强了其抗炎与镇痛作用，降低了其毒性。二氟尼柳的镇痛作用为阿司匹林的 7.5~13 倍，解热作用为阿司匹林的 1.4 倍，其治疗作用强度约为阿司匹林的 3 倍，因而适用于治疗类风湿性关节炎、骨关节炎以及肌肉扭伤、劳损、半月板手术、矫形外科和口腔外科以及原发性痛经引起的中度疼痛[100]。

4-氨基水杨酸（PAS 或 4-ASA，2）4-氨基水杨酸是水杨酸苯环对位被氨基取代后生成的衍生物，其分子式为 $C_7H_7NO_3$，相对分子量为 153.14。报道显示，4-氨基水杨酸在结核病的治疗中具有重要作用，世界卫生组织将其划分为二线口服抗结核药物。

PAS 对结核分枝杆菌具有选择性抑菌作用，仅作用于吞噬细胞外的结核分枝杆菌，最小抑菌浓度 MIC 为 1μg·mL^{-1}。PAS 抗菌谱较窄，除结核分枝杆菌外，对其他分枝杆菌、细菌和病毒均无作用。其抑菌机制目前尚不十分明确，一般认为 PAS 的化学结构与对氨基苯甲酸（PABA）相近，结核分枝杆菌在代谢的过程中需要 PABA 的参与。PAS 作为竞争性底物参与叶酸合成，抑制二氢叶酸合成酶的活性，导致细菌蛋白质合成受阻，不能正常繁殖[101]。

PAS 口服易吸收，单给药剂量非常大，可达 4g·次$^{-1}$，1.5~2h 可达最大血药浓度，半衰期约为 1h，静脉滴注后血药浓度更高。PAS 血浆蛋白结合率为 50%~60%，不易透过血脑屏障，在肝脏经乙酰化或与葡萄糖醛酸结合而灭活。80%以上药物经肾排出，易在酸性尿中析出结晶，肾功能不全者应减少 PAS 的用量。

PAS 于 20 世纪 40 年代进入临床应用，在治疗结核病方面发挥了积极作用。随着近年来耐药结核病的流行，其治疗作用再次引起重视。PAS 属于二线口服抑菌药，必须与其他抗结核药物配伍应用，具有延缓耐药性产生的作用，适用于复治、耐药结核病的治疗，一般不用于初次治疗结核病[102]。PAS 常与异烟肼、氧氟沙星、丙硫异烟胺等联合使用，提高了治疗效果[103]。

除抗结核作用以外，还发现 PAS 对重金属锰中毒大鼠具有促排锰的作用。大鼠每日口服二氧化锰 15mg·kg^{-1}，连续给药 64~84d，大鼠体重增加明显减少，脑和肝中锰和铜的含量显著增加，成功复制了锰中毒大鼠试验模型。对实验大鼠口服给予 PAS-Na 80 mg·kg^{-1}或 120mg·kg^{-1}，连续给药 16d 或 21d，脑部和肝部锰含量显著减少，提示 PAS-Na 具有显著促排锰作用[104]。

进一步的研究显示，过量锰对动物机体的毒性表现为多个系统的异常反应，但用 PAS-Na治疗后，能降低其血液和各器官（脑、肝、肾）组织中过量蓄积锰的含量，增加其胆汁和粪中锰的排出量，可使被过量锰所影响动物的行为、免疫功能、酶活性、脑神经递质水平以及脑组织学等改变恢复正常或接近正常。上述研究说明 PAS-Na 对治疗慢性锰中毒具有明显疗效[105]。

5-氨基水杨酸（5-ASA，3）当水杨酸苯环的 5 位被氨基取代后，便制得了另外一种衍生物 5-氨基水杨酸，5-ASA 又称美沙拉嗪，为白色或略带粉红色的针状结晶，熔点为 270~275℃，无臭或微臭，暴露于空气中易氧化，颜色逐渐变为棕黑色。5-ASA 微溶于

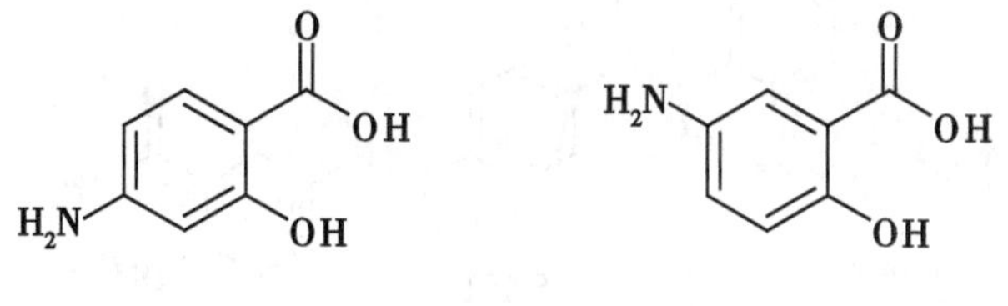

图 8-63 水杨酸苯环取代衍生物 2 和 3 的化学结构及合成

水，37℃水中的溶解度为 1.41g·L^{-1}，水溶液偏酸性，25℃饱和溶液的 pH 值为 4.1。在无水乙醇、甲醇及丙酮中极微溶，几乎不溶于氯仿、乙酸乙酯和正己烷。5-ASA 为两性药物，等电点 pH 值为 4.3，因此，其溶解度与介质 pH 值有关，在 pH 值为 2.0~5.5 溶解度最小，pH 值小于 2.0 或 pH 值大于 5.5 时溶解度显著增加，最大吸收波长为 303nm[106]。

以水杨酸为起始原料，分别采用浓硝酸和稀硝酸作为硝化试剂，以 30%和 38.5%收率制得了中间产物 5-硝基水杨酸。进一步用铁粉还原 5-硝基水杨酸，制备了目标产物 5-ASA[107]。

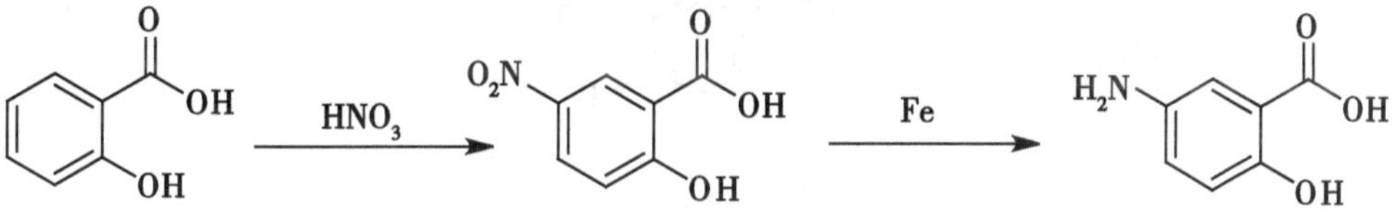

图 8-64 水杨酸苯环取代衍生物 5-ASA 的合成

5-ASA 与 PAS 虽然仅为氨基取代位置的差别，但二者的应用却大相径庭。5-ASA 作为一种治疗溃疡性结肠炎药物，应用十分广泛。治疗溃疡性结肠炎的传统药物是柳氮磺胺吡啶（Salazosulfapyridine，SASP），它用于治疗这类疾病已有 50 多年。当 SASP 到达结肠后，偶氮键被结肠细菌酶解断裂，释放出 SP 和 5-ASA。报道称，5-ASA 是 SASP 治疗结肠炎的活性成分，而 SP 仅为 5-ASA 的载体。SP 大部分在结肠吸收，这是造成 SASP 一些副作用的主要原因[108]。与 SASP 类似的药物还有巴柳氮（balsalazide）和奥沙拉嗪（olsalazine），都是将 5-ASA 携带到结肠，然后酶解释放出 5-ASA 发挥药理活性[109]。

5-ASA 主要是通过抑制白三烯、前列腺素 E 及自由基的产生发挥抗炎作用，其作用是局部的，即在与大肠黏膜接触及络合时发挥作用，而不是进入血液循环后发挥作用。5-ASA直接口服后可被胃和小肠迅速吸收，不能有足够量药物到达结肠而发挥其抗炎作用，同时吸收入人体内的药物易产生肾毒性。因此，5-ASA 口服制剂必须特别设计，以减少在胃肠道的吸收，使其靶向到末端回肠或结肠释放药物，才能保持病变肠段的有效药物浓度。到达结肠后的 5-ASA 很少吸收，主要随粪便排出体外，很少产生不良反应。因此，理想的 5-ASA 制剂口服后在血中的浓度应最低，尿排泄量最少，而在肠内容物或粪便中的浓度最高。5-ASA 吸收后大部分被肝脏乙酰化，在肠道也会被肠黏膜乙酰化[110]。

1976 年，美国默克制药的科学家霍华德等[111]制备了一系列苯环 4 位和 5 位杂环取代的水杨酸衍生物，并采用角叉菜胶致大鼠足跖肿胀法考察了目标产物的抗炎及镇痛活性。

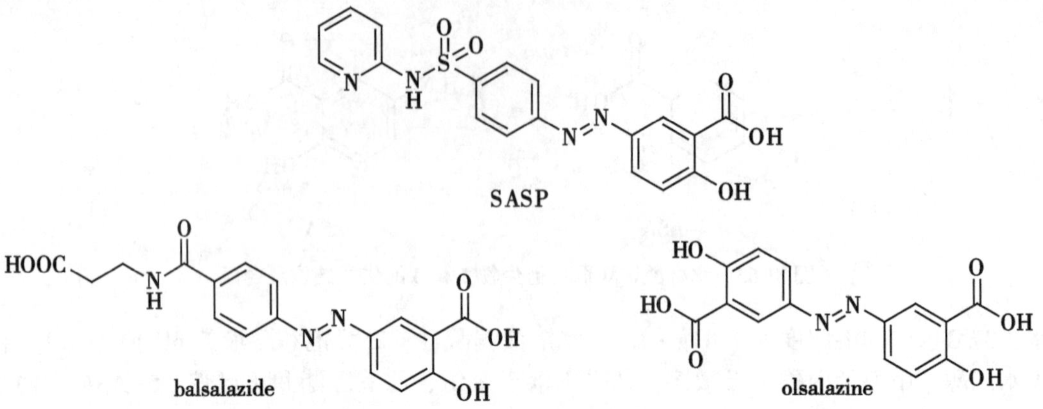

图 8-65 水杨酸苯环取代衍生物（SASP、balsalazide 和 olsalazine）的化学结构

其中化合物 4 活性最强，ED_{50}为 50mg · kg^{-1}，显著小于对照药物阿司匹林（90mg · kg^{-1}）和水杨酸（200mg · kg^{-1}）。化合物 4 的结构如图 8-66 所示。

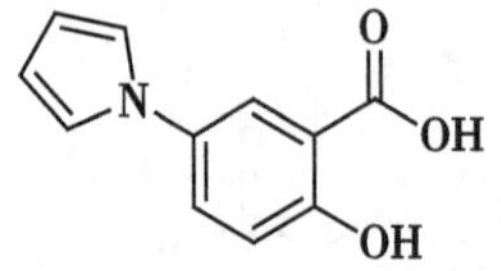

4

图 8-66 水杨酸苯环取代衍生物 4 的化学结构

1997 年，来自强生制药的研究人员报道了 3，5-二（三氟甲基）水杨酸 5 的合成及结构确证[112]（图 8-67）。以 2-溴-3，5-二（三氟甲基）苯胺为起始原料，通过 4 步反应，制备了目标产物，并通过 IR、元素分析、^{1}H-NMR 和 MS 确证了其化学结构。

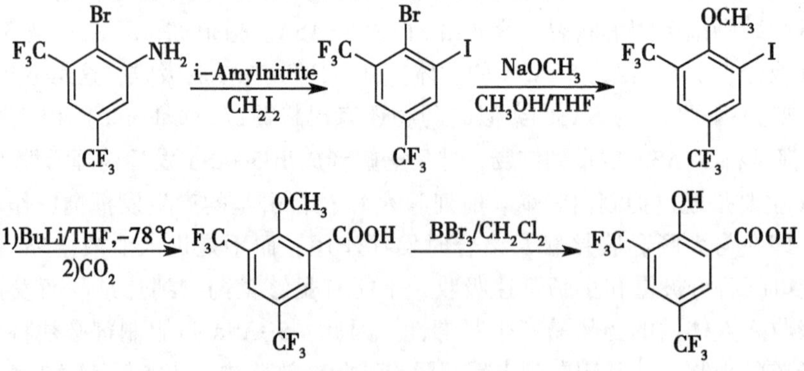

5

图 8-67 水杨酸苯环取代衍生物 5 的化学结构及合成

2001 年，日本学者报道了含有水杨酸结构的天然产物漆树酸类化合物的全合成[113]（图 8-68）。通过 7 步反应，以较高的产率合成了漆树酸 6 和 7。通过 IR、^{1}H-NMR 和 HR-MS 确定了目标产物的结构。

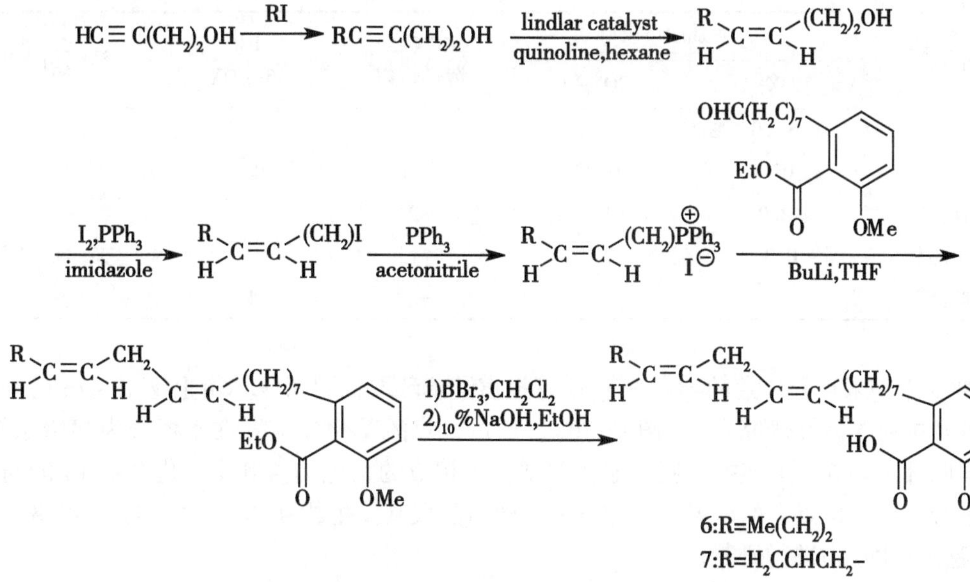

图 8-68　水杨酸苯环取代衍生物 6 和 7 的化学结构及合成

2009 年，加拿大阿尔伯塔大学的科学家通过醚化、取代等反应步骤，合成了系列苯环取代的水杨酸衍生物[114]。考察了目标产物体外对 COX-2 和 5-脂氧合酶的抑制活性，以及相应的对胃肠道的损伤程度。化合物 8 和 9 的合成路线及化学结构如图 8-69 所示：

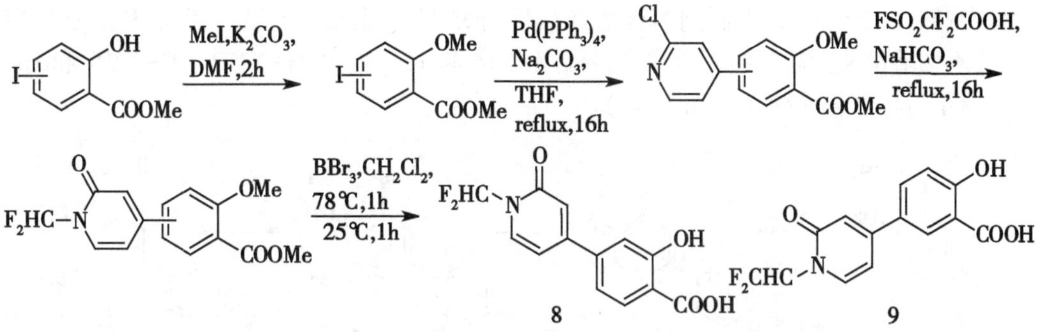

图 8-69　水杨酸苯环取代衍生物 8 和 9 的化学结构及合成

体外药理活性研究显示，目标化合物 8 和 9 具有显著的抗炎活性，其 COX-2 选择指数显著高于对照药物阿司匹林。此外，给药剂量为 1.38mmol · kg^{-1}时，目标产物的溃疡指数均为 0，而对照药物阿司匹林则为 57.4±3.1。上述研究显示，苯环取代的水杨酸衍生物具有更好的抗炎活性，无明显的胃肠道刺激副作用，可作为候选药物进行进一步的研究。

表 8-21　苯环取代水杨酸衍生物 8 和 9 的体外活性

化合物	IC_{50}（μmol · L^{-1}）		COX-2 选择指数	IC_{50} 5-LOX	溃疡指数
	COX-1	COX-2			
8	>100	4.4	>22	4.7	0
9	15.4	0.98	>15	0.37	0
布洛芬	2.9	1.1	>2	—	—
阿司匹林	0.35	2.4	0.15	—	57.4±3.1
咖啡酸	—	—	—	4.0	—

2009 年，来自爱尔兰的学者 Alagha 等报道了苯环取代阿司匹林衍生物 10~13 的制备及体外及抗血栓活性研究[115]（图 8-70）。通过付克酰基化反应，在水杨酸为起始原料，在阿司匹林苯环 6 位上连接了脂肪酸，并制备了相应的衍生物。其中，化合物 13 能与前列腺素合酶作用位点上的精氨酸、酪氨酸及丝氨酸残基发生相互作用，可作为一种潜在的抗血栓先导化合物进行研究。

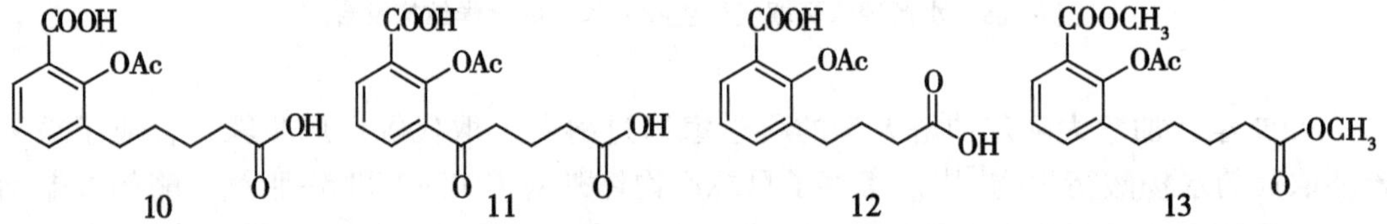

10　11　12　13

图 8-70　水杨酸苯环取代衍生物 10~13 的化学结构及合成

2009 年，澳大利亚学者 O El-Kabbani 等报道了水杨酸取代衍生物作为人 20α-羟化类固醇脱氢酶（AKR1C1）抑制剂的合成及活性研究[116]。通过苯环取代反应和水解反应，以取代水杨酸甲酯为起始物，合成了目标产物 14 和 15，通过^{1}H-NMR、^{13}C-NMR 和 HR-MS 确定了目标产物的结构（图 8-71）。

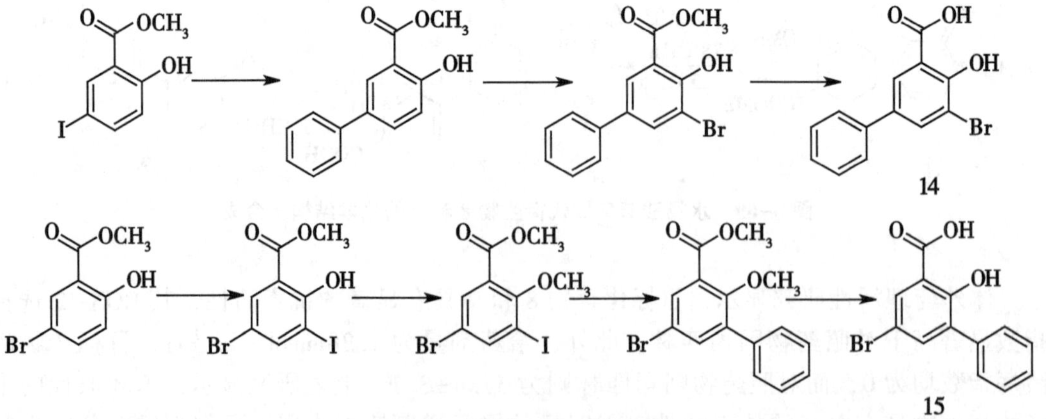

14　15

图 8-71　水杨酸苯环取代衍生物 14 和 15 的化学结构及合成

体外活性研究显示，化合物 14 对 AKR1C1 的抑制常数为 4nmol·L^{-1}，是其 AKR1C1 亚型抑制常数的 21 倍。该化合物与 AKR1C1 结合位点的 Tyr55、His117 和 His222 氨基酸残基产生氢键相互作用，与 Leu308、Phe311 和 Leu54 氨基酸残基有微弱的范德华力相互作用。在 AKR1C1 过表达的细胞中，黄体酮的代谢被化合物 14 所抑制（IC_{50} = 460nmol·L^{-1}）。

表 8-22 苯环取代水杨酸衍生物 14 和 15 对 AKR1C1 亚型的抑制常数

抑制剂	Ki 值（μmol·L^{-1}）			
	AKR1C1	AKR1C2	AKR1C3	AKR1C4
DBSA（对照）	0.009±0.0002	0.082±0.0023	23±1.1	45.7±5.9
14	0.004±0.0004	0.087±0.012	4.2±0.15	18.2±2.5
15	0.14±0.017	1.97±0.013	21±3.4	NI

2014 年，印度学者 Dubey 等报道了阿司匹林苯环被邻苯二甲酰亚胺取代衍生物 16~25 的合成[117]如图 8-72 所示。以对氨基水杨酸和取代邻苯二甲酰亚胺为起始原料，通过取代和酯化反应合成了系列阿司匹林及水杨酸衍生物。

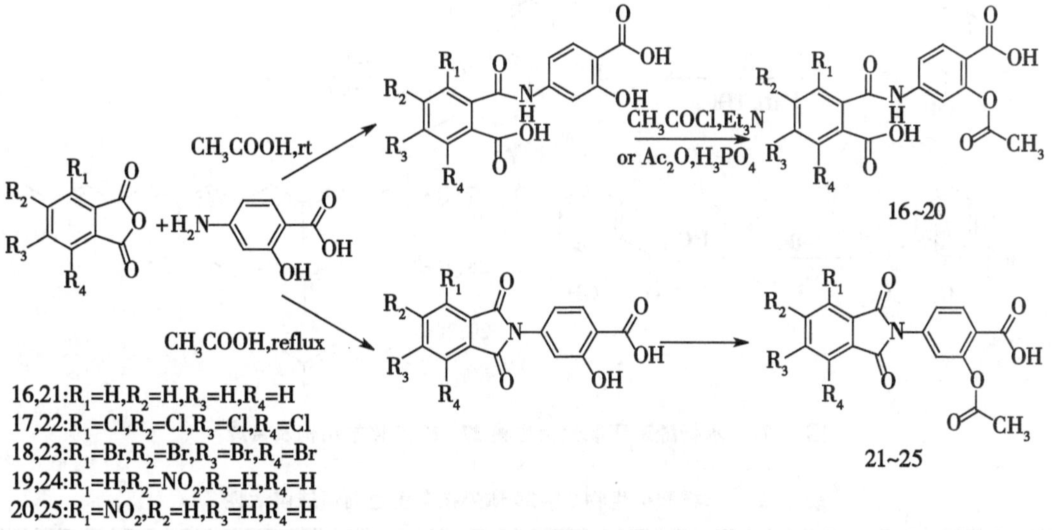

图 8-72 阿司匹林苯环取代衍生物 16~25 的化学结构及合成

2014 年，加拿大学者 Cumaraswamy 等报道了含有水杨酸结构片段的衍生物的合成及活性研究[118]。在体外，先导化合物 26 可在纳摩尔级别上抑制 STAT5 蛋白（K_D = 42Nm，K_i = 145.8nmol·L^{-1}）。作用机理研究显示，26 可选择性的与信号传导和转录激活因子 5（STAT5）结合，抑制 STAT5-SH2 区域的络合反应，进而沉默白血病细胞的 STAT5 活性和 STAT’5 下游转录靶点 MYC 和 MCL1，最终导致细胞凋亡。上述研究显示，26 是一种优良的研究 STAT5 作用的探针分子，同时也可作为一种抗癌临床前研究的候选药物分子。

2014 年，尼日利亚学者 I Malami 等报道了水杨酸苯环连有不饱和脂肪烃衍生物 27、

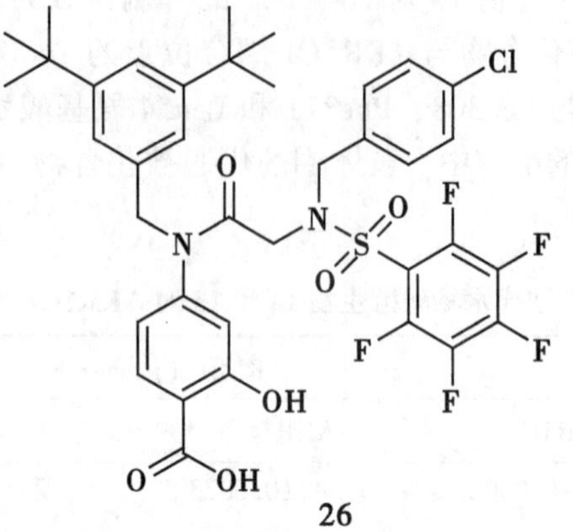

图 8-73 阿司匹林苯环取代衍生物 26 的化学结构

28 及 29 的制备及体外抑菌活性研究[119]。以 2，8-2 溴基苯酚为起始原料，通过 3 步反应制得了目标产物。目标化合物的结构通过^{1}H-NMR、^{13}C-NMR 和 MS 予以确证如图 8-74 所示。考察了目标产物对金黄色葡萄球菌的体外抑菌活性，其中以不饱和脂肪链最长的化合物抑菌活性最好，长度越短的化合物活性越差。

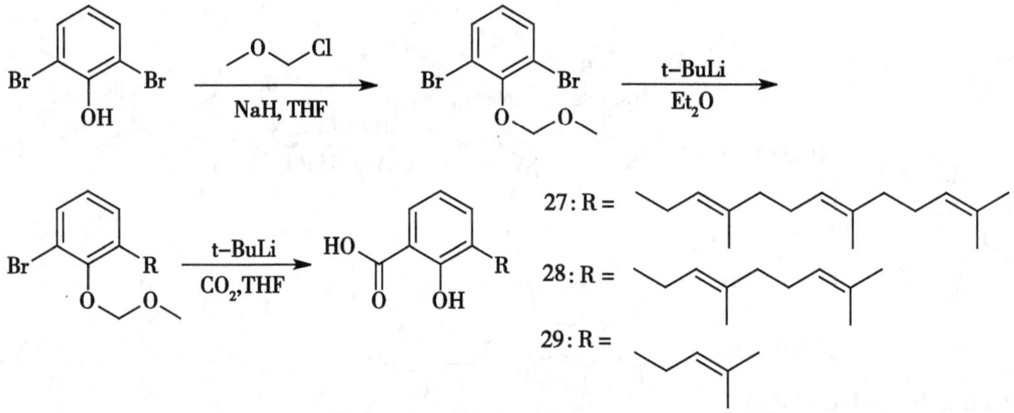

图 8-74 水杨酸苯环取代衍生物 27~29 的化学结构及合成

表 8-23 水杨酸衍生物 27~29 体外抗金黄色葡萄球菌活性

化合物	MIC（μmol·L^{-1}）	
	S. aureus（ATTC）	*S. aureus*（SA1119B）
27	5.84	5.84
28	14.6	7.29
29	619	309
诺氟沙星	1.57	1.00

2017 年，俄罗斯学者报道了苯环多氟取代的水杨酸衍生物的合成及活性研究[120]。以

苯环多氟取代水杨酸为起始物，合成了水杨酸衍生物 23 个，并通过 IR、^{1}H-NMR、^{19}F-NMR 及元素分析对目标产物的化学结构进行了确证。考察了目标产物对 COX-1 的体外抑制活性，在小鼠体内，考察了目标产物的抗炎、镇痛作用及急性毒性。研究结果显示，化合物 2a、4a、9b 具有较强的 COX-1 抑制活性，活性强于对照药物阿司匹林。化合物 2a、4a、4b 及 9a 具有较强的抗炎、镇痛活性，效果优于阿司匹林，与双氯芬酸相当。毒性试验结果显示，在 150mg · kg^{-1} 及 300mg · kg^{-1} 给药量时，多氟取代水杨衍生物酸具有明显的毒性，小鼠存活率小于对照药物阿司匹林和双氯芬酸。

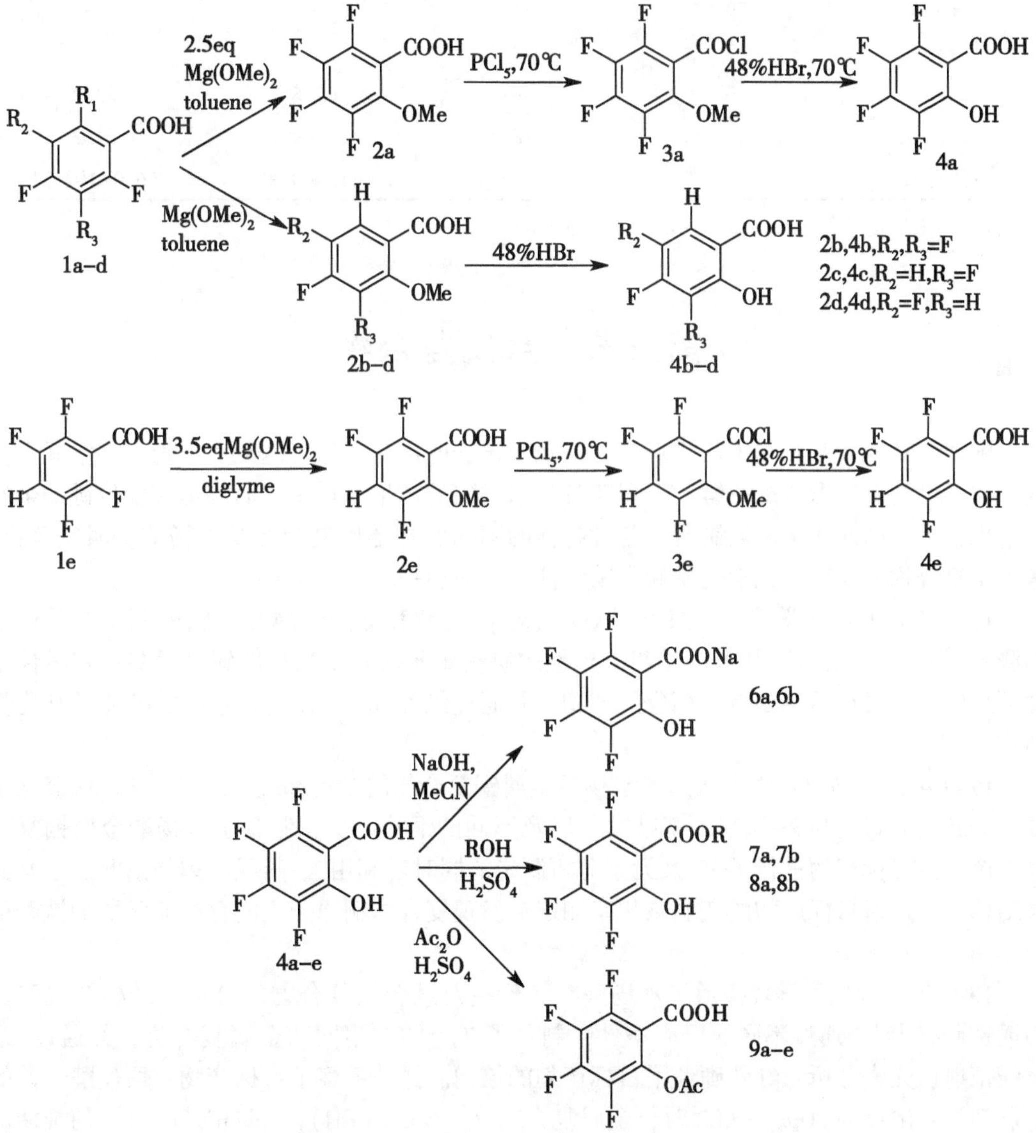

图 8-75　氟代水杨酸衍生物的化学结构及合成

表 8-24　部分氟取代水杨酸衍生物的生物活性

化合物	COX-1 抑制率（%）		抗炎活性（抑肿率%）	镇痛活性（延时率%）
	$2\mu mol \cdot L^{-1}$	$200\mu mol \cdot L^{-1}$		
阿司匹林	31	36	30.6–56.2[b]	57.9±17.0[b]
2a	48	64	53.8[b]	100.8
2b	<10	—	40.0[c]	73.2
4a	34	39	64.0[c]	143.2
6a	59	31	—	—
8a	47	48	—	—
9a	—	—	65.6[c]	83.2
9b	35	18	—	71.2
双氯芬酸	—	—	64.4±9.8[b]	56.0–102.3[b]

注：—未测定及无活性；[b]$25mg \cdot kg^{-1}$；[c]$50mg \cdot kg^{-1}$

第五节　金属复合物

阿司匹林的羧基和邻位乙酰氧基，以及水杨酸的羧基和邻羟基距离较近，在空间上位置特殊，可与金属形成配位键。阿司匹林和水杨酸的衍生物众多，而能形成配位键的金属元素也很多，因此化学家们制备了各种各样的阿司匹林金属复合物及水杨酸金属复合物。考察了复合物的物理、化学性质和生物活性，下面逐一介绍。

1995 年，北京大学的学者报道了磺基水杨酸与镧和钇的金属复合物的制备及晶体结构测定[121]。3 当量的磺基水杨酸与 1 当量的镧高氯酸盐和 1 当量的钇高氯酸盐在碱性条件下反应，通过重结晶制得了相应的产物，并通过红外和 X-射线晶体衍射确证了其化学结构。

1999 年，罗马尼亚学者报道了水杨酸金属铜复合物的制备和结构表征[122]。3-醛基水杨酸为起始原料，与 2-氨基乙基吡啶，以及不同的铜盐反应，制备了水杨酸金属铜复合物 3 个。对目标产物进行了 IR 及元素分析测定，同时还利用 X-射线晶体衍射测定了其晶体结构。通过对目标产物的变温磁化率测定，发现复合物铜原子之间存在非常弱的铁磁耦合作用。

1999 年，爱尔兰学者报道了水杨酸与二价铜及锰金属复合物的合成、结构及抗酵母菌活性研究[123]。通过不同的反应条件，制备了 7 个结构不同的金属复合物，并通过 X-射线衍射、元素分析及红外确证了目标产物的结构。体外考察了目标产物对假丝酵母菌的抑制活性。浓度为 $20\mu g \cdot mL^{-1}$ 时，金属复合物（$[Mn(salH)_2(phen)]$（4）的抑菌活性最强，对 3 株不同假丝酵母菌的抑制率达到了 90%以上。

2004 年，爱尔兰学者报道了水杨酸-银金属复合物（5，$[Ag_2(NH_3)_2(salH)_2]$，$salH_2$ = 水杨酸）的制备、结构、抗真菌及抗癌活性研究[124]。具体的反应过程为 2.0mmol

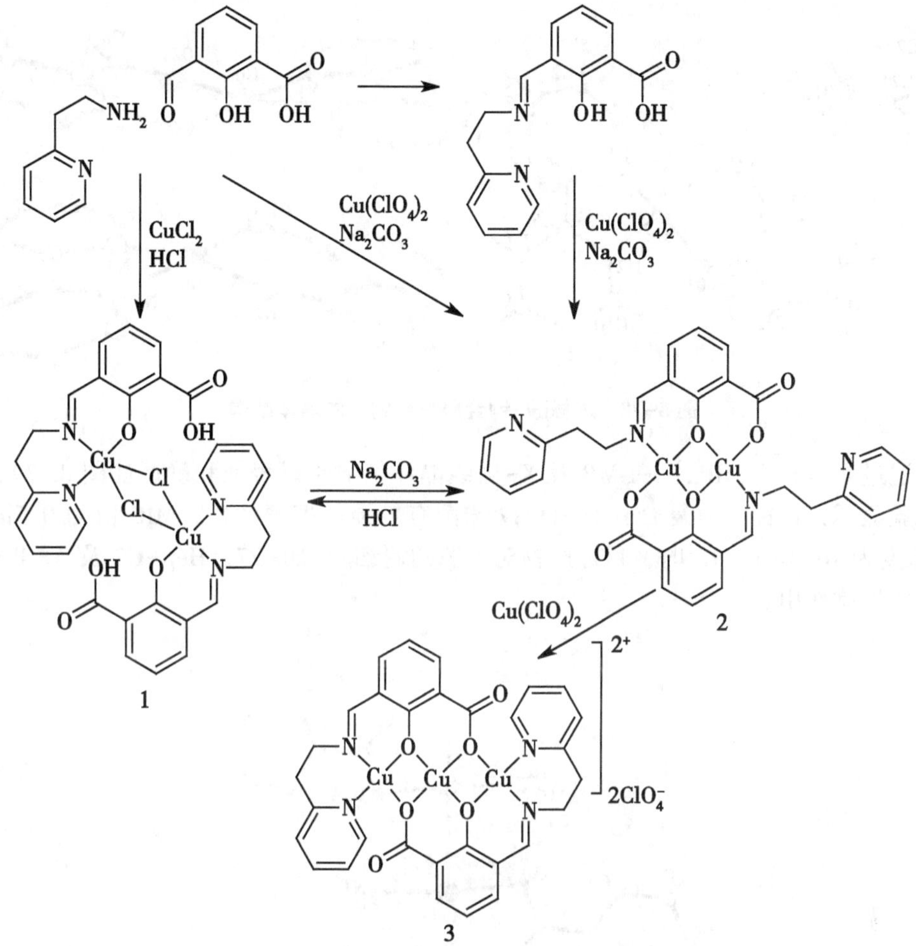

图 8-76　水杨酸金属复合物 1、2 和 3 的化学结构及合成

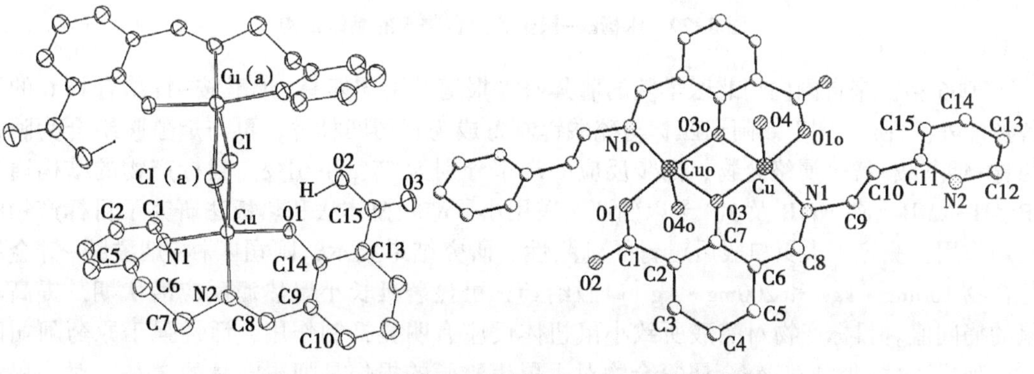

图 8-77　水杨酸铜金属复合物 1 和 2 的晶体结构

的氧化银（Ag_2O）加入到 10mL 水中，滴加浓氨水至氧化银完全溶解，加入 2 当量的水杨酸室温反应 0.5h。旋去反应溶剂，用少量水洗，乙醇洗，乙醚洗得目标产物。目标产物

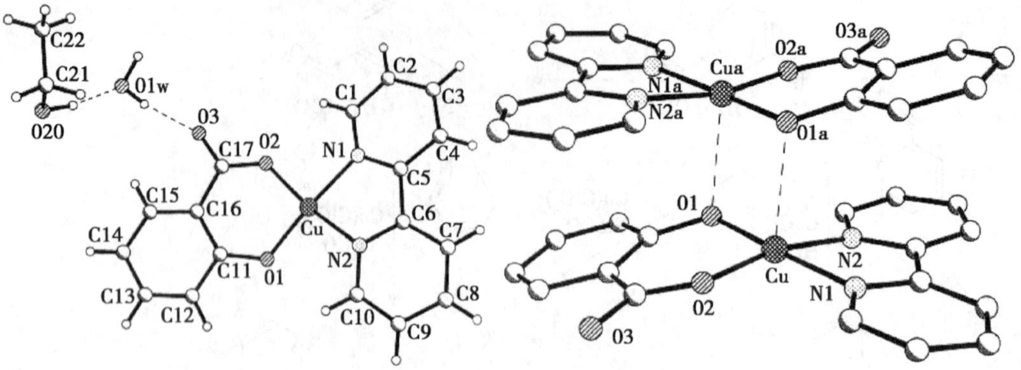

图 8-78　水杨酸-铜金属复合物 4 的晶体结构

的结构通过元素分析、IR、^{1}H-NMR 及 X-射线晶体衍射予以表征和确证如图 8-79。体外抑菌试验显示，目标金属复合物对白色念珠菌有较强的抑菌活性，MIC 值为 0.5μmol · L^{-1}。浓度为 100μmol · L^{-1}时，目标产物对人源的癌细胞 Cal-27、Hep-G2 及 A-498 均具有较强的抑制作用。

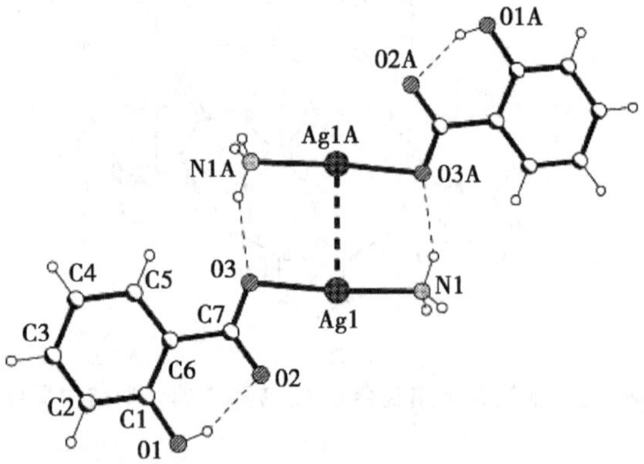

图 8-79　水杨酸-银金属复合物 5 的晶体结构

2006 年，来自国内川北医学院的蒲其松等报道了阿司匹林-烟酰胺-锌络合物 6 的制备及体外活性研究[125]。阿司匹林与硫酸锌制备成为阿司匹林锌，再与烟酰胺络合为阿司匹林-烟酰胺-锌金属络合物，两步反应的产率分别为 75%和 61%。目标产物的结构通过 IR、^{1}H-NMR、^{13}C-NMR 及 MS 予以确证。采用小鼠醋酸扭体法和热板法研究了目标产物的镇痛作用，测定了大鼠口服后对胃的刺激性。研究结果显示，阿司匹林-烟酰胺-锌金属复合物 100mg · kg^{-1}和 200mg · kg^{-1}口服给药，可显著延长小鼠热痛反应潜伏期，提高小鼠的痛阈值。目标产物对醋酸所致小鼠扭体反应有明显抑制作用，活性强于原药阿司匹林。阿司匹林-烟酰胺-锌金属复合物对大鼠胃黏膜的损伤是阿司匹林的 33%，对小鼠的 LD_{50}为 2 456mg · kg^{-1}。以上研究显示，阿司匹林-烟酰胺-锌金属复合物合成简单，收率稳定，具有比阿司匹林更强的镇痛作用和更低的不良反应。

2008 年，巴西学者 Ribeiro 等报道了非甾体抗炎药物与金属钌复合物 [Ru_2

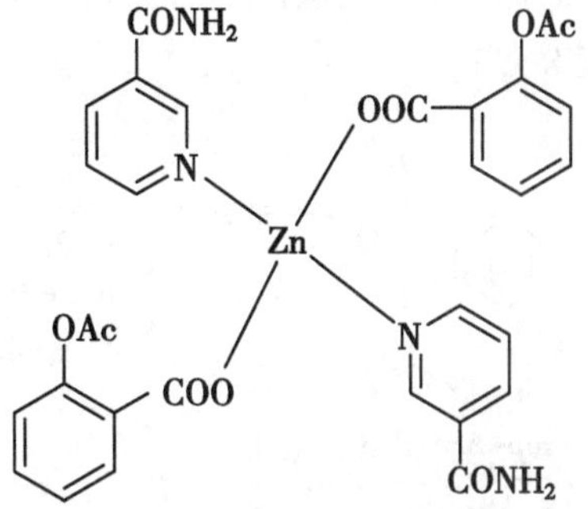

图 8-80 阿司匹林-锌金属复合物 6 可能的化学结构

$(dNSAID)_4Cl$] 和 [Ru_2 $(dNSAID)_4$ $(H_2O)_2$] PF_6的制备及体外活性研究[126]。其中，dNSAID 为去质子化的非甾体抗炎药，即阿司匹林、吲哚美辛、布洛芬及萘普生。[Ru_2 $(dNSAID)_4Cl$] 的制备方法为将 [Ru_2 $(O_2CCH_3)_4Cl$] 溶于适量水中，将阿司匹林的乙醇溶液和 LiCl 水溶液加入其中，氮气保护，60℃反应 3h。生成的沉淀抽滤，用水淋洗，乙醇复溶后过滤，蒸除溶剂即得。[Ru_2 $(dNSAID)_4$ $(H_2O)_2$] PF_6的制备方法类似，将反应原料替换为 [Ru_2 $(O_2CCH_3)_4$ $(H_2O)_2$] PF_6和 NH_4PF_6即得。目标产物的结构通过元素分析、UV、IR、拉曼光谱进行结构表征和确证。目标产物的结构通式如图 8-81 所示。体外活性研究显示，阿司匹林金属钌复合物 7 对人 HEP2 细胞、人 T24/83 细胞无明显的细胞毒活性。与原药相比，布洛芬及萘普生金属钌复合物对上述细胞显示出一定的细胞毒活性。

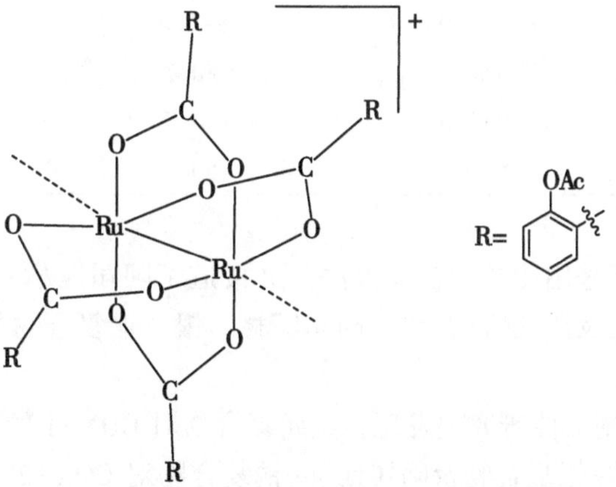

图 8-81 阿司匹林-钌金属复合物 7 的化学结构

2010 年，德国学者 Rubner 等报道了阿司匹林过渡金属复合物的制备及体外抗癌活性研究[127]。通过酯化反应，含有三键的脂肪醇与邻乙酰水杨酰氯形成相应的酯，然后在不同的溶剂中与不同的过渡金属氧化物回流反应 3 天，制备了含有钴、铑及铁的阿司匹林-过渡金属复合物。具体的反应路线见图 8-82。体外抗癌活性研究显示，金属复合物 Pro-ASS-Co4 和 Pro-ASS-Ru3 对乳腺癌细胞 MCF-7 和 MDA-MB 231 显出较好的抑制活性，与对照药物顺铂相当。此外，目标产物对结肠癌细胞 HT-29 也有较好的抑制作用，IC_{50}约为 2μmol · L^{-1}，具体活性见表 8-25。

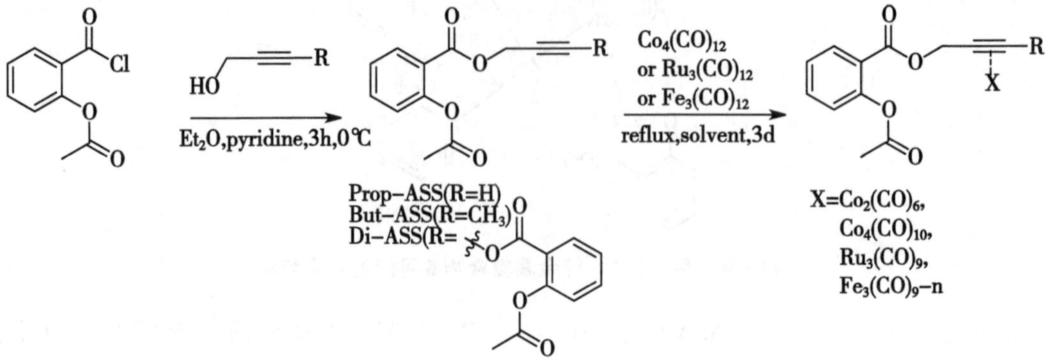

图 8-82　阿司匹林-金属（钴、铑、铁）复合物的化学结构及合成

表 8-25　阿司匹林-金属（钴、铑、铁）复合物对癌细胞的生长抑制作用

化合物	IC_{50}，μmol · L^{-1}		
	MCF-7	MDA-MB 231	HT-29
Prop-ASS-Co4	1. 9±0. 2	3. 5±0. 2	2. 7±0. 7
But-ASS-Co4	11. 4±0. 4	15. 0±1. 5	11. 1±0. 0
Di-ASS-Co4	4. 7±0. 4	2. 1±1. 3	8. 0±1. 3
Prop-ASS-Ru3	1. 4±0. 2	2. 4±0. 0	2. 2±0. 2
But-ASS-Ru3	4. 1±0. 6	17. 8±0. 0	6. 4±0. 0
Di-ASS-Ru3	5. 5±0. 5	7. 6±0. 7	10. 1±0. 1
顺铂	2. 0±0. 3	3. 3±0. 5	2. 4±0. 4
阿司匹林	>50	>50	>50

第二年，该课题组采用相同的合成方法，又报道了阿司匹林-银复合物与阿司匹林-铜复合物的合成、表征及活性研究[128]。阿司匹林与银及铜复合物的制备方法与结构如图 8-83 所示。

在对 COX 酶的抑制活性研究中发现，金属复合物对 COX-1 的抑制活性与原药阿司匹林相当。但是阿司匹林-银复合物及阿司匹林-铜复合物对 COX-2 有显著的抑制活性，具体结果见表 8-26。

表 8-26　阿司匹林-金属（银、铜）复合物对 COX 酶的抑制活性（10μmol · L^{-1}）

化合物	COX-1（%）	COX-2（%）
Aspirin	29. 2±2. 0	1. 0±0. 1
Oragnic ligands	<10. 0	<1. 0
But-ASS-Ag	11. 0±1. 2	27. 0±1. 5

（续表）

化合物	COX-1（%）	COX-2（%）
Di-ASS-But-Ag	36.6±4.5	18.8±1.0
But-ASS-Cu	31.7±2.8	10.4±0.8
Di-ASS-But-Cu	28.7±3.7	15.8±2.2

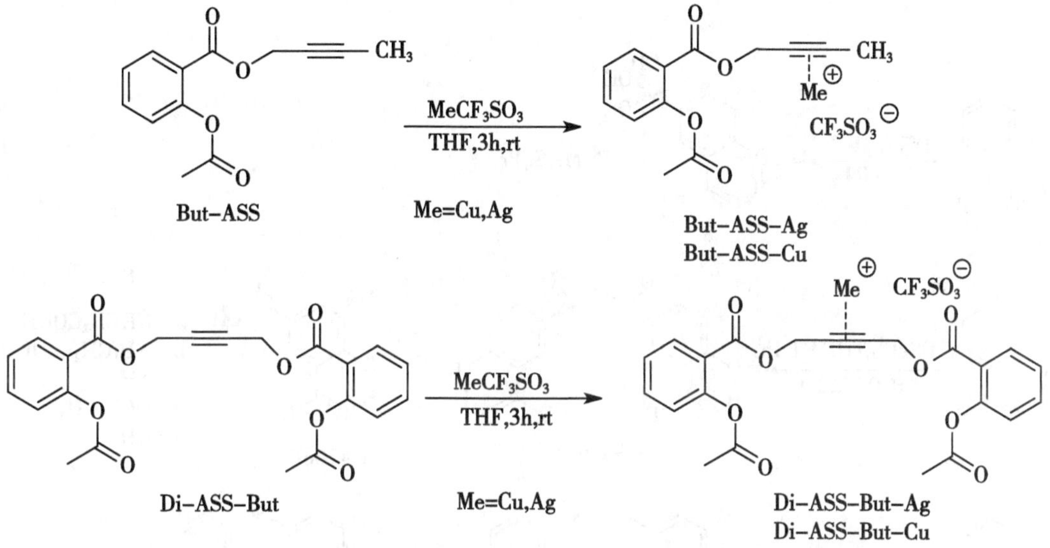

图 8-83 阿司匹林-金属（银、铜）复合物的化学结构及合成

2010 年，来自德国的研究小组报道了水杨酸及其衍生物与金属硒复合物的制备、结构鉴定以及体外活性研究[129]。以水杨酸酯、水杨酸酰胺等为起始原料，在不同的反应条件下与四氯化硒反应，制得了 5 种不同的水杨酸衍生物-金属硒复合物。目标产物的结构通过元素分析、^{1}H-NMR、^{13}C-NMR 以及 HR-MS 予以确证，化合物 10c 和 10d 的晶体结构通过 X-射线晶体衍射进行了测定，进一步确定了其化学结构（图 8-84）。

考察了目标产物对谷胱甘肽过氧化物酶的抑制活性。结果显示，化合物 9c、9e 和 10e 具有较强的抑制活性，强于对照药物依布硒。对脂氧合酶的抑制活性显示，部分化合物对 5-LOX 和 12/15-LOX 具有较好的抑制活性，且在这两种不同脂氧合酶之间具有较高的选择性。

表 8-27 水杨酸衍生物金属硒复合物对 NADPH 的氧化活性

化合物	ν_0（μmol · L^{-1} · min^{-1}）	相对活性
依布硒	5.85±0.76	1
9b	—	0
10c	12.05±1.82	2.1
10d	5.21±0.28	0.9

（续表）

化合物	v_0（μmol·L^{-1}·min^{-1}）	相对活性
10e	16.40±1.02	2.8
11	24.63±2.65	4.2
12	—	0
水杨酸	—	0

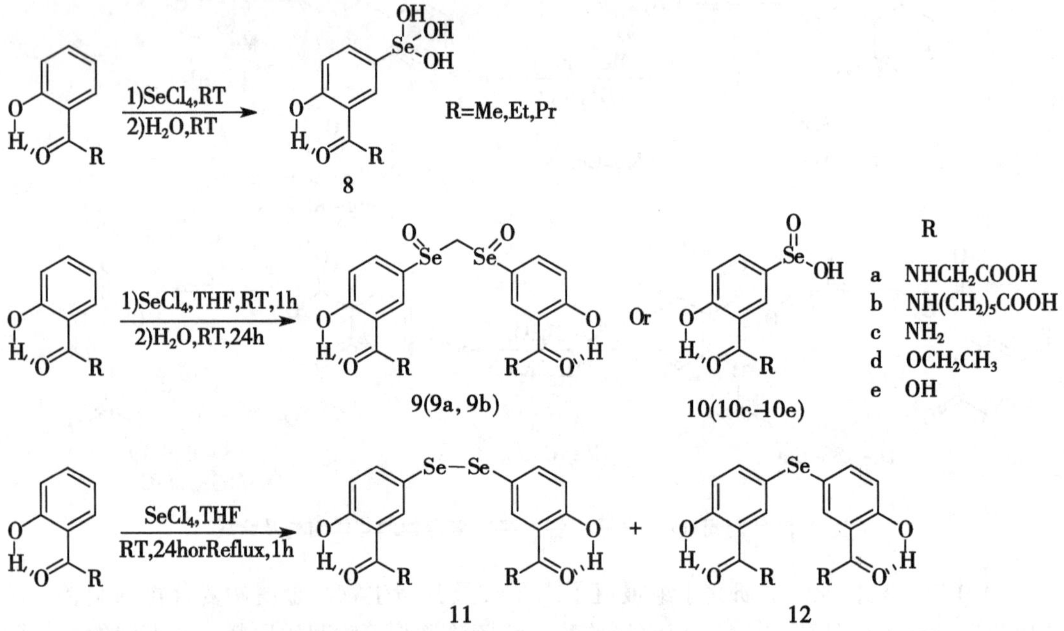

图 8-84　水杨酸衍生物-金属硒复合物的化学结构及合成

表 8-28　水杨酸衍生物金属硒复合物对不同类型脂氧合酶的抑制活性

化合物	12/15-LOX		5-LOX	选择指数
	抑制率%（100μmol·L^{-1}）	IC_{50}（μmol·L^{-1}）	（IC_{50} μmol·L^{-1}）	（12/15-LOX/5-LOX）
9a	—	—	1.09	0.51
9b	6.07±1.85	—	1.01	7.82
10c	16.96±3.26	—	0.79	>127
10d	45.29±2.44	146	0.80	>125
10e	1.19±2.69	—	0.66	221
11	96.58±0.77	5.36	2.37	>42
12	7.31±1.62	—	2.09	2.56
依布硒	—	—	4.94	>20

2011 年，希腊学者 Poyraz 等报道了阿司匹林–银–三苯基膦 13 和水杨酸–银–三苯基膦 14 金属复合物的制备及体外抗癌活性研究[130]。阿司匹林钠盐和水杨酸钠盐首先分别与硝酸银反应形成沉淀，然后再与三苯基膦共结晶形成相应的金属复合物。金属复合物的结构通过 X–射线衍射予以确证。体外活性研究显示，两种金属复合物在体外对大鼠平滑肌肉瘤癌细胞（LMS）、人乳腺癌细胞（MCF–7）和人胚肺纤维细胞（MRC–5）具有显著的细胞毒活性。进一步的作用机理研究发现，金属复合物 13 和 14 对上述细胞系的脂氧合酶（LOX）具有明显的抑制活性，可诱导细胞凋亡。

表 8–29　阿司匹林（水杨酸）–银–三苯基膦 13 和 14 的抗癌活性

化合物	IC_{50}（$\mu mol \cdot L^{-1}$）		
	LMS	MCF–7	MRC–5
13	1. 5±0. 1	1. 6±0. 2	2. 9±0. 1
14	1. 6±0. 3	2. 5±0. 5	3. 1±0. 3
硝酸银	3. 7±0. 3	3. 3±0. 2	27. 7±3. 3
阿司匹林钠盐	>350	>350	>350
水杨酸	>400	>400	>400
三苯基膦	67. 4±13. 9	56. 5±10. 6	>160
顺铂	25	20	—

2011 年，北京大学药学院学者报道了水杨酸与金属钒复合物 15 的制备及活性研究[131]。通过氯代、取代及最后的与金属钒反应，制得了含有水杨酸结构片段的金属复合物。目标产物及中间体的结构通过 IR、^{1}H–NMR、MS 及元素分析予以确证如图 8–85。考察了目标产物体外抗氧化活性及抗糖尿病活性。结果显示，目标金属复合物 15 具有显著的抗氧化作用，对氢氧自由基的清除指数为 46. 3，显著高于其他化合物。在链脲霉素诱导的大鼠糖尿病疾病模型中，金属复合物 15 可有效降低血糖水平，减轻大鼠肝脏损伤和肾脏损伤，提高大鼠脂质代谢。上述研究结果显示，水杨酸金属钒复合物具有显著的抗糖尿病活性，可作为潜在的药物先导化合物进行深入研究和开发。

2012 年，广州工业大学学者报道了含有水杨酸结构片段的乙二胺–N，N–二（4–乙酰氨基水杨酸）–二乙酸与三价金属铕（Eu）和钆（Gd）复合物 16 和 17 的制备及表征[132]。乙二胺四乙酸（EDTA）与乙酸酐反应生成乙二胺四乙酸二酐，之后与 4–氨基水杨酸（4–ASA）反应得到乙二胺–N，N–二（4–乙酰氨基水杨酸）–二乙酸（H_4L），在室温下，H_4L 分别与 $GdCl_3$ 和 $EuCl_3$ 在水溶液中反应，得到两个新的稀土金属配合物 Gd–L 和 Eu–L。通过元素分析、UV、热重分析（TGA）等手段对稀土金属配合物的组成进行了初步确证与表征，确定配合物中金属离子与配体的比值为 1：1。

2013 年，埃及学者 Refat 等报道了阿司匹林与二价非过渡态金属 Mg、Ca、Sr 及 Ba 金属复合物 M_2（ASP）$_4$的合成、结构表征及抑菌活性研究[133]。阿司匹林钠盐与上述金属盐回流反应，制得了相应的阿司匹林金属复合物 18~21，通过 IR、拉曼光谱、^{1}H–NMR、X–射线粉末衍射及扫描电镜表征了目标化合物的结构及形态（图 8–87）。体外抑菌活性显

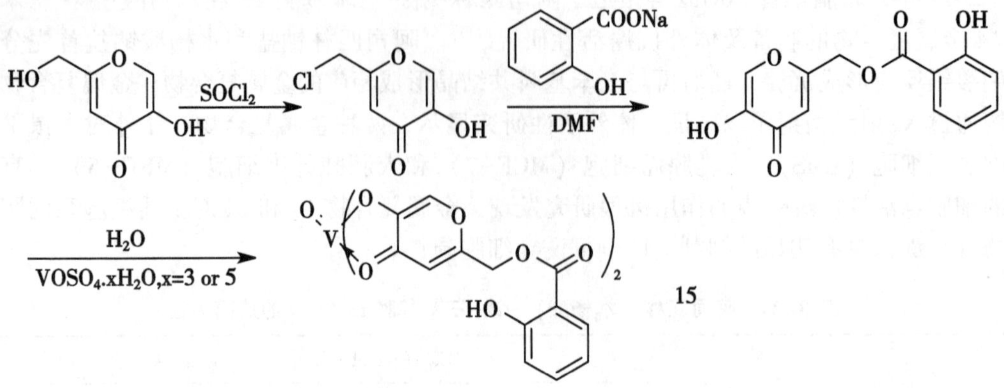

图 8-85 水杨酸金属钒复合物 15 的化学结构及合成

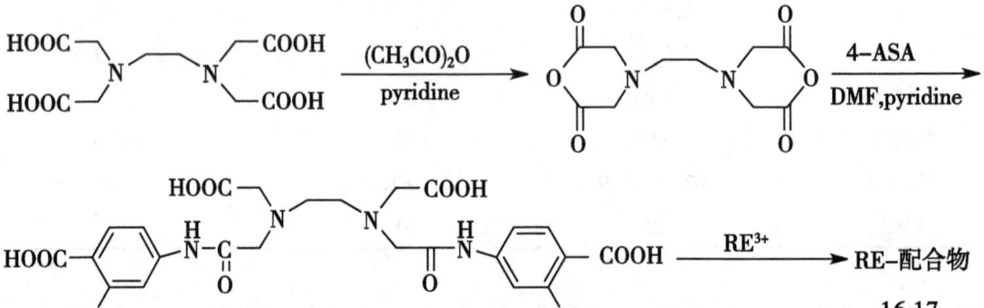

图 8-86 水杨酸金属铕和钆复合物 16 及 17 的化学结构及合成

示，目标产物对对革兰氏阳性菌（金黄色葡萄球菌、枯草芽孢杆菌）、革兰氏阴性菌（大肠埃希菌、绿脓假单胞菌）及真菌（白色念珠菌、黄曲霉菌）等无明显的抑制活性，其抑菌圈直径与阿司匹林相当。

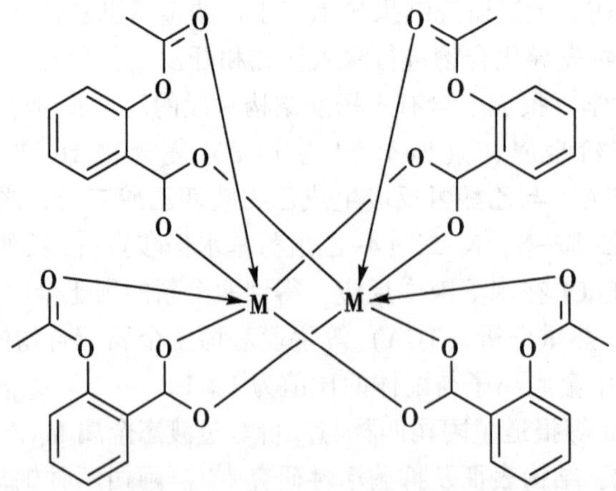

图 8-87 阿司匹林-金属复合物 18~21 的化学结构

2014 年，安徽中医药大学刘涛等报道了阿司匹林铜（Ⅱ）配合物的合成、结构表征及抗肿瘤活性研究[134]。以阿司匹林和醋酸铜为起始原料，合成了阿司匹林铜（Ⅱ）配合物 22，通过 IR、X-射线单晶衍射对其结构进行了表征。该配合物属单斜晶系，P21/n 空间群，晶胞参数为 a = 8.211（5）nm，b = 10.419（5）nm，c = 21.003（5）nm，β = 98.021（5)°，V = 1779.2（14）nm^3，Z = 4。采用 UV、荧光光谱法及循环伏安法考察了配合物与小牛胸腺 DNA（ct-DNA）的相互作用。采用 MTT 法测定了配合物对体外培养人乳腺癌 MCF-7 和胃癌 MGC-803 细胞的抑制活性。当配合物浓度为 120μmol · L^{-1}时，配合物 22 对 2 种细胞增殖的抑制率分别为 80.01%和 70.16%。

2014 年，来自广州大学的中国学者报道了以 5-偶氮四唑-水杨酸为配体的金属铒、钬、铵、钆、镝复合物的制备、结构表征及性质研究[135]。三氧化铒在酸性条件下与 5-偶氮四唑水杨酸反应，得到相应的固体混合物，通过重结晶得到目标产物｛［Er（H_2ASA）（HASA）（H_2O）$_6$］ · $6H_2O$｝（23）。复合物 24～27 则是相应的三氯金属盐 MCl_3 · $6H_2O$ 与 5-偶氮四唑水杨酸在水溶液中反应，滴加适量氨水制得目标金属复合物。镝金属复合物 28 则是 Dy（OAc）$_3$ · $10H_2O$ 在相应的条件下反应制得。目标产物 23～27 的晶体结构都通过 X-射线晶体衍射予以确证，复合物 23 和 24 的晶体结构如图 8-88 所示。此外，文章中还考察了上述金属复合物的磁性和对光显色反应的相关性质。

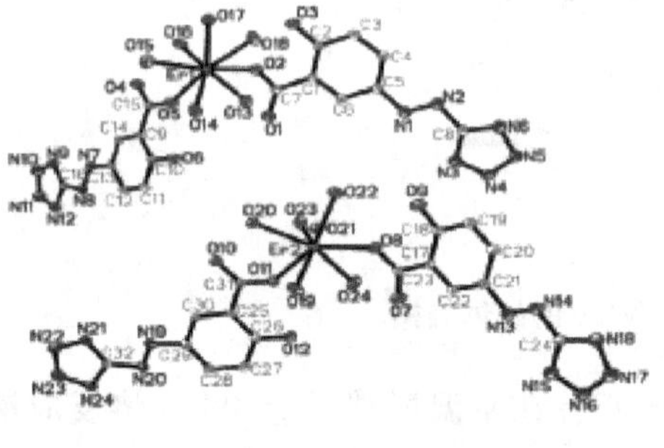

23

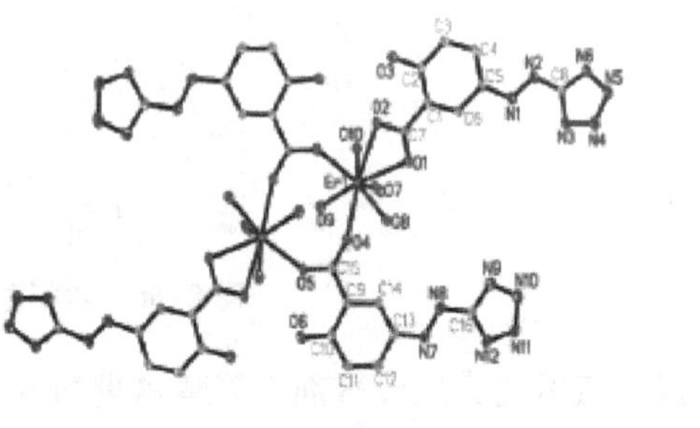

24

图 8-88　阿司匹林-金属复合物 23 和 24 的晶体结构

2016 年，来自国内山西大学的研究人员报道了水杨酸-铬金属复合物 28 的制备、晶体结构及磁力特性[136]。三氯化铬在乙醇中回流 10min，加入 2 当量的水杨酸钠盐，继续回流反应 3h，反应液用乙醚洗，过滤，浓缩，重结晶得绿色晶体。目标金属复合物的晶体结构通过 X-射线晶体衍射进行了确证。同时，还对其进行了 IR、UV、元素分析、荧光及 TGA 测定。变温磁化率研究显示，该水杨酸-铬金属复合物基态的全 spin 值为 0.5。

2017 年，来自国内吉林师范大学的研究人员报道了含有 3，5-二硝基水杨酸结构片段的金属镁复合物 29 的制备、晶体结构和发光性能研究[137]。0.18mmol 的硝酸镁水合物与 0.15mmol 的 3，5-二硝基水杨酸，0.2mmol 的苯酚及 0.25mmol 氢氧化钠在 10mL 的乙酸：水溶液（1：4）中反应 30min，165℃反应 96h，过滤，水洗，干燥得目标产物。目标产物的结构通过元素分析、IR 和 X-射线晶体衍射予以确证（图 8-90）。

2018 年，意大利学者 Palo 等[138]报道了水杨酸金属铌配合物 30 的制备及结构表征。

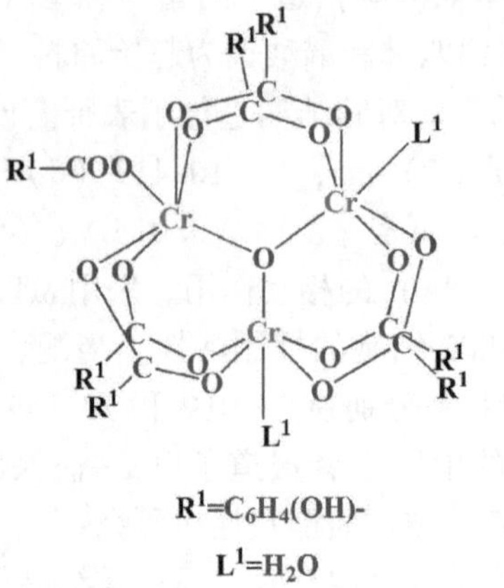

图 8-89　水杨酸-金属复合物 28 的化学结构

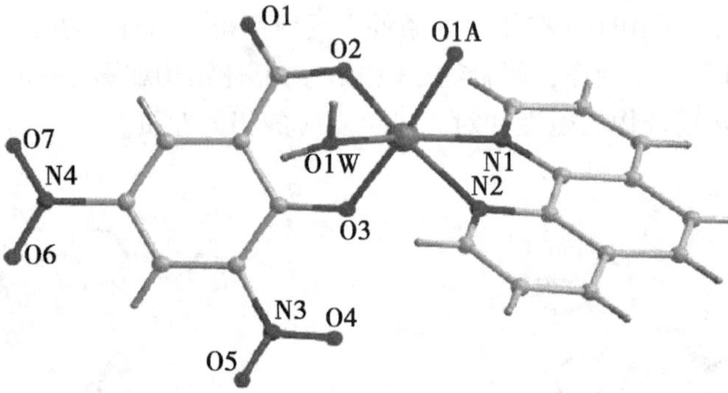

图 8-90　水杨酸-金属复合物 29 的晶体结构

以二氯甲烷为反应溶剂，等摩尔量的 $NbCl_5$ 与阿司匹林在室温搅拌反应 48h，将反应液浓缩，-30℃冷藏一周后得产物，具体反应路线如图 8-91 所示。通过 IR、元素分析、^{1}H-NMR、^{13}C-NMR、^{93}Nb-NMR 确定了目标产物的化学结构。同时，文献还报道了双氯芬酸、依他尼酸与金属铌配合物的制备与表征，具体方法与阿司匹林铌配合物的制备类似。

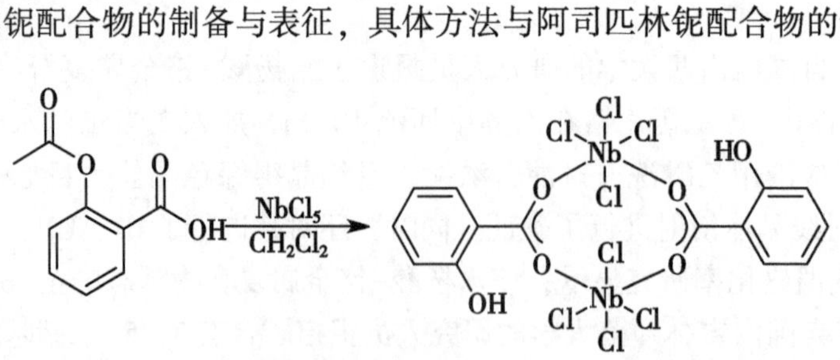

图 8-91　水杨酸-金属复合物 30 的合成及化学结构

2018 年，印度学者 Mandal 等[139]报道了阿司匹林与金属铑复合物 31 的制备、表征及活性研究。阿司匹林钾盐与二氯（p-甲基异丙苯）钌（Ⅱ）二聚体在甲醇中室温搅拌反应过夜，用二氯甲烷提取，旋去溶剂后用二氯甲烷和乙醚混合溶剂重结晶得产物。通过元

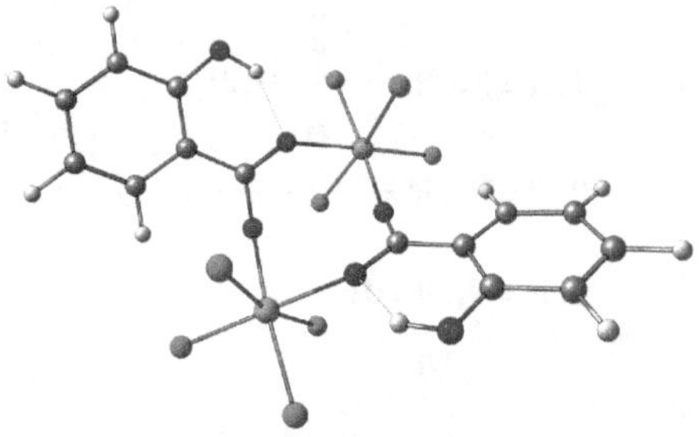

图 8-92 水杨酸-金属复合物 30 的晶体结构

素分析、^{1}H-NMR、^{13}C-NMR 及 MS 确证了目标产物的结构。相似地，用同样的方法制备了其他非甾体抗炎药物萘普生、双氯芬酸及布洛芬与金属钌的复合物，具体的合成路线如图 8-93 所示。

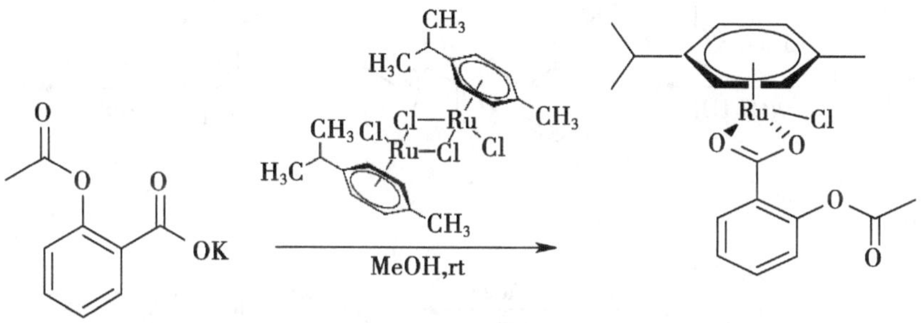

图 8-93 阿司匹林-金属复合物 31 的合成及化学结构

体外活性研究显示，萘普生金属钌复合物、双氯芬酸金属钌复合物及布洛芬金属钌复合物对人癌细胞（A549、MCF7 及 HeLa）有显著的体外抑制活性，而阿司匹林金属钌复合物却无明显抑制活性。浓度为 50μmol · L^{-1}时，布洛芬金属钌复合物对环氧酶和脂氧合酶的抑制活性最强，双氯芬酸及萘普生次之。

第六节 高分子衍生物

1996 年，美国学者 S Khamnei 等报道了核苷酸-水杨酸前药的制备及水解性质研究[140]。以 3’-叠氮-3’-脱氧胸腺嘧啶核苷和 3’-脱氧胸腺嘧啶核苷为模型，水杨酸甲酯、水杨酸苯酯分别与其反应制得相应核苷酸-水杨酸前药。与前药 3 相比，前药 1 和 2 更易水解，而亲脂性的前药 5 则比 1 和 2 水解更为缓慢。

2000 年，来自美国罗格斯大学的 L Erdmann 等报道了含有水杨酸片段多聚物 6 的合成及降解性质研究[141]。以邻羟基苯甲酸苄酯为起始物，与癸二酰氯反应生成酯，钯碳脱去苄基后，在回流条件下与乙酸酐反应生成单体，在 200℃和真空条件下，单体通过熔化缩聚反应生成了多聚水杨酸前药。合成过程中的中间产物及目标产物的结构通过元素分析、IR 及^{1}H-NMR 予以表征。体外降解试验结果显示，在不同 pH 值的缓冲液中，目标产物多

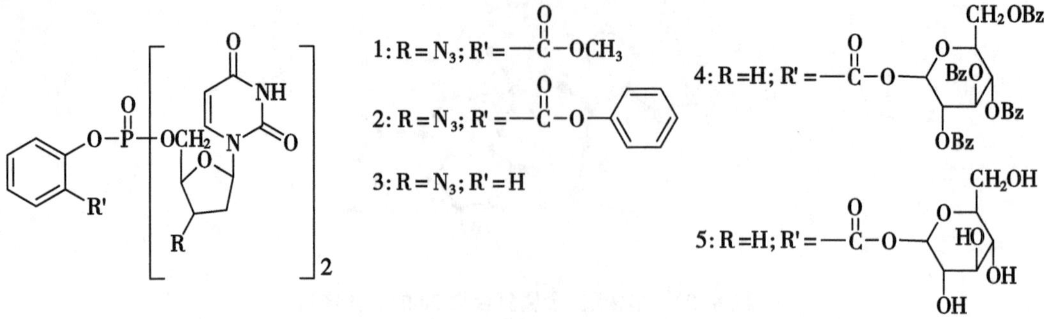

图 8-94 水杨酸-核苷酸前药衍生物 1~5 化学结构

聚水杨酸前药 6 具有不同的降解性质。

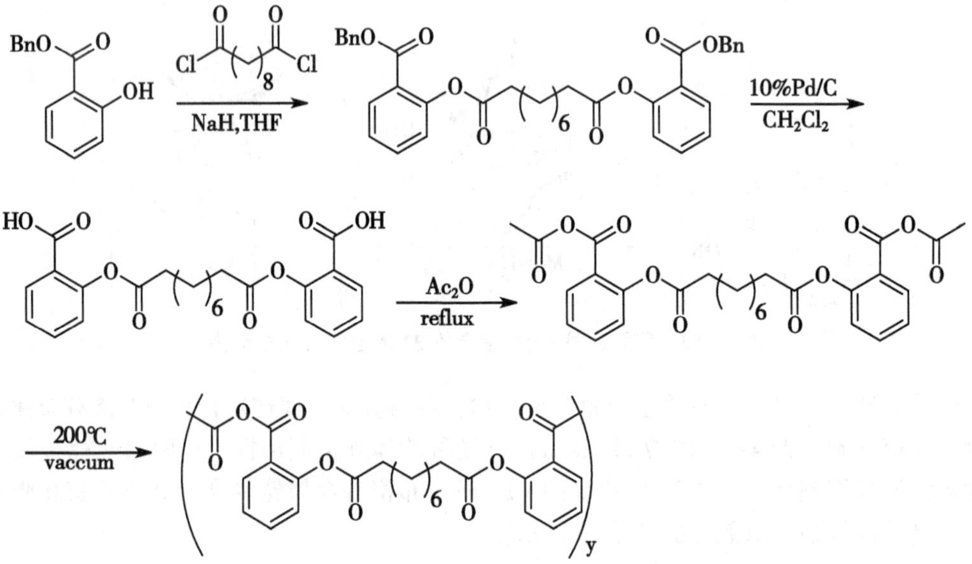

6

图 8-95 水杨酸高分子衍生物 6 的化学结构及合成

2005 年，合肥工业大学的姚日生等报道了右旋糖酐-阿司匹林高分子化合物 7 的合成及表征[142]。以右旋糖酐和乙酰水杨酰氯为原料，合成了物右旋糖酐-阿司匹林高分子，并用 IR、^{1}H-NMR 对其结构进行了表征。考察了缚酸剂、右旋糖酐相对分子质量、反应温度和物料比对酯化反应的影响。结果表明，三乙胺和吡啶均可作为该酯化反应的缚酸剂，而浓氢氧化钠水溶液则不适合；乙酰水杨酰基的接入率随右旋糖酐相对分子质量的增大而减小，但随乙酰水杨酰氯与右旋糖酐的质量比的增加而增大。当选用 Mw = 20000 的右旋糖酐，缚酸剂为三乙胺，反应温度 60℃，m（乙酰水杨酰氯）/m（右旋糖酐）= 3.06 时，乙酰水杨酰基的接入率和有效转化率分别为 9.30%和 3.07%。

2006 年，美国学者报道了含有水杨酸结构片段的聚合物 8 的制备及理化性质研究[143]。水杨酸正癸酸酐酯（CPD）与水杨酸正辛醚（CPH）在酸酐化后，于 180℃ 发生

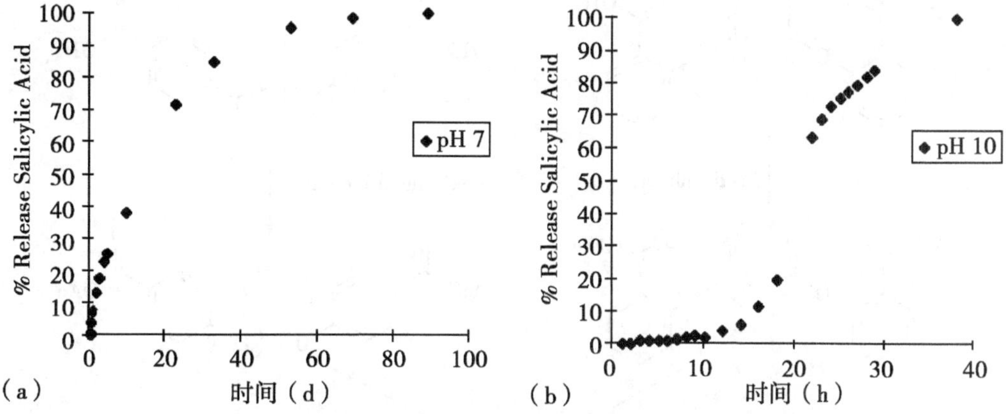

图 8-96　水杨酸高分子衍生物 6 在不同 pH 值时的水杨酸释放率

热熔缩聚反应，制得了目标聚合物，通过 IR 及^{1}H-NMR 确证了目标产物的化学结构。考察了不同 CPD/CPH 比例目标产物的平均分子量，玻璃化温度、熔化温度、分解温度及水杨酸含量。结果显示，随着 CPH 含量的上升，其玻璃化温度和分解温度呈现总体上升的趋势，而水杨酸的含量则呈下降趋势。研究显示，作为一种弹性植入体，这种聚合物有望被应用于生物医学领域。

2010 年，印度学者 DT Masram 等报道了水杨酸与二氨基萘、甲醛制备的三元聚合物 9 的合成、结构表征及离子交换性质考察[144]。等摩尔的水杨酸、二氨基萘、甲醛在 2mol · L^{-1}的盐酸中，120℃共沉淀反应 7h，制得目标三元聚合物 9。目标产物的结构通过元素分析、IR、UV 进行了表征。考察了目标聚合物在不同 pH 条件下对各种不同离子的交换作用。结果显示，与 Co^{2+}、Zn^{2+}、Cd^{2+} 和 Pb^{2+} 离子相比，目标三元聚合物对 Fe^{3+}、Cu^{2+} 和 Ni^{2+}有较高的选择性。

2010 年，伊朗学者报道了含有水杨酸酰胺结构片段的离子交换树脂（Amberlite XAD-2-SAL/IDA，10）的制备、表征和应用[145]。以 2，6-二苯基正辛烷为起始原料，通过硝化反应、还原反应、重氮化反应、酯化反应、酰氯化反应及酰胺化反应，制备了目标产物 Amberlite XAD-2-SAL/IDA 离子交换树脂。对目标产物进行了 IR、元素分析、TGA、扫描电镜等理化性质检测。考察了在不同 pH 值下，目标产物对二价铅离子 Pb^{2+} 的吸附活性。研究结果显示，Amberlite XAD-2-SAL/IDA 离子交换树脂对 Pb^{2+} 的吸附容量为 67mg · g^{-1}，最佳 pH 值为 5。此外，该离子交换树脂用 0. 5mol · L^{-1}的硝酸活化后，可重复使用达 20 次以上，回收率大于 95%。

同年，来自国内福州大学的李秋等报道了水杨酸表面印迹聚合物的水相合成与性能研究[146]。以水杨酸为模板分子，丙烯酰胺为功能单体，乙二醇二甲基丙烯酸酯为交联剂，采用乳液聚合法在水性介质中合成了水杨酸表面印迹聚合物（SA-SMIPs），利用静态平衡吸附法研究了印迹聚合物的选择吸附性能。底物选择性试验表明，相比结构类似的间羟基苯甲酸和磺基水杨酸，SA-SMIPs 对水杨酸呈现了较好的选择性。Scatchard 分析表明，印迹聚合物中形成了两类结合位点，离解常数分别为 2. 03mmol · L^{-1}和 9. 97mmol · L^{-1}。吸附动力学研究显示，SA-SMIPs 对水杨酸的初始表面吸附速度较快。

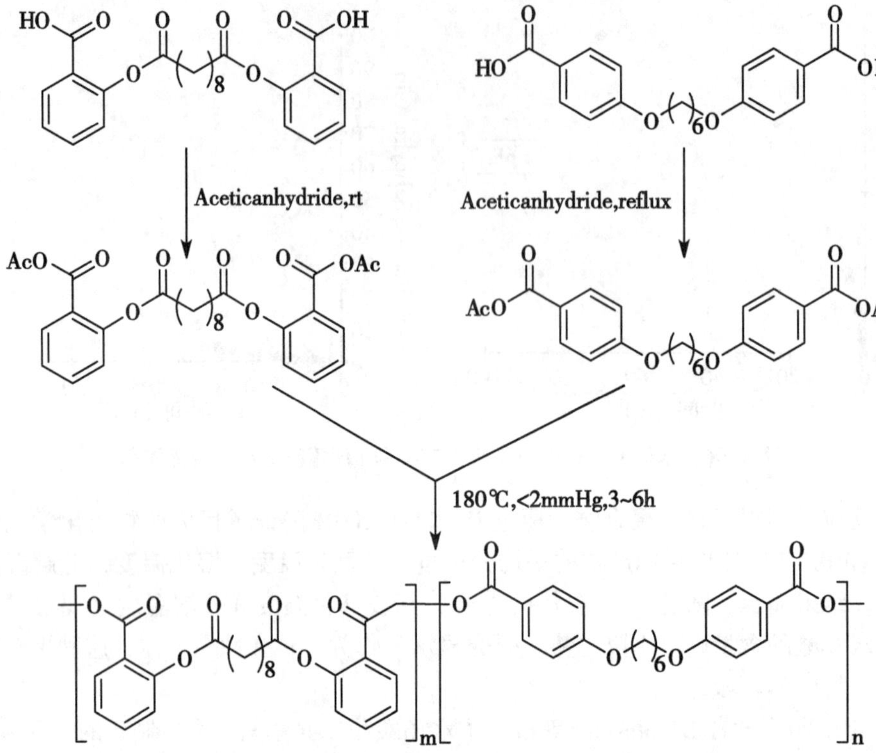

8

图 8-97　水杨酸高分子衍生物 8 的化学结构及合成

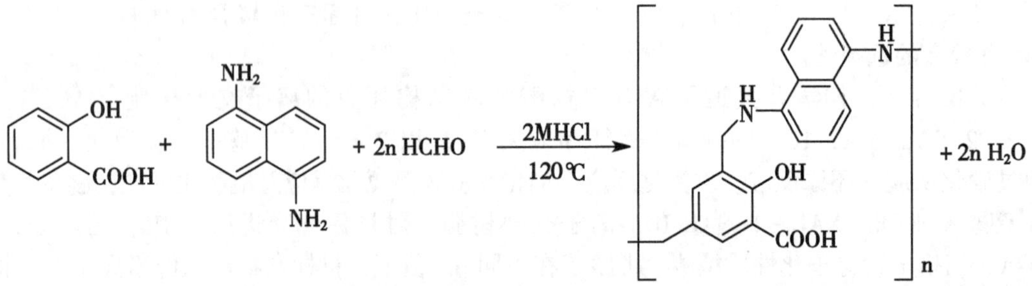

9

图 8-98　水杨酸高分子衍生物 9 的化学结构及合成

2012 年，印度学者 Singh 等报道了含有 5-氨基-水杨酸羟肟酸结构片段聚合物（GASAH resin，11）的制备及对重金属离子清除能力的考察[147]。以 5-氨基水杨酸为起始原料，通过酯化、羟肟酸化及取代反应，制备了目标聚合物。通过 IR、元素分析对目标产物的结构进行了表征。考察了目标聚合物在不同 pH 值、不同搅拌速度、不同接触时间、不同添加量及不同流速下对铁、铜、锌、铅等重金属二价离子的清除能力。研究结构显示，聚合物 11 作为一种单官能团的聚合物，可通过离子交换清除其他二价金属阳离子，其交换容量为 4. 26meq · g^{-1}。

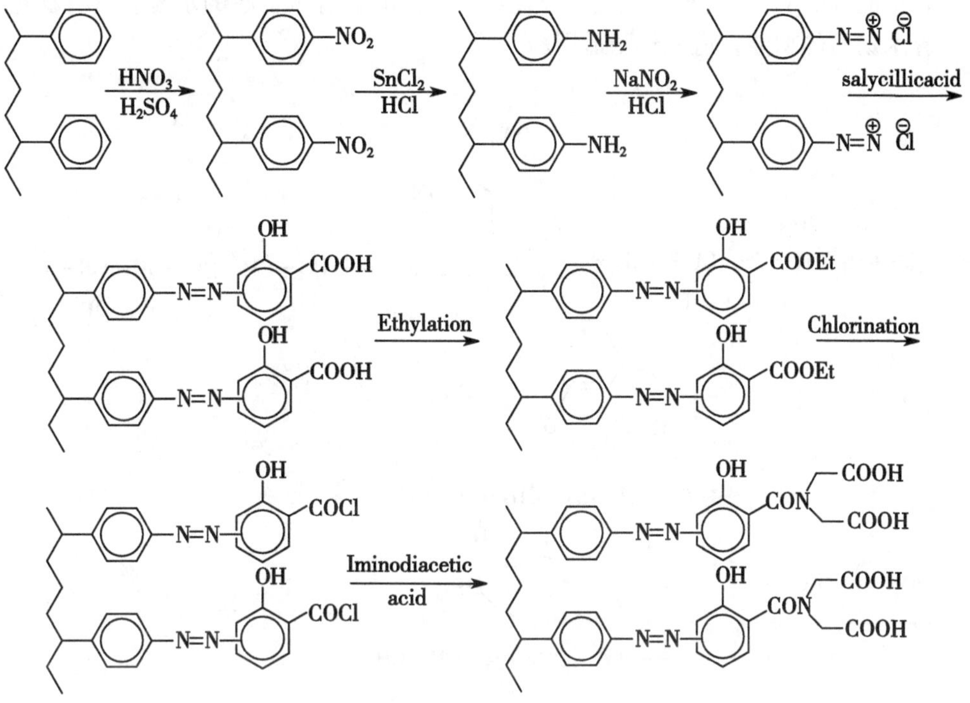

AmberliteXAD-2-SAL/IDA,10

图 8-99　水杨酸高分子衍生物 10 的化学结构及合成

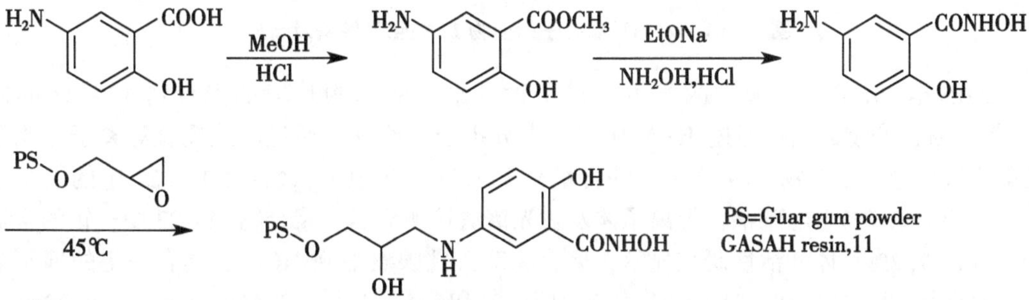

PS=Guar gum powder
GASAH resin,11

图 8-100　水杨酸高分子衍生物 11 的化学结构及合成

2013 年，沙特阿拉伯国王大学的学者 Alotaibi 等[148]报道了含有阿司匹林结构片段聚合物 12 的制备以及在药物递送领域的应用。多聚乙烯醇（PEVA）结构中的羟基和阿司匹林发生酯化反应，将阿司匹林结构片段引入多聚物中。随后，阿司匹林结构片段多聚物与乙二酸发生酯化反应，将多聚物交叉连接起来，形成一种可持续释放阿司匹林的水凝胶聚合物。目标产物的结构、形态通过热分析法（DSC）、^{1}H-NMR 及扫描电镜进行确证。体外释放研究显示，在 37℃，不同 pH 值条件下，水凝胶中的水杨酸可在 92h 内释放出来，发挥其药效。水杨酸的释放量与水凝胶中水杨酸的含量，以及释放介质的 pH 紧密相关。不同水杨酸含量的水凝胶，在 60~80h 的释放时间内，其每小时的基本释放速率大约为水杨酸总含量的（0.8±0.05）%。上述研究显示，制备的含有水杨酸的水凝胶具有稳定、持续、缓释水杨酸的功能，适宜于肠道用药。

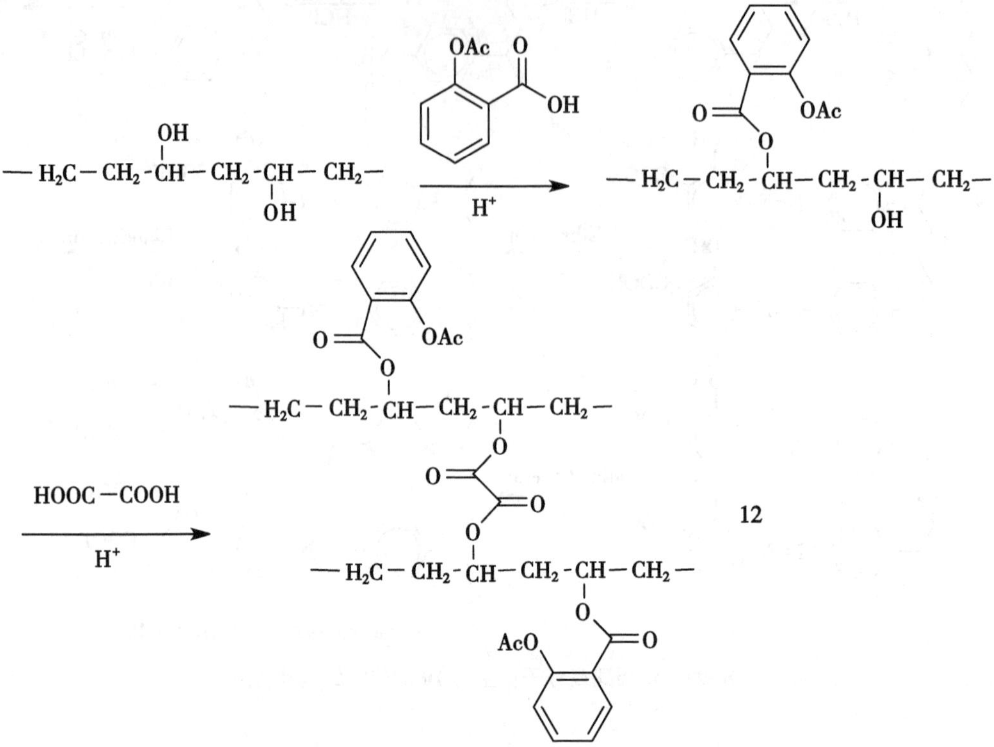

图 8-101　水杨酸高分子衍生物 12 的化学结构及合成

2015 年，南非金山大学的学者报道了含有水杨酸结构片段的聚合物 13～22 的制备[149]。目标产物的结构通过^{1}H-NMR、元素分析予以确证。通过电感耦合等离子体原子发射光谱检测，聚合物 13～17 中，铁含量介于 1.8%～2.3%；聚合物 18～22 中的铁含量介于 1.4%～2.0%。电感耦合等离子体发射光谱法检测显示，聚合物 18～22 中，铂的含量为 5.6%～7.2%。体外活性研究显示，聚合物对人乳腺癌细胞 MCF-7 具有一定的抑制活性，聚合物 13、16、18、21 的 IC_{50}值分别为 13.18μg · mL^{-1}、33.54μg · mL^{-1}、6.22μg · mL^{-1}及 15.52μg · mL^{-1}。

2016 年，印度学者 Vasanthakumar 等报道了水杨酸与对氨基苯磺酰胺、甲醛三元聚合物（SASF，23）的制备、结构表征、重离子清除活性及体外抑菌活性研究[150]。等量的对氨基苯磺酰胺、水杨酸与 2 当量的甲醛在乙酸溶液中 140℃ 反应 6h，将反应液放至室温，倾入冰水中搅拌过夜，过滤，分别用热水、乙醇和乙醚洗，得粗产物。粗产物干燥后溶于 10%氢氧化钠溶液，过滤，滤液中滴加 18%冰盐酸溶液，过滤后得精制产物。目标聚合物的结构通过 IR、UV、^{1}H-NMR、^{13}C-NMR、TGA、X-射线衍射、扫描电镜和 X 射线能量色散谱进行表征和测试。

考察了目标聚合物 SASF 对 Ni^{2+}、Cu^{2+}、Pb^{2+}、Cd^{2+}、Hg^{2+}和 Zn^{2+}的吸附能力。结果显示，SASF 对 2 价重金属离子的吸附能力与溶液中电解质的含量及 pH 相关，当 pH 值介于

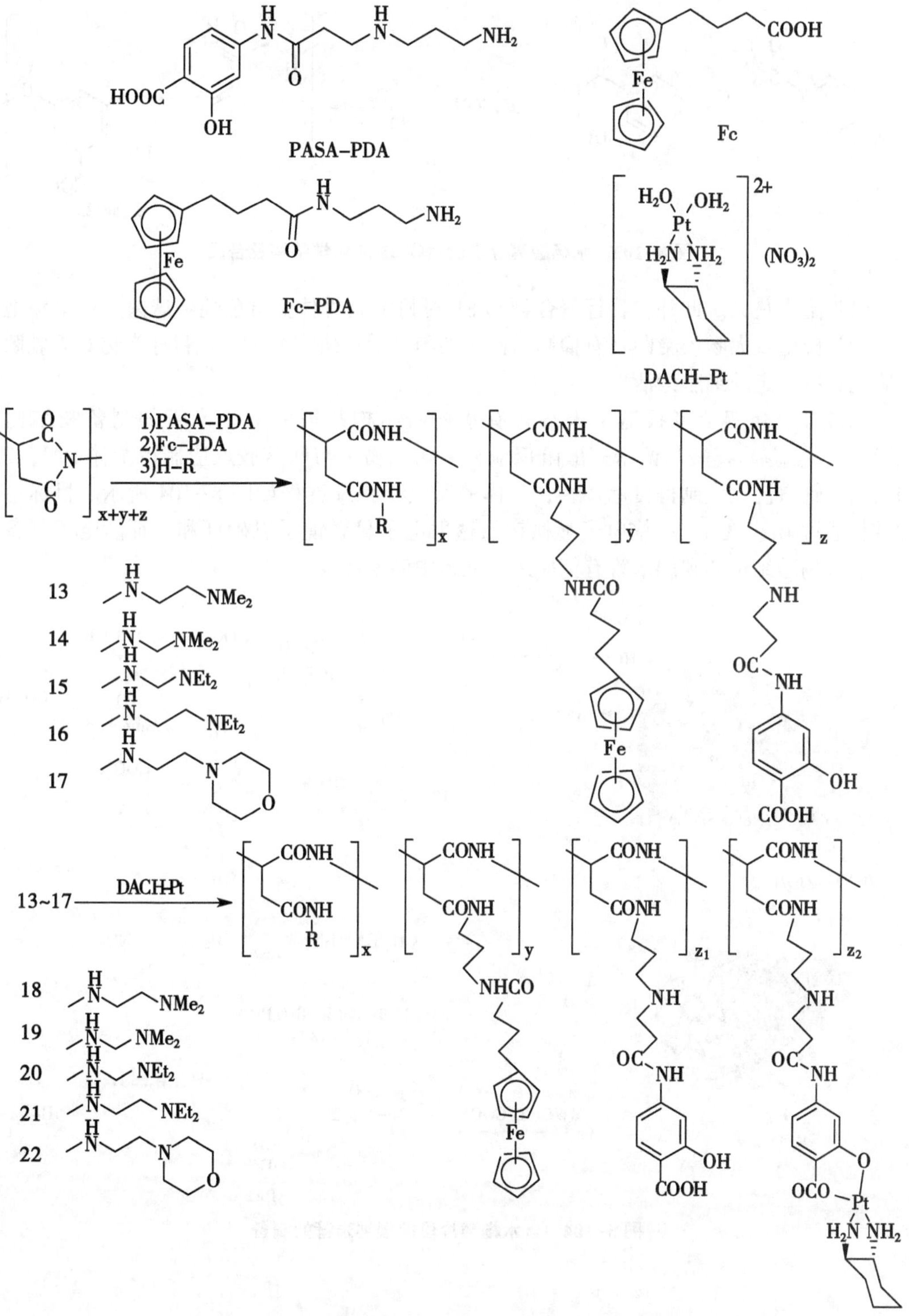

图 8-102　水杨酸高分子衍生物 13~22 的化学结构及合成

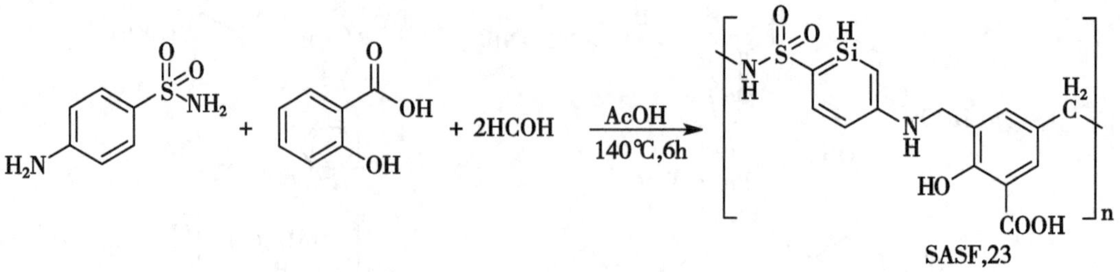

图 8-103　水杨酸高分子衍生物 23 的化学结构及合成

6~7 时吸附力最大。此外，目标聚合物 SASF 对耐甲氧西林金黄色葡萄球菌、枯草芽孢杆菌、沙门氏菌及大肠埃希菌具有抑制活性。细胞毒活性研究显示，该目标产物对人乳腺癌细胞也具有一定的细胞毒活性。

2017 年，伊朗学者报道了末端含有水杨酸结构片段的碳纳米管的制备及结构表征[151]。5-氨基水杨酸与偏苯三酸酐反应，中间产物再与联苯胺反应制得配体 PAI，PAI 与碳纳米管室温反应制得目标产物，具体的反应步骤及过程如图 8-104 所示。目标产物的结构通过 IR、TGA、扫描电子显微镜及透射电子显微镜予以确证和表征。至于制备此种含有水杨酸结构的碳纳米管有何应用，文献中尚未提及。

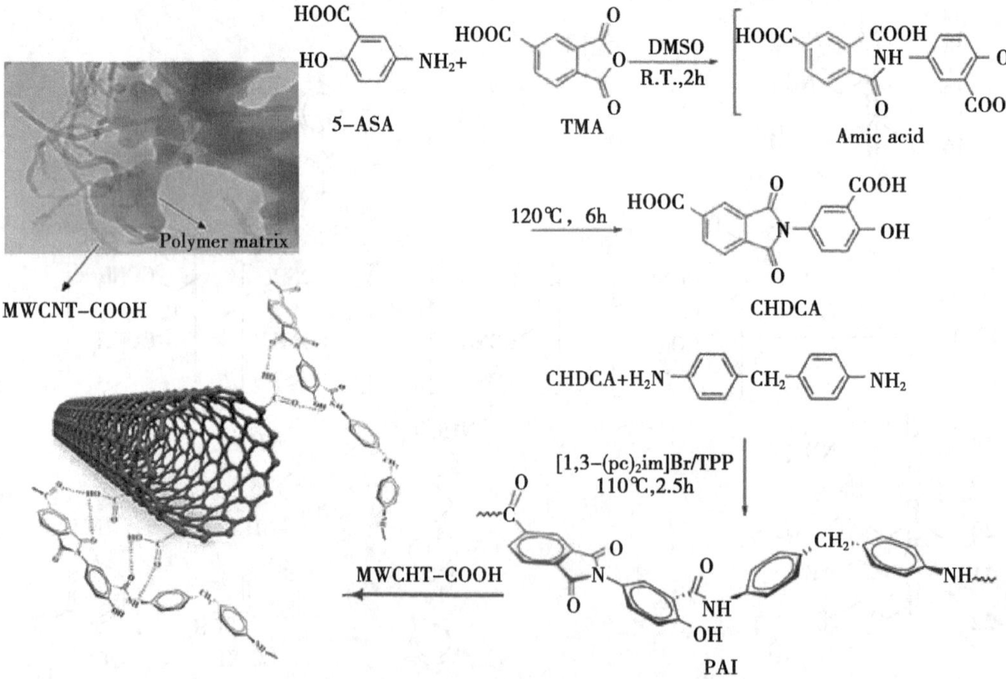

图 8-104　含水杨酸片段的碳纳米管的制备

第七节 其他反应衍生物

1990 年，KK Nielsen 等[152]报道了阿司匹林酯化产物作为前药的合成及筛选。文献共合成了 2-取代，2-甲基-4H-苯-1，3-二氧-4-酮类化合物 15 个（1~15），通过 IR、^{1}H-NMR、^{13}C-NMR 确证了其化学结构。考察了目标产物在人血浆中的水解速率，以及 2 个目标化合物的局部抗角质层脱落活性。化合物的结构及合成路线如图 8-105 所示。

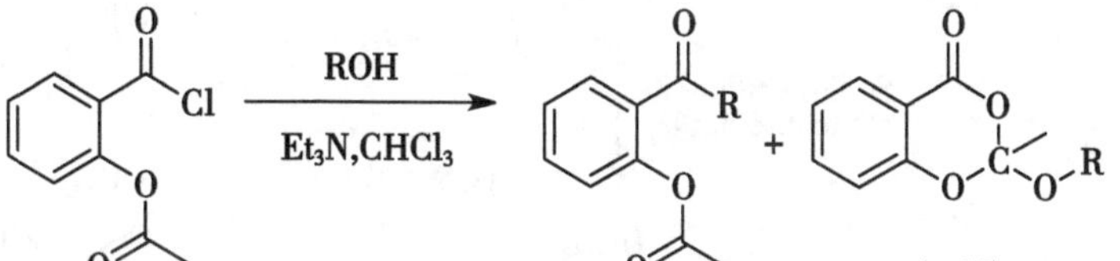

1~15

图 8-105 阿司匹林衍生物 1~15 的化学结构及合成

表 8-30 阿司匹林衍生物 1~15 的纯度、反应时间、反应温度及产率

化合物	R 基团	纯度（%）	时间（h）	温度（℃）	产率（%）
1	2，2，2-trichloroethyl	26	3.5	reflux	20
2	2，2，2-trichloro-1，1-dimethylethyl	100	—	—	30
3	2，2-dicloro-1，2-dimethylethyl	70	10.0	reflux	43
4	2-chloro-1，2-dimethylethyl	90	4.5	reflux	60
5	Tert-butyl	95	4.0	reflux	70
6	Tert-butoxy	100	2.0	Amb.	80
7	1，1-dimethyl-2-2propenyl	85	1.5	reflux	66
8	1-methylcyclopentyl	90	2.5	reflux	55
9	1-methylcyclohexyl	70	2.8	Amb.	60
10	3-Ethyl-3-pentyl	50	6.0	Amb.	56
11	3-methyl-3-hexyl	80	3.5	reflux	61
12	2-（4-chlorophenyl）-1，1-dimethylethyl	85	3.0	Amb.	56
13	1，1-dimethyl-2-phenylethyl	60	2.0	Amb.	65
14	2-methyl-2-adamantyl	65	2.0	reflux	45
15	3β-cholesteryl	95	24.0	Amb.	75

2010 年，埃及学者报道了呋喃并水杨酸衍生物的合成、生物活性及毒理学研究[153]。以 6-甲氧基呋喃并水杨酸为起始原料，通过不同反应制备了呋喃并水杨酸衍生物 15 个，经 IR、^{1}H-NMR、^{13}C-NMR 和元素分析确证了其化学结构。在醋酸诱导的溃疡型结肠炎大鼠模型上，考察了目标产物对溃疡面积、溃疡指数的影响。其中，化合物 16、20 和 23 具

有减少溃疡面积，降低溃疡指数的效果，与模型对照组差异显著，但效果不及对照药物柳氮磺胺吡啶。此外，采用抑菌圈法考察了目标产物对金黄色葡萄球菌、枯草芽孢杆菌、大肠杆菌及白色念珠菌的体外抑菌活性，部分化合物显示出中等的抑菌活性，其中以化合物17和18的抑菌活性最强。

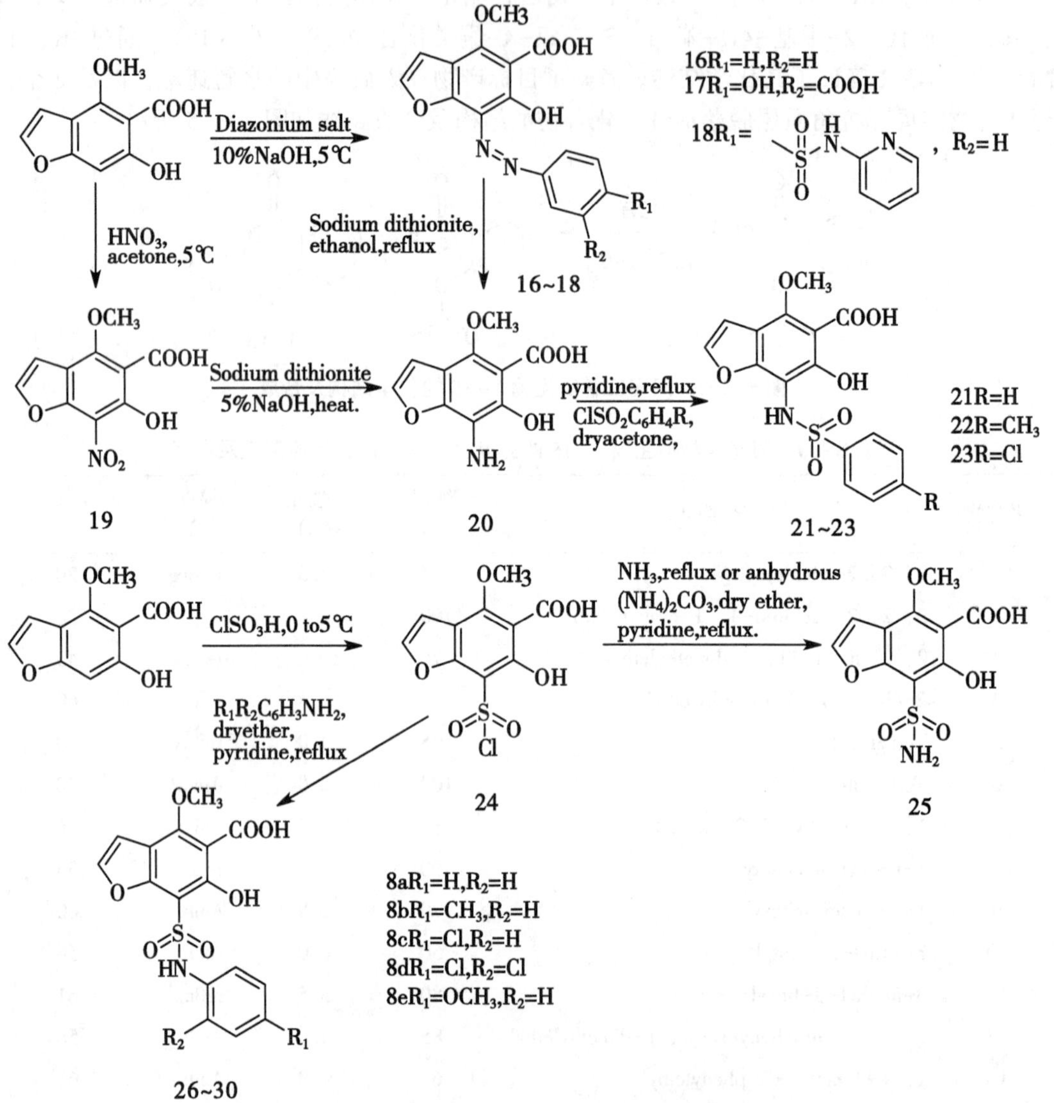

图 8-106　呋喃并水杨酸衍生物 16~30 的化学结构及合成

表 8-31　呋喃并水杨酸衍生物 16~30 的体外抑菌活性

化合物	抑菌圈直径（mm）			
	金黄色葡萄球菌	枯草芽孢杆菌	大肠杆菌	白色念珠菌
对照组（DMF）	6	6	6	6

（续表）

化合物	抑菌圈直径（mm）			
	金黄色葡萄球菌	枯草芽孢杆菌	大肠杆菌	白色念珠菌
柳氮磺胺吡啶	30	25	8	7
两性霉素 B	—	—	—	20
16	8	10	10	18
17	10	12	10	25
18	10	12	12	22
19	—	—	—	—
20	8	8	10	8
21	—	10	—	10
22	—	10	—	15
23	—	12	—	8
24	8	8	8	20
25	8	8	8	14
26	—	12	—	15
27	8	—	12	10
28	—	—	12	12
29	—	—	—	8
30	—	10	—	8

2011 年，Kaur 等[154]报道了对 COX-2 和 5-脂氧合酶具有双重抑制活性的阿司匹林衍生物的合成及活性研究。通过 1 步反应，合成了羧基酯化及乙酰氧基被 N-取代磺胺基团代替的系列衍生物 31 和 32。体外活性研究显示，化合物 31 和 36 对 COX-2 具有显著的抑制活性，与对照药物塞来昔布相当。有意思的发现是，这两个目标化合物抑制 COX-1 的 IC_{50}值均大于 100μmol · L^{-1}，其抑制 COX-2 的治疗指数分别为大于 1 428和大于 1 111，明显优于对照药物塞来昔布（110）和阿司匹林（2.4）。对 5-脂氧合酶的体外抑制活性试验中，目标化合物显示出了较强的抑制活性，优于对照药物齐留通或与之相当。此外，通过分子对接间接考察了高活性化合物与 COX-2、5-脂氧合酶的相互作用，探讨了其抑制机理。

2011 年，美国学者 H Sharma 等报道了阿司匹林作为结构片段的查尔酮衍生物 33～76 的合成及活性研究[155]。以 5-卤代-水杨酸为起始物，通过酯化、付克酰基化、醛酮缩合反应制备了系列目标产物 46 个。目标化合物的结构通过^{1}H-NMR、质谱予以确证，同时还采用 HPLC 测定了化合物的纯度。

体外活性研究显示，合成的大部分化合物对 HIV 整合酶（3’-P 和 ST）都显示出中等到较强的抑制活性，其中化合物 38 活性最强，对 HIV 整合酶 3’-P 和 ST 的 IC_{50}值分别为（11±4）和（5±2）μmol · L^{-1}。选择活性最强的化合物 38、40、48、70 进一步考察了

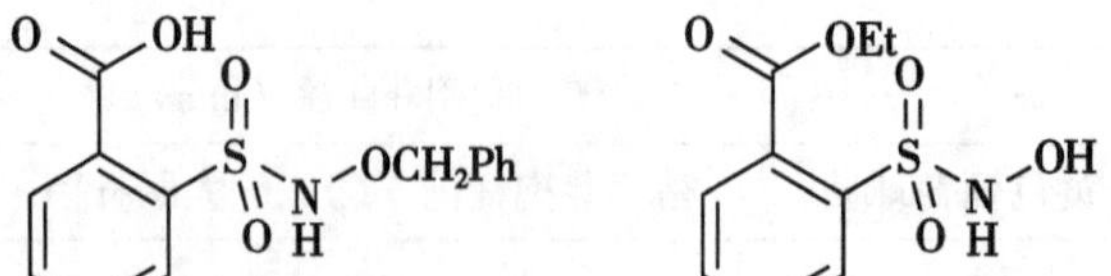

31　　　　32

图 8-107　水杨酸衍生物 31 及 32 的化学结构

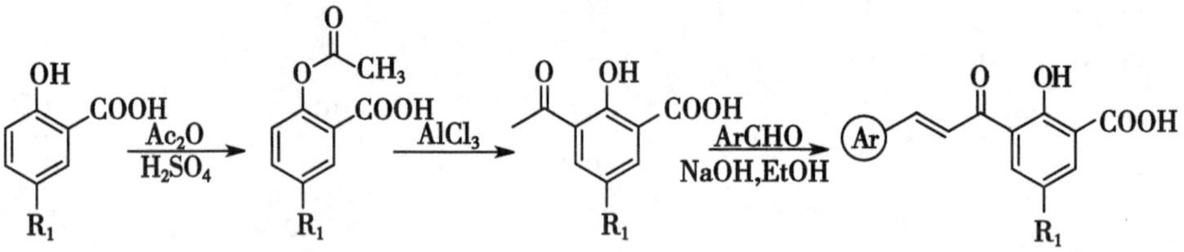

33~76

图 8-108　阿司匹林衍生物 33~76 的化学结构及合成

其在人外周血单个核细胞（PBMCs）上的抗 HIV-1 的活性。

表 8-32　阿司匹林衍生物 33~76 抗 HIV 整合酶活性

化合物	Ar	R_1	IC_{50}（μmol・L^{-1}）	
			3’ -P	ST
33	Ph	Br	75±14	25±5
34	2-Cl-Ph	Br	52±13	14±4
35	2-F-Ph	Br	74±25	32±3
36	3-Cl-Ph	Br	45±10	9±3
37	4-Cl-Ph	Br	81±28	12±1
38	4-Br-Ph	Br	11±4	5±2
39	4-I-Ph	Br	69	35
40	2，4-di-Cl-Ph	Br	28±12	7±4
41	2，3-di-Cl-Ph	Br	58±13	19±11
42	2，3，di-MeO-Ph	Br	62±14	34±6
43	2，3，4-tri-MeO-Ph	Br	85±20	51±16
44	2，5-di-Cl-Ph	Br	47±14	18±4
45	2，6-di-Cl-Ph	Br	52±12	16±8
46	3，4-di-Cl-Ph	Br	27±11	14±4
47	2，3，5-tri-Cl-Ph	Br	20±12	13±5
48	2，3，6-tri-Cl-Ph	Br	23±12	<3. 7

（续表）

化合物	Ar	R_1	IC_{50}（μmol · L^{-1}）	
			3' -P	ST
49	4-Cl-Ph	Cl	85±13	53±21
50	2，4-di-Cl-Ph	Cl	>100	>100
51	2，3-di-Cl-Ph	Cl	100	92±14
52	2，5-di-Cl-Ph	Cl	75	25
53	2，3，5-tri-Cl-Ph	Cl	55±40	17±3
54	2，3，6-tri-Cl-Ph	Cl	77±20	30±5
55	3，4-di-Cl-Ph	Cl	87±13	41±9
56	4-Cl-Ph	F	36±13	17±3
57	2，4-di-Cl-Ph	F	52±13	24±9
58	2，3-di-Cl-Ph	F	55±18	30±9
59	2，5-di-Cl-Ph	F	50	29±6
60	2，3，5-tri-Cl-Ph	F	33±14	15±4
61	2，3，6-tri-Cl-Ph	F	82±16	39±6
62	3，5-di-Me-Ph	Br	>100	58
63	2-Cl-3，4-di-MeO-Ph	Br	>100	76
64	6-F-3，4-di-MeO-Ph	Br	>100	76
65	2-BzO-Ph	Br	21	9
66	3-（4-Cl-PhO）-Ph	Br	25	18
67	4-（4-Cl-PhO）-Ph	Br	22	16
68	3-Thienyl	Br	30±12	18±1
69	3-（Cyclopentyloxy）-Ph	Br	100	55
70	3-（2-OEt-naphthyl）	Br	92	46
71	5-MeO-naphthyl	Br	54	54±25
70	5-Benzothiophene	Br	23±3	11±1
71	2-Furan-2-yl-Ph	Br	>100	16±2
72	3-Cl-4，5-Methylenedioxy-Ph	Br	79	63
73	3-OCF3-Ph	Br	>100	52
74	3-NO2-Ph	Br	49±8	32±6
75	3-Br-Ph	Br	19±4	18±1
76	3-F-Ph	Br	71±1	59±2
S1360 阳性对照	—	—	11±2	0. 6±0. 1

表 8-33 阿司匹林衍生物 38、40、48、70 抗 HIV-1 活性和细胞毒活性

化合物	抗 HIV-1 活性		Slope	R	细胞毒活性（IC_{50}，$\mu mol \cdot L^{-1}$）	
	EC_{50}（$\mu mol \cdot L^{-1}$）	EC_{90}（$\mu mol \cdot L^{-1}$）			PBMCs	CEM
38	8.7	21.0	2.5±0.61	0.97	24.4	27.5
40	13.9	26.0	3.5	1.0	22.1	23.8
48	7.3	20.3	2.2±0.96	0.91	22.7	19.0
70	10.1	24.3	2.5±0.89	0.94	39.1	20.7
AZT	0.0025	0.01	1.6±0.30	0.96	>100	56.1
L-706，908	5.7±4.7	N/A	N/A	N/A	N/A	N/A

2012 年，土耳其学者 Dündar 等报道了水杨酸衍生物的制备及抗雌激素活性研究[156]。以水杨酸和水杨酸酰胺为起始物，通过付克酰基化反应在水杨酸羟基对位连接了脂肪链，得到了化合物（77~80，81~84）。化合物 77~80 通过硼氢化钠还原羰基得到了目标产物 85~88，或者通过成环反应生成目标产物 89~92。目标产物的结构通过 IR、^{1}H-NMR、元素分析及 HR-MS 予以确证。以 $50mg \cdot kg^{-1} \cdot d^{-1}$的给药量，考察了目标产物对 SD 大鼠子宫增重的影响。结果显示，目标产物对 SD 大鼠的子宫增重具有中等的抑制作用，其中化合物 78 和 87 的活性最强，其抑制率分别为 93.99%和 81.12%，低于对照药物氟维司群（$5mg \cdot kg^{-1} \cdot d^{-1}$，143.06%）。采用 MTT 法，考察了化合物 78 对乳腺癌细胞 MCF-7 的细胞毒活性。当化合物 78 浓度分别为 $5\mu mol \cdot L^{-1}$、$10\mu mol \cdot L^{-1}$、$25\mu mol \cdot L^{-1}$和 $50\mu mol \cdot L^{-1}$时，MCF-7 的存活率分别为 69.59%、68.98%、61.09%和 60.46%。

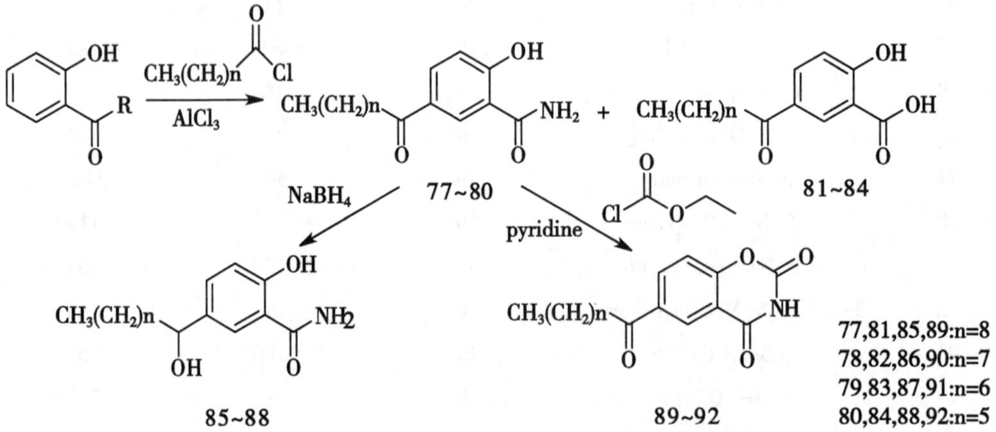

图 8-109 阿司匹林衍生物 77~92 的化学结构及合成

2016 年，印度学者 Puttaswamy 等报道了水杨酸异恶唑啉衍生物的合成及对细胞增殖和血管生成的影响[157]。以水杨酸为起始物，制得了阿司匹林，通过 Fries 重排反应，得到了羟基对位被乙酰基取代的水杨酸产物。重排产物与取代苯甲醛发生羟醛缩合反应，得

到了一侧为水杨酸片段的查尔酮中间产物，中间产物进一步发生成环反应，得到了含有异恶唑环的水杨酸衍生物 93～102。所有目标产物的化学结构通过 IR、元素分析、^{1}H-NMR、^{13}C-NMR 及 MS 予以确证。考察了目标产物对人胚肾细胞 HEK-293 的增殖活性，其中化合物 97 活性最强，优于对照药物细胞分裂素伴刀豆球蛋白 A。进一步的研究发现，目标产物 97 可促进白细胞介素 2（IL-2）的分泌，以及对 COX-1 酶有抑制活性。此外，还考察了化合物 97 对大鼠角膜血管生成的影响，发现该化合物可促进内皮细胞的迁移和增殖。

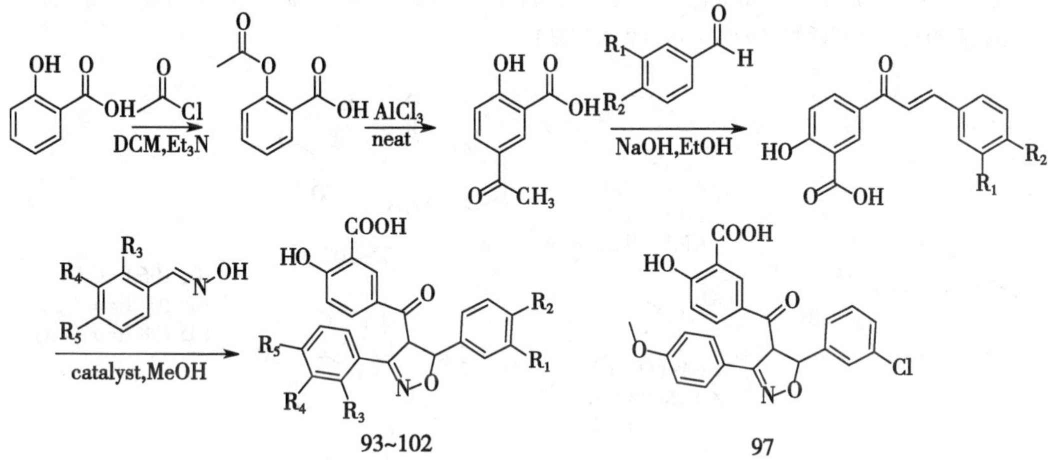

图 8-110 阿司匹林衍生物 93～102 的化学结构及合成

2017 年，波兰学者报道了水杨酸羧基和酚羟基发生取代反应后的衍生物 103～108 的合成及抗真菌活性研究[158]。水杨酸与不同比例的溴代脂肪酸甲酯反应，得到了羧基发生取代反应的衍生物和羧基、酚羟基同时发生取代反应的衍生物。目标产物的结构通过 GC-MS和^{1}H-NMR 予以确证。考察了目标产物对链格孢霉（*Alternaria. alternata*）、灰霉菌（*Botrytis cinerea*）、马铃薯晚疫霉菌（*Phytophtora infestans*）、恶疫霉（*Phytophtora cactorum*）、立枯丝核菌（*Rhizoctonia solani*）、黄色镰刀菌（*Fusarium culmorum*）和禾谷镰刀菌（*Fusarium graminearum*）的抑菌活性。部分化合物对灰霉菌和立枯丝核菌显示出较强的抗真菌活性，所有化合物对黄色镰刀菌无抑制活性，对禾谷镰刀菌也无明显的抑制活性。

表 8-34 水杨酸衍生物 103～108 的抗霉菌活性

化合物	抑菌活性（生长抑制）					
	Alternaria alternata	*Botrytis cinerea*	*Fusarium culmorum*	*Fusarium graminearum*	*Phytophtora cactorum*	*Phytophtora infestans*	*Rhizoctonia solani*
103	1	3	0	0	1	1	2
104	1	2	0	1	1	2	2
105	1	2	0	0	2	1	2

（续表）

化合物	抑菌活性（生长抑制）					
	Alternaria alternata	*Botrytis cinerea*	*Fusarium culmorum*	*Fusarium graminearum*	*Phytophtora cactorum*	*Phytophtora infestans*	*Rhizoctonia solani*
106	1	1	0	0	0	1	1
107	1	1	0	0	0	1	1
108	1	1	0	0	0	1	1

注：0—无抑制活性（0~20%生长抑制）；1—低活性（20%~50%生长抑制）；2—中等活性（50%~90%生长抑制）；3—高活性（90%~100%生长抑制）

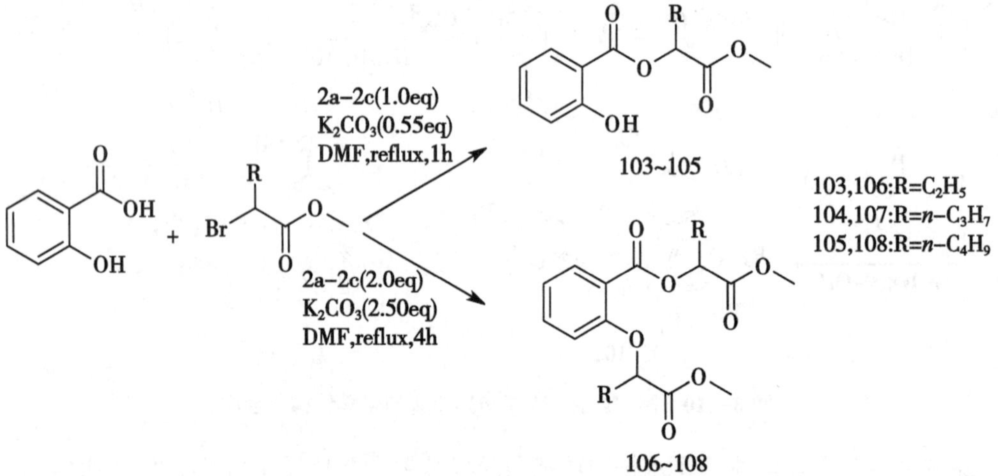

图 8-111　阿司匹林衍生物 103~108 的化学结构及合成

参考文献

[1] RHO Y S, KIM W J, PARK S, et al. Synthesis of New Anthracycline Derivatives Containing Acetylsalicylic or Palmitic Acid Moiety. *Bull. Korean Chem. Soc.*, 2000, 22（6）: 587-592.

[2] MAUGARD T, BOULONNE M, REJASSE B, et al. Enzymatic synthesis of water-soluble derivatives of salicylic acid in organic media. *Biotechnology Letters*, 2001, 23（12）: 989-993.

[3] GERBER M, BREYTENBACH J C, HADGRAFT J, et al. Synthesis and transdermal properties of acetylsalicylic acid and selected esters. *International Journal of Pharmaceutics*, 2006, 310（1-2）: 31-36.

[4] 李俊凯，徐汉虹，谭堂峰. 乙酰水杨酸与杀菌剂的耦合物合成及生物活性［J］. 农药学学报，2008，10（2）：196-199.

[5] BUETTNER S, LUBBE M, REINKE H, et al. ChemInform Abstract: Regioselective Synthesis of 4-Alkyl- and 4-Aryl-6-（perfluoroalkyl）salicylic Acid

Derivatives by Formal [3 + 3] Cyclocondensation of 1, 3-Bis (silyloxy) -1, 3-butadienes with 3-Silyloxy-1- (perfluoroalkyl) prop-2-en-1-ones. *Tetrahedron*, 2008, 64: 7968-7976.

[6] MAO W J, LV P C, SHI L, et al. Synthesis, molecular docking and biological evaluation of metronidazole derivatives as potent Helicobacter pylori urease inhibitors. *Bioorganic & Medicinal Chemistry*, 2009, 17 (21): 7531-7536.

[7] 武雪芬，方晓艳，李伟. 水杨酸糖酯的均相反应法制备及镇痛活性 [J]. 中国新药杂志，2009，(24)：2353-2359.

[8] JACOB J N, TAZAWA M J. Glucose-aspirin: Synthesis and in vitro anti-cancer activity studies. *Bioorganic & Medicinal Chemistry Letters*, 2012, 22 (9): 3168.

[9] 梅天笑，王小莺，袁厚群. 淀粉支载阿司匹林前药的合成及其体外释放 [J]. 福建农林大学学报（自然科学版），2014，43 (1)：71-74.

[10] ZHI-HUA G, YONG Y, CONG W, et al. Design, synthesis and molecular docking of salicylic acid derivatives containing metronidazole as a new class of antimicrobial agents. *Bioorganic & Medicinal Chemistry*, 2015, 23 (18): 6148-6156.

[11] SKWIERAWSKA A M, PALUSZKIEWICZ E. High Yield Synthesis and Preliminary Spectroscopic Study of Mono - N - alkylated Cyclen Derivatives of Salicylic Acid. *Journal of Inclusion Phenomena & Macrocyclic Chemistry*, 2006, 56 (3-4): 323-330.

[12] ZHANG X, HUANG G. Synthesis of galactosylated aspirin. *Indian Journal of Chemistry*, 2017, 56B: 990-992.

[13] LI J Y, YU Y G, WANG Q W, et al. Synthesis of aspirin eugenol ester and its biological activity. *Medicinal Chemistry Research*, 2012, 21 (7): 995-999.

[14] LIU X W, LI J Y, YANG Y J, et al. 4-Allyl-2-meth-oxy-phenyl 2-acet-oxybenzoate. *Acta Crystallogr Sect E Struct Rep Online*, 2011, 67 (Pt 7): o1621.

[15] 王棋文，李剑勇，申小云. 阿司匹林丁香酚酯微乳中阿司匹林丁香酚酯及有关物质含量的反相高效液相色谱检测方法 [J]. 中国畜牧兽医，2010，37 (8)：154-156.

[16] 叶得河，于远光，李剑勇. 阿司匹林丁香酚酯的高效解热作用及作用机制 [J]. 中国药理学与毒理学杂志，2011，25 (2)：151-155.

[17] 李剑勇，王棋文，于远光. 阿司匹林丁香酚酯的抗炎作用及其可能的作用机制 [J]. 中国药理学与毒理学杂志，2011，25 (1)：57-61.

[18] 于远光. 阿司匹林丁香酚酯药理学与毒理学研究及其栓剂的研制 [D]. 甘肃农业大学，2011.

[19] 王棋文，李剑勇，牛建荣. 炎毒热清及其微乳制剂小鼠急性毒性试验和体外抑菌作用 [J]. 安徽农业科学，2008，36 (36)：15912-15914.

[20] LI J, YU Y, YANG Y, et al. Antioxidant Activity of Aspirin Eugenol Ester for Aging Model of Mice by D-Galactose. *Journal of Animal & Veterinary Advances*, 2012,

11（23）：4401-4405.

[21] MA N，LIU X W，YANG Y J，et al. Preventive Effect of Aspirin Eugenol Ester on Thrombosis in κ - Carrageenan - Induced Rat Tail Thrombosis Model. *Plos One*，2015，10（7）：e133125.

[22] MA N，LIU X W，YANG Y J，et al. Evaluation on antithrombotic effect of aspirin eugenol ester from the view of platelet aggregation，hemorheology，TXB 2 /6-keto-PGF 1α and blood biochemistry in rat model. *Bmc Veterinary Research*，2016，12（1）：1-10.

[23] KARAM I，MA N，LIU X W，et al. Regulation effect of Aspirin Eugenol Ester on blood lipids in Wistar rats with hyperlipidemia. *BMC Veterinary Research*，2015，11（1）：217.

[24] MA N，LIU X W，KONG X J，et al. UPLC-Q-TOF/MS-based urine and plasma metabonomics study on the ameliorative effects of aspirin eugenol ester in hyperlipidemia rats. *Toxicology & Applied Pharmacology*，2017，8（1）：33-37.

[25] MA N，YANG Y，LIU X，et al. UPLC-Q-TOF/MS-based metabonomic studies on the intervention effects of aspirin eugenol ester in atherosclerosis hamsters. *Scientific Reports*，2017，7（1）：10544.

[26] LI J，YU Y，YANG Y，et al. A 15-day oral dose toxicity study of aspirin eugenol ester in Wistar rats. *Food & Chemical Toxicology*，2012，50（6）：1980-1985.

[27] 于远光，李剑勇，杨亚军．阿司匹林丁香酚酯对大鼠血液学和血液生化指标影响［J］. 畜牧与兽医，2011，43（4）：77-79.

[28] LI J，KONG X，LI X，et al. Genotoxic evaluation of aspirin eugenol ester using the Ames test and the mouse bone marrow micronucleus assay. *Food & Chemical Toxicology*，2013，62（6）：805-809.

[29] SHEN Y，LIU X，YANG Y，et al. In vivo and in vitro metabolism of aspirin eugenol ester in dog by liquid chromatography tandem mass spectrometry. *Biomedical Chromatography Bmc*，2015，29（1）：129-137.

[30] 沈友明．AEE 在犬体内外的代谢转化与动力学研究［D］. 中国农业科学院，2014.

[31] HAN B H，SUH D Y，YANG H O，et al. Synthesis and antiplatelet effects of the new antithrombotic agent aspalatone with low ulcerogenicity. *Arzneimittel-Forschung*，1994，44（10）：1122.

[32] ABORDO E A，BOWDEN K，HUNTINGTON A P，et al. Prodrugs. Part 3. 2-Formylphenyl esters of indomethacin，ketoprofen and ibuprofen and 6-substituted 2-formyl and 2-acylphenyl esters of aspirin. *IL Farmaco*，1998，53（2）：95-101.

[33] CHA B C，LEE S B. Synthesis and biological activity of aspirin derivatives. *Archives of Pharmacal Research*，2000，23（2）：116-120.

[34] 舒波，夏伯候，严东．阿司匹林姜黄素酯的合成［J］．化学世界，2014，55（3）：169-171.
[35] IRIDA K，LITOSH V A，ZHAO S，et al. A novel aspirin prodrug inhibits NFκB activity and breast cancer stem cell properties. *Bmc Cancer*，2015，15（1）：845.
[36] KASTRATI I，DELGADORIVERA L，GEORGIEVA G，et al. Synthesis and Characterization of an Aspirin-fumarate Prodrug that Inhibits NFκB Activity and Breast Cancer Stem Cells. *Journal of Visualized Experiments Jove*，2017，2017（119）.
[37] PAWEŁCZYK A，OLENDER D，SOWA - KASPRZAK K，et al. Hybrid Compounds Strategy in the Synthesis of Oleanolic Acid Skeleton-NSAID Derivatives. *Molecules*，2016，21（4）：420.
[38] ZHU Y，FU J，SHURLKNIGHT K L，et al. Novel Resveratrol-Based Aspirin Prodrugs：Synthesis，Metabolism，and Anticancer Activity. *Journal of Medicinal Chemistry*，2015，58（16）：6494.
[39] LI J，YIN Y，WANG L，et al. Synthesis，Characterization，and Anti-Inflammatory Activities of Methyl Salicylate Derivatives Bearing Piperazine Moiety. *Molecules*，2016，21（11）：1544.
[40] DEB J，DIBRA H，SHAN S，et al. Activity of aspirin analogues and vanillin in a human colorectal cancer cell line. *Oncology Reports*，2011，26（3）：557-565.
[41] 静永旺，袁胜涛，张陆勇．一氧化氮供体型非甾体抗炎药抗肿瘤作用机制研究现状［J］．药学进展，2008，32（12）：543-547.
[42] GILMER J F，MORIARTY L M，MCCAFFERTY D F，et al. Synthesis，hydrolysis kinetics and anti - platelet effects of isosorbide mononitrate derivatives of aspirin. *European Journal of Pharmaceutical Sciences*，2001，14（3）：221-227.
[43] 周洲，蒋丽媛，张奕华．乙酰水杨酰阿魏酸与呋咱氮氧化物和硝酸酯偶联物的合成及其抗血栓作用［J］．药学学报，2006，41（11）：1050-1056.
[44] 周洲，蒋丽媛，张奕华．乙酰水杨酰对羟基桂皮酸与呋咱氮氧化物和硝酸酯偶联物的合成及其抗血栓作用［J］．有机化学，2006，26（10）：1403-1408.
[45] 项光亚，周军，陈述增．一氧化氮供体型阿司匹林和水杨酸甲酯的合成及其生物活性测定［J］．华中科技大学学报（医学版），2007，36（1）：23-26.
[46] VELÁZQUEZ C A，CHEN Q H，CITRO M L，et al. Second-generation aspirin and indomethacin prodrugs possessing an O（2）-（acetoxymethyl）-1-（2-carboxypyrrolidin-1-yl）diazenium-1，2-diolate nitric oxide donor moiety：design，synthesis，biological evaluation，and nitric oxide release studies. *Journal of Medicinal Chemistry*，2008，51（6）：1954-1961.
[47] 徐春丽，吴燕燕，汪静．单硝酸异山梨酯孪药合成及其性能研究［J］．中国药学杂志，2009，44（8）：634-636.
[48] ABDELLATIF K R A，CHOWDHURY M A，DONG Y，et al. Dinitroglyceryl and diazen-1-ium-1，2-diolated nitric oxide donor ester prodrugs of aspirin，indom-

ethacin and ibuprofen: Synthesis, biological evaluation and nitric oxide release studies. *Bioorganic & Medicinal Chemistry Letters*, 2009, 19 (11): 3014-3018.

[49] WILLIAMS J L, BORGO S, HASAN I, et al. Nitric Oxide-releasing Nonsteroidal Anti-inflammatory Drugs (NSAIDs) Alter the Kinetics of Human Colon Cancer Cell Lines More Effectively than Traditional NSAIDs Implications for Colon Cancer Chemoprevention. *Cancer Research*, 2001, 61 (8): 3285-3289.

[50] BORHADE N, PATHAN A R, HALDER S, et al. Part 3: nitric oxide-releasing prodrugs of non-steroidal anti-inflammatory drugs. *Chemical & Pharmaceutical Bulletin*, 2012, 60 (4): 465.

[51] DUNLAP T, PIYANKARAGE S C, WIJEWICKRAMA G T, et al. Quinone-induced activation of Keap1/Nrf2 signaling by aspirin prodrugs masquerading as nitric oxide. *Chemical Research in Toxicology*, 2012, 25 (12): 2725-2736.

[52] BASUDHAR D, BHARADWAJ G, CHENG R Y, et al. Synthesis and chemical and biological comparison of nitroxyl-and nitric oxide-releasing diazeniumdiolate-based aspirin derivatives. *Journal of Medicinal Chemistry*, 2013, 56 (20): 7804-7820.

[53] VANNINI F, MACKESSACKLEITCH A C, ESCHBACH E K, et al. Synthesis and anti-cancer potential of the positional isomers of NOSH-aspirin (NBS-1120) a dual nitric oxide and hydrogen sulfide releasing hybrid. *Bioorganic & Medicinal Chemistry Letters*, 2015, 25 (20): 4677.

[54] VANNINI F, CHATTOPADHYAY M, KODELA R, et al. Positional isomerism markedly affects the growth inhibition of colon cancer cells by NOSH-aspirin: COX inhibition and modeling☆. *Redox Biology*, 2015, 6: 318-325.

[55] ROSSIGNOL J F, CAVIER R. New Drivatives of 2-benzamido-5-nitro thiazoles. *Chem. Abstr*, 1975, 83: 28216.

[56] ROSSIGNOL J F, MAISONNEUVE H. Nitazoxanide in the treatment of Taenia saginata and Hymenolepis nana infections. *American Journal of Tropical Medicine & Hygiene*, 1984, 33 (3): 511-512.

[57] HEMPHILL A, MUELLER J, ESPOSITO M. Nitazoxanide, a broad-spectrum thiazolide anti-infective agent for the treatment of gastrointestinal infections. *Expert Opin Pharmacother*, 2006, 7 (7): 953-964.

[58] WALKER M, ROSSIGNOL J F, TORGERSON P, et al. In vitro effects of nitazoxanide on Echinococcus granulosus protoscoleces and metacestodes. *J Antimicrob Chemother*, 2004, 54 (3): 609-616.

[59] ROSSIGNOL J F, AYOUB A, AYERS M S. Treatment of diarrhea caused by Giardia intestinalis and Entamoeba histolytica or E. dispar: a randomized, double-blind, placebo-controlled study of nitazoxanide. *Journal of Infectious Diseases*, 2001, 184 (3): 381-384.

[60] ABAZA H, ELZAYADI A R, KABIL S M, et al. Nitazoxanide in the treatment of patients with intestinal protozoan and helminthic infections: a report on 546 patients in egypt. *Current Therapeutic Research*, 1998, 28 (59): 116-121.

[61] ROSSIGNOL J F, ABAZA H, FRIEDMAN H. Successful treatment of human fascioliasis with nitazoxanide. *Transactions of the Royal Society of Tropical Medicine & Hygiene*, 1998, 92 (1): 103-104.

[62] LATEEF M, ZARGAR S A, KHAN A R, et al. Successful treatment of niclosamide - and praziquantel - resistant beef tapeworm infection with nitazoxanide. *International Journal of Infectious Diseases*, 2008, 12 (1): 80-82.

[63] ESPOSITO M, STETTLER R, MOORES S L, et al. In vitro efficacies of nitazoxanide and other thiazolides against Neospora caninum tachyzoites reveal antiparasitic activity independent of the nitro group. *Antimicrob Agents Chemother*, 2005, 49 (9): 3715-3723.

[64] ESPOSITO M, STETTLER R, MOORES S L, et al. In vitro efficacies of nitazoxanide and other thiazolides against Neospora caninum tachyzoites reveal antiparasitic activity independent of the nitro group. *Antimicrob Agents Chemother*, 2005, 49 (9): 3715-3723.

[65] STACHULSKI A V, PIDATHALA C, ROW E C, et al. Thiazolides as Novel Antiviral Agents: I. Inhibition of Hepatitis B Virus Replication. *Journal of Medicinal Chemistry*, 2011, 54 (12): 4119-4132.

[66] STACHULSKI A V, PIDATHALA C, ROW E C, et al. Thiazolides as Novel Antiviral Agents. 2. Inhibition of Hepatitis C Virus Replication. *Journal of Medicinal Chemistry*, 2011, 54 (24): 8670-8680.

[67] ROSSIGNOL J F, FRAZIA S L, CHIAPPA L, et al. Thiazolides, a New Class of Anti-influenza Molecules Targeting Viral Hemagglutinin at the Post-translational Level. *Journal of Biological Chemistry*, 2009, 284 (43): 29798-29808.

[68] TILMANIS D, VAN B C, OH D Y, et al. The susceptibility of circulating human influenza viruses to tizoxanide, the active metabolite of nitazoxanide. *Antiviral Res*, 2017, 147: 142-148.

[69] ROSSIGNOL J F, ABU-ZEKRY M, HUSSEIN A, et al. Effect of nitazoxanide for treatment of severe rotavirus diarrhoea: randomised double-blind placebo-controlled trial. *Lancet*, 2006, 368 (9530): 124-129.

[70] DUBREUIL L, HOUCKE I, MOUTON Y, et al. In vitro evaluation of activities of nitazoxanide and tizoxanide against anaerobes and aerobic organisms. *Antimicrobial Agents & Chemotherapy*, 1996, 40 (10): 2266-2270.

[71] PANKUCH G A, APPELBAUM P C. Activities of Tizoxanide and Nitazoxanide Compared to Those of Five Other Thiazolides and Three Other Agents against Anaerobic Species. *Antimicrobial Agents & Chemotherapy*, 2006, 50 (3): 1112-1117.

[72] MUSHER D M, LOGAN N, HAMILL R J, et al. Nitazoxanide for the Treatment of Clostridium difficile Colitis. *Clinical Infectious Diseases*, 2006, 43 (4): 421-427.

[73] SISSON G, GOODWIN A, RAUDONIKIENE A, et al. Enzymes associated with reductive activation and action of nitazoxanide, nitrofurans, and metronidazole in Helicobacter pylori. *Antimicrob Agents Chemother*, 2002, 46 (7): 2116-2123.

[74] BUCHIERI M V, CIMINO M, REBOLLORAMIREZ S, et al. Nitazoxanide Analogs Require Nitroreduction for Antimicrobial Activity in Mycobacterium smegmatis. *Journal of Medicinal Chemistry*, 2017, 60 (17): 7425-7433.

[75] HOFFMAN P S, SISSON G, CROXEN M A, et al. Antiparasitic Drug Nitazoxanide Inhibits the Pyruvate Oxidoreductases of Helicobacter pylori, Selected Anaerobic Bacteria and Parasites, and Campylobacter jejuni. *Antimicrobial Agents & Chemotherapy*, 2007, 51 (3): 868-876.

[76] RAO R U, HUANG Y, FISCHER K, et al. Brugia malayi: Effects of nitazoxanide and tizoxanide on adult worms and microfilariae of filarial nematodes. *Experimental Parasitology*, 2009, 121 (1): 38-45.

[77] ESPOSITO M, MÜLLER N, HEMPHILL A. Structure-activity relationships from in vitro efficacies of the thiazolide series against the intracellular apicomplexan protozoan Neospora caninum. *International Journal for Parasitology*, 2007, 37 (2): 183-190.

[78] 赵占中. 硝唑尼特在山羊体内的药物代谢动力学及毒理学研究 [D]. 中国农业科学院, 2009.

[79] 史赫, 张瑞岩, 张林波. 硝唑尼特对利什曼原虫的体外药效试验 [J]. 动物医学进展, 2010, 31 (3): 115-117.

[80] LIU T, SHIRAI R, MATSUI T, et al. Synthesis and biological activity of 5- [(2, 5-dihydroxybenzyl) amino] salicylic acid analogs as inhibitors of EGF receptor-associated protein tyrosine kinase. *Bioorganic & Medicinal Chemistry Letters*, 1997, 7 (3): 365-368.

[81] HILLAERT U, BAERT K, ROZENSKI J, et al. 2, 5-Bis- (2-hydroxybenzoylamino) pentanoic Acid, a Salicylic Acid-Metabolite Isolated from Chicken: Characterization and Independent Synthesis. *Bioorganic & Medicinal Chemistry Letters*, 2003, 34 (21).

[82] SKWIERAWSKA A, PALUSZKIEWICZ E, PRZYBOROWSKA M, et al. 1, 4, 7, 10-Tetraazacyclododecane incorporating salicylic acid moieties synthesis and properties. *Journal of Inclusion Phenomena & Macrocyclic Chemistry*, 2008, 61 (3-4): 305-312.

[83] 王庆华, 陈敏丽, 王晶. 水杨酸酰胺化衍生物的合成 [J]. 合成化学, 2008, 16 (2): 200-202.

[84] CHENG K, ZHENG Q, QIAN Y, et al. Synthesis, antibacterial activities and mo-

lecular docking studies of peptide and Schiff bases as targeted antibiotics. *Bioorg Med Chem*, 2009, 17 (23): 7861-7871.

[85] STOROZHOK N M, MEDYANIK N P, KRYSIN A P, et al. Synthesis, structure, and antioxidant activity of hybrid N - substituted salicylic acid amides. *Russian Journal of Organic Chemistry*, 2013, 49 (7): 1031-1034.

[86] GAO S, XU Z, WANG X, et al. Synthesis and Antifungal Activity of Aspirin Derivatives. *Asian Journal of Chemistry*, 2014, 26 (21): 7157-7159.

[87] CHEN C, CAO X, LI H, et al. Synthesis and Bio-Evaluation of Novel Salicylic Acid-Oriented Thiourea Derivatives with Potential Applications in Agriculture. *Letters in Drug Design & Discovery*, 2014, 11 (1): -.

[88] PARASKEVOPOULOS G, KRÁTKÝM, MANDÍKOVÁ J, et al. Novel derivatives of nitro-substituted salicylic acids: Synthesis, antimicrobial activity and cytotoxicity. *Bioorganic & Medicinal Chemistry*, 2015, 23 (22): 7292-7301.

[89] PARASKEVOPOULOS G, MONTEIRO S, VOSÁTKA R, et al. Novel salicylanilides from 4, 5-dihalogenated salicylic acids: Synthesis, antimicrobial activity and cytotoxicity. *Bioorganic & Medicinal Chemistry*, 2017, 25 (4): 1524-1532.

[90] GAO H, YANG X, GU X, et al. Synthesis and biological evaluation of the codrug of Leonurine and Aspirin as cardioprotective agents. *Bioorganic & Medicinal Chemistry Letters*, 2016, 26 (19): 4650-4654.

[91] XU Q B, CHEN X F, FENG J, et al. Design, synthesis and biological evaluation of hybrids of β-carboline and salicylic acid as potential anticancer and apoptosis inducing agents. *Scientific Reports*, 2016, 6: 36238.

[92] VARGA G, LAJKÓ N, UGOCSAI M, et al. Reduced mucosal side-effects of acetylsalicylic acid after conjugation with tris-hydroxymethyl-aminomethane. Synthesis and biological evaluation of a new anti-inflammatory compound. *European Journal of Pharmacology*, 2016, 781: 181-189.

[93] CHI B V, BEMIS J E, BENSON E, et al. Synthesis and Characterization of Fatty Acid Conjugates of Niacin and Salicylic Acid. *Journal of Medicinal Chemistry*, 2016, 59 (3): 1217.

[94] SKWIERAWSKA A M, PALUSZKIEWICZ E. High Yield Synthesis and Preliminary Spectroscopic Study of Mono - N - alkylated Cyclen Derivatives of Salicylic Acid. *Journal of Inclusion Phenomena & Macrocyclic Chemistry*, 2006, 56 (3-4): 323-330.

[95] 冯雪松，刘雅茹，王立坤．二氟尼柳的药理作用与临床应用 [J]. 山西医药杂志，2005，34 (6)：486-487.

[96] 陆鹤忠，张纪立．二氟尼柳的合成 [J]. 中国现代应用药学，1998，15 (1)：27-28.

[97] STONE C A, Van ARMAN C G, LOTTI V J, et al. Pharmacology and toxicology of

diflunisal. *British Journal of Clinical Pharmacology*, 1977, 4 (S1): 19S-29S.
[98] 郑马庆，胡正国，朱延勤．二氟尼柳片剂人体相对生物利用度［J］．中国临床药学杂志，2000，9（5）：291-293.
[99] 高立勤，邢久东，刘文英．固相萃取—反相 HPLC 法测定血浆中二氟尼柳的浓度［J］．药学学报，1998，33（4）：286-289.
[100] 孙德本. 新型非甾体抗炎镇痛药——二氟尼柳［J］．中国新药杂志，2000，9（7）：494-495.
[101] 王晓存，聂理会，初乃惠．对氨基水杨酸在结核病治疗中的作用［J］．北京医学，2012，34（9）：843-845.
[102] 肖和平．耐药结核病化学治疗指南——临床应用［J］．中国防痨杂志，2010，32（4）：181-198.
[103] 陈蕾，吴桂辉，何畏．对氨基水杨酸异烟肼联合左氧氟沙星、丙硫异烟胺治疗复治结核临床疗效观察［J］．临床肺科杂志，2011，16（7）：1048-1049.
[104] 姜岳明，葛利辉．对氨基水杨酸钠对锰中毒大鼠体内锰、铜水平的影响［J］．中国药理学与毒理学杂志，1992，(3)：185-188.
[105] 纪淑琴，胡万达，姜岳明．对氨基水杨酸钠治疗慢性锰中毒机制的研究［J］．广西医科大学学报，1995，(4)：477-483.
[106] 李舒，李世荣，盛剑秋．5-氨基水杨酸在炎症性肠病中的应用［J］．胃肠病学，2016，21（4）：250-252.
[107] 何鑫，刘秀杰，司红强．5-氨基水杨酸的合成研究［J］．天津理工大学学报，2009，25（3）：64-66.
[108] 傅崇东，徐惠南，张瑜．5-氨基水杨酸与其结肠靶向制剂［J］．上海医药，1999，(4)：29-30.
[109] EKINCI D, SENTÜRK M, KÜFREVIOĞLU Öİ. Salicylic acid derivatives: synthesis, features and usage as therapeutic tools. *Expert Opinion on Therapeutic Patents*, 2011, 21 (12): 1831-1841.
[110] LAYER P H, GOEBELL H, KELLER J, et al. Delivery and fate of oral mesalamine micrograules within the human small intestine. *Gastroenterology*, 1995, 108 (5): 1427-1433.
[111] JONES H, FORDICE M W, GREENWALD R B, et al. Synthesis and analgesic-antiinflammatory activity of some 4 - and 5 - substituted heteroarylsalicylic acids. *Journal of Medicinal Chemistry*, 1979, 10 (12): 1100-1104.
[112] SUI Z H, MACIELAG M. A Convenient Synthesis of 3, 5-bis (Trifluoromethyl) Salicylic Acid. *Synthetic Communications*, 1997, 27 (20): 3581-3590.
[113] Satoh M, Takeuchi N, Nishimura T, et al. Synthesis of anacardic acids, 6- [8 (Z), 11 (Z) -pentadecadienyl] salicylic acid and 6- [8 (Z), 11 (Z), 14-pentadecatrienyl] salicylic acid. *ChemInform*, 2010, 32 (31): 18-22.
[114] CHOWDHURY M A, ABDELLATIF K R A, YING D, et al. Synthesis and bio-

logical evaluation of salicylic acid and N-acetyl-2-carboxybenzenesulfonamide regioisomers possessing a N-difluoromethyl-1, 2-dihydropyrid-2-one pharmacophore: Dual inhibitors of cyclooxygenases and 5-lipoxygenase with anti-inflammatory activity. *Bioorganic & Medicinal Chemistry Letters*, 2009, 19 (24): 6855-6861.

[115] ALAGHA A, MOMAN E, ADAMO M F A, et al. Design, synthesis and evaluation of aspirin analogues having an additional carboxylate substituent for antithrombotic activity. *Bioorganic & Medicinal Chemistry Letters*, 2009, 19 (15): 4213.

[116] EL-KABBANI O, SCAMMELLS P J, GOSLING J, et al. Structure-guided design, synthesis, and evaluation of salicylic acid-based inhibitors targeting a selectivity pocket in the active site of human 20alpha-hydroxysteroid dehydrogenase (AKR1C1). *Journal of Medicinal Chemistry*, 2009, 52 (10): 3259-3264.

[117] DUBEY P K, REDDY C V R, REDDY Y D. Green Synthesis of Novel Phthalimide Derivatives of Aspirin and P-aminosalicylic Acid as Potential Analgesic-antipyretic and Anti-tuberculosis Agents. *Letters in Organic Chemistry*, 2014, 11 (4).

[118] CUMARASWAMY A A, LEWIS A M, GELETU M, et al. Nanomolar-Potency Small Molecule Inhibitor of STAT5 Protein. *Acs Medicinal Chemistry Letters*, 2014, 5 (11): 1202-1206.

[119] MALAMI I, GIBBONS S, MALKINSON J P. Synthesis and antibacterial evaluation of 3-Farnesyl-2-hydroxybenzoic acid from Piper multiplinervium. *Fitoterapia*, 2014, 93 (4): 189-193.

[120] KOV E V S, SHCHUR I V, BURGART Y V, et al. Polyfluorinated salicylic acid derivatives as analogs of known drugs: synthesis, molecular docking and biological evaluation. *Bioorganic & Medicinal Chemistry*, 2016, 25 (1): 91-99.

[121] SUN H Y, HUANG C H, GAN L B, et al. The synthesis and crystal structure of heteronuclear complex of lanthanide with sulfo-salicylic acid [Na3YLa2 (C7H3SO6) 4.26H2O] n. *Chinese Journal of Chemistry*, 1995, 13 (2): 150-155.

[122] TUNA F, PATRON L, JOURNAUX Y, et al. Synthesis and magnetic properties of a series of bi-and tri-nuclear complexes of copper (Ⅱ) with the unsymmetrical tetradentate Schiff-base ligand 3- [N-2- (pyridylethyl) formimidoyl] salicylic acid, H2fsaaep, and crystal structures of [{Cu (Hfsaaep) Cl} 2] and. *Journal of Non-Crystalline Solids*, 1999, 77 (85): 1081-1084.

[123] GERAGHTY M, SHERIDAN V, MCCANN M, et al. Synthesis and anti-Candida activity of copper (Ⅱ) and manganese (Ⅱ) carboxylate complexes: X-ray crystal structures of [Cu (sal) (bipy)] · C_2H_5OH · H_2O and [Cu (norb) (phen) 2] · 6.5H_2O (salH_2 = salicylic acid; norbH_2 = cis-5-norbornene-

endo-2，3-d. *Polyhedron*，1999，18（22）：2931-2939.

[124] COYLE B，MCCANN M，KAVANAGH K，et al. Synthesis，X-ray crystal structure，anti-fungal and anti-cancer activity of [Ag_2 (NH_3) 2 (salH) 2] ($salH_2$ = salicylic acid). *Journal of Inorganic Biochemistry*，2004，98（8）：1361-1366.

[125] 蒲其松，雷军，张翔．阿司匹林-烟酰胺-锌络合物的合成及镇痛作用和不良反应［J］．中国新药杂志，2006，15（2）：114-117.

[126] RIBEIRO G，BENADIBA M，COLQUHOUN A，et al. Diruthenium（Ⅱ，Ⅲ）complexes of ibuprofen，aspirin，naproxen and indomethacin non-steroidal anti-inflammatory drugs：Synthesis，characterization and their effects on tumor-cell proliferation. *Polyhedron*，2008，27（3）：1131-1137.

[127] RUBNER G，BENSDORF K，WELLNER A，et al. Synthesis and biological activities of transition metal complexes based on acetylsalicylic acid as neo-anticancer agents. *Journal of Medicinal Chemistry*，2010，53（19）：6889-6898.

[128] RUBNER G，BENSDORF K，WELLNER A，et al. Synthesis，characterisation and biological evaluation of copper and silver complexes based on acetylsalicylic acid. *Archiv Der Pharmazie*，2011，344（10）：684-688.

[129] YU S C，KUHN H，DANILIUC C G，et al. 5-Selenization of salicylic acid derivatives yielded isoform-specific 5-lipoxygenase inhibitors. *Organic & Biomolecular Chemistry*，2010，8（4）：828-834.

[130] POYRAZ M，BANTI C N，KOURKOUMELIS N，et al. Synthesis，structural characterization and biological studies of novel mixed ligand Ag（Ⅰ）complexes with triphenylphosphine and aspirin or salicylic acid. *Inorganica Chimica Acta*，2011，375（1）：114-121.

[131] SINGH A V，NARESHKUMARSHARMA. Design，Synthesis，Application and Recovery of Guar Gum 5-Amino Salicylic Acid Hydroximate［GASAH］Resin for Selective Separation and Determination of Trace and Heavy Metal Ions. *Journal of Macromolecular Science：Part D-Reviews in Polymer Processing*，2012，51（1）：58-64.

[132] 刘文锋，郝志峰，于方永．乙二胺N，N-二（4-乙酰胺基水杨酸）-二乙酸及其Gd～（3+）、Eu～（3+）配合物的合成与表征［J］．光谱实验室，2012，29（6）：3292-3296.

[133] REFAT M S，SHARSHAR T，ELSABAWY K M，et al. Physicochemical impact studies of gamma rays on "aspirin" analgesics drug and its metal complexes in solid form：Synthesis，spectroscopic and biological assessment of Ca（Ⅱ），Mg（Ⅱ），Sr（Ⅱ）and Ba（Ⅱ）aspirinate complexes. *Journal of Molecular Structure*，2013，1047（4）：37-47.

[134] 刘涛，魏冬，姜波．阿司匹林铜（Ⅱ）配合物的合成、晶体结构和抗肿瘤活性［J］．应用化学，2014，31（3）：296-302.

[135] CHEN W B, LI Z X, OUYANG Z J, et al. Syntheses, supramolecular structures, magnetic and photochromic properties of six lanthanide complexes based on the 5-azotetrazolyl salicylic acid ligand. *Rsc Advances*, 2014, 4 (105): 61104-61113.

[136] DONG J, LIU B, YANG B. Synthesis, crystal structure and magnetic properties of trinuclear chromium (Ⅲ) basic carboxylate assembly: [Cr_3O (salH) 7 $(H_2O)_2$] ($salH_2$=salicylic acid), a new member of [Cr_3O] family. *Journal of Molecular Structure*, 2016, 1116: 311-316.

[137] 孔治国，刘东雪，李芮，等. A New One-dimensional Coordination Polymer Based on 3, 5-Dinitro-salicylic Acid: Synthesis, Crystal Structure, Luminescent Property and Theoretical Calculation. 结构化学，2017, 36 (5): 841-847.

[138] PALO A D, BIANCALANA L, BORTOLUZZI M, et al. Synthesis and spectroscopic/DFT structural characterization of coordination compounds of Nb (V) and Ti (IV) with bioactive carboxylic acids. *Polyhedron*, 2018, 141: 208-214.

[139] MANDAL P, KUNDU B K, VYAS K, et al. Ruthenium (ii) arene NSAID complexes: inhibition of cyclooxygenase and antiproliferative activity against cancer cell lines. *Dalton Transactions*, 2017, 4 (3): 52.

[140] KHAMNEI S, TORRENCE P F. Neighboring group catalysis in the design of nucleotide prodrugs. *Journal of Medicinal Chemistry*, 1996, 39 (20): 4109-4115.

[141] ERDMANN L, UHRICH K E. Synthesis and degradation characteristics of salicylic acid-derived poly (anhydride-esters). *Biomaterials*, 2000, 21 (19): 1941.

[142] 姚日生，高文霞，邓胜松. 右旋糖酐-阿司匹林偶联物的合成 [J]. 精细化工，2005, 22 (3): 205-208.

[143] SCHMELTZER R C, UHRICH K E. Synthesis and Characterization of Salicylic Acid-Based Poly (Anhydride-Ester) Copolymers. *Journal of Bioactive & Compatible Polymers*, 2006, 21 (2): 123-133.

[144] MASRAM D T, BHAVE N S, KARIYA K P. Synthesis of resin IV: Salicylic acid, diaminonaphthalein, and formaldehyde terpolymer and its ion exchange. *Journal of Applied Polymer Science*, 2010, 117 (1): 315-321.

[145] PANAHI H A, MOTTAGHINEJAD E, BADR A R, et al. Synthesis, characterization, and application of amberlite XAD-2- salicylic acid- iminodiacetic acid for lead removal from human plasma and environmental samples. *Journal of Applied Polymer Science*, 2011, 121 (2): 1127-1136.

[146] 李秋，张卫英，李晓. 水杨酸表面印迹聚合物的水相合成与性能 [J]. 高分子材料科学与工程，2010, 26 (8): 16-18.

[147] SINGH A V, NARESHKUMARSHARMA. Design, Synthesis, Application and Recovery of Guar Gum 5-Amino Salicylic Acid Hydroximate [GASAH] Resin for Selective Separation and Determination of Trace and Heavy Metal Ions. *Journal of Macromolecular Science: Part D-Reviews in Polymer Processing*, 2012, 51 (1): 58-64.

[148] ALOTAIBI N M, LAHSASNI S, AOUAK T. Synthesis and application of poly (ethylene - co - vinylalcohol - graft - acetylsalicylic acid) in drug delivery domain. *Journal of Applied Polymer Science*, 2012, 127 (2): 1338-1345.

[149] MUKAYA H E, NEUSE E W, ZYL R L V, et al. Synthesis and Preliminary Bio-evaluation of Polyaspartamide Co-conjugates of p-Amino-salicylic Acid Chelated Platinum (II) and Ferrocene Complexes. *Journal of Inorganic & Organometallic Polymers & Materials*, 2015, 25 (3): 367-375.

[150] VASANTHAKUMAR V, SARANYA A, RAJA A, et al. The synthesis, characterization, removal of toxic metal ions and in vitro biological applications of a sulfanilamide-salicylic acid-formaldehyde terpolymer. *Rsc Advances*, 2016, 6 (60): 54904-54917.

[151] TAKASSI M A, ZADEHNAZARI A. Green Synthesis of Salicylic Acid-based Poly (Amideimide) in Ionic Liquid and Composite formation with Multi-walled Carbon Nanotube. *Polymer - Plastics Technology and Engineering*, 2017, 56 (12): 1358-1365.

[152] NIELSEN K K, SENNING A. ChemInform Abstract: Aspirin Prodrugs: Synthesis of 2-Substituted 2-Methyl-4H-1, 3-benzodioxin-4-ones and Their Screening for Prodrug Potential. *Acta Chemica Scandinavica*, 1990, 44: 952-956.

[153] HASSAN G S, SOLIMAN G A. Design, synthesis and anti-ulcerogenic effect of some of furo-salicylic acid derivatives on acetic acid-induced ulcerative colitis. *European Journal of Medicinal Chemistry*, 2010, 45 (9): 4104-4112.

[154] KAUR J, BHARDWAJ A, HUANG Z, et al. Aspirin Analogues as Dual Cyclooxygenase - 2/5 - Lipoxygenase Inhibitors: Synthesis, Nitric Oxide Release, Molecular Modeling, and Biological Evaluation as Anti - Inflammatory Agents. *Chemmedchem*, 2012, 7 (1): 144-150.

[155] SHARMA H, PATIL S, SANCHEZ T W, et al. Synthesis, biological evaluation and 3D-QSAR studies of 3-keto salicylic acid chalcones and related amides as novel HIV-1 integrase inhibitors. *Bioorg Med Chem*, 2011, 19 (6): 2030-2045.

[156] DÜNDAR Y, Y Ö, O Ö, ERGIN V, T Ö, MENEVŞE A, et al. Synthesis and biological evaluation of the salicylamide and salicylic acid derivatives as anti-estrogen agents. *Medicinal Chemistry*, 2012, 8 (3): 481-490.

[157] PUTTASWAMY N, KUMAR G S P, AL-GHORBANI M, et al. Synthesis and biological evaluation of salicylic acid conjugated isoxazoline analogues on immune cell proliferation and angiogenesis. *European Journal of Medicinal Chemistry*, 2016, 114: 153-161.

[158] WODNICKA A, HUZAR E, KRAWCZYK M, et al. Synthesis and antifungal activity of new salicylic acid derivatives. *Polish Journal of Chemical Technology*, 2017, 19 (1): 143-148.

第九章　阿司匹林的研究与应用展望

阿司匹林是应用最早和最广的非甾体抗炎药，具有抗炎、解热、镇痛、抗风湿等多方面的药理作用，其作用迅速、药效稳定，且超剂量易于诊断和处理，很少发生过敏反应。常用于感冒发热、头痛、神经痛、关节痛、肌肉痛、牙痛、风湿热、风湿性关节炎及类风湿性关节炎等。随着近几十年来药理学的发展，阿司匹林的药理活性不断被拓宽，是目前循证医学证据最多的药物之一，可以预见也是阿司匹林研究与应用的重点和未来方向。

一、阿司匹林在高血压中的临床应用

鉴于大量的研究对阿司匹林降血压疗效的证实，众多指南推荐阿司匹林用于高血压一级预防。2007 年欧洲心脏病学会和欧洲高血压学会（ESC/ESH）高血压治疗指南指出：无心血管疾病症状的高血压患者，如果年龄在 50 岁以上或血清肌酐水平显著增高，或有较高的心血管风险，应考虑使用低剂量阿司匹林，此时阿司匹林带来的副作用的风险低于其药效带来的获益。《美国高血压病普查治疗委员会（JNC）》第 7 版指南也明确指出：血压平稳的高血压患者也应考虑使用阿司匹林；《中国高血压防治指南》（2010 年修订版）提出：低剂量阿司匹林对 50 岁以上、血清肌酐水平中度升高或 10 年总心血管事件风险大于 20% 的高血压患者有益；2005 年中国阿司匹林专家共识表明：血压控制稳定（<150/90mmHg）、合并 1 项高危因素的高血压患者应使用阿司匹林。《中国高血压基层管理指南》（2014 年修订版）指出：阿司匹林心血管病二级预防证据明确。高血压伴缺血性心脑血管疾病（冠心病、缺血性卒中、周围血管病），推荐用小剂量（$75\sim100mg\cdot d^{-1}$）阿司匹林治疗，进行心血管病二级预防。对缺血性心血管病高危者、伴靶器官损害、慢性肾脏病及糖尿病患者，可用小剂量阿司匹林进行心血管病一级预防。基于年龄、性别、不同心血管疾病危险因素的心血管疾病事件亚组一级预防时阿司匹林治疗成本-效益分析表明，阿司匹林一级预防费用-效益研究的效果是显著的，尤其对于 10 年心血管病风险大于 10%的男性及 15%的女性获益最为明显。因此，阿司匹林在未来仍将是用于高血压一级预防和心血管二级预防的药物。

二、阿司匹林在防治动脉粥样硬化中的临床研究与应用

唐熠达等建立动脉粥样硬化斑块模型的新西兰大白兔，证明阿司匹林呈剂量相关地通过抗炎作用抑制动脉粥样硬化斑块的进展；潘丽婷等的研究表明在动脉粥样硬化疾病中，阿司匹林不仅具有抗血栓作用，也能通过抑制 NF-κB 和 COX-2 表达途径、阻断 CD40-D40L 和内源性 LXs 抗炎途径以及抑制氧化应激反应等起到抗炎作用，从而起到抗动脉粥样硬化的作用；黄广勇等利用小型猪模型证明阿司匹林对早期动脉粥样硬化有抑制作用；

姜昕等利用雄性新西兰兔模型证明，阿司匹林能明显减轻高脂饮食所致的动脉粥样硬化大小及程度，抑制斑块内 COX-2 的表达以及后续的炎症过程，这可能是其抗动脉粥样硬化的机制之一。在未来研究中，可以将阿司匹林或阿司匹林为主要原料，开发出具有抗动脉粥样硬化的药物。

三、阿司匹林在血栓疾病中的临床研究与应用

2002 年抗栓试验协作组（ATC）在英国医学杂志（BMJ）上发表的荟萃分析指出，阿司匹林长期应用（包括一级预防和二级预防）的最佳剂量为 75~150mg · d^{-1}，而在血栓急性期，则必须应用阿司匹林>150mg · d^{-1}。裘树艳和张海萍的研究证明阿司匹林联合他汀类药物治疗脑血栓不仅能显著提高有效率，而且血脂指标控制情况、神经功能缺损程度、生活自理能力好于单独药物对照组，具有一定的临床推广和使用价值。未来可以将阿司匹林和他汀类药物为主要活性成分，开发出具有防治血栓疾病的药物制剂。

四、阿司匹林在冠心病中的临床研究与应用

阿司匹林在冠心病预防和治疗中的作用已经被大量的研究所报道，在冠心病的临床治疗中的使用也逐渐被医生和患者所接受。美国心脏协会推荐无禁忌症的心肌梗死病人应该每天服用 75~81mg 阿司匹林，患有冠状动脉疾病的病人也应该服用相同剂量的阿司匹林。同时美国心脏协会也给出了阿司匹林作为冠心病一级预防药的使用指南，对于 10 年患冠心病风险大于 10%的人群或 5 年患冠心病大于 3%的人群应该每天服用 75~160mg 阿司匹林。我国临床上使用阿司匹林作为冠心病一级预防和二级预防药的范围和频率还相对较低。限制阿司匹林在冠心病治疗中的应用的因素主要是阿司匹林所带来的副作用，如胃肠道出血、出血性脑中风。未来研究中，开发阿司匹林衍生物或新型制剂，提高其在冠心病中的疗效，减少其带来的出血和其他风险，成为阿司匹林在防治冠心病研究的重点方向。

五、阿司匹林防治癌症的临床研究与应用

越来越多的临床试验结果显示阿司匹林对多种肿瘤组织具有良好的抗癌活性，多种阿司匹林的防治肿瘤机制也被阐述，如能够与转化生长因子 TGF-β 产生反应；抑制 B 淋巴细胞瘤-2 基因（Bcl-2）表达；通过抑制环氧合酶-2（COX-2）实现抑制肿瘤组织生长；通过诱导一氧化氮合酶提高一氧化氮产量抑制肿瘤细胞生长；通过提升亚精胺乙酰转移酶和精胺 N_1-乙酰转移酶表达促进多胺降解抑制肿瘤细胞生长等。但对阿司匹林抗癌机理的研究还需要更加深入。未来研究应开发具有抗癌活性的阿司匹林衍生物类药物。

六、阿司匹林防治糖尿病的临床研究与应用

《美国糖尿病联合会（ADA）指南》（2008 年）和《中国 2 型糖尿病防治指南》（2007 年）肯定了阿司匹林一级预防在糖尿病患者心脑血管事件防治中的重要地位，同时也可以主要防治糖尿病其他伴发病，如血脂代谢紊乱、糖尿病肾病、心绞痛、动脉粥样硬化、视网膜病变。对于 40 岁以上、无禁忌证的糖尿病患者推荐使用阿司匹林；对于 30~40 岁合并任一心血管疾病危险因素的糖尿病患者，也推荐使用阿司匹林。未来研究应继

续加强循证医学证据研究，开发专属性高的复方制剂，加大临床推广力度。

七、阿司匹林衍生物的研究与应用

阿司匹林的化学结构中有一个羧基和一个酯键，羧基可以与醇、胺等发生酯化和酰胺化反应；酯键水解后可生成水杨酸，其酚羟基也可以发生酯化、醚化等反应；而苯环上不同位置可发生取代反应。化学家们依此制备了结构各异的阿司匹林衍生物，显示出多种生物活性。针对阿司匹林用途的不同，未来研究应主要集中于阿司匹林与相关化合物的结构拼合研究开发新型药物化合物，在体内发挥各前体药物的协同作用，同时克服前体药物的毒副作用和不良反应。

八、阿司匹林制剂的研究与应用

阿司匹林最常见的副反应是胃肠道，多表现为上腹疼痛、恶心、消化不良，长期大剂量服用易造成胃、十二指肠糜烂、溃疡、胃肠穿孔和出血等。为了降低其不良反应，充分发挥药效，国内外学者就阿司匹林相关制剂研究开发出了很多产品，有单、复方制剂品种，也有阿司匹林和水杨酸衍生物的药物如阿司匹林赖氨酸、阿司匹林精氨酸、双水杨酸醋、氟苯水杨酸等，目前国内外市场上阿司匹林制剂以片剂为多见，如泡腾片、胶囊型片剂、咀嚼片、缓释肠溶片、胶囊控释片、胃内缓冲片、解酸剂等，但还有胶囊、栓剂、散剂、膜剂、微囊、外用擦剂、注射剂等产品。针对阿司匹林用途的不同，未来研究应主要集中在阿司匹林与相关药物复方配伍以及相关新剂型的开发上。

九、阿司匹林“一药”预防多种老年病的研究与应用

随着阿司匹林抗风湿、抗血栓、抗癌、抗阿尔茨海默症、抗抑郁及预防心肌梗塞等多重药理作用的新发现，为研发“一药”防治多种中老年慢性病提供了依据和可能。特别是个性化诊断技术的发展和普及，“一药”防治多种老年病显得尤为迫切。在现有研究基础上，通过不同形式、途径和方法深入探索，未来应研发阿司匹林“一药”预防多种中老年疾病新制剂，以改善和增强他们的体力、智力和自主生活能力，减少痛苦、安享幸福晚年，减少患者家庭和国家沉重的经济负担。